常用医学英语词汇解析

主　审　刘彦普

主　编　薛　瑞　查元坤　牟北平

U0288425

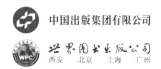

中国出版集团有限公司

世界图书出版公司
西安　北京　上海　广州

图书在版编目（CIP）数据

常用医学英语词汇解析/薛瑞，查元坤，牟北平主编. —西
安：世界图书出版西安有限公司，2023.6（2024.2 重印）
ISBN 978 - 7 - 5232 - 0412 - 2

Ⅰ. ①常… Ⅱ. ①薛… ②查… ③牟… Ⅲ. ①医学—英语—
词汇 Ⅳ. ①R

中国国家版本馆 CIP 数据核字（2023）第 111837 号

书　　名	常用医学英语词汇解析
	CHANGYONG YIXUE YINGYU CIHUI JIEXI
主　　编	薛　瑞　查元坤　牟北平
策划编辑	马可为
责任编辑	王少宁　刘静凯
装帧设计	诗风文化
出版发行	世界图书出版西安有限公司
地　　址	西安市雁塔区汇新路 355 号
邮　　编	710061
电　　话	029 - 87214941　029 - 87233647（市场营销部）
	029 - 87234767（总编室）
网　　址	http://www.wpcxa.com
邮　　箱	xast@ wpcxa.com
经　　销	新华书店
印　　装	西安真色彩设计印务有限公司
开　　本	787mm×1092mm　1/16
印　　张	29
字　　数	476 千
版　　次	2023 年 6 月第 1 版
印　　次	2024 年 2 月第 2 次印刷
国际书号	ISBN 978 - 7 - 5232 - 0412 - 2
定　　价	138.00 元

医学投稿　xastyx@163.com ‖ 029 - 87279745　029 - 87285296
（如有印装错误，请寄回本公司更换）

编者名单

主　审　刘彦普

主　编　薛　瑞　查元坤　牟北平

副主编　（按姓氏笔画排序）

　　　　庄建波　刘昭政　薛铁华　薛梦琳

编　者　（按姓氏笔画排序）

　　　　马蕴琪　牟北平　周万羽　周黎安　庄建波

　　　　蔡　冰　查元坤　刘昭玫　黄宇倩　张海霞

　　　　薛　瑞　薛铁华　薛梦琳

秘　书　薛铁华(兼)

拜读了由薛瑞、查元坤和牟北平主编的《常用医学英语词汇解析》一书，倍觉新颖。这本书融会贯通了国内外十多本英汉辞书之长，结合作者的长期经验编辑而成，词汇丰富、针对性强、版式新颖，是医学生踏入医学英语之门的必备参考书。

该书与常用的各种医学字典相比，编排极具创意，收录的常用临床与基础医学词汇可用中、英文双向检索，使用方便。为了扩大专业词汇，书中还收录了大量词根、前缀与后缀，既便于组词、扩大词汇量，也是解密词源、理解记忆单词的好方法，同时还增加了阅读与练习习题，以利于巩固医学专业英语词汇的具体用法。

本书的另一特点是编排的系统性和章节的独立性，全书分"自学篇""自测篇"和"查阅篇"三大部分，读者可以根据自己的情况，随机切入相关部分进行学习。《常用医学英语词汇解析》既是学习教材，也是查阅单词的字典，书中编辑的大量习题有利于读者见缝插针地进行学习。

学好医学专业英语的关键，是在学好公共英语的基础上正确理解并牢固掌握医学英语常用词汇，《常用医学英语词汇解析》恰好突出了词汇学，除收录了内、外、妇、儿、美容整形及解剖等学科的常用词汇外，还收集了关于美容外科和新型冠状病毒肺炎等方面的一些新词汇。

《常用医学英语词汇解析》在"查阅篇"中提供了丰富的缀词、词根，英汉对照、汉英对照、不规则名词变化和常用医学缩略语等，着重强调的是前缀（含部分词根），达1 700多条，并且每条都配套编辑了词例，另有后缀和词例也近600条。这样的编排，极大地方便了读者的学习和应用，一书可按"多书"用，可以随时随地进行学习和应用。

作为一本英语学习参考书，需要有较高的准确性，审者从样书中随机抽取了100个单词，用《医学英语词汇》（第二版）对照检验，本书表达的正确率达100%，这也反映了作者编辑本书的严肃性和对读者的负责精神。在与编者的交流中,审者还了解到本书的编写长达五年之久,由此可见编者对本书也倾注了大量的心血。

书中介绍的 100 组英语句子(或短语)是作者从英语原文书刊中选入并做了解读的,这为初学者的学习提供了真实的和比较规范的学习语境,读者需要认真消化,突破语法框框,结合临床实际,打好医学英语的应用基础。

专业著作可促进医师的技术成长,而专业英语则是促进医师开拓眼界、形成创新思维,提高专业能力的有力工具。通过与主编的交谈,了解了本书的结构和编排思路、编排过程,以及通过对样书的实际查阅,我认为这是一本实用、快速入门医学英语的好书,是医学生、初级临床医师的必备参考书,也是经验丰富的医护工作者便捷好使的医学英语参考书。

刘彦普

2022 年 4 月 18 日

▶▶ 前　言
Foreword

英语是世界上重要的一门语言,作为医务工作者,如能熟练掌握英语,可开阔眼界,能大幅度提高专业能力,甚至可以挖掘、开发更多的创新性思维。大学毕业时至少都要通过英语四级考试,但很多医学生毕业到工作岗位后,发现看不懂英文病历、不识国外药品说明书,不能流畅阅读英文教科书,更是无法涉足英文刊物……久而久之也无兴趣学习英语了。但是,有一部人在经过长期艰辛的努力后,最终熟练掌握了英语,自我感觉在工作中如虎添翼。

不少医学生和尝试自学医学英语的人反映,医学英语和公共英语好像是"两种"语言,医学单词是"难懂、难读、难记",如"hypodermatoclysis"(皮下灌注术),如果单独死记这17个字母实属不易,要把它拼写出来更是难上加难了。换种方法,若把这个单词拆分成"hypo"(向下)+"dermat"(皮肤)+"o"(连接元音)+"clysis"(补液法)来记,就不太难了,也很容易拼写出来。类似的长单词在医学英语中很常见,如"anatomicophysiological"(解剖生理学的),"labioglossopharyngeal"(唇舌咽的)等。总之,不过医学英语单词这一关,是难以踏进医学英语之门的。

如何攻克英语单词呢?像学习汉语从笔画开始一样,英语的"笔画"就是英语单词的词根、后缀、前缀、连接元音和复合形式。学习者既要从理论上了解这些"笔画"的概念,更要从每个单词中具体体会、理解和掌握其用法,如此日积月累打好了"地基",后期才能建成"高楼大厦"。我们这本书的编写工作犹如"大海捞针",是从大量的资料中海选编辑了最基础、最重要、最方便学习的知识点,期望本书能成为医学生的"贴身指导"和踏入医学英语之门的"照明灯"。

本书从学习者角度出发编写,共28章几十万字,不厌其烦地在书中灌输英语词汇知识和传递英语最简单的表达形式,把语法融汇在单词和短句中,便于读者掌握。学习测试题部分,请不要着急看答案,建议认真阅读解析后再核对答案,以巩固练习。全书包含了医学英语中的常用词汇和习惯表达用语,还有一些新词汇,专供刚出校门走上工作岗位的年轻医师学习,同时本书也是老医师巩固英语知识的一本便携教材。学习英语不怕"丢丑",就怕"不出口、不动手",衷心希望决心攻克英语的同道能每天坚持默写、朗读50~100个单词,写几个句子或一段短文,然后与本书中的知识点进行对照,读懂、弄通,遇到问题再查专业字典。本书的词汇量可以满足一般临床医生的英语应用需要,可助学习者快速步入医学英语之门。当积累一定词汇量(8 000~10 000个)、掌握基本的英语熟语表达后,再选一本英语教科书研读,最后再进入外文期刊的翻译学习阶段,持之以恒定会功夫不负有心人。

为了便于学习者高效掌握英语词汇,本书配套编写了有针对性的习题,读者可以学练结合,使枯燥无味的单词牢牢地印在脑海中。此外,本书亦收集了多学科的常用词汇,归纳了常见的前缀、后缀和词根,并且每个缀词都有对应的单词的举例说明,读者可以根据自己的专业进行选学和快速查询。

本书创新点在于能够使读者不仅按英文字母常规顺序查询单词,还可以按汉语规范笔画快速查阅词根和词例,明显易于常规辞书的查阅。

语言是人类从实践中创造出来的交流工具,前人开创,后人应用拓展,在缓慢进程中不断丰富着。本书是从书末所列参考文献资料中进行编辑、解读,二次创新而形成的,专供医学英语学习者使用。在此,要特别感谢前辈们的辛勤劳动和付出,他们的开创探索精神永远光芒闪烁,引领着初学者们前进的步伐,进入医学英语之门的学子们当"饮水思源",永怀感恩之心。

在成书之际,特别感谢空军军医大学(原第四军医大学)口腔医学院教授、主任医师、博士生导师,中华口腔医学会理事,中华医学会口腔颌面外科专业委员会主任委员——刘彦普教授,他热情鼓励、细心指导,并担任本书的主审,予以作序。

由于作者水平和条件有限,其中的疏忽与遗漏之处,还望读者斧正。

最后,诚祝热心学习英语的年轻医师们取得成功!

薛 瑞 查元坤 牟北平

2022 年 4 月 25 日

目录

Contents

查 阅 篇

自学篇

01 100 条前缀/词例

1. **a-** 无,非,缺

   例 **a**septic *a.* 无菌的(a + septic 腐败的)

2. **ab-,abs-** 相反,不,变坏,离去

   例 **ab**normal *a.* 反常的(ab + normal 正常的);**ab**apical *a.* 离尖的,尖以外的(apical 顶点的,尖的)

3. **ab-, ac-,ad-,af-,ag-,an-,ap-,ar-,as-,at-** 表示"一再"等加强意(用在同辅音字母词根前)

   例 **an**gry *a.* 愤怒的,生气的;发炎的

4. **abdomin/o-** 腹

   例 **abdomino**scopy *n.* 腹腔镜检(abdomin + o + scopy 镜)

5. **adip/o-** 脂肪

   例 **adipo**cele *n.* 脂肪突出,脂肪疝(adip + o + cele 疝)

6. **an-** 不,无(用在词根前)

   例 **an**oxia *n.* 缺氧症(ox-含氧的);**an**oxic *a.* 缺氧的

7. **anat-** 解剖学,解剖学的

   例 **anat**omicophysiological *a.* 解剖生理学的(anatomico + physiological 生理学的)

8. **arteri-, arterio-** 动脉

   例 **arteri**a *n.* 动脉(*pl.* arteriae)*n.* 动脉;**arterio**venous *a.* 动静脉的(arteri + o + veno 静脉 + us 结构,情况)

9. **aponeur/o-** 腱膜(肌腱的一种)

   例 **aponeuro**sis *n.* 腱膜(*pl.* aponeuroses)(aponeur + o + sis 状态,病态)

10. **axill/o-** 腋,腋窝

    例 **axillo**femoral *a.* 腋股动脉的[axill + o + femoral 股(动脉)的]

11. **bi-** 二个,两

    例 **bi**lateral *a.* 双边的,左右对称的(bi

+ lateral 侧面的,横的)

12. **cheil/o-**, **chil/o-**, 唇

例 **cheil**ectropion *n.* 唇外翻(cheil + ectropion 外翻)

13. **circum-** 环绕,周围

例 **circum**ference *n.* 圆周,环切面[cir-cum + fer 携带(拉丁语 ferre 演变而成)+ ence 名词词尾]

14. **coe-**, **ce-** 共同,共存,协同

例 **coe**xist *v.* 共存;**coe**xcitation *n.* 同时兴奋(co + excite 兴奋 + ation 过程,情形,条件)

15. **contra-** 反对,相反

例 **contra**stimulation *n.* 抗刺激法,抗兴奋疗法(contra + stimulation 刺激,兴奋)

16. **derm-**;**dermat-** 皮肤

例 **derm**is *n.* 皮,真皮;**dermat**atro-phia;dermatrophia *n.* 皮肤萎缩[derm + atrophia 萎缩(由 atrophy 演变而成)]

17. **dys-** 坏,不良,异常,困难,障碍,不足

例 **dys**opia;dysopsia *n.* 视觉障碍(dys + opsia 视力)

18. **em**,**en-** 内,内部

例 **en**catarrhaphy *n.* 埋藏缝合术(en + cata 向下 + rrhaphy 缝合)

19. **ex-** 外,离

例 **ex**cept *prep.* 除……之外;*v.* 把……除外;**ex**arteritis *n.* 动脉外膜炎(ex + arter 动脉 + itis 炎)

20. **extra-** 以外的,超过的

例 **extra**vasation *n.* 外渗(液),溢血(extra + vas 血管 + ation 情况,条件,过程)

21. **faci/o-** 面

例 **facio**cervical *a.* 面颈的(faci + o + cervical 颈的)

22. **fasci/o-** 筋膜

例 **fasci**a *n.* 筋膜,绷带,饰带(fasci + a 名词后缀)

23. **flex/o-** 弯曲

例 **flex**or *n.* 屈肌(flex + or 名词后缀,表示……者,人或物)

24. **hyper-** 过多,超过,上,高,重,过度

例 **hyper**emia *n.* 充血[hyper + emia 血症(希腊语 heamia 演变而来)]

25. **hypo-** 下面,次等,缺乏,不足,过少,减退

例 **hypo**dermatoclysis;hypodermoclysis *n.* 皮下灌注术(dermat 皮肤 + o + clysis 补液法)

26. **idio-** 自体,自发,自生

例 **idio**crasy;idiosyncrasy *n.* 特(异反)应性,特异体质(idio + crasis 体质)

27. **il-**,**ir-** 不,非

例 **il**legitimacy *n.* 私生,违法(il + le-gitimacy 合法)

28. **im-**,**in-** 向内,进入

例 **im**mersion *n.* 浸入,浸渍

29. **infra-** 下,外,变性,下部

例 **infra**umbilical *a.* 脐下的(infra +

umbilical 脐的）

30. **inter-** 在……之间,相互,中间

例 **inter**costal a. 肋间的（inter + costal 肋的,肋骨的）

31. **intra-** 在内,内部

例 **intra**cutaneous a. 皮内的（intra + cutane 皮 + ous 形容词后缀）

32. **intro-** 在内,入内

例 **intro**version n. 内翻,性格内向（intro + version 样式）

33. **isch/o-** 退缩,抑制

例 **isch**emia n. 局部缺血（isch + emia 血症）

34. **justo-** 正,正常

例 **justo** major 大于正常,过大;**justo** minor 小于正常,过小

35. **labi/o-** 唇

例 **labio**glossopharyngeal a. 唇舌咽的（labio + glosso 舌 +pharygeal 咽的）

36. **lob/o-** 叶

例 **lob**ar a. 叶的/lobe n. 耳垂(脑、肺、肝等的)（lob + ar……的）

37. **macro-** 宏大,大,巨,长

例 **macro**mastia n. 巨乳房［macro + mast 乳房 + ia 情况（作病名的词尾)］

38. **mal-**, **male-** 坏,恶,不良,恶性

例 **mal**formed a. 畸形的（mal + form 形态 + ed 形容词后缀）

39. **mamm/o-** 乳腺,乳房

例 **mammo**plasty n. 乳房成形术（mammo + plasty……手术）

40. **mandibul/o-** 下颌骨

例 **mandibul**ar a. 下颌（骨）的（mandibul + ar……的）

41. **multi-** 多,很多

例 **multi**formity n. 多形性（multi + form 形状 + ity 名词后缀）

42. **norm/o-** 正常,标准,常规

例 **normo**cyte n. 正常红细胞（normo + cyte 细胞）

43. **ocul/o-** 眼

例 **oculo**gyration n. 眼球旋动（oculo + gyrat 旋转 +ion 过程,状态）

44. **opt/o-** 眼,视力

例 **opto**metry n. 视力测定法,验光法（opto + metr 测量 + y 名词后缀）

45. **out-** 超过,过度

例 **out**balance v. 优于,胜过（out + balance 平衡）

46. **over-** 过度,过分,翻转,在……之上

例 **over**development n. 发育过度,显影过度（over + development 发展,生长）

47. **palin-** 重复,向后

例 **palin**dromia n. 复发,再发（palin + dro 跑 +mia 病）

48. **palpebr/o-** 眼睑

例 **palpebr**itis（palpebr + itis 炎,炎症）n. 睑炎;blepharitis n. 睑缘炎

49. **pan-** 全,总,泛

例 **pan**atrophy n. 全身萎缩（pan + atrophy 萎缩）

50. **para-** 近,旁,分,半,副,错乱

例 **para**graphia *n.* 书写倒错（para + graph 书写 + ia）

51. **path/o-** 病

例 **patho**logy *n.* 病理学（patho + logy 学，论；言语）

52. **pector/o-** 胸

例 **pector**al *a.* 胸的，祛痰的，舒胸的（pector + al 后缀）

53. **pent-，penta-** 五

例 **penta**cyclic *a.* 五环的（penta + cyclic 环的）

54. **per-** 过，高，超，经，通；极，甚

例 **per**cutaneous *a.* 经皮的（per + cutaneous 皮的）

55. **perine/o-** 会阴

例 **perineo**plasty *n.* 会阴成形术（perineo + plasty 成形术）

56. **poly-** 多

例 **poly**dactylia *n.* 多指（趾）畸形［poly + dactyl 指（趾）+ ia 病态］

57. **phall/o-** 阴茎

例 **phall**us（*pl.* phalli）*n.* 阴茎（phall + us 结构，情况）

58. **phe/o-** 褐色；暗，阴部

例 **pheo**chromocyte *n.* 嗜铬细胞（pheo + chromo 染色 + cyte 细胞）

59. **phim/o-** 口套

例 **phimo**sis *n.* 包茎（phimo + sis 状态，病态）

60. **poster/o-** 在……后，后部

例 **poster**ior *a.* 以后的，其次的；*n.* 后部，（常用复数）臀部（poster + ior……的，具有……的特性；以元音开头的后缀前，应去掉元音）

61. **pre-** 前，预先

例 **pre**costal *a.* 肋骨前的（pre + costa 肋 + l 后缀）

62. **pseudo-** 假，伪

例 **pseudo**hernia *n.* 假疝（pseudo + hernia 疝）

63. **psych/o-** 精神，心理

例 **psycho**logical *a.* 心理学的，精神的（psycho + logy 学科）

64. **purul/o-** 脓

例 **purul**ence；purulency *n.* 化脓，脓液（purul + ency 有聚集，包绕之意）

65. **rachi/o-** 脊柱

例 **rachi**anesthesia *n.* 脊髓麻醉（法）（rachi + anesthesia 麻醉）

66. **re-** 再，复，反，回，（向）后，在后

例 **re**adjust *v.* 再调整，重新适应（re + adjust 调整，适应）

67. **reticul/o-** 网

例 **reticul**ate *a.* 网状的；*v.* 成网状（reticul + ate 产物，作用）

68. **retro-** （在）后，向后，逆行，逆向

例 **retro**grade *a.* 后退的，逆行的，分解代谢的 *v.* 退步，退化；*ad.* 向后地，颠倒地（retro + grade 步，行）

69. **rhin/o-** 鼻

例 **rhino**cheiloplasty *n.* 鼻唇成形术

（rhino + cheilo 唇 + plasty 成形术）

70. rhytid/o- 皱纹,皱缩

例 **rhytido**plasty *n.* 皱纹成形术,皱纹切除术（rhytido + plasty 成形术）

71. se- 分开,离开,区别开

例 **se**amy *a.* 有裂缝的,有伤痕的（seam 缝 + y 状态,情况）

72. sebace/o- 脂,皮脂

例 **sebace**ous *a.* 皮脂的,分泌脂质的（sebace + ous,具有……的特性）

73. semi- 半,部分,在中间

例 **semi**circular *a.* 半圆形的,半环形的（semi + circul 环形 + ar 形容词后缀）

74. sept,seps/o- 感染

例 **sept**ic *a.* 腐败性的,脓毒性的（sept + ic……的）

75. sick- 有病的,恶心的,厌恶的

例 **sick**ness *n.* 疾病（sick + ness 名词后缀）

76. sphen/o- 楔形,蝶骨

例 **sphen**oid *a.* 楔状的;*n.* 蝶骨（sphen + oid……状的）

77. steat/o- 脂肪,皮脂

例 **steato**lysis *n.* 脂肪分解（steato + lysis 分解）

78. stern/o- 胸骨

例 **sterno**cleidomastoid *a.* 胸锁乳突的（sterno + cleido 锁骨 + mastoid 乳突的）

79. suc-,suf-,sup-,sur-,sub- 在……下面

例 **suf**fering *n.* 受苦,痛苦（suffer *v.* + ing 名词后缀）

80. supra- 上,在……上面

例 **supra**maxilla *n.* 上颌骨［supra + maxilla 颌(骨)］

81. supra- 超…

例 **supra**pharmacologic *a.* 超药理学的（一种药大大超过一般的治疗剂量或药物浓度）（supra + pharmaco 药物 + logical 学科的）

82. super- 超级,超过,过度

例 **super**secretion *n.* 分泌过多（super + secretion 分泌）

83. sym-,syn- 共同,相同,接合;连,联

例 **sym**pus *n.* 并腿畸形（sym + pus 脚）

84. syn- 综合,一起

例 **syn**drome *n.* 综合征（syn + drom + e）

85. trans- 横过,越过;变换,改变;转移

例 **trans**pose *v.* 互换位置（trans 交换 + pose 姿势,姿态,位置）

86. tom/o- 截断,切割

例 **tomo**gram *n.* X线体层照片（tom + o + gram 写,记录）;**tomo**graph *n.* X线体层摄影机（tom + o + graph 照相术,描记法）;**tomo**graphy *n.* X线体层摄影术（tom + o + graphy 照相术,描记法）

87. tono- 紧张,张力,强直,伸展

例 **tono**gram *n.* 张力（描记）图（tono + gram 写,记录）

88. **topo-** 地方,局部,部位

    例 **topo**graphic *a.* 局部解剖的,局部记载的(topo + graph 描记 + ic……的,具有……的特性,……学)

89. **toxic/o-** 毒

    例 **toxic**ation *n.* 中毒(toxic + ation 过程,情形,条件)

90. **ultra-** 极端;超出,超过,以外

    例 **ultra**sound *n.* 超声波(ultra + sound 声音)

91. **un-** 不,无,非,没有;打开,解开,弄出

    例 **un**able *a.* 不能的;无能力的(un + able 能够的);**un**animity *n.* 一致意见(un + animity 激动,争论)

92. **under-** 在…下,在…之内;不足;副手

    例 **under**belly *n.* 下腹部;薄弱的部分(under + belly 腹部,肌腹)

93. **vascul/o-** 血管

    例 **Vasculo**pathy *n.* 血管病变(vascul + pathy 病变,疗法,痛苦)

94. **ven/o-** 静脉

    例 **veno**graphy *n.* 静脉造影术;静脉搏描记法(veno + graphy 照相术,描记法)

95. **ventr/o-** 身体腹侧

96. **vice-** 副,次,代理;缺点,恶习;卖淫;虎头钳

    例 **vice**miniflexion *n.* 前屈(ventr + i + flexion 屈)

96. **vice-** 副,次,代理;缺点,恶习;卖淫;虎头钳

    例 **vice**minister *n.* 副部长(vice + minister 部长)

97. **vit/o-** 生命

    例 **vit**als(*pl.*)*n.*(人体的)重要器官;要害

98. **vulvo-;vulu-** 外阴,女阴

    例 **vulvo**crural *a.* 外阴股的

99. **with-** 向后,相反

    例 **with**draw *v.* 收回;撤销;停止服药(with + draw 拉,拖)

100. **xero-** 干燥

    例 **xero**phthalmia *n.* 干眼病,眼干燥(ophthalm-眼 + ia 病态)

    注:英语名词的复数形式一般是在单数名词后加 s 或 es 构成,但医学英语中有些保留了拉丁语和希腊语,故有许多特殊的单复数形式,如:a→ae(arteria→arteriae)/us→i/um→a/on→a/元音 + x→元音 + ces/辅音 + x→辅音 + ges/is→es/ma→mata/men→mina 等,需注意每个单词的变化。

02 100 条后缀/词例

> · 后缀用粗体表示,词性用斜体加右下角圆点表示

1. **-ac** ……的,具有……的特性

   例 acardi**ac** *a.* 无心的;无心畸胎

2. **-ad** 至,向,近

   例 neur**ad** *n.* 向神经(朝向神经轴或神经方面)

3. **-age** 加在名词后表示状态和集合名词

   例 cleav**age** *n.* 裂,分裂;卵裂

4. **-algia** 疼痛

   例 arthr**algia** *n.* 关节痛

5. **-ant;-ent** ……性的

   例 dispers**ant** *n.* 分散剂

6. **-ar** ……的,具有……的特性

   例 ideoglandul**ar** *a.* 意想性腺分泌的,观念性腺分泌的

7. **-ary** ……的,具有……的特性

   例 levorot**ary** *a.* 左旋的

8. **-ation** 过程,情形,条件

   例 cess**ation** *n.* 停止

9. **-blast** 成……细胞,原始(母)细胞

   例 fibro**blast** *n.* 结缔组织细胞,成胶原细胞

10. **-bone** 骨

    例 breast**bone** *n.* 胸骨

11. **-chalasis** 松弛症

    例 blepharo**chalasis** *n.* 眼睑皮肤松弛症

12. **-cleisis** 闭

    例 colpo**cleisis** *n.* 阴道闭合术

13. **-clonus** 阵挛

    例 blepharo**clonus** *n.* 睑阵挛

14. **-cide** 杀,杀者

    例 ex**cide** *v.* 切开,割掉

15. **-coid** ……样的

    例 toxi**coid** *a.* 毒物样的

16. **-coloboma** 缺损(指眼组织)

    例 blepharo**coloboma** *n.* 眼睑缺损

17. **-cyst** 囊肿

例 pseudo**cyst** n. 假囊肿

18. -**cyte** 细胞

例 erythro**cyte** n. 红细胞

19. -**derm** 皮肤

例 hypo**derm** n. 皮下组织

20. -**diastasis** 扩大

例 blepharo**diastasis** n. 睑裂扩大

21. -**diagnosis** 诊断

例 pharmaco**diagnosis** n. 药物诊断

22. -**ectopic** 外,在……外边

例 mammo**ectopic** a. 在乳房外的

23. -**ectomy** 切除术,切除

例 hand rhytid**ectomy** n. 手部除皱术

24. -**ectasis** 伸缩,扩张,膨胀

例 phleb**ectasis**; phlebectasia n. 静脉扩张

25. -**edema** 水肿

例 blepharo**edema** n. 睑水肿

26. -**emia** 血,血症

例 anox**emia** n. 缺氧血症

27. -**ent** ……性的

例 nasc**ent** a. 新生(态)的

28. -**er** 人或物

例 congen**er** n. 协同肌

29. -**esthesia** 知觉,感觉

例 brady**esthesia** n. 知觉迟钝

30. -**extension** 伸展,扩大,牵伸(术)

例 super**extension** n. 伸展过度

31. -**aponeurotic** 腱膜的

例 musculo**aponeurotic** a. 肌腱膜的

32. -**fascial** 筋膜的

例 musculo**fascial** a. 肌筋膜的

33. -**fibrosis** 纤维性

例 tuberculo**fibrosis** a. 纤维性结核

34. -**flexion** 屈曲

例 hyper**flexion** n. 屈曲过度

35. -**form** 形,状

例 acne**form** a. 痤疮样的

36. -**fugal** 离的

例 centri**fugal** a. 离心的,离中的;传出的,输出的

37. -**gen** 原

例 gluco**gen** n. 糖原

38. -**genesis** 起源,发生

例 glyco**genesis** n. 糖原生成,生糖(作用)

39. -**genetics** 遗传学

例 immuno**genetics** n. 免疫遗传学

40. -**grafting** 移植术

例 over**grafting** n. 重叠移植术(从已愈合的移植皮瓣上除去表皮,加上第二块皮肤移植片,以增加皮肤移植片的厚度)

41. -**gram** 描记图,摄影图,照片

例 tomo**gram** n. X 线体层照片

42. -**graph** (曲线)图,摄影法,描记图,照相,照片,描记器

例 tomo**graph** *n.* X 线体层摄影机（仪）

43. **-graphy** 照相术，描记术，摄影（法），书写，记录

例 tomo**graphy** *n.* X 线体层摄影术

44. **-hemia** 血症

例 glyco**hemia** *n.* 糖血症

45. **-ia** 状态，病（态）

例 cephalodyn**ia** *n.* 头痛

46. **-iasis** 病

例 cholelith**iasis** *n.* 胆石病

47. **-itis** 炎，炎症

例 the**litis** *n.* 乳头炎；the**citis** *n.* 腱鞘炎

48. **-ism** 状态，情形

例 alcohol**ism** *n.* 酒精中毒，醇中毒

49. **-lateral** 外侧的

例 baso**lateral** *a.* 基底外侧的

50. **-lesion** 损害

例 micro**lesion** *n.* 小损害

51. **-logia** 言语

例 brady**logia** *n.* 言语迟缓（症）

52. **-logist** ……学家

例 toxico**logist** *n.* 毒理学家，毒物学家

53. **-logy** 学，论；言语

例 toxico**logy** *n.* 毒理学，毒物学

54. **-lysis** 分解，溶解

例 acantho**lysis** *n.* 皮肤棘层松解

55. **-malacia** 软化

例 angio**malacia** *n.* 血管（壁）软化

56. **-meter** 计，表，量器，器

例 micro**meter** *n.* 测微计，微米（百万分之一米，10^{-6}）

57. **-morphy** ……形

例 brachy**morphy** *n.* 短形

58. **-narcosis** 麻醉

例 topo**narcosis** *n.* 局部麻醉

59. **-oid** ……样的，……状的，如……的

例 xiph**oid** *a.* 剑状的；剑突

60. **-ology** ……学

例 psychopath**ology** *n.* 病理心理学，精神病理学

61. **-oma** 肿瘤，癌，积液

例 xanth**oma** *n.* 黄色瘤

62. **-opia** 视力

例 amphodipl**opia**；amphoterodipl**opia** *n.* 两眼复视

63. **-opsis** 眼球

例 prot**opsis** *n.* 眼球突出

64. **-osis** 病，症

例 cirrh**osis** *n.* 硬化；肝硬化

65. **-osmia** 嗅觉

例 hyper**osmia** *n.* 嗅觉过敏

66. **-or** ……者，人或物

例 basiat**or**（musculus orbicularis oris）*n.* 口轮匝肌

67. **-osis** 病（态），增多（症）

例 hypertrich**osis** *n.* 多毛症，毛过多

68. **-otomy** 切开

例 blephar**otomy** *n.* 睑切开术

69. **-ous** ……的,具有……的

例 psamm**ous**(sandy) *a.* 沙的

70. **-pathy** 病(变),疗法,痛苦

例 myo**pathy** *n.* 肌病

71. **-paque** 透光的

例 nono**paque** *a.* 透 X 线的,透光的

72. **-penia** 减少(症),缺乏(症)

例 gluco**penia** *n.* 低血糖,血糖过少

73. **-pexy** 固定,固定术

例 masto**pexy** *n.* 乳房固定术

74. **-philia** 被……吸引,嗜,亲

例 acido**philia** *n.* 嗜酸性

75. **-phimosis** 狭小

例 blepharo**phimosis** *n.* 睑裂狭小

76. **-plasia** 发育;生成;生长

例 hypo**plasia** *n.* 发育不全,再生不良

77. **-plasty** 成形术,整复术,整形术

例 abdomino**plasty** *n.* 腹壁成形术

78. **-plegia** 瘫痪,麻痹

例 blepharo**plegia** *n.* 睑瘫痪,睑麻痹

79. **-phyte** 赘

例 osteo**phyte** *n.* 骨赘

80. **-ptosis** 下垂

例 blepharo**ptosis** *n.* 睑下垂

81. **-rrhaphy** 缝合术

例 blepharo**rrhaphy** *n.* 睑缘缝合术

82. **-rrhagia** 出血

例 osteo**rrhagia** *n.* 骨出血

83. **-rrhea** 溢血,流出,排出

例 rhino**rrhea** *n.* 鼻漏

84. **-rrhexis** 破裂,裂,脆

例 angio**rrhexis** *n.* 血管破裂

85. **-scopy** 检查

例 topo**scopy** *n.* 局部检查

86. **-sect** 解剖

例 vivi**sect** *v.* 活体解剖(动物)

87. **-symphysis** 粘连

例 blepharo**symphysis** *n.* 睑粘连

88. **-somia** 躯体,体

例 macro**somia** *n.* 巨体(超常体积)

89. **-synechia** 粘连

例 blepharo**synechia** *n.* 睑粘连

90. **-spasm** 痉挛

例 glosso**spasm** *n.* 舌痉挛

91. **-stasis** 固定,停滞,淤滞,控制

例 myco**stasis** *n.* 霉菌抑制(注意:myc/o; mycet/o 真菌和 my-; myo-肌的区别)

92. **-stenosis** 紧固,狭窄

例 tracheo**stenosis** *n.* 气管狭窄

93. **-therapy** 疗法,治疗

例 radio**therapy** *n.* 放射疗法,放射治疗

94. **-tic** ……的,具有……的特性

例 ichthyo**tic** *a.* 鱼鳞病的

95. **-tomy** 切开术,切断术

例 thoraco**tomy** *n.* 胸廓切开术

96. **-trauma** 创伤,外伤

    例 cardio**trauma** *n.* 心脏外伤

97. **-trophy;-tropic** 营养;向……性,
    亲……性,趋向性,亲和性

    例 hyper**trophy** *n.* 肥厚; viscero**tropic**
    a. 亲内脏的

98. **-type** 型

    例 brevi**type** *n.* 肥短型

99. **-um** 结构,组织,物品

    例 potassi**um** *n.* 钾

100. **-vascular** 血管的

    例 cardio**vascular** *a.* 心血管的

03 100组易混淆单词

1. ablate *v.* 切除;腐蚀掉
   ablaze *a.* / *ad.* 着火;闪耀;兴奋

2. abnormal *a.* 异常的,变态的
   abnormity *n.* 异常,反常,畸胎

3. adduction *n.* 内收
   adsorption *n.* 吸附

4. aesthetic(al) *a.* 审美的
   anesthetic *a.* 麻醉的,*n.* 麻醉剂

5. afferent *a.* 传入的,向心的
   efferent *a.* 传出的,离心的

6. ankylopodia *n.* 踝关节强硬,足强硬
   ankylosis *n.* 关节强硬(*pl.* ankyloses)

7. allusion *n.* 暗示,提及
   illusion *n.* 幻觉;错觉

8. amend *v.* 改正,修正
   emend *v.* 校订

9. areola *n.* 晕;细隙;小区
   erect *v.* 竖立;勃起 *a.* 直立的

10. anastasis *n.* 恢复,复原,体液逆流
    anastalsis *n.* 逆蠕动;止血作用

11. angioma *n.* 血管瘤
    angiomyoma *n.* 血管肌瘤

12. ankylodactylia *n.* 并指(趾)
    ankyloglossia *n.* 舌系带短缩,结舌

13. aphagia *n.* 吞咽不能
    aphasia *n.* 语言不能,失语(症)

14. aura *n.* 病兆,先兆
    aural *a.* 耳的,听觉的;预感的

15. axil, axilla *n.* 腋,腋窝
    axis *n.* 轴,枢椎(*pl.* axes)

16. buttock *n.* 臀,臀部
    button *n.* 钮扣;钮状突出

17. cerebellum *n.* 小脑
    cerebrum *n.* 大脑

18. crease *n.* 折缝;皱痕
    create *v.* 创造,产生

19. crush *n.* /*v.* 压碎;砂眼
    crust *n.* 面包皮 *v.* 结痂;被覆

20. crumb *n.* 面包屑;少许;弄碎;虮子
    crumble *v.* 弄碎;崩溃;消失

21. crux *n.* 关键,难点(*pl.* cruxes 或 cruces)
    crude *n.* 天然物质 *a.* 天然的,粗糙的;粗鲁的;未煮熟的

22. constriction *n.* 狭窄;缩窄;紧缩感;缢痕
    contraction *n.* 收缩;挛缩

23. carcinoma *n.* 癌(*pl.* carcinomas 或 carcinomata)

carcinolysis *n.* 癌细胞溶解

24. cardinal *a.* 首要的;主要的

cardiac *a.* 心的;强心药;心脏病患者;贲门的 *n.* 强心剂

25. cite *v.* 引用;传讯

site *n.* 地点;位点;部位

26. confirm *v.* 使坚定;确认

conform *v.* 使顺从;使遵守

27. anuresis *n.* 尿闭,无尿

enuresis *n.* 遗尿,尿失禁,

28. crop *n. / v.* 庄稼;收成;收获;修剪

crops *n.* 分批出现(疹)

29. cor *n.* 心脏

cord *n.* 索状组织 *v.* 捆,扎

30. correct *v.* 改正;矫正 *a.* 正确的;恰当的

correlate *n.* 相关物 *v.* 相互关联

31. costotome *n.* 肋骨切除器

costotomy *n.* 肋骨切开术

costectomy *n.* 肋骨切除术

32. contact *n.* 接触;联系

contract *n. /v.* 合同;婚约;得病

contrast *n.* 对比;对照

33. corps *n.* 对,团,体,物

corpse *n.* 尸体

34. creatine *n.* 肌酸

creatinine *n.* 肌酸酐

35. current *a. /n.* 通用的,流行的;趋势

curette(curet)*n.* 刮匙 *v.* 刮

36. cystitome *n.* 晶状体囊刀

cystotomy *n.* 膀胱切开术

37. cram *v.* 塞满,贪吃,死记硬背

cramp *n. v.* 痉挛,束缚

38. casual *a.* 偶然的/*n.* 伤亡事故

causal *a.* 有原因的

causative *a.* 成为原因的

39. deprive *v.* 剥夺;丧失

deprived *a.* 贫困的

40. dermis graft 真皮片

dermis grafting 真皮移植术

41. distort *v.* 弄歪,变形

distract *v.* 分散,分心

42. definite *a.* 确切的, 一定的,限定的

infinite *a.* 无限的, 极多的

43. diarrhea *n.* 腹泻

diuresis *n.* 利尿,多尿

44. dysphagia *n.* 吞咽困难

dysphasia *n.* 语言困难

45. ectropion *n.* 外翻

entropion *n.* 内翻(尤指睑内翻)

46. ectoderm *n.* 外胚层

entoderm / endoderm *n.* 内胚层

47. esotropia *n.* 内斜视,辐辏性斜视

exotropia *n.* 外斜视,散开性斜视

48. expand *v.* 扩张,展开

expend *v.* 花费,用光

extend *v.* 延长, 伸出

49. extend *v.* 延伸

extent *n.* 长度,宽度,程度

extant *a.* 现存的

50. except *v.* 把……除外 *prep.* 除……之外

expect *v.* 期望,认为

51. facial *a.* 面部的 *n.* 面部按摩,美容

fascial *a.* 筋膜的

fascia *n.* 筋膜,绷带

52. gravid *a.* 妊娠的
gravida *n.* 孕妇
gravity *n.* 严肃;认真;引力;重量

53. glands *n.* 腺体
glans *n.* 龟头,阴茎头;阴蒂头

54. graft *n.* 移植物,移植
graph *n.* 照片,图片;图表

55. in vitro 体外(试管内,原意为"玻璃内")
in vivo 体内(活体组织内)

56. incident *n.* 事件,事故
accident *n.* 事故,意外伤害

57. infra- 在……下
intra- 在……内

58. ileac *a.* 肠梗阻的;回肠的
iliac *a.* 髂的,髂骨的(两词发音相同)

59. ileum *n.* 回肠
ileus *n.* 梗阻,肠梗阻

60. lapis *n.* 石(头)
lapse *n. v.* 失误,下降,消失

61. latitude *n.* 纬度;地区
longitude *n.* 经度

62. labial *a.* 唇的,唇状的
labile *a.* 不稳定的,易滑动的

63. macromastia *n.* 乳房过大,巨乳症
micromastia *n.* 乳房过小,小乳症

64. myeloma 骨髓瘤(骨髓的恶性肿瘤
myoma 肌瘤(肌肉的良性肿瘤)

65. neural *a.* 神经的
neutral *a.* 中性的,中立的

66. nipper *n.* 钳,镊子
nipple *n.* 乳头,(皮肤)乳头状隆起

67. palpable *a.* 可触及的
palpebral *a.* 眼睑的

68. palpation *n.* 触诊
palpitation *n.* 心悸,悸动

69. perineum *n.* 会阴
perineural *a.* 神经周的

70. perineal *a.* 会阴的
peritoneal *a.* 腹膜的

71. pleural *a.* 胸膜的
plural *a.* 复数的 *n.* 复数

72. pleuritis *n.* 胸膜炎
pruritus *n.* 瘙痒症

73. periphery *n.* 圆周,周围,(神经)末梢区域
peripheral *a.* 周围的,末梢的

74. principal *n.* 校长,首长 *a.* 主要的
principle *n.* 原则,原理,本质

75. purpose *n.* 目的,决心
propose *v.* 建议,求婚

76. precede *v.* 领先,优于
proceed *v.* 进行,继续

77. prostate *n.* 前列腺
prostrated *a.* 俯卧的;平卧的;衰竭的

78. pubis *n.* 耻骨,阴毛,阴阜(*pl.* pubes)
public *a.* 公共的 *n.* 公众,社会

79. quite *ad.* 完全,十分,相当
quiet *a. n. v.* 安静地,平静,抚慰

80. relax *v.* 松弛;缓和;舒张;通便
relay *v.* 转播,接替 *n.* 接替人员;补充物质

81. recent *a.* 最近的;近代的
resent *v.* 怨恨,生气

82. stab *v. n.* 刺,戳穿

　　stable *a.* 稳定的;坚固的

83. stag *n.* 雄鹿,男子

　　stage *n. v.* 舞台,阶段,病期,上演,举行

84. scheme *n.* 计划;方案;系统;图解

　　schism *n.* 分裂;分派

85. status *n.* 地位,状况,体质

　　stature *n.* 身材,才干,气量

86. sensory *a.* 感觉的

　　sensual *a.* 肉欲的,色情的

87. septum *n.* 中隔,隔(膜)

　　septic *a.* 脓毒性的 *n.* 腐败物

88. sequel *n.* 继续,后果

　　sequela *n.* 后遗症(*pl.* sequelae)

89. series(单复数同)*n.* 连续,系列,丛书

　　serious 严肃的;危急的 *n.* 严肃,认真

90. shank *a.* 胫,小腿,柄,轴,末梢

　　shark *n.* 鲨鱼;骗子

91. sic *ad.* 原文如此

　　sick *a.* 有病的,恶心的,*v.* 呕吐

92. simple *a.* 简单的,率直的 *n.* 无知的,单一成份

simper *n. v.* 痴笑;假笑

93. singe *v.* 烧焦,损害

　　single *a.* 单一的,单纯的,淡的 *n.* 单人,单打

94. site *n.* 地点,部位,位点

　　size *n.* 大小,体积,胶水 *v.* 依大小排列,测定大小

95. skulk *v.* 躲藏,装病

　　skull *n.* 颅骨,头盖骨,头脑

96. slop *n.* 工作服,*pl.* 排泄物,液体食物,*v.* 溢出,溅污

　　slope *n. v.* 倾斜

97. through *prep.* 通过

　　thorough *a.* 彻底的

　　though *conj.* 尽管,虽然

98. stern *n.* 臀部;尾巴 *a.* 严厉的

　　sternum *n.* 胸骨;(甲壳类的)腹甲(*pl.* sterna 或 sternums)

99. ureter *n.* 输尿管

　　urethra *n.* 尿道

100. vision *n.* 视觉,视力;幻视

　　version *n.* 译本,版本

04 100个单词的拆分/例句

1. accelerate *v.* 加速,加快

析 ac 加强 + celer 快速 + ate 动词后缀→快速而来→加速,加快。

例 Exposure to the sun can accelerate the ageing process.

译 日晒可能会加速老化的进程。

2. accident *n.* 事故,意外

析 ac 加强 + cid 落下 + ent 表示概念→降临的事情。

例 He could not retreat from his responsibility in this accident.

译 在这次事故中他不能逃避他应负的责任。

3. agile *a.* 灵活的,敏捷的

析 ag 做 + ile 能……的→能做的→灵活的。

例 She was quick-witted and had an extraordinarily agile mind.

译 她机智聪慧,思维极为敏捷。

4. adynamic *a.* 无力的,衰竭的

析 a 无 + dynam 力量 + ic 表示属性→没有力量的。

例 The patient's breath was adynamic after a tough surgery.

译 经过艰苦的手术后,病人的气息很微弱。

5. antibiotic *a.* 抗生的 *n.* 抗生素

析 anti 反对 + bio 生命 + tic 名词后缀→阻抗微生物的。

例 After the wound being cleaned, use enough amount of antibiotic.

译 清洗伤口后,使用足量的抗生素。

6. appreciable *a.* 可感知的,可观的,明显的

析 ap 朝向 + preci 价值 + able 可……的→可观的,明显的。

例 There's no appreciable change in the disabled soldier's condition.

译 这位伤残军人的情况没有明显变化。

7. assign *v.* 分配,指定

析 as 强调 + sign 信号→不断给人信号→分配,指定。

例 Influenced by old ideas, some units assign posts according to seniority.

译 由于受旧观念的影响,有些单位分配工作时论资排辈。

8. audiology *n.* 听觉学;听觉矫治学

析 audi 听 + ology 学科→听觉学,听觉矫治学。

例 Audiology is the scientific study of hearing, especially the diagnosis and treatment of hearing disorders.

译 听觉学是对听觉的科学研究,特别是对听觉障碍的诊断与治疗。

9. appendix *n.* 附录;阑尾

析 ap 朝向 + pend 悬挂 + ix 名词后缀→附于他物之上的→附录;阑尾。

例 He had to go into hospital to have his appendix out.

译 他只得住院切除了阑尾。

10. cardiac *a.* 心脏的 *n.* 强心剂

析 card, cord = heart, 表示"心脏, 一致"; iac……的, 具有……的特性。

例 They managed to revive the injured soldier with cardiac massage.

译 他们通过心脏按压使受伤的战士苏醒了过来。

11. chronic *a.* 长期的, 慢性的

析 chron 时间 + ic 形容词后缀→需要耗费很长时间的。

例 Almost half of deaths from chronic problems in developing countries occur in people below 70.

译 在发展中国家,(目前)几乎半数的慢性病死亡病人的年龄都低于 70 岁。

12. circumstance *n.* (常用 *pl.*)情况,境况

析 circum 周边 + st 站立 + ance 名词后缀→周边的势态→情况,境况。

例 Under no circumstances shall you leave patients.

译 无论发生什么情况你们都不要离开病人。

13. cohesion *n.* 凝聚;凝聚力

析 co 一起 + hes 粘附 + ion 名词后缀→粘附在一起→凝聚;凝聚力。

例 We had to bring cohesion and unity into the motherland.

译 我们必须加强祖国的团结和统一。

14. compass *n.* 范围,界限;罗盘

析 com 共同 + pass 通过→共同能过的地方→范围。

例 This question is beyond the compass of today's human mind.

译 这个问题已超出目前人类的智力范围。

15. compound *n.* 化合物,混合物 *a.* 复合的,混合的 *v.* 使更复杂,混合,掺合。

析 com 一起 + pound 放→放在一起→混合物,混合的,掺和,使复杂化。

例 Sulphur dioxide is a compound of sulphur and oxygen.

译 二氧化硫是硫和氧的化合物。

16. confluent *a.* 汇流的,合流的

析 con 共同 + flu 流动 + ent 后缀→流

到一起→合流的。

例 The complexity, multiformity and confluent of network market bring challenge to telecommunication operator.

译 网络市场的复杂性、多元性、融合性向电信运营商提出了前所未有的挑战。

17. **pneumonia** *n.* 肺炎

析 pneumon-肺 + ia 状态,病态。

例 Steps must be taken to prevent the spread of coronavirus pneumonia(Covid-19) in this area.

译 必须采取措施防止新型冠状病毒肺炎(WHO 的命名:Covid-19)在这个地区传染开来。

18. **consonant** *a.* 和谐的,协调的

析 con 一起 + son 声音 + ant 形容词后缀→一起发生的→和谐的,协调的。

例 The quality of this suit isn't quite consonant with its price.

译 这套衣服的质量和价钱很不相称。

19. **consummate** *v.* 完成 *a.* 完全的,圆满的

析 con 一起 + summ 最大值 + ate 动词后缀→完成的;完全的。

例 She dealt with the problem with consummate skill.

译 她以巧妙的手腕处理了这个问题。

20. **contract** *v.* 收缩,缩小

析 con 一起 + tract 拉→拉到一起→收缩,缩小。

例 Metal contracts as it becomes cool.

译 金属温度降低时会收缩。

21. **corpulent** *a.* 肥胖的

析 corp 身体 + ulent 多……的→身体体积多的→肥胖的。

例 Corpulent is another element inducing the diabetes.

译 肥胖是诱发糖尿病的另一因素。

22. **cosmetic** *a.* 化妆品的;美容的

析 cosm 有"宇宙"和"装饰"之意 + ic 形容词后缀→美容化妆(cosm 从而演变为 cosmetics"化妆品")。

例 Estée Lauder and Lancôme begin to develop cosmetic brands specifically for the Chinese market.

译 雅诗兰黛和兰蔻公司准备开发针对中国市场的化妆品牌。

23. **concrete** *a.* 具体的 *n.* 混凝土

析 con 共同 + crete(cre) = 制造→共同制造→混凝土。

例 We should make a concrete analysis of each specific question.

译 对于每个具体问题我们都要进行具体分析。

24. **consist** *v.* 存在于, 取决于(consistent in);由……组成(consist of)

析 con 共同 + sist 站立→站到一起→构成,组成。

例 Happiness does not consist in how many possessions you own.

译 幸福并不取决于你有多少财产。

例 The audience consisted mainly of teenagers.

译 观众主要由年轻人组成。

25. **crescent** *n.* 新月 *a.* 新月状的

析 cre 增长 + escent 开始……的→（月亮）开始增大→新月。

例 Croatia is a crescent-shaped country in Europe bordering the Mediterranean.

译 克罗地亚是一个月牙形状的欧洲国家,与地中海比邻。

26. **decease** *v.* 死亡,衰败 *n.* 死亡,去世

析 de 向下 + cease(= cas)落下→向下落,衰落。

例 His decease had no great effect on the realm of the medicines.

译 他的逝世在医学领域没有太大影响。

27. **defervesce** *v.* 退烧

析 de 去掉 + ferv 火 + esce = ence 名词后缀→去掉热→退烧。

例 Under the considerate care of the nurse, the patient finally defervesce.

译 经过护士的精心照料,病人终于退烧了。

28. **define** *v.* 限定,下定义

析 de 加强 + fine 限制→加强限制→下定义。

例 The perception of pain is still complex and remains difficult to define.

译 疼痛的感知至今仍被认为错综复杂,难以解释。

29. **dehydrate** *v.* 脱水

析 de 去掉 + hydr 水 + ate 动词后缀→脱水（同 aqua, hydro = water, 表示"水"）。

例 Caffeinated drinks and alcohol dehydrate the body, which increases the need for drinking water.

译 含咖啡因的饮料和酒会使人体脱水,从而增加对饮用水的需求。

例 Bean curd is hydrous, tall nutrition, and low adipose food reducing weight.

译 豆腐是水分多、营养高、脂肪低的减肥食品。

30. **degenerate** *v.* 堕落,衰退

析 de 坏 + gener 产生 + ate 动词后缀→往坏产生→堕落。

例 Inactivity can make your joints stiff, and the bones may begin to degenerate.

译 长期不活动会导致关节强硬,骨骼也可能会开始退化。

31. **despise** *v.* 轻视,鄙视

析 de 向下 + spis 看 + e→向下看→轻视,鄙视。

例 You must not despise a man because he is poor.

译 你千万不能因为一个人贫穷而看不起他。

32. **deserve** *v.* 应得,值得

析 de 加强 + serve 服务→因为他好,理应得到尊重→应得,值得。

例 They deserve to be sent to prison for this evil behavior.

译 因为这种罪行,他们活该入狱。

例 Wherever you may be, you must observe the law.

译 不管你在哪里,都要遵守法律。

33. diary *n.* 日记

析 dia = dai 一天 + ary 名词后缀。

例 By keeping a diary, you can improve your writing skills more rapidly.

译 坚持写日记,能更快提高写作技巧。

34. dissect *v.* 解剖,剖析

析 dis 分开 + sect 切→切开仔细研究→解剖。

例 We'll dissect this corpse to see its internal organ's change.

译 我们要解剖这具尸体来观察它内部器官的改变。

35. disturb *v.* 打扰,搅乱

析 dis 分散 + turb 搅动→打扰,搅乱。

例 Don't disturb the papers on my desk.

译 不要弄乱我书桌上的文件。

36. doctor *n.* 博士,医生

析 doct 教 + or 表示人→教的人→有学问的人→博士。

例 I think you should go to another doctor and get a second opinion.

译 我认为你应该找另一位大夫,再听听另一种意见。

37. efficacy *n.* 功效,效果

析 ef 出 + fic 做 + acy 表示结果→做出来的结果→功效。

例 The liposuction has great efficacy in abdominal adiposity.

译 脂肪抽吸术对腹壁多脂症的效果显著。

38. effort *n.* 努力,奋发

析 ef 出来 + fort 强大→把强大表现出来→努力。

例 Satisfaction does not come with achievement, but with effort.

译 满足感并不来自于成就,而是来自于努力(奋斗)。

39. elucidate *v.* 阐明,解释

析 e 出 + lucid 清楚 + ate 动词后缀→使清楚;使透光→阐明。

例 He has best elucidated the task of aesthetic surgery.

译 他很好地阐明了美容外科的任务。

40. encyclopedia *n.* 百科全书

析 en 内部 + cyclo 循环 + ped 教育 + ia 名词后缀 → 可循环利用的教育素材。

例 We can refer to encyclopedia for information about this subject.

译 我们可以在百科全书里查阅这个主题的有关资料。

41. exact *a.* 准确的 *v.* 要求,强求

析 ex 出 + act 行动→(要求)做出来→强求。

例 The doctor was able to treat the disease although he could not lay his finger on the exact cause.

译 (目前)医生能治这种病,不过他不能指出确切的病因。

42. excrete *v.* 排泄,分泌

析 ex 向外 + creet 区别→向外分开→排泄。

例 The function of the kidneys is to excrete wastes from the body.

译 肾的功能是排泄人体内的废物。

43. exist *v.* 存在;生存

析 ex 出来 + ist 站立→站出来→出现→存在,生存。

例 We cannot exist without food or water.

译 没有食物或水我们就不能生存。

44. experiment *n.* 实验

析 ex 出 + peri 尝试 + ment 名词后缀→出来尝试。

例 We have never doubted of the success of our experiment.

译 我们对实验会获得成功从未怀疑过。

45. expound *v.* 解释,详细说明

析 ex 外 + pound 放→放在外面→把……讲清楚→解释。

例 He has one hour to expound his views to the public.

译 他有一小时时间向大众阐述他的观点。

46. facet *n.* 部分;(问题等的)一个方面;(多面体的)面

析 fac 面 + et 小→表面的小部分→面。

例 The caste system shapes nearly every facet of life in this place.

译 种姓制度几乎决定了这个地方生活的各个方面。

47. factor *n.* 要素,动力

析 fact 做 + or 表示物体→促使人做的东西→要素,动力。

例 Diet and exercise can influence a person's weight, but heredity is also a factor.

译 节食和运动能影响人的体重,但遗传也是一个因素。

48. fetus *n.* 胎儿

析 fet 婴儿 + us 名词后缀→婴儿时期。

例 Pregnant women who are heavy drinkers risk damaging the unborn fetus.

译 孕妇酗酒可能危及腹中胎儿。

49. fracture *n.* 破裂,裂口,骨折 *v.* 折断,破裂

析 fract 打破 + ure 名词后缀→破裂,裂口,骨折。

例 Underlying fractures are identified by physical examination and appropriate radiographic examination, usually a CT scan.

译 潜在的骨折可通过体格检查及适当的放射线检查,通常为CT来确诊。

50. **gravity** *n.* 重力,万有引力

析 grav(格拉夫)重力 + ity 名词后缀→gravity 重力,万有引力。

例 Gravity affects all tissue layers, resulting in a lower position of the brow, hollowing of the infraorbital regions et al.

译 重力影响到所有组织层,因而导致眉头降低,眶下区松弛等。

51. **immerge** *v.* 沉入,浸入

析 im 进入 + merge 沉没→沉进去→沉入。

例 There is no need to immerge further into this topic.

译 没有必要再进一步钻研这个题目了。

52. **immune** *a.* 免疫的,免除的

析 im 不 + mune 社区→不公共→不和别人一样(得病)→免疫。

例 Problems arise when the body's immune system is not functioning adequately.

译 免疫系统不能充分发挥作用时,身体就会出现问题。

53. **include** *v.* 包括

析 in 进入 + clude 关闭→关进去→关闭。

例 Early symptoms include anorexia, muscular weakness and faucitis.

译 早期症状有厌食、肌肉乏力和咽门炎。

54. **improvise** *v.* 即兴创作,即兴表演;临时凑合

析 im 否定 + pro 预先 + vis 看见 + e 没有看到→临时凑合;即兴而作。

例 He forgot his lectures and had to improvise.

译 他把讲稿忘了,只好即兴讲演了。

55. **inject** *v.* 注入,投入;*n.* 注射

析 in 向内 + ject 扔到里面→注入;注射。

例 The fat granule is injected directly into the base of the breast.

译 脂肪颗粒被直接注射到乳腺基部。

56. **injure** *v.* 伤害,损害

析 in 不 + jure 法律→不法行为→伤害,损害。

例 Alcohol will injure your health.

译 酒将会损害你的健康。

例 The most commonly injured nerve during a facelift is the great auricular nerve, causing lack of sensation over a portion of the ear and scalp.

译 在面部除皱手术中,最常见的是耳

大神经损伤,这可导致耳郭和头皮部分区域的感觉丧失。

57. insolate *v.* 曝晒

析 in 进入 + sol 太阳 + ate 动词后缀→位于太阳之中→曝晒。

例 The farmers insolate grains for storage in winter.

译 农民(们)晒粮食以便冬天储藏。

58. instinct *a.* 本能,本性,直觉

析 in 内 + stinct 刺→内在的刺激→本能。

例 The instinct of a man is to pursue everything that flies from him, and to fly from all that pursue him.

译 人的本能是追逐从他身边飞走的东西,却逃避追逐他的东西。

59. levity *n.* 轻浮;多变

析 lev 提高 + ity 表示性质或状态→高高在上的样子→轻浮。

例 One of the best ways to reduce tension in a stressful situation is to add levity.

译 在紧张的情况下减轻压力的最好办法之一就是索性放松。

60. limit *n.* 限制

析 lim 直线 + it 表示抽象概念→用线条为标准→确定界限。

例 Many animals either limit their activity during the winter or hibernate.

译 许多动物在冬天或冬眠期间也会限制他们的活动。

61. literate *a.* 识字的,有文化的

析 liter 文字 + ate 有某种特征的→能识字的。

例 The drawback of the internet is that you have to be literate to use it.

译 互联网的缺点就是人们必须得有文化才能使用它。

62. lusty *a.* 精力充沛的;健壮的

析 lust 光 + y 形容词后缀→红光满面→精力充沛的。

例 Although he is getting on (in years), he is still strong and lusty.

译 他虽然年岁渐高,但还是身强力壮,精力充沛。

63. magnanimous *a.* 心胸博大的,宽宏大量的

析 magn 大 + anim 生命 + ous 形容词后缀→宽大的生命体→心胸博大。

例 A truly magnanimous person can lose without complaining and win without gloating.

译 一个真正宽宏大量的人可以做到输了不抱怨,赢了不幸灾乐祸。

64. medicine *n.* 医药

析 med 中间 + i + cine 动→在中间来回动→调节;医药。

例 Are you allergic to any kind of medicine (medication).

译 您对某种药物过敏吗?

65. multiply *v.* 增殖,增加;乘

析 multi 多 + ply 折叠→多次折叠→增殖;乘。

例 This will multiply our chances of success.

译 这增加我们成功的机会。

66. mutate *v.* 变异,变化

析 mut 变化 + ate 表示使动→使发生变化。

例 Scientists warn that the virus could mutate into a much deadlier form.

译 科学家们警告,该病毒可变异成更致命的形式。

67. neonate *n.* 新生婴儿

析 neo 新 + nate 出生→新出生。

例 Premature delivery is the main causes of neonate illness and death.

译 早产是新生儿发病和死亡的主要原因。

68. destruction *n.* 毁灭

析 des 消,除,毁灭 + struction 结构→结构被消除→毁灭。

例 The entire biosphere seemed to be on the verge of destruction.

译 整个生物圈都好像处在毁灭的边缘。

69. obtain *v.* 获得,达到

析 ob 加强 + tain 拿住→拿到→获得。

例 You can also obtain knowledge through practice.

译 你还可以从实践经验中获得知识。

70. obvious *a.* 明显的,显著的

析 ob 加强状态 + via 道路 + ous 表示性质→就在路上→明显的。

例 His symptoms gave no obvious pointer to a possible diagnosis.

译 他的症状不明显,无法做出合理的诊断。

71. oral *a.* 口头的 *n.* 口试

析 ora,orat = mouth,表示"嘴,说"。

例 Not getting enough minerals and vitamins can affect your oral health.

译 摄入矿物质或维生素不足也可以影响你的口腔健康。

72. nausea *n.* 恶心;晕船

析 naus 海 + ea（ = ia）病→海上的病→晕船,作呕。

例 I want to buy some medicines treating nausea and dizziness.

译 我想买些治疗头晕和恶心的药。

73. obstruct *v.* 妨碍

析 ob 反 + struct 建立→反对建设→妨碍。

例 Pasteurization alters（obstructs）the quality and structure of the milk itself.

译 巴氏灭菌改变了牛奶本身的质量和结构。

74. company *n.* 公司

析 com 同,合 + pan 全,广泛→多数人聚集在一起(公司) + y 名词后缀;company→companies（*pl.*）；high-tech companies；tech（n）≡①technical（ly）②technician③technology。

例 Xerox and Lucent are two more high-tech companies run by women.

译 施乐和朗讯是两家由女性经营的高科技公司。

75. **occasion** *n.* 发生；时机，场合

析 oc 使 + cas 落下 + ion 表示状态→使……落下→事情发生。

例 Thank you for giving me this opportunity to speak about aesthetic surgery on this special occasion.

译 感谢您给我这个机会在这个特别的场合介绍美容外科。

76. **operate** *v.* 操作，经营，动手术

析 oper 工作 + ate 表示使动→工作起来，动手术。

例 The goals of operation are to elevate the brow to a more youthful position and remove winkles of the transverse forehead, glabellum, and root of the nose.

译 手术的目的是提升眉头，恢复年轻，消除前额、眉间及鼻根部的皱纹。

77. **originate** *v.* 起源；发生

析 origin 起源 + ate 动词后缀→起源，来源。

例 His whole life has been devoted to studying the origin of cancer.

译 他毕生都致力于研究癌症的起因。

78. **pandemic** *a.* 大规模流行的，普遍的 *n.* 大流行病

析 pan 广泛 + dem 民众 + ic 形容词后缀→大规模流行的，普遍的。

例 The Covid-19 was arrested before it became a pandemic in China.

译 新冠肺炎在变成大流行病之前在中国被控制住了。

79. **popular** *a.* 流行的，受欢迎的，大众的

析 popul 人民 + ar 形容词后缀→流行的，大众的。

例 Professor Wang is popular among the students.

译 王教授很受学生的欢迎。

80. **penalize** *v.* 处罚，使不利

析 pen 处罚 + al 形容词后缀 + ize 动词后缀→处罚。

例 People who drive when they are drunk should be heavily penalized.

译 对酒驾者应予重罚。

81. **perdure** *v.* 持久，持续

析 pre = per 一直 + drue 持续→一直持续。

例 After the operation, he would have to perdure a great deal of pain.

译 手术过后，他经年累月地承受着巨大的痛苦。

82. **perilous** *a.* 危险的

析 peril 尝试 + ous 形容词后缀→带有尝试性质的。

例 For migraine sufferers, summer can be a perilous time of year.

译 对偏头痛患者来说,夏季是一年中的危险时段。

83. **plausible** *a.* 似乎有道理的,貌似真实的

析 plaus 拍手 + ible 可……的→几乎可以鼓掌的→似乎有道理的。

例 This plausible assimilation is not accurate.

译 这个似是而非的命题其实并不准确。

84. **precious** *a.* 珍贵的,有价值的

析 preci 价值 + ous 有……的→有价值的,珍贵的。

例 Water is becoming an increasingly precious resource.

译 水正变成一种日趋珍贵的资源。

85. **preclude** *v.* 预防;排除

析 pre 预先 + clude 关闭→预先关好→预防。

例 Taking quantitative cultures and testing the wound bed with an allograft prior to definitive autografting can help preclude (prevent) unexpected infection.（allograft 同种异体移植物;autografting 自体移植术;quantitative, 定量的）

译 在决定自体移植术之前,用同种异体移植物定量培养,并检测伤口植床可预防感染。

86. **precursor** *n.* 先驱,先兆

析 pre 前 + curs 奔跑 + or 表示事物→跑在前面的人→先驱。

例 Acute hunger and malnutrition can be the precursor for disease outbreaks.

译 严重的饥饿和营养不良可能是疾病暴发的前兆。

87. **pressure** *n.* 压力

析 press 压 + ure 名词后缀→压力。

例 My wife suffers from high blood pressure, so she chooses to eat on a vegetarian diet.

译 我妻子有高血压,所以她选择吃素食。

88. **procreate** *v.* 繁殖,生产

析 pro 向前 + create 创造→不断创造→繁殖。

例 Evolutionary success is not just a mad dash to procreate; it also requires as many descendants to survive as possible.

译 物种的成功进化并非只依赖于疯狂地繁殖,还需要后代尽可能地存活。

89. **promote** *v.* 促进,提升

析 pro 向前 + mote 移动→使向前移动→促进;mobile *a.* 运动的;流动的;易变的。

例 The doctors take turns at participating in the mobile medical team.

译 医生们轮流参加巡回医疗队。

90. **psych** *v.* 做精神分析;猜透…的心理;

在心理上战胜 *n.* 心理学；心理医生

析 psych 心灵→有关心灵，心理的各种活动→做精神分析；打心理战。

例 Insomnia and depression are diseases suitable for treatment by psychotherapy.

译 失眠、抑郁是心理疗法的治疗适应证。

91. **ratio** *n.* 比例，比率

析 rat 理性 + io 名词后缀→定量并遵循一定的比例。

例 The ideal waist to hip ratio for a woman is 0.8 – meaning her waist measurement is 80 per cent that of her hips.

译 女性理想的腰臀比例是 0.8，也就是腰围与臀围之比是 8:10。

92. **recumbent** *a.* 斜倚的，横卧的

析 re 回 + cumb 躺 + ent 形容词后缀→躺回去的→斜倚的，横卧的。

例 Doctor looked down at the recumbent patient.

译 医生低头看着那个横卧着的病人。

93. **satiate** *v.* 充分满足

析 sati 足够 + ate 表示使动→使足够。

例 Breakfast must satiate, but cannot eat cool food.

译 早饭一定要吃饱，但是不能吃凉的食物。

94. **senescence** *n.* 衰老，老朽

析 sen 老年 + escense 开始……的状态→老的状态。

例 The moderate exercise can increase the bone density and defer the organism senescence.

译 适度运动能增加骨密度并延缓机体衰老。

95. **sensory** *a.* 感觉的，知觉的

析 sens 感觉 + ory 与……相关的→与感觉相关的。

例 Human lips are densely packed with sensory neurons, more than in most regions of the body.

译 人的上、下唇分布着密集的感觉神经元，比身体上大多数部位都多。

96. **soluble** *a.* 可溶解的；可解决的

析 solu 溶解；解决 + ble 形容词后缀→可溶解的；可解决的。

例 There are two sorts of vitamins: some are soluble in fat, and some soluble in water.

译 维生素有脂溶性和水溶性两种。

97. **transfuse** *v.* 输血；倾注

析 trans 交换 + fuse 流动→把（血）换过去→输血。

例 The doctor transfused a unit of blood to a disabled soldier.

译 医生给一位伤残军人输了一个血。

98. **transplant** *v.* 移植，移种

析 trans 越过 + plant 种植→移植。

例 Most diagnosed with serious illnesses needed transplant operations within a year.

译 多数被确诊的重症病例都需要在一年内接受器官移植手术。

99. **vital** *a.* 有活力的;重要的

析 vit 生命 + al 形容词后缀→有生气的。

例 Perseverance is vital to success.

译 忍耐是成功的重要条件。

100. **comparative** *a.* 比较的 *n.* 比较级

析 compare 比较 + ative 形容词后缀→比较的;比较级的。

例 To illustrate my point, I have done a comparative analysis.

译 为了说明我的观点,我已经作了对比分析。

05 常用英语词汇前缀分类

一、表示空间概念的前缀

1. 前:fore-, pre-, pro-

   a. **fore**head *n.* 前额

   b. **pre**cordia (precordium) *n.* 心前区

   c. **pro**droma (*pl.* **pro**dromata) *n.* 前驱症状

2. 后:re-, retro-

   a. **re**tract *v.* 缩回,取消

   b. **retro**bulbar *a.* 眼球后的;延髓后的

3. 上:over-, super-, up-

   a. **over**head *a.* 在头顶上 *n.* 管理费用,天花板

   b. **super**ior *a.* 在上的,较多的

   c. **up**side *n.* 颠倒,混乱

4. 下:sub-, de-, under-

   a. **sub**periosteal *a.* 骨膜下的

   b. **de**fecate *v.* 澄清,净化,通大便

   c. **under**belly *n.* 下腹部,薄弱部分

5. 内:im-(in-, en-), intro-, under-

   a. **im**bed *v.* 嵌入

   b. **in**filtrate *v.* 渗入

   c. **en**dogenous *a.* 内生的,内原的

   d. **intro**version *n.* 内翻,性格内向

   e. **under**nourishment *n.* 营养不良

6. 外:ex-, ultra-, out-

   a. **ex**pel *v.* 排出;驱逐;开除

   b. **ultra**violet *a.* 紫外线的 *n.* 紫外线

   c. **out**stretch *v.* 伸出,伸展。

7. 中间:inter-, med-

   a. **inter**costal *a.* 肋间的

   b. **med**ial *a.* 中间的,平均的,内侧的

8. 周围:circum-

   a. **circum**oral *a.* 口周的

   b. **circum**cision *n.* 包皮环切术

二、表示时间概念的前缀

1. 前:fore-, pre-, pro-, ex-, ante-

   a. **fore**going *a.* 前面的,前述的

   b. **pre**diabetes *n.* 糖尿病前期

   c. **pro**genitor *n.* 祖先,正本

   d. **ex**cel *v.* 胜过

   e. **ante**natal *a.* 出生前的

2. 后:post-, re-, step-

   a. **post**erior *a.* 以后的,其次的 *n.* 后部(常用 *pl.*)

b. **re**spite *n.* 缓解 *v.* 延期

c. **step**sister *n.* 异父(或母)姐妹

3.中:mid-

a. **mid**brain *n.* 中脑

b. **mid**wife *n.* 助产士

三、表示属性的前缀

1.大:macro-, mega-

a. **macro**mastia *n.* 巨乳房

b. **mega**colon *n.* 巨结肠

2.小:micro-, mini-

a. **micro**be *n.* 微生物

b. **mini**gene *n.* 小基因

3.多:multi-, poly-

a. **multi**parous *a.* 经产的;多胎的

b. **poly**thelia *n.* 多乳头(畸形)

4.少:under-

underdevelopment *n.* 发育不全;显影不足

5.好:bene-, eu-

a. **bene**ficial *a.* 有益的

b. **eu**pepsia *n.* 消化良好

6.坏:mal-, mis-

a. **mal**formation *n.* 畸形

b. **mis**diagnosis *n.* 误诊

7.全:omni-, pan-

a. **omni**potence *n.* 全能(~ of thought 全能妄想)

b. **pan**otitis *n.* 全耳炎

8.半:semi-, hemi-

a. **semi**conscious *a.* 半清醒的

b. **hemi**paresis *n.* 轻偏瘫

四、表示程度的前缀

1.超出:super-, out-, extra-

a. **super**fatted *a.* 多脂的

b. **out**stretch *v.* 伸出,伸展

c. **extra**capsular *a.* 囊外的

2.过分:over-, hyper-

a. **over**weight *v.* 过重,肥胖

b. **hyper**lipemia *n.* 高脂血症

3.主要:arch-

archiater *n.* 主任医师;御医

4.次要:vice-, by-, sub-

a. **vic**ious *a.* 恶性的,邪恶的,有错误的(vice 缺点,恶习,错误之意 + ous 具有……的→vicious 恶性的。其中的"e"和"i"是元音发生音变之故)

b. **by**path *n.* 分流术,旁路,小道

c. **sub**stitute *n.* 替代品,代替物 *v.* 代替,调换

5.相同:sym-, homo-

a. **sym**pathetic *a.* 同情的,交感的,共振的 *n.* 交感神经

b. **homo**grafting *n.* 同种移植术

五、表示方式的前缀

1.共同:co-(col-, com-, con-)

a. **co**agulum *n.* 血凝块

b. **col**liculus *n.* 丘;小阜

c. **com**bination *n.* 结合,联合体,化合

d. **con**sensus *n.* (意见)一致,交感

2.独立:auto-, self-

a. **auto**antibody *n.* 自体抗体

b. **self**-digestion *n.* 自体消化

3. 分离：ab-, de-, se-, dis-

a. **ab**late *v.* 切除

b. **de**compose *v.* 分解，腐败

c. **se**veral *a.* 各自的，几个的

d. **dis**infect *v.* 消毒，清除

4. 横穿：trans-, dia-, per-

a. **trans**fixion *n.* 贯穿固定

b. **dia**lysis *n.* 透析，分解

c. **per**forate *v.* 穿孔，穿刺 *n.* 穿孔器；打眼的人

5. 支持：pro-

prop *n.* 支柱，支持者 *v.* 支撑，维持

a**pro**pos *ad.* 恰当的，中肯的，切题的，及时的

6. 反对：anti-, counter-, contra-, re-

a. **anti**biotic *n.* / *a.* 抗生素（的），抗菌素（的）

b. **counter**act *v.* 抵抗，阻碍，中和

c. **contra**ry *a.* 相反的，逆行的；另可作 *ad.* / *n.* 用

六、表示否定的前缀

1. 纯否定前缀：a-, un-, dis-, in-(il-, im-, ir-), non-

a. **a**basia *n.* 步行不能

b. **un**detectable *a.* 不可觉察的

c. **dis**member *v.* 肢解，分割，拆卸

d. **in**sufficiency *n.* 不充分，机能不全，闭锁不全

e. **il**legal *a.* 非法的

f. **im**mature *a.* 未成熟的，不完全的

g. **ir**reducible *a.* 不能缩减的，难复位的

h. **non**specific *a.* 非特异性的

2. 相反动作：de-, dis-, un-

a. **de**scend *v.* 下降，遗传，袭击，减少

b. **dis**allow *v.* 驳回，拒绝承认，不允许

c. **un**balance *v.* 失去平衡的，使紊乱

七、表示数字的前缀

1. 一：uni-, mono-

a. **uni**lateral *a.* 单侧的，一方的，片面的

b. **mono**cyte *n.* 单核细胞

2. 二：bi-, di-, am-

a. **bi**cuspid *a.* 二尖的 *n.* 二尖瓣，双尖牙

b. **di**saccharide *n.* 二糖

c. **am**bilateral *a.* 双侧的

3. 三：tri-

trigeminal *a.* 三叉神经的，三联的

4. 四：quart-

quartan *a.* 每第四日发作的 *n.* 三日疟

5. 五：pen-

pentamethazol *n.* 戊四氮，五甲烯四氮唑

6. 六：six-

sixteen *num.* 第十六，十六分之一

7. 七：seven-

seventeenth *num.* 第十七，十七分之一

8. 八：octo-

octahedral *a.* 八面的，八面体的

octanohydroxamic acid 辛酰羟肟酸（辛：天干的第八位）

9. 十:dec-

decagram *n.* 十克/decal（decalitre）*n.*
十升

10. 百:cent-

centenarian *n.* 百岁（或百岁以上）的
老人 *a.* 百岁的,一百周年的

11. 千:kilo-

kilocalorie *n.* 千卡,大卡

八、表示词类转换的前缀

1. 变动词:be-, en-

a. **be**tide *v.* 发生,预兆（tide 趋势（*n.*）
+ be→betide *v.* ）

b. **en**compass *v.* 包含;围绕;完成（compass *n.* 界限 + en→encompass *v.* ）

2. 变形容词:a-

abacterial *a.* 非细菌性的,无细菌的

（本章节是根据王中祥,王凤元《解密词源:真正理解单词》编辑的常用英语前缀附录,按医学英语改造设计而成。在此,特向原作者致谢!）

06 常用英语词汇后缀分类

一、名词后缀

1. 一般人和物:-algia, -al, -ant, -ar(-er, -or),-ary,-itis, -ate, -ee(-er),-en, -ent, -ese,-eur, -ian, -ic, -ist, -ard, -ster

  a. -algia arthr**algia** *n.* 关节痛

  b. -al intrinsic**al** *a.* 内在的;固有的;体内的

  c. -ant(-ent) dispers**ant** *n.* 分散剂

  d. -ar intravascul**ar** *a.* 血管内的

  e. -er cogen**er** *n.* 协同肌

  f. -or basiat**or** *n.* 口轮匝肌

  g. -ary levorot**ary** *a.* 左旋的

  h. -itis bronch**itis** *n.* 支气管炎

  i -ate coagul**ate** *n.* 凝固

  j. -ee train**ee** *n.* 学员,受训练人

  k. -er neut**er** *a.* 中性的;无生殖器的;中立的 *n.* 中性词;无性动植物

  l. -en lum**en** 管腔

  m. -ent pati**ent** *n.* 病人 *a.* 忍耐的;坚韧的

  n. -ese Chin**ese** *n.* 中国人;中国话 *a.* 中国的

  o. -eur entrepren**eur**(法语) *n.* 企业家(主);承包商;中间商;发起人;主办者

  p. -ian guard**ian** *n.* 监护人;保护人

  q. -ic, neurot**ic** *a.* 神经病的 *n.* 神经过敏者

  r. -ist art**ist** *n.* 能手;艺术家

  s. -ard cow**ard** *n.* 儒夫 *a.* 胆小鬼

  t. -ster mi**ster** *n.* 先生

2. 女性身份:-ale, -ess, -ine

  a. -ale fem**ale** *a.* 女(性)的;雌的 *n.* 女子;雌性动(植)物

  b. -ess host**ess** *n.* 女主人 / wait**ress** *n.* 女服务生

  c. -ine hero**ine** *n.* 女英雄

3. 小的物体:-cle, -cule, -ette, -ie, -let, -ing

  a. -cle mira**cle** *n.* 惊奇的事物,惊人的实例

  b. -cule cap**sule** *n.* 囊,被膜;胶囊;荚膜 *a.* 简略的(c-s 属音变)

  c. -ette cigar**et**(te)*n.* 香烟

  d. -ie cook**ie** *n.* 小甜饼

  e. -let book**let** *n.* 小册子,目录单

  f. -ing inquir**ing** *n.* 问诊

4. 地点场所:-age, -ium, -ary(-ery, -ory)

a. -age pass**age** *n.* 通过;旅行;走廊;(大小便的)排出

b. -ium sola**rium** *n.* 日光浴室

c. -ary infirm**ary** *n.* 医院,诊所

d. -ery brew**ery** *n.* 啤(酿)酒厂

e. -ory lava**tory** *n.* 洗脸盆;厕所

5. 动作行为:-age,-al,-ation,-ing,-ment,-ture

a. -age stor**age** *n.* 仓库;贮藏量;蓄电

b. -al surviv**al** *n.* 幸存(者);残存(物);生存

c. -ation augment**ation** *n.* 增大

d. -ing lift**ing** *n.* 除皱术

e. -ment aug**ment** *v.* 扩大;增大

f. -ture frac**ture** *n.* /*v.* 破裂;折断;骨折

6. 状态性质:-acy,-ance,-dom,-ency,-hood,-ice,-ism,-ity,-ness,-ship,-tude,-ure

a. -acy accur**acy** *n.* 准确(度);精密

b. -ance endur**ance** *n.* 忍耐;持久

c. -dom wis**dom** *n.* 智慧;学问;格言/ wisdom tooth 智牙

d. -ency effici**ency** *n.* 效率,功效

e. -hood man**hood** *n.* (男子的)成年身份

f. -ice serv**ice** *n.* 服务,贡献;供应 *v.* 维修;服务

g. -ism colloquial**ism** *n.* 口语,俗语

h. -ity abnormal**ity** *n.* 反常,变态;畸形

i. -ness thick**ness** *n.* 厚(度);密(度);黏稠;浑浊;迟钝

j. -ship friend**ship** *n.* 友谊

k. -tude lati**tude** *n.* 纬度;地区

l. -ure expos**ure** *n.* 暴露;揭发;曝光;方向;陈列

7. 学科学问:-ery,-ic,-ics,-ing,-logy,-nomy,-ry

a. -ery surg**ery** *n.* 外科(学);外科手术

b. -ic aesthet**ic** *a.* 美学;美容学

c. -ics bionom**ics** *n.* 生物学特性,生态学

d. -ing tissue engineer**ing** *n.* 组织工程学

e. -logy patho**logy** *n.* 病理学

f. -nomy bio**nomy** *n.* (生物)生态学

g. -ry microsurge**ry** *n.* 显微外科

二、形容词后缀

1. 可……的:-able,-ile

a. -able adapt**able** *a.* 可顺应的;可配合的;可改编的

b. -ile mob**ile** *a.* 运动的;流动的;易变的

2. 如……的:-ish,-like,-ly,-some

a. -ish redd**ish** *a.* 带红色的;微(淡)红的

b. -like dream**like** *a.* 梦一般的;朦胧的

c. -ly mother**ly** *a.* 母亲般的

d. -some hand**some** *a.* 漂亮的;可观的;便捷的;灵敏的

3. 有……的:-ful,-ous,-y

a. -ful beauti**ful** *a.* 标致的;美好的

b. -ous psamm**ous**/sandy *a.* 沙的;沙粒状的

c. -y hand**y** *a.* 手边的;方便的;手灵巧的

4. 某种属性的:-al,-ar,-ic(-ical)-ive

a. -al geotherm**al** *a.* 地热(温)的;

b. -ar ideoglandul**ar** *a.* 意想性腺分泌的,观念性腺分泌的

c. -ic ideophren**ic** *a.* 观念倒错的

5. 由……制成的:-en

-en silk**en** *a.* 丝制的;柔软的

6. 无……的:-less

-less mind**less** *a.* 无知觉的;不注意的

7. 防……的:-proof

-proof air**proof** *a.* 不透(漏)气的;密封(闭)气的 *v.* 使不透气;使密封

三、动词后缀

1. 动作或作用:-ate, -ish, -er

a. -ate offici**ate** *v.* 行使职务

b. -ish, distingu**ish** *v.* 辨别, 鉴别

c. -er off**er** *v.* 提议;呈现 *n.* 提供;提议

2. 使变得:-en, -ify

a. -en om**en** *n. /v.* 征兆;预兆

b. -ify mod**ify** *v.* 变更

3. 使成为:-ise, -ize

a. -ise real**ise** = real**ize** *v.* 实现(行);完成;获得;认识;体会

b. -ize organ**ize** *v.* 使机化;组织构成

四、副词后缀

1. 加在形容词后面:-ly

-ly modest**ly** *ad.* 谦虚地

2. 加在名词或代词后面:-wise, -ward

a. -wise other**wise** *ad.* 另外;在其他方面;要不然 *a.* 另外的

b. -ward on**ward** *ad.* 向前的

(本章节是根据王中祥,王凤元《解密词源:真正理解单词》编辑的常用英语后缀附录,按医学英语改造设计而成。在此,特向原作者致谢!)

07 100 组医学英语句子/短语

下面选择了 100 组医学英语例句(每组有一个或两个句子),并从每组英语例句中提出一条短语(部分是组合的医学名词)供学习。短语用斜体表示,在介绍正文前,用斜体介绍短语索引,其后括号内数字表示第几组英语,便于查询。

A. 短语索引

access to 可以(得到,有机会);使用(看到,获得,利用,出入,理解)(33)

a common devastating complication 一种常见的、具有破坏性的并发症(78)

a combination of these 综述了以上……诉求(87)

a combination of 可由……的组合而成(96)

act as 起……作用;作为;充当;担任(83)

be ideal for 适合于(31)

a manner similar to 类似于……技术(57)

anchor sth(to sth) 把某物固定(在某物)上(29)

a nose that is too wide 鼻背太宽(86)

a rare inherited disorder 罕见的遗传性紊乱(68)

arise from(out of) 由于……而产生;起因

于,是……的结果(82)

a relatively new technique 一项相对较新的技术(39)

a slight inward cant 一个稍微前倾的斜面(24)

attach to 附着于(63)

a thorough understanding 深入了解(38)

be avoided 避免(60)

be based on(upon) 以……为基础(基准);基于;根据 (93)

because of 因为,由于(5)

be divided roughly into thirds 大体上分为三部分(80)

be due to 是由于……(的结果,所造成的);因为,归因……(95)

be innervated by 使受……神经支配(28)

be supplied by a series of …… 由一系列……供给(26)

be tacked in 固定在……(40)

be thinnest in the body ……是身体最薄的(61)

be treated conservatively 保守治疗(47,79)

be twice as high in men 男性两倍高;男性比(女性)高两倍(41)

be uncommonly mistaken for 偶被误以为……(67)

be useful in 适用于……(58)

by lateral retraction on the cheek 向外牵开颊部(90)

can be elevated and plicated 能被掀起和折叠(37)

causing lack of sensation 引起感觉丧失(44)

delineating structures 保持外形结构(30)

dense fibroelastic band 致密弹性纤维组织板(65)

depend on(*upon*)取决于;依靠(28)

develop rapport with 发展这种关系,与……沟通(3)

divide into 分为(9)

develop rapport 达成共识[rapport(with)与……关系密切](91)

drain into 流入;回流(85)

during inspiration and expiration 吸气和呼气期间(89)

equal to 等于;胜任(11)

either with or without 用或不用……(99)

etiology is multifactorial 病因是复因子的(42)

excessive tension on the skin closure 皮肤缝合张力过大(46)

extend from 从……伸出(来)(50)

fixed at 固定于(35)

from … to … 从……到……(10)

from superolaterally to inferomedially 从上外侧向下内侧(51)

go through 通过,经过;做完(97)

has involved resection of 包括切除……的(73)

have a slightly higher rate 有较高的比率(45)

have facilitated removal of 方便地切除……(74)

incline toward(*to*)斜向;倾向于(21)

include use of 包括使用……(70)

in contrast 与……相反(13)

in front of 在……前面(88)

inherently different from… 与……的固有区别(1)

in less than 1% of 不到……的1%;少于……的1%(76)

in profile 从外形上看(20)

lead to 导致;通往(7)

lack of 缺乏(2)

large fasciocutaneous perforators 粗大的皮肤筋膜穿支(25)

layers of critical anatomy 精细的解剖层次(27)

less than 小于(12)

lessen with aging 随年龄增长而缩小(23)

lie at 位于……(14)

located at 位于……(16)

more pronounced nasolabial folds 鼻唇沟加深(6)

must be repaired immediately 必须立即修复(77)

not address the force of 不对……增加压力(32)

of transcolumellar and bilateral marginal incisions ……经由鼻小柱和两侧鼻翼缘的切口组成(94)

on neutral forward gaze 自然向前平视(62)

on redraping orbital contents 重建眶内容物(有重新调整和覆盖之意)(75)

on the other hand 另一方面(98)

on the risks inherent 固有风险(4)

one third the height of the face 面部高度的1/3(22)

originating from 源自……(84)

over time 时间推移;增龄老化(66)

preoperative evaluation 术前评估(69)

protrudes from 推出;耸出(18)

ratio of ……的比(率,例,值)(8)

result in 导致;结果形成(52)

running lateral to 走行于……的外侧(49)

so-called 所谓的;通常所说的(100)

standard examination of ……的标准检查(71)

submental fat pads 颏下脂肪垫(36)

suffer from 遭受;受到(……之害);因……而受到损害(92)

taking care to 注意……(55)

the external ear canal 外耳道(17)

the goals of surgery 手术的目的;手术的目标(53)

the lesser wing of the sphenoid 蝶骨小翼(64)

the nasion, the dorsum, the tip, and the base 鼻根、鼻背、鼻尖和鼻底(81)

the orbital rim 眶上缘(15)

the primary determinant of ……的主要检查项目(72)

the procedure could conceivably cause … 理论上此手术可导致……(59)

the retaining structures of ……的老化组织结构(56)

the tension of the closure 提紧(34)

to identify and preserve 鉴别和保护(55)

to percutaneous needle aspiration 经皮穿刺抽吸(43)

two thirds midfacial height 面中部高度的2/3(19)

use a coronal incision 使用冠状切口(54)

younger patients 年龄较轻的患者(58)

B. 100 组英语句子或短文

1. Aesthetic surgery is *inherently different from* other surgery in that the patient seeking an operation has no illness.

   美容外科与其他外科存在的固有区别,即人们由于非疾病原因要求手术。

   注:*inherently different from* … 与……的固有区别(1)

2. Given the *lack of* pathology at the onset of an aesthetic consultation the patient expects a smooth and uncomplicated opera-

tion and postoperative course.

由于美容原因就诊,而没有其他病理改变,患者希望手术过程顺利,没有并发症,术后恢复快。

注:*lack of* 缺乏(2)

3. A competent surgeon *develops rapport with* the patient and helps to define realistic, achievable aesthetic goals.

一位资深的美容外科医师能很好地同患者沟通,帮其确定切合实际的、可实现的美容目标。

注:*develop rapport with* 发展和谐关系,与……沟通良好(3)

4. After planning an operation, it is important to educate patients *on the risks inherent* with anesthesia and surgery.

一旦确定手术计划之后,重要的是向患者宣教麻醉和手术的固有风险与意外。

注:*on the risks inherent* 固有风险(4)

5. Soft tissue ages *because of* three processes that interact over time: gravitational pull, sun exposure, and histologic changes within the skin and soft tissues.

软组织的增龄性改变源于三个因素:地心引力、日光曝晒以及皮肤与软组织中的组织学变化。

注:*because of* 因为,由于(5)

6. Gravity affects all tissue layers, resulting in a lower position of the brow, hollowing of the infraorbital regions, *more pronounced nasolabial folds*, jowls, excess

neck skin, abdominal wall laxity and pannus, and excess extremity skin and soft tissue.

重力会影响到所有的组织层次,因此导致眉的位置下移、眶下区凹陷、鼻唇沟加深、下颊部及颈部皮肤松弛,腹壁松弛和赘肉,肢体及软组织臃肿。

注:*more pronounced nasolabial folds* 鼻唇沟加深(6)

7. A lifetime of exposure to ultraviolet radiation from the sun *leads to* a classic leathery, wrinkled appearance.

长期暴露在日光的紫外线下,可导致典型的皮革样外观。

注:*lead to* 导致;同往(7)

8. At the histologic level, sun-damaged skin is thicker, with thickened, damaged elastin fibers and an increased *ratio of* ground substance to mature collagen.

从组织学水平观察,日光损伤的皮肤变得更厚,伴有增厚的、被损伤的弹性纤维、基质与成熟胶原的比例增加。

注:*ratio of* ……的比(率,例,值)(8)

9. The face can be *divided into* thirds of relatively equal height. The lower third extends from chin to the base of the nose and contains the mouth and lips.

面部可分为三等份。下 1/3 是从下颏(点)到鼻基底,包括口腔和唇部。

注:*divide into* 分为(9)

10. The middle third extends *from* the base

of the nose *to* the root of the nose (termed the nasion). The upper third extends from the nasion to the hairline.

中 1/3 是从鼻底到鼻根（也称鼻根点）。上 1/3 是从鼻根点到发际（点）。

注:*from … to …* 从……到……(10)

11. The point from the hairline to the highest point on the head, the vertex, is approximately *equal to* another third of the facial height.

从发际点到颅的最高点，即颅顶点，约等于另一1/3 面高。

注:*equal to* 等于;胜任(11)

12. The forehead is generally slightly *less than* a third of facial height. The normal male forehead has significant supraorbital bossing, or protuberance of the forehead just above the orbits. The midforehead is flat, and the upper forehead has a slight convex curvature to it.

通常,前额高度略小于面部高度的1/3。正常男性有明显的眶上隆起或前额整体高于眶缘。前额中部扁平,上部略微隆起弯曲。

注:*less than* 小于(12)

13. *In contrast*, the female forehead has little or no supraorbital bossing and more of a continuous mild curvature to it.

相反,女性前额较平缓,或不突出于眶上缘,而呈现连续性平缓的弧度。

注:*in contrast* 与……相反(13)

14. The eyebrow forms a gentle arch whose peak *lies at* the junction of the medial two thirds and lateral one third. This peak should lie midway between the lateral aspect of the iris and the lateral canthus of the eyelid.

眉呈现一平缓的拱形,眉峰位于中外 1/3 处,或位于虹膜外缘与外眦角之间的中部。

注:*lie at* 位于……(14)

15. The brow should overlie *the orbital rim* in men and be several millimeters above the rim in women.

男性的整个眉覆于眶上缘之上,比女性者要高出几毫米。

注:*the orbital rim* 眶上缘(15)

16. The eyes are *located at* the junction of the middle and upper thirds of the face. They are separated by one eye breadth, which equals the width of the root of the nose. Average height of the bony orbit is about 19 mm measured at midorbit.

眼位于面中 1/3 与面上 1/3 交界处。两眼分离,其间间隔一眼宽度,眼距等于鼻根的宽度。在眶缘中点测量,眼的骨眶缘的平均高度约为 19 mm。

注:*be located at* 位于……(16)

17. *The external ear canal* is located half the distance from the front of the face to the back of the head, and in a plane about midway between the eyes and the base of

the nose.

外耳道位于面前部和枕部的中间位置,并在眼和鼻底平面之间。

注:*the external ear canal* 外耳道(17)

18. The ear *protrudes from* the skull at about a 20 degree angle, and the longitudinal axis of the ear usually lies 2 to 30degrees posterior of the vertical axis.

耳郭与颅骨约呈20°角倾斜,耳郭纵轴与颅后垂直线之间通常是20°~30°的夹角。

注:*protrude from* 从……伸出(鼓出)(18)

19. The nose is a focal point in the face. Nasal height is generally *two thirds midfacial height*; nasal tip projection is approximately two thirds nasal height. Generally, the width of the base of the nose is approximately equal to the intercanthal distance.

鼻高耸于面部中央,其高度一般是面中部高度的2/3。鼻尖突度大约为2/3鼻高;鼻底宽度约等于两内眦间的距离。

注:*two thirds midfacial height* 面中部高度的2/3(19)

20. The angle between the nasal base and the upper lip is 95 degrees in men and 110 degrees in women. *In profile*, a 2 to 3-mm wide segment of columella should be seen below the alar rims.

鼻底与上唇的夹角,女性为110°,

男性为95°。从外形上看,两鼻翼缘(中间)下方有2~3 mm宽的柱状区。

注:*in profile* 从外形上看(20)

21. The nostrils are oval and their long axes *incline toward* the nasal tip, giving the base a triangular shape.

鼻孔呈椭圆形,其长轴线斜向鼻尖,使鼻底呈三角形。

注:*incline toward* 斜向(21)

22. Mouth, lips and chin is the lower third of the face. The distance from the base of the nose to the inferior border of the upper lip is *one third the height of* the lower third of *the face*. The vermilion border of the lower lip is midway between the base of the nose and the chin.

口、唇和颏为面部的下1/3,鼻底至上唇的下缘又占该部位的1/3高度。下唇的红唇缘位于鼻底与颏的中点处。

注:*one third the height of the face* 面部高度的1/3(22)

23. In a relaxed position, the lips should be slightly parted, with about 1 to 3 mm of the upper teeth visible. The upper lip is slightly anterior to the lower lip, but this orientation *lessens with aging*.

在自然状态下,上下唇之间的距离为1~3 mm。上唇略突出于下唇,但其突度将随年龄增长而缩小。

注:*lessen with aging* 随年龄增长而缩小(23)

24. The "strength" of a face is largely determined by the prominence of the chin relative to the neck. A line from the tip of the nose to the tip of the chin should have *a slight inward cant*.

面部的"立体感",很大程度上取决于颏对颈部的相对突度。从鼻尖到颏顶端应呈一个稍微前倾的斜面。

注:*a slight inward cant* 一个稍微前倾的斜面(24)

25. The face has a rich vascular supply. Laterally it is supplied by *large fasciocutaneous perforators* from three main arterial trunks:the facial, the superficial temporal, and the ophthalmic arteries all connected by a rich anastomotic network.

面部具有丰富的血供:浅层由来自三条主干,即面动脉、颞浅动脉和眼动脉的粗大筋膜皮肤穿支供给,并互相连接成丰富的血管网。

注:*large fasciocutaneous perforators* 粗大的皮肤筋膜穿支(25)

26. Medially, the face *is supplied by a series of* smaller musculocutaneous perforators: the infraorbital, facial, middle jugal, posterior jugal, and submental arteries-again all interconnected by rich anastomotic networks.

中层由一系列动脉,即由眶下动脉、面动脉、颞中动脉、颏下动脉和颏下动脉较小的肌肉皮肤穿支供给,也互相连接成丰富的血管网。

注:*be supplied by a series of…* 由一系列……供给(26)

27. There are five *layers of critical anatomy* in the face:skin, subcutaneous fat, the superficial musculoaponeurotic system (SMAS)/ muscular layer, a thin layer of fascia, and the facial nerve.

面部有 5 个精细的解剖层次:皮肤、皮下脂肪、表浅肌肉膜腱膜系统(SMAS/肌层)、一薄层筋膜和面神经。

注:*layers of critical anatomy* 精细的解剖层次(27)

28. The SMAS layer is the most heterogeneous. It is fibrous, muscular, or fatty, *depending on* the location in the face. The muscles of facial expression are part of the SMAS layer, and these muscles are innervated by the facial nerve from their deep surfaces.

SMAS 系统最具变异性,其中纤维、肌肉或脂肪组成的含量,可因其在面部的位置不同而有差异。面部表情肌属于 SMAS 系统的一部分,这些肌肉的神经支配来源于深面的面神经。

注:*depend on(upon)* 取决于;*be innervated by* 由……神经支配(28)

29. The zygomatic ligament and the mandibular ligament *anchor* the skin of the cheek *to* underlying bone.

颧弓韧带和下颌骨韧带把皮肤固定在其下的骨面上。

注:*anchor sth(to sth)* 把某物固定

（在某物）上（29）

30. They are important because they restrain the skin against gravitational changes at these two points, *delineating structures* such as the anterior border of the jowl and the nasolabial crease.

这很重要，因为在这两点上束缚皮肤以对抗地心引力而产生的改变，利于保持良好的下颌缘和鼻唇沟的形态（轮廓）。

注：*delineating structures* 保持外形结构（30）

31. Subcutaneous facelift, the grandfather of techniques, *is ideal for* young patients with a strong facial skeleton, a thin neck, and a well-defined chin.

皮下除皱术是一项经典的传统技术，非常适合于面部轮廓清晰、颈部细长、颏凸明显的年轻患者。

注：*be ideal for* 适合于（31）

32. It does *not address the force of* gravity on the deeper soft tissues of the face. However, because the plane of dissection is superficial to the facial nerve, it is a safer operation.

这项技术不会增加对深层软组织的压力。并且，由于是在面神经的浅面解剖，故手术安全性更高。

注：*not address the force of* 不对……增加压力（32）

33. A standard facelift incision gives *access to* the subcutaneous plane. Subcutaneous dissection is carried medially to the lateral orbital rim, 1 cm lateral to the oral commissure, and to the level of the thyroid cartilage.

一个标准的皮肤提紧术切口，可直接进入皮下层。其剥离的范围可至眶缘外侧中点、口角外侧 1 cm 及颈部甲状软骨水平。

注：*access to* 可以（得到，有机会）；使用（看到，获得，利用，出入，理解）（33）

34. The zygomatic and mandibular ligaments are released so that *the tension of the closure* is transmitted to the soft tissue of the cheek and jaw, respectively.

分别松解颧弓和下颌骨韧带，以便分别提紧面颊和下颌部的软组织。

注：*the tension of the closure* 提紧（34）

35. The skin flap is elevated in a cephalo-posterior direction and *fixed at* two key points: the temporal scalp and the apex of the postauricular incision. Excess skin and subcutaneous tissue are excised and the wound is closed.

把形成的皮瓣向上、向后提紧，并固定于颞部头皮和耳后切口两个关键点。最后，去除多余的皮肤和皮下组织，关闭切口。

注：*be fixed at* 固定于（35）

36. Most patients seeking a facelift have extensive *submental fat pads*, platysmal

banding, and jowls, which are best treated by mobilizing the SMAS in addition to skin flaps.

对于大多数求术者，在其颏下、颈阔肌及颊部均可见过剩的脂肪垫，这就为利用 SMAS 系统除皱提供了条件。

注：*submental fat pads* 颏下脂肪垫 (36)

37. The SMAS *can be elevated and plicated* as a separate layer or along with skin flaps.

SMAS 可以作为单独一层被掀起和折叠，或连同皮瓣一起被分离和处理。

注：*can be elevated and plicated* 能被掀起和折叠(37)

38. *A thorough understanding* of facial nerve anatomy is an important safety concern for this procedure.

深入了解面神经解剖是安全实施此手术（SMAS 系统除皱术）的重要保证。

注：*a thorough understanding* 深入了解(38)

39. Subperiosteal facelift is *a relatively new technique* in which the surgeon elevates a flap containing all soft tissues of the face off the lateral facial skeleton.

骨膜下除皱术是一项相对较新的技术，外科医师提升的皮瓣中包含了骨面以外所有已被松动的软组织。

注：*a relatively new technique* 一项

相对较新的技术(39)

40. The soft tissue flap is pulled in a cephaloposterior direction, and the periosteum *is tacked in* its new position. The muscles of facial expression actually change vectors because their lateral origins are moved.

当该皮瓣被向头后方牵拉，其中的骨膜也被固定在新的位置。实际上，由于骨膜位置的改变，面部表情肌的附着点（位置）也发生改变。

注：*be tacked in* … 固定在……(40)

41. Hematomas are the most frequent complication of facelift surgery, occurring about 2% of the time. The risk for hematomas *is twice as high in men*.

血肿是外科除皱术最常见的并发症，发生率约2%。男性发生血肿的风险是女性的2倍。

注：*be twice as high in men* 男性比（女性）高两倍(41)

42. Their *etiology is multifactorial* and is associated with inadequate hemostasis, postoperative hypertension, and vomiting.

发生（血肿）的相关病因有许多，如止血不彻底、术后高血压及呕吐等。

注：*etiology is multifactorial* 病因是复因子的(42)

43. Treatment ranges from surgical drainage, *to percutaneous needle aspiration*, to

watchful waiting depending on the size and location of the hematoma.

（血肿）的处理包括外科引流，并严密观察血肿的位置与大小，及时采取经皮穿刺抽吸或外科处理。

注：*to percutaneous needle aspiration* 经皮穿刺抽吸（43）

44. The most commonly injured nerve during a facelift is the great auricular nerve, *causing lack of sensation* over a portion of the ear and scalp.

面部除皱术中,最常见的神经损伤是耳大神经,可造成耳郭和头皮相应部分的感觉丧失。

注：*causing lack of sensation* 引起感觉丧失（44）

45. Sub-SMAS facelifts *have a slightly higher rate* of facial nerve injury than subcutaneous facelifts.

SMAS（下）系统除皱术较皮下除皱术更易造成面神经的损伤。

注：*have a slightly higher rate* 有较高的比率（45）

46. Skin slough is most common in the posta-uricular area, and usually leads to more noticeable scars. Incidence is about 1% to 3%, with higher rates associated with smoking, hematoma, infection, and *excessive tension on the skin closure*.

在耳后区,常见皮肤脱痂,且易导致明显瘢痕。其发生率为 1%～3%,这与皮肤愈合期间吸烟、血肿、感染以

及皮肤缝合张力过大有关。

注：*excessive tension on the skin closure* 皮肤缝合张力过大（46）

47. Other minor complication of facelifts include hair loss, hypertrophic scarring, skin paresthesia, earlobe deformities, and infection. Fortunately, they occur rarely, and most *are treated conservatively*.

面部除皱术（其他）较轻的并发症包括:脱发、瘢痕增生、皮肤感觉异常、耳垂畸形和合并感染。所幸的是,这些并发症并不常见,且多可保守治疗。

注：*be treated conservatively* 保守治疗（47）

48. The temporal branch of the facial nerve *innervates* the muscles of the forehead, specifically the frontalis, corrugators, procerus, and superior portion of the orbicularis oculi.

面神经颞支支配前额的肌肉,特别是额肌、皱眉肌、降眉间肌和眼轮匝肌上部。

注：*be innervated by*… 使受……神经支配（48）

49. The sensory nerves to the forehead are the supraorbital and supratrochlear nerves, both of which exit foramina on the superomedial aspect of the orbit with the supraorbital nerve *running lateral to* the supratrochlear nerve.

前额的感觉神经为眶上神经和滑车神经,它们从眶上孔的上内侧穿出,

眶上神经走行于滑车神经的外侧。

注：*running lateral to* … 走行于……的外侧（49）；supraorbital nerves 眶上神经；supratrochlear nerves 滑车上神经

50. The paired frontalis muscles *extend from* the galea aponeurotica to the orbicularis oculi muscles and act to elevate the brow and forehead.

额肌左、右成对从帽状腱膜延伸至眼轮匝肌，有抬眉升额的作用。

注：*extend from* 从……伸出（来）（50）

51. The paired procerus muscles are oriented vertically along the medial brow and produce transverse wrinkling at the nasal root. The paired corrugators are oriented obliquely *from superolaterally to infreromedially* to produce vertical wrinkling at the nasal root.

成对的降眉间肌沿眉的内侧纵向走行，可使鼻根部产生横向皱纹。成对的皱眉肌从上外侧向下内侧斜向走行，则使鼻根部产生纵向皱纹。

注：*from superolaterally to infreromedially* 从上外侧向下内侧（51）

52. A lifetime of activity of forehead and upper facial musculature *results in* transverse forehead wrinkles, glabellar wrinkles, transverse and vertical folds at the root of the nose, a lowering of the position of the brow, and upper eyelid full-ness.

由于前额和上面部肌肉的长期活动，导致产生前额的横向皱纹、眉间皱纹和鼻根部横向与纵向皱纹，眉的位置下移，上睑松弛呈虚泡状。

注：*result in* 导致；结果形成（52）；wrinkles 皱纹；folds 皱褶（较深的皱纹）

53. *The goals of surgery* are to elevate the brow to a more youthful position and remove wrinkles of the transverse forehead, glabellum, and root of the nose.

手术目的是提升垂眉，促使年轻，除去前额的横形皱纹以及眉间与鼻根部的皱纹。

注：*the goals of surgery* 手术的目的；手术的目标（53）

54. The direct technique *uses a coronal incision* extending from ear to ear approximately 7 to 9 cm behind the anterior hairline.

直接技术是使用冠状切口，从一侧耳郭到另一侧耳郭，在发际线后 7～9 cm 做切口。

注：*use a coronal incision* 使用冠状切口（54）

55. From this incision, a flap of skin and subcutaneous tissue is elevated in the areolar plane between the galea and the pericranium to the level of the brow, *taking care to identify and preserve* the supraorbital and subpratrochlear nerves.

从此切口沿帽状腱膜和骨膜之间

掀起皮瓣至眉水平,操作中需注意鉴别与保护眶上神经和滑车神经。

注:taking care to… 注意……(55);to identify and preserve 鉴别和保护(55)

56. The endoscopic approach allows access to the forehead and brow through small coronal incisions for release of *the retaining structures of* the upper face.

内镜技术是通过前额或眉部的小冠状切口把内镜送到前额和眉部,并能松解面上部的老化组织结构。

注:*the retaining structures of* ……的老化组织结构(56)

57. Forehead and brow dissection are carried out under endoscopic visualization in *a manner similar to* the coronal technique. The procerus and corrugators are transected, and some form of fixation from brow to scalp provides a lift.

在镜下,对前额和眉部的解剖方式类似于冠状技术。横断降眉间肌和皱眉肌并固定,以达到从眉到头皮的提升。

注:*a manner similar to*… 类似于……技术(57)

58. The endoscopic technique *is useful in younger patients* with fewer transverse forehead wrinkles and moderate brow ptosis.

本技术适用于前额横向皱纹较少和中度眉下垂且年龄较轻的患者。

注:be useful in … 适用于……(58);younger patients 年龄较轻的患者(58)

59. Forehead and brow lifts have low complication rates. Hematomas are rare, but *the procedure could conceivably cause* orbital hematomas or soft tissue ischemia. Alopecia and infection are similarly uncommon.

前额和眉提升术发生并发症的概率较低。罕见血肿,但理论上此手术可导致眶部血肿或软组织缺血。脱发和感染同样少见。

注:*the procedure could conceivably cause*… 理论上该手术可导致……(59)

60. Paralysis of the frontalis muscle is rare due to plane of dissection. Forehead numbness caused by division of either the supratrochlear or supraorbital nerves *is avoided* with careful dissection.

由于解剖平面有关系,额肌麻痹很少发生。通过细心的解剖可避免因眶上神经或者滑车神经损伤导致的前额麻木。

注:be avoided 避免(60)。……nerves is avoided 原作者在复数后用了单数形式,是因把两个名词看成一个整体时,谓语动词用单数,反之用复数。在此,原文作者用了单数喻指损伤了滑车神经或眶上神经都可能导致前额麻木。

61. Eyelid skin *is thinnest in the body* and abruptly transitions to the thick malar skin. The palpebral fissure measures around 3 cm in length and extends from medial to lateral canthal tendon.

眼睑皮肤是人体皮肤中最薄的，但移行至颧部时突然增厚。睑裂从内眦角到外眦角长约 3 cm。

注：……*is thinnest in the body* ……是身体最薄的（61）

62. *On neutral forward gaze*, the lower eyelid rests at the edge of the iris while the upper eyelid covers the upper 2 mm of the upper edge of the iris. Tarsal plates border the upper and lower eyelids, providing support for the soft tissues. White individuals have a well developed supratarsal fold which Asians lack.

自然向前平视时，下睑平虹膜边缘，上睑则覆盖虹膜上缘 2 mm。上、下眼睑的睑板，为软组织提供支持。白种人睑板发达，上睑皱褶（双眼皮）明显，亚洲人较弱。

注：*on neutral forward gaze* 自然向前平视（62）

63. The orbicularis oculi muscle is the eyelid sphincter. A broad, oval muscle, it *attaches to* the medial canthal tendon, the frontal bone, the lateral canthus, and the inferomedial orbital margin. It is innervated by branches of the facial nerve, and acts to close the eyelids.

眼轮匝肌为眼睑的括约肌，其肌腹宽阔、呈椭圆形，附着于内眦韧带、前额骨、外眦及眶缘的下内侧，由面神经分支支配，司眼睑闭合。

注：*attach to* 附着于（63）

64. The levator palpebrae superioris muscle raises the upper eyelid, originating from *the lesser wing of the sphenoid* and inserting on the tarsus

提上睑肌起于蝶骨小翼止于睑板，其功能是提升上眼睑。

注：*the lesser wing of the sphenoid* 蝶骨小翼（64）

65. The orbital septum is a *dense fibroelastic band* that forms the anterior border of the orbital contents.

眶隔是一个致密的弹性纤维组织板，它构成眶内容的前缘。

注：*dense fibroelastic band* 致密弹性纤维组织板（65）

66. Posterior to it in both the upper and lower eyelid are fat pads that can herniate *over time*, giving the eyelids a full appearance. Anterior to the orbital septum lie fat pads that can also droop with time to cause baggy eyelids.

上、下眼睑后面内侧均衬有脂肪垫，随着增龄老化膨出形成眼袋；前方的眶隔萎缩变薄，后面的脂肪垫也可疝出形成眼袋。

注：*over time* 时间推移；增龄老化（66）

67. The lacrimal gland lies in the lateral portion of the upper lid. It *is uncommonly mistaken for* intraorbital fat and resected, leading to inadequate tear production.

泪腺位于上睑的外侧部,偶被误以为眶内脂肪切除,导致无泪。

注:*be uncommonly mistaken for* 偶被误以为……(67)

68. Blepharochalasis is *a rare inherited disorder* of childhood characterized by repetitive episodes of eyelid edema that eventually lead to attenuation or dehisce of the levator aponeurosis with resultant drooping of the eyelid(ptosis).

眼睑皮肤松弛症是一种罕见的遗传性疾病,其特征是在童年表现为反复发作的眼睑水肿,进而导致提上睑肌腱膜松弛,最终出现上睑松弛(下垂)。

注:*a rare inherited disorder* 罕见的遗传性疾病(68)

69. *Preoperative evaluation* for blepharoplasty focuses on ocular history, ocular and periocular anatomy, ocular function. Schirmer testing, and tear film breakup time.

睑成形术术前评估应注重眼部的病史、眼和眼周的解剖、眼的功能、Schirmer 试验和泪膜破裂试验时间测定。

注:*preoperative evaluation* 术前评估(69)

70. The history *includes use of* glasses or contact lenses, symptoms of dry eyes, neuropathy, presence of endocrine disorders including diabetes, glaucoma, and any prior facial surgery.

眼部病史包括使用眼镜、或隐形眼镜、干眼症、神经病变,包括糖尿病在内的内分泌功能紊乱、青光眼及任何其他面部美容手术史。

注:*include use of*… 包括使用……(70)

71. *Standard examination of* extraocular eye movements, pupillary function, and fundoscopic examination are complemented by the "snap back test", which tests skin turgor.

外眼标准的检查包括眼球运动试验、瞳孔收缩功能、眼底镜析查及通过眼睑皮肤"捻回试验",以测定皮肤的紧张度。

注:*standard examination of*…………的标准检查(71)

72. Schirmer testing and tear film breakup time are measures of a patient's tear quality and tear clearance apparatus. Levator excursion, *the primary determinant of* eyelid ptosis, is measured from downgaze to upgaze while blocking the brow.

Schirmer 试验和泪膜破裂时间测定可以衡量患者的眼泪质量及其清除率。提上睑肌活动度的检查是上睑下垂的主要检查项目,通过阻止皱眉后嘱受检者向上注视和向下注视来判断下垂量。

注:the primary determinant of ……的主要检查项目(72)

73. Classically, blepharoplasty *has involved resection of* excess skin, fat and orbicularis muscle from the upper and lower eyelids. Through upper lid incisions, excess skin, fat, and muscle have been excised from several millimeters above the tarsus to just below the brow.

经典的睑成形术包括从上、下眼睑切除过多的皮肤、脂肪和眼轮匝肌。通过上睑切口,切除过剩的皮肤、脂肪和切除睑板上缘至眉下几毫米的肌肉。

注:has involved resection of… 包括切除……的(73)

74. Lower lid resection of skin and muscle occurs in an elliptical fashion at the lid margin. Small openings in the orbital septum *have facilitated removal of* excess herniated fat.

低位切除睑板前皮肤和肌肉可使睑缘呈椭圆形。在眶隔做小切口可方便地切除疝出的眶脂肪。

注:have facilitated removal of 方便地切除……(74)

75. Current techniques in blepharoplasty have focused *on redraping orbital contents* rather than their resection. Such techniques evolved in response to earlier results, which left patients with a "skeletal"[①] appearance from resection of orbital fat and soft tissue.

现代重睑成形术强调重建眶内容物而非切除之。此技术的提出源于早期的手术效果,即过多地切除眶内脂肪和软组织之后,患者呈现"骷髅"样外貌。

注:on redraping orbital contents 重建眶内容物(有重新调整和覆盖之意)(75);skeletal 在此不宜译为"骨骼",应译为"骷髅"。

76. Blindness caused by acute orbital hemorrhage occurs *in less than 1% of* patients.[①] Corneal injury can occur, but is minimized by the use of corneal shields.

急性眶内出血引起失明的发生率少于1%。术中使用角膜保护板,几乎可以使角膜的损伤降至最低。

注:in less than 1% of… 不到……的1%;少于……的1%(76);本句不宜翻译为"由于盲目手术而造成急性眶内出血发生率不到1%",应译为急性眶内出血导致失明(blindness)的发生率不到1%。

77. Eyelid ptosis can occur postoperatively if the levator aponeurosis is injured. Thus, any injury of the levator *must be repaired immediately*. Lagophthalmos, or eyelid retraction leading to corneal exposure, occurs to some degree in many patients

in the early postoperative period.

提上睑肌腱膜受损可导致术后上睑下垂,所以必须立即修复受损的提上睑肌腱膜。术后早期,许多患者出现不同程度的眼睑闭合不全(兔眼或眼睑退缩),导致角膜暴露。

注:*must be repaired immediately* 必须立即修复(77)

78. It is well tolerated in the short-term with normal tear production. Persistent lagophthalmos may require surgical correction with a full-thickness skin graft. Ectropion, or an abnormal outward cant to the lower lid, is *a common, devastating complication* of blepharoplasty.

短期暴露(角膜),在泪腺功能正常的患者,因有泪液的保护,角膜具有一定的耐受性。若持续性的眼睑闭合不全可能需要移植全厚皮片修复。睑外翻或下睑外翻是睑成形术一种常见的、具有破坏性的并发症。

注:*a common, devastating complication* 一种常见的、具有破坏性的并发症(78)

79. Mild cases of ectropion may *be treated conservatively* in the acute period. However, progressive degrees of lid retraction must be addressed surgically.

早期的轻度外翻可以保守治疗,然而进行性的睑外翻则必须手术矫正。

注:*be treated conservatively* 保守治疗(79)

80. The nasal pyramid consists of thick, glabrous skin overlying an osseocartilaginous framework. It can *be divided roughly into thirds* with the upper third containing the paired nasal bones, the middle third containing the upper lateral cartilages, and the lower third containing the tip-lobule complex.

鼻呈锥体形,由鼻骨和鼻软骨构成支架,其外覆盖厚而光滑的皮肤,内侧衬以黏膜。鼻大体分为三部分:上1/3 含有成对鼻骨,中1/3 含有上鼻侧软骨,下1/3 含有下鼻侧软骨及复杂的鼻尖结构单位组成。

注:*be divided roughly into thirds* 大体上分为三部分(80)

81. Alternatively, the nose can be divided into its four "aesthetic units": *the nasion, the dorsum, the tip, and the base.*

鼻可选择性地分为四个"美容单位",即鼻根、鼻背、鼻尖和鼻底。

注:*the nasion, the dorsum, the tip, and the base* 鼻根、鼻背、鼻尖和鼻底(81)

82. The nasal septum *arises from* the perpendicular plate of the ethmoid bone, vomer, and maxilla, and provides support to the nasal dorsum, upper lateral cartilages and lower lateral cartilages.

鼻中隔由源自筛骨垂直板、犁骨和上颌骨(组成),为鼻背、上鼻侧软骨和下鼻侧软骨提供支撑。

注:*arise from*(*out of*) 由于……而产生;起因于,是……的结果(82)

83. The turbinates and nasal "valves" (internal and external) *act as* "resistors" to air flow.

鼻甲和鼻的"瓣膜"(内侧和外侧)充当"调节阀",控制空气流通。

注:*act as* 起……作用;作为;充当;担任(83)

84. The nose has a rich vascular supply *originating from* the facial artery, the dorsal nasal branch of the ophthalmic artery, and the infraorbital branch of the maxillary artery. The tip is supplied mainly by the angular artery, a branch of the lateral nasal artery.

鼻部有丰富的血供,分别来自面动脉、眼动脉的鼻背分支和上颌动脉的眶下支。鼻尖血供主要来自鼻侧动脉的一个分支 - 角动脉。

注:*originate from* 源自……(84)

85. Veins *drain into* the ophthalmic and anterior facial veins. Sensation is derived from the maxillary division of the trigeminal nerve.

鼻静脉回流至眼静脉和面前静脉。鼻部感觉来自三叉神经的上颌支。

注:*drain into* 流入;回流(85)

86. The rhinoplasty consultation elucidates a patient's aesthetic and functional complaints. The most frequent aesthetic complaints are a large dorsal hump, an unattractive tip, and *a nose that is too wide*.

前来咨询鼻整形的患者多有美容和功能方面的诉求。最常见的美容诉求是鼻背驼峰、鼻尖低平和鼻背太宽。

注:*a nose that is too wide* 鼻背太宽(86)

87. Patients often complain of difficulty breathing through one or both nostrils, a manifestation of a deviated septum, hypertrophied turbinates, collapse of the nasal "valves" with inspiration, or *a combination of these*.

功能方面的主诉是一个或两个鼻孔不通气、鼻中隔偏曲、鼻甲肥大以及"鼻瓣"功能衰退,或者综合了以上诉求。

注:*a combination of these* 综合了以上……诉求(87)。鼻背板(lamina dorsi nasi)又名鼻外侧软骨(lateral nasal cartilage),为成对的三角形软骨,是构成鼻外侧中部的基础。其前缘较厚,上部与鼻隔板(鼻中隔)相移行;下部与鼻隔板有一窄缝,二者之间有结缔组织相连。窄缝的存在,对鼻下部起到活瓣的作用,可调节进出鼻孔气流的大小,故下部鼻背板又称内鼻孔鼻瓣。广义的鼻瓣实际包括鼻内所有组织结构。

88. The four external aesthetic areas of the

nose-the radix, dorsum, tip, and base-are inspected *in front of* a large mirror, with patient and surgeon focusing on potential areas of change.

在一面大镜子前,医师和患者对四个美容单位-鼻根、鼻背、鼻尖和鼻底进行检查,特别要关注有潜在的欲手术改变的区域。

注:*in front of* 在⋯⋯前面(88)

89. Next, the surgeon examines the internal nose with a nasal speculum and headlight. Attention is directed to external and internal nasal valves *during inspiration and expiration*, the nasal septum, the turbinates, and the nasal mucosa.

然后,手术医师用鼻内镜和头灯检查鼻腔,注意吸气和呼气时外鼻和鼻瓣,包括鼻中隔、鼻甲和鼻黏膜的变化。

注:*during inspiration and expiration* 吸气和呼气期间(89)

90. The Cottle maneuver, wherein the surgeon relives collapse of the internal nasal valve *by lateral retraction on the cheek*, determines whether cartilaginous "spread" grafts between the nasal septum and the upper lateral cartilages will improve airflow in the nasal airway.

在模拟手术中,向外牵拉颊部以了解鼻腔内"鼻甲"的萎陷情况,并确定在鼻中隔和上外侧软骨之间是否需要做软骨"扩展式"移植以改善鼻道

通气。

注:*by lateral retraction on the cheek* 向外牵开颊部(90)

91. During the consultation, the surgeon and patient *develop rapport* and a surgical plan. Preoperative photographs are taken as well. It is important for the patient to be comfortable with the surgeon; similarly it is the surgeon's duty to feel comfortable with the patient's motives for pursing rhinoplasty.

在咨询过程中,手术医师和患者需要达成共识,并制定一个手术计划。同时,应认真拍摄术前照片。对手术医师来说,让患者感到满意非常重要;同理,满足患者的整形要求则是医师的职责。

注:*develop rapport* 达成共识(rapport(with)与⋯⋯关系密切)(91)

92. A patient with an unrealistic understanding of self and unrealistic operative expectations may *suffer from* psychological disease to which surgery is not the answer.

若患者对自身有不切实际的认识,并对手术期望值过高,则可能存在心理性疾患,这不是手术所能解决的问题。

注:*suffer from* 遭受;受到(⋯⋯之害);因⋯⋯而受到损害(92)

93. There are unlimited techniques to produce a satisfying rhinoplasty. Selection

of technique is *based on* surgeon prefer-ence and experience, and the patient's goals.

有多种手术方法都可达到令人满意的鼻整形效果。术式的选择取决于医师的习惯和经验,以及患者对手术的(要求)目标。

注:(be) *based on*(*upon*) 以……为基础(基准);基于;根据 (93)

94. There are two basic operative approaches to the external nose: the open approach and the closed approach. The open ap-proach consists *of transcolumellar and bi-lateral marginal incisions*, which allow the soft tissue overlying the nasal tip to be elevated, exposing the cartilaginous framework.

处理外鼻有两种基本术式,即外入路和内入路。外入路为经由鼻小柱和两鼻翼缘的切口组成,可显露覆盖鼻尖的软组织,暴露软骨并加以提升。

注:*of transcolumellar and bilateral marginal incisions* ……经由鼻小柱和两侧鼻翼缘的切口组成(94)

95. This approach is popular *due to* a shorter learning curve and wide access to all structures of the nose.

此术式操作简单,适用于各种类型的鼻整形手术。

注:(be) *due to* … 是由于……(的结果,所造成的);因为,归因……(95)

96. The closed approach consists of *a combi-nation of* incisions in the nasal mucosa, either around, or in between the cartila-ges.

内入路切口可设计在鼻黏膜、黏膜附近或鼻软骨之间。

注:*a combination of*… 由……的组合而成(96)

97. Intercartilaginous incision are located in between upper lateral and lower lateral cartilages. Intracartilaginous incisions *go through* the lower lateral cartilages. Inf-racartilagious incisions follow the caudal border of the lower lateral cartilages.

软骨间切口可位于上鼻侧软骨和下鼻侧软骨之间;软骨内切口可经下鼻侧软骨进入;软骨下切口可经下鼻侧软骨尾部边缘进入。

注:*go through* 通过,经过;做完(97)。intercartilaginous、intracartilagi-nous 及 infracartilagious 三个词的翻译,即软骨间、软骨内及软骨下三者的区别。

98. The closed approach offers limited visi-bility and flexibility, requiring wisd-om on the part of the surgeon. *On the other hand*, its simplicity, speed of dissec-tion, and absence of external incisions have made it popular among surgeons and patients alike.

内入路切口的可视性和变异性都较差,因而对术者的要求较高。另一方面,内入路切口操作简单、快捷、无可视切口,因而深受医师和患者的青睐。

注:*on the other hand* 另一方面(98)

99. Surgeons also have applied a complete submuscular approach to primary breast augmentation, *either with or without* the use of steroids, in an effort to address better the drawbacks of subglandular placement.

对于初次隆乳者,外科医师也可能采用全胸肌下置放假体技术,用或不用类固醇药物相配合,以期克服腺体下置入假体的缺点。

注:*either with or without*… 用或不用……(99)

100. Preoperatively patients are marked topographically to direct fat aspiration. A solution of lidocaine and epinephrine, the *so-called* "tumescent" or "wetting" solution, is used to thoroughly infiltrate the surgical site.

手术前,患者应被按解剖部位标记抽吸部位,以作术中参考。同时,应用"肿胀"或"湿性"溶液(利多卡因和肾上腺素)充分浸润术区。

注:*so-called* 所谓的;通常所说的(100)

08 100 组医学英语的简易表达

1. *an oral medication* 一种口服药

Aspirin is *an oral medication* that is used for the treatment of cold with the human.

阿司匹林是一种用于治疗人类感冒的口服药。

2. *below… of …* 在……之下……

The incision is paralleled *below* 2 cm *of* the inferior border of mandible. 做与下颌骨下缘 2 cm 之平行切口。

3. *with care to protect…* 注意保护……

Incisions of periosteum along inferior border of exposed mandible, *with care to protect* the mandibular marginal branch of the facial nerve.

于下颌骨下缘切开骨膜暴露下颌骨时，注意保护面神经下颌缘支。

4. *sectioning of …* 切断……

Sectioning of trigeminal nerve maxillary division（CN V_2）at the foramen rotundum.

在圆孔处切断三叉神经第 2 支（CN V_2）。

5. *be sectioned …* 游离……；*be exposed* ……被暴露

The masseter muscle and inferior part of medial pterygoid muscle insertions *are sectioned*, the entire external aspect of the mandibular ramus *is exposed*. The mandible is sectioned at the midline.

游离嚼肌和翼内肌下部的附丽，暴露下颌支外侧面。在中线处截断下颌骨。

6. *be inserted…* 在……上的附丽

Exposure of the coronoid process. Cutting of the fibers of the temporal muscle which are inserted the coronoid process.

暴露喙突，切断颞肌纤维在喙突上的附丽。

7. *be sectioned and ligated* ……予以切断结扎。

Internal pterygoid muscle is sectioned next to expose the inferior alveolar nerve which *is sectioned and ligated*.

切断翼内肌，暴露下牙槽神经并予以切断结扎。

8. *dividing and cutting…* 游离并切断……

Dividing and cutting the condyloid insertion of the external pterygoid muscle, and the mandible is removed.

游离并切断翼外肌的髁突附丽,切除下颌骨。

9. *be not amenable to*… 无法……

Some wounds *are not amenable to* primary closure, and there are a variety of ways to rearrange local tissue in order to close these defects.

有些创口无法原位缝合,这时需要一些其他的方法改变局部组织来关闭这些缺损。

10. *three parts of the*… ……的 3 部分

The three parts of the axillary artery are medial, beneath and lateral to the pectoralis minor.

腋动脉被胸小肌分成 3 部分:内侧、下方及外侧。

11. *course…to* ……位于……的……

The axillary vein *courses* medial, inferior *to* the axillary artery.

腋静脉位于腋动脉的内下方。

(注意:course 词义极为丰富,可作名词或动词。n.有过程、道路、课程及疗程等含义。在此,记住这个简单句子,明了 to 同其关系,就非常有用)。

12. *not only from*…*but from*…*as well* 不仅收集……也收集……

The axillary vein receives tributaries *not only from* the upper extremity *but from* the thorax *as well*.

腋静脉不仅收集上肢的静脉附支(血),也收集胸壁的静脉(血)(可简译为:腋静脉收集上肢和胸壁的静脉血)。

13. *be surrounded by*… ……围绕在……的周围

The axillary artery is *surrounded by* the three cords of the brachial plexus.

臂丛神经三束围绕在腋动脉的周围。

14. *be pushed aside to show*… 牵开……显露……

The axillary vein has been removed, the median nerve has to *be pushed aside to show* the radial nerve, axillary nerve and branches of the axillary artery.

切除腋静脉,牵开正中神经,显露桡神经、腋神经及腋动脉的分支。

15. *branch* …, ……分出……,即……(即……为……的同位语)

The 1st part of the axillary artery *branches* one vessel, the superior thoracic artery. The 2nd part branch two vessels, the thoracoacromial artery and the lateral thoracic artery.

腋动脉第 1 段分出胸上动脉;第 2 段分出 2 支:胸肩峰动脉和胸外侧动脉。

16. *come from* … 发自……

The long thoracic nerve to the serratus anterior *comes from* roots $C_{5,6}$ and C_7.

胸长神经发自 5、6、7 颈神经,分布到前锯肌。

17. *runs…to supply*…… 经过……到达……

The thoracodorsal nerve comes from the posterior cord, *it runs* down-wards and laterally *to supply* the latissimus dorsi muscle.

来自后束的胸背神经向下、向外到达背阔肌。

18. *limits of…dissection* …分离范围

Skin incision, *limits of* subcutaneous *dissection*.

皮肤切口及皮下分离范围。

19. *escaping from… and detaching…* 避开……,离断……

Escaping from cephalic vein *and detaching* the pectoralis major muscle, pectoralis minor muscle.

避开头静脉,离断胸大肌和胸小肌。

20. *dissecting…and revealing…* 解剖……显示……

Dissecting the axillary sheath *and revealing* axillary artery, vein and brachial plexus.

剪开腋鞘,显示腋动脉、静脉及臂丛。

21. *…extirpation* ……一并切除或摘除

"En bloc" (pectoralis major, minor, lymph nodes and fat) *extirpation*.

将全乳,胸大、小肌及所属组淋巴结和脂肪一并整块切除。

22. *to avoid damage…* 避免伤及……

To avoid damage the long thoracic nerve and thoracodorsal nerve.

(术中)避免伤及胸长神经及胸背神经。

23. *close association of a rib to…, overlying …,and underlying…*

……与肋骨紧密相贴,外为……,内为……

As a result of the *close association of a rib to* the intercostal vessels, *overlying* skin, and *underlying* pleurae and lung, pneumothorax or hemothorax are common complications of rib fracture.

肋间血管与肋紧密相贴,外为皮肤,内为肺及胸膜,当肋骨骨折时常引起血胸或气胸。

24. *incision from…to the site…* 切口自……至……

Incision from the upper margin of sternum *to the site* about 2～3 cm under the xiphoid.

切口自胸骨柄上缘至剑突下方2～3 cm处。

25. *anterior surface of…* ……的前面观

Anterior surface of the heart *and* great blood vessels.

心脏和大血管的前面观。

26. *be removed to display…* 切除……,显示……

The anterior wall of the pericardium *has been removed to display* the anterior structures of the heart.

心包前壁切除,显示心脏的前壁结构。

27. *…originate from… …arise from…* ……起自……

The pulmonary artery *originates from* the right ventricle. The ascending aorta *continues from* here posterior the pulmonary artery. It *arises from* the left ventricle.

肺动脉起自右心室。升主动脉起自左心室,位于肺动脉的后方。

注:本小段的英文斜体部分词形不一样,但意思相近,翻成汉语时基本相同。这是英语表现的一大特点。

28. ···*run in* ··· *and give off*··· ······行于······,发出······

The circumflex branch *runs in* the coronary sulcus around the left margin of the heart and *gives off* a left marginal branch.

旋支行于冠状沟内,在心左缘发出左缘支。

29. ··· *represent the position of* ··· ······位于······

The interatrial septum between the two atria exhibits a depressed area, the fossa ovalis which *represents the position of* the embryonic foramen ovale between two the atria.

卵圆窝位于房间隔的缺陷处,为胚胎时期二房之间卵圆孔的遗迹。

30. ···*face* ··· ······向······

The valve of pulmonary trunk *face* upward, back ward, and the left.

肺动脉瓣向上、向后、向左。

31. *they*···*them*. ···*it* 注意代词的应用,领会句子的意思之后可跨句子翻译

These nerves($T_{7\sim12}$) are running between the internal oblique and the transversus; *they* supply *them*. Those nerves that pierce the rectus also supply it.

第7~12肋间神经行于腹内斜肌与腹横肌之间,并穿入腹直肌内,分布于上述各肌。

注:they 代替的是第7~12肋间神经;them 代替的是腹内斜肌与腹横肌,it 代替的是腹直肌。这句英语如果分成两句直译,则很生硬且不易理解。

32. ···*be removed to reveal* ···;······*be removed to show*···

切除······,显示······

The rectus abdominis muscle *has been removed to reveal* the superior and inferior epigastric arteries, and the posterior layer of rectus sheath, arcuate line on the left. On the right, the posterior layer of rectus sheath *has been removed to show* the extraperitoneal fatly tissue and peritoneum.

左侧腹直肌切除,显示腹直肌鞘后层及腹壁上、下动脉。右侧腹直肌鞘后层切除,显示腹外脂肪及腹膜。

注:第1句的英文语序 arcuate line on the left(左侧弓状线)是在最后,但译成中文则需在前。这种现象常见需重视。

33. *layer of*··· ······层次

Layers of Mc Burney Incision.

麦克伯尼切口,麦氏切口;阑尾炎切口层次。

注:英文里常有人名代表某以解剖结构。Mc Burney(Charles 美外科医师 1845-1914)

34. *exposing*··· 切开······,暴露······

be sure not injury to··· 避免损伤······

Skin, subcutaneous tissue, external oblique aponeurosis, internal oblique, transverse, and peritoneum, *exposing* the appendix. *Be sure not injury to* intestinal canal when the peritoneum is cut open.

切开皮肤,皮下组织、腹外斜肌腱膜、腹内斜肌、腹横肌及腹膜,显露阑尾。切开腹膜时避免损伤肠管。

注:第一句列举了7层解剖名词之后,省略了谓语动词,其后紧接 exposing (暴露阑尾)也让人不会产生误解。

35. ···*incision*··· 切口

in turn······ 依次为······

Layers of transverse upper abdominal *incision*: They are skin, sub-cutaneous tissue, anterior rectus sheath of both sides, rectus muscle, posterior rectus sheath and peritoneum *in turn*.

上腹横切口,依次为皮肤,皮下组织、两侧腹直肌鞘前层、腹直肌、腹直肌鞘后层和腹膜。

36. ···*be the region*··· ······位于······

···*be formed primarily by*··· ······主要由······构成

The inguinal canal *is the region* between the superficial and deep inguinal rings. It is about 4 ~ 5 cm long. Its anterior wall *is formed primarily by* the aponeurosis of the external oblique.

腹股沟管位于深浅环之间,长 4 ~

5 cm,前壁主要是腹外斜肌腱膜。

37. ···*the thickened edge of*··· 由···增厚形成······

The inguinal ligament is *the* lower *thickened edge of* the aponeurosis of the external oblique muscle of the abdomen. It *runs from* the anterior superior spine of the ilium *to* the pubic tubercle.

腹外斜肌腱膜下部,在髂前上棘和耻骨结节之间增厚形成腹股沟韧带。

注:这两句英语句子并不复杂,但需抓住两句中的斜体部分理解其意思之后,才能组合翻译成一句通顺的中文句子,初学者应细心体会。

38. ···*pass through*··· 通过······

exit through··· ······由······出

An indirect inguinal hernia is one which *passes through* the deep inguinal ring, follow the course of the canal and *exits through* the superficial ring. It will be covered by all three layers of the cord.

腹股沟斜疝通过腹股沟深环和腹股沟管出浅环。斜疝外有精索的 3 层被膜。

39. ···*be going to be removed* ······被切除

···*be going to be tied* ······被结扎

Appendectomy: Using the free band of the colon to locate the appendix. Showing the appendix and ceacum. The base of the mesoappendix is clamped, tied and severed. The appendix *is going to be removed*, and the purse-string suture *is go-*

ing to be tied.

阑尾切除术:(切口略)沿结肠独立带寻找,末端为阑尾。钳夹阑尾系膜于阑尾根部结扎、切断,并作荷包缝合。

注:英语句子阑尾切除在前,结扎在后。初学者不应误解"阑尾切除在先,结扎在后",而是先结扎,后切除。这是英语的表现习惯,需留心。

40. *…be divided into…* ……分为……

The kidney tissue proper can *be divided into* two portions, cortex and medulla (pyramids). Between the pyramids run renal columns, which are cortex. Within the cortex are found the tufted glomeruli and the convoluted tubules, while the pyramids principally contain the loops of Henle and the collecting tubules.

肾实质分为皮质和髓质(即为锥体)两部分。锥体之间的肾柱属皮质。在肾皮质内含有肾小球和肾小管,而锥体内主要含有髓质袢和集合管。

41. *…be pyramidal in shape* ……呈锥形
…be semilunar in shape ……呈半月形
project…to… 突入……到……

The right suprarenal gland *is pyramidal in shape* and *projects* posterior *to* the I. V. C. and also posterior to the liver. The left suprarenal gland *is semilunar in shape*, about 3～5 cm long. It is related anteriorly to the stomach, pancreas, and posteriorly to the diaphragm.

右肾上腺呈锥形突入下腔静脉和肝脏

的后方,左肾上腺呈半月形,长 3～5 cm,前部邻胃、胰、后接膈。

42. *median sagittal section of…* ……的矢状面

Median sagittal section of the male pelvis showing the pelvic viscera and their relationships to the peritoneum.

男性盆腔正中矢状切面,显示盆腔脏器与腹膜的关系。

43. *…be removed to display…* 切除……以显示……

The pelvic diaphragm, urogenital diaphragm, and perineal body: the left transversus perinei superficialis, the inferior fascial of the urogenital diaphragm *have been removed to display* the deep transverse muscle of perineum.

盆膈、尿生殖膈及会阴体:左侧会阴浅横肌及尿生殖膈下筋膜切除,显示会阴深横肌。

44. *There are…along the medial…* 沿……内侧有……

Vessels and nerves of the right anterior arm: *There are* the medial nerve, brachial artery and vein *along the medial* biceps muscle.

右上臂前面血管神经:肱二头肌内侧有正中神经、肱动静脉。

45. *…come from…* ……源自……
cross… 经……
none of…but… 不……而是……

The median nerve *comes from* the medial

and lateral cords of the brachial plexus. *It crosses* the brachial artery anteriorly which *supplies none of* the muscles of the arm *but* the muscles of the front of the forearm.

正中神经发自臂丛内、外侧束,经肱动脉前方,但不支配上臂肌而到达前臂肌。

46. ···*be retracted medially* 把······牵向内侧

···*be retracted laterally* 把······牵向外侧

Anteromedial approach to shoulder joint: skin incision. Cephalic vein *is retracted medially* with some fibers of deltoid. Deltoid muscle is *retracted laterally*, capsule is incised. Shoulder joint cavity and the humeral head are exposed.

肩关节前内侧入路:切开皮肤。将头静脉随同一些三角肌纤维牵向内侧。将三角肌拉向外侧,切开关节囊。显露关节腔和肱骨头。

47. ···*be incised longitudinally*

把······纵形剖开

Anterolateral approach to shaft of humerus: skin incision. Deltoid muscle is retracted laterally, biceps and cephalic vein are retracted medially. Brachialis muscle *is incised longitudinally*, exposing shaft of humerus.

肱骨干前外侧入路:切开皮肤。向外侧牵开三角肌,向内侧牵开头静脉和肱二头肌。将肱肌纵形剖开,显露肱骨干。

48. ···*be developed* ······被显露

gently 轻轻地

Approach to distal end of humerus: Skin incision. Interval between biceps medially and brachioradialis muscle laterally *is developed*. Radial nerve is exposed, brachialis muscle is incised longitudinally. Radial nerve is retracted laterally *gently*, periosteum is incised and the humerus exposed.

肱骨远端入路:切开皮肤。显露内侧肱二头肌和外侧肱桡肌之间的间隙。暴露桡神经,纵形切开肱肌。将桡神经轻轻牵向外侧,切开骨膜,显露肱骨远端。

49. ···*be formed by*···*laterally*, ···*superiorly*, ···*inferiorly*. 外为······,上为······,下为······

··· *its medial boundary* ······境界内为······

The quadrilateral space(posterior view): The deltoid has been severed and reflected laterally, showing the quadrilateral space. The quadrilateral space *is formed by* the surgical neck of the humerus *laterally*, the teres minor *superiorly*, and the teres major *inferiorly*. The long head of the triceps forms *its medial boundary*.

四边孔(后面观):三角肌切开、外翻,显示四边孔。四边孔境界外为肱骨外科颈,上为小圆肌,下为大圆肌,内为肱三头肌长头。

注:医学上表达某一解剖境界,常使用这一表达"形式",值得体会。

50. ···*in close contact with*··· ······紧贴······

The radial nerve passes between the medial and lateral heads of the triceps. It runs in its own groove *in close contact with* the shaft of the humerus, and may be damage in a fracture of the humerus in this area.

桡神经行经肱三头肌内侧头与外侧头之间,并紧贴肱骨干,因此当肱骨干骨折时,容易合并桡神经损伤,使前臂伸肌瘫痪,出现垂腕症。

51. ···*be clinically used for*··· ······临床上作为······之用

Superficial structures of the right cubital fossa:The skin and superficial fascia have been removed to display the superficial veins, cubital lymph node, medial cutaneous nerves of forearm. The superficial veins *are clinically used for* vein puncture, blood transfusion, and cardiac catheterization.

右肘窝浅层解剖:皮肤及浅筋膜切除,显示浅静脉、前臂内侧皮神经及肘淋巴结。临床上,把浅静脉作为穿刺、输血及插入心导管之用。

52. ···*laterally by*··· ······外为······

···*medially by*··· ······内为······

···*superiorly by*··· ······上为······

···*separated from*···*by*··· ······被······分开······

Bound of the cubital fossa:The cubital fossa is the triangular space. It bounded *laterally by* the brachioradialis and *medially by* the pronator teres. It is outlined *superiorly by* a line joining the medial and lateral epicondyles. The medial cubital vein *separated from* the brachial artery *by* the bicipital aponeurosis.

肘窝境界:肘窝为三角形的窝,其外侧为肱桡肌,内侧为旋前圆肌,上为内上髁与外上髁的连线。肱二头肌腱膜将肱动脉与肘正中静脉分隔开。

53. ···*by bifurcating into*··· 分成······

Nerves and arteries of the right cubital fossa:The biceps brachii has been removed and reflected laterally. The cubital fossa is an important area in which the brachial artery terminates *by bifurcating into* the radial and ulnar arteries. The fossa also contains the tendon of the biceps and a portion of the courses of the median and radial nerves.

右肘窝内动脉神经:肱二头肌切除,向外翻转。肘窝内肱动脉分成桡动脉和尺动脉两个终末支。窝内还有肱二头肌腱、正中神经和桡神经。

54. ···*be very commonly injured* ··· ······易被损伤

Superficial Structures of right elbow joint (posterior view):The skin and superficial fascia have been removed to display the triceps muscle and ulnar nerve. The ulnar nerve enters the forearm directly behind the medial epicondyle. The ulnar nerve *is very commonly injured* at the area.

右肘关节后面浅层解剖:切除皮肤及浅筋膜,显示肱三头肌及尺神经。尺神经在肱骨内侧上髁后方进入前臂。此处尺神经的位置表浅又近骨面,常易受损伤。

55. ···*be removed* ······被切除,观察······
one and a half muscles of ···
······的一块半肌

The lower portion of triceps muscle *is removed*, to observe the ulnar nerve and the capsule of the elbow joint. The ulnar nerve is very commonly injured at the elbow, where it lies posterior to the medial epicondyle of the humerus. It supplies to one *and a half muscles of* the forearm, and all of the muscles of the hand.

切除肱三头肌下部,可见尺神经和关节囊。尺神经在肱骨内上髁的后方到达前臂,支配前臂一块半肌(尺侧腕屈肌和指深屈肌的尺侧半)和多数手肌。尺神经损伤出现(爪形手)。

56. ··· *be removed to show*··· 切除······显示······

The superficial muscles have been removed to display, the flexor digitorum superficial muscles. The flexor digitorum superficial muscle *has been removed to show* the flexor pollicis longus muscle

and flexor digitorum profundus.

切除浅层肌,显示指浅屈肌。指浅屈肌切除,显示拇长屈肌及指深屈肌。

57. ···*a continuation of*··· ······的延续

The femoral artery *is a continuation of* the external iliac artery, it runs behind the midpoint of the inguinal ligament to the apex of the femoral triangle.

股动脉为髂外动脉的延续,行于腹股沟韧带中点后方到达股三角尖。

58. ···*lie medial to*··· ······位于······的内侧
···*pass posterior to*··· ······行经于······的后方
···*into numerous*··· ······分散为······

The femoral vein *lies medial to* the femoral artery, the femoral nerve *passes posterior to* the inguinal ligament, lateral to the femoral artery and *into numerous* terminal cutaneous and muscular branches.

股静脉位于股动脉的内侧。股神经行经于腹股沟韧带后方,在股动脉的外侧分散成肌支和皮支。

59. ···*is formed by*···*medially, and*···*laterally* ······内侧为······,外侧为······

The femoral vessels and nerve:The sartorius has to be pushed aside, showing the adductor canal. The adductor canal *is formed by* the adductor longus and adductor magnus muscles *medially*, and the vastus medialis muscle *laterally*. There are the femoral artery, the femoral vein and saphenous nerve in the canal.

股血管及神经:缝匠肌外翻,显露收肌管。收肌管内侧为长收肌和大收肌,外侧为股内侧肌。管内有股动脉、股静脉及隐神经。

60. *plain CT scan show*… CT平扫显示……
an oval hyperdense focus in… ……圆形高密度灶

Hypertensive intracerebral hemorrhage: through the inferior portion of the third ventricle and demonstrating the pineal gland, caudate nucleus, lentiform nucleus, thalamus, claustrum, insular lobe, internal capsule, external capsule and extreme capsule. *Plain CT scan shows an oval hyperdense focus* in the region of the left basal nuclei(ganglion).

高血压脑出血:经第3脑室下部断面,显示松果体、尾状核、豆状核、丘脑、屏状核、岛叶、内囊、外囊和最外囊。高血压脑出血CT平扫,显示左基底核(基底节)区椭圆形高密度灶。

注:解剖名词前都用定冠词the;疾病名称前不用冠词;元音字母开头的不定冠词a要改为an。

61. *anatomical diagram at the level of the median sagittal section* 经颅正中矢状切面

Tumor of brain stem: *Anatomical diagram at the level of the median sagittal section* and showing the cerebrum, cerebellum, diencephalon and brain stem (midbrain, pons, medullary brain). T_1 weighted sagittal MR image shows swelling of brain stem and a well circumscribed low signal intensity mass in the brain stem. The fourth ventricle is displaced backward.

脑干肿瘤:经颅正中矢状切面,图示大脑、小脑、间脑及脑干(中脑、脑桥及延脑)。脑干肿瘤矢状位核磁共振图,示脑干肿胀,有一椭圆形境界尚清之混杂低信号块影。第4脑室受压后移。

62. *anatomical diagram at the coronal section of the midaxillary line* 经腋中线额切面
an irregular moderate intensity soft tissue mass 不规则形中等信号强度之软组织块影

Lung cancer with lymph node metastasis: *Anatomical diagram at the coronal section of the midaxillary line* and showing the trachea, heart, left lung(superior lobe, inferior lobe) and right lung(superior lobe, middle lobe, inferior lobe). T_1 weighted coronal MR image shows *an irregular moderate intensity soft tissue mass* in the middle of the right lung. It is contiguous to the mass of the right hilus.

右肺中叶肺癌:经腋中线额状切面,显示气管、心脏、左肺(上、下叶)和右肺(上、中、下叶)。肺癌伴肺门淋巴结转移冠状位下,显示右中肺野有一不规则形中等信号强度之软组织块影,并与右肺门肿大淋巴结块影相连。

63. *at the level of L_1* 经第1腰椎水平断面

contrast enhanced CT scan ··· 增强 CT 扫描

Hepatocellular carcinoma: Anatomical diagram illustrating the liver, stomach, spleen, pancreas and kidneys *at the level of* L_1. *Contrast enhanced CT scan* shows enlargement and deformity of the left hepatic lobe and a large mass with nonuniform low density protruding towards the anterior border of left hepatic lobe.

肝癌:经第 1 腰椎水平断面,显示肝、胃、脾、胰及肾。肝癌 CT 增强扫描,显示肝脏左叶增大变形,并见大块不均质低密度灶,向前突出于肝脏表面。

注:肝 Live 下腔静脉 IVC 主动脉 Aorta 肾 Kidney 脾 Spleen 胰 Pancreas 胃 Stomach 肝癌 Carcinoma。

64. *at the slant section of the long axis of the heart* 经心脏长轴的斜切面

long axis view of the left heart 左心长轴切面

Mitral stenosis Ⅰ: Anatomical diagram *at the slant section of the long axis of the heart* and showing the right atrium, the right ventricle, the aorta, the left atrium, the bicuspid valve. Rheumatic Mitral Stenosis. *Long axis view of the left heart*: Mitral valve leaflet thickening, diastolic doming and left atrial enlargement.

二尖瓣狭窄之一:经心脏长轴的斜切面,显示右心室、左心室、主动脉、左心

房、二尖瓣。风湿性心脏病二尖瓣狭窄。左心长轴切面示二尖瓣前、后叶回声增粗,舒张期开放如穹隆状,其后方左房增大如气球样改变。

65. *at the level of the bicuspid valve* 经心脏二尖瓣横切面

short axis view at the level of the mitral valve 左心通过二尖瓣水平短轴切面

Mitral stenosis Ⅱ: Anatomical diagram *at the level of the bicuspid valve* and showing the left ventricle, the bicuspid valve, the right ventricle. *Short axis view at the level of the mitral valve*: mitral valve orifice as fish mouth and can be measured using the two dimensional technique.

二尖瓣狭窄之二:经心脏二尖瓣横切面,显示左心室、二尖瓣、右心室。左心通过二尖瓣水平短轴切面,二尖瓣开放如鱼嘴状缩小,并可测量其面积。

66. *anatomical diagram at*······ 经······的切面,显示······

Ventricular septal defect: *Anatomical diagram at* the slant section of the long axis of the heart *and showing* the right ventricle, the left ventricle, the aorta, the left atrium, and the ventricular septum. Long axis view of the heart: Disappearance of ventricular septal echoes, the right ventricle and the left ventricle enlargement.

室间隔缺损:经心脏长轴的斜切面,显

示右心室、左心室、室间隔、主动脉及左心房。左心长轴切面,室间隔回声中断,左、右心室增大。

67. *longitudinal view of the right upper abdomen* 右上腹纵切面

Cholecystolithiasis：Anatomical diagram at the right sagittal section and demonstrating the right lobe of liver, gallbladder, the right kidney. Multiple Cholecystolithiasis. The *longitudinal view of the right upper abdomen*：Multiple echogenic area associated with posterior echo enhancement within gallbladder.

胆囊结石:右矢状切面,显示肝右叶、胆囊及右肾。胆囊多发性结石,右上腹纵切面,胆囊腔内多个强回声光团,其后方伴有声影。

注：cholecyst(胆囊)+o(连接元音)+lithiasis(结石病)→ cholecystolithiasis(胆囊结石)

68. *eight days ago⋯* 8 天前,其后用 begin 的过去式 began

in the past five days⋯ 近 5 天来,其后用现在进行式 has been having

Eight days ago, he *began* running a fever and having a bad cough productive of mucous sputum, for which he has not taken any medical treatment up to now.

In the past five days, he has been having a persistent high fever, an exacerbated cough productive of rust sputum and a thoracalgia, dyspnea with respirations.

8 天前开始发热、咳嗽、吐黏液痰,至今未治疗。近 5 天来,持续高热、咳嗽加剧,吐铁锈色痰,胸痛,呼吸困难。

注:黏液痰 mucous sputum 铁锈痰 rust sputum 呼吸困难 dyspnea 咳嗽 cough 主诉 CC(Chief Complaint) 现病史 PI(Present Illness) 既往史 PH(Past History) 家族史 FH(Family History) 体检 PE(Physical Examination)。

69. *with hepatitis of other major infections diseases* 肝炎和其他严重传染病

Past history：the patient **was** usually in good health in the past. He had varicella and mumps in his childhood with quick recovery after treatment. No history was discovered of contact *with hepatitis of other major infection diseases*.

(注意使用的时态)

过去史:既往体健,幼年时患过水痘及腮腺炎,均经治疗而迅速痊愈,无肝炎及其他严重传染病接触史。

注:水痘 varicella;肝炎 hepatitis;腮腺炎 mumps(*pl.*)。

70. *alive and well*;*is healthy* 健在

be not positive for⋯ 没有⋯⋯疾病

Family history：The father and mother are about 40, *alive and well*. The younger sister, *is healthy*. The family history *was not positive for* hypertension and diabetes.

家族史:父母约 40,健在。妹妹健在。家族中无高血压及糖尿病史。

注:高血压 hypertension;糖尿病 diabetes。

71. PE-Physical Examination

Natural good erect posture. Well developed. Good nourished. 自然端坐,发育好、营养佳

PE:General appearance:*Natural good erect posture. Well developed. Good nourished.* Natural facial expression. Clear and cooperative in mentality. Normal carriage. Natural gait. Normal body movement.

体检:一般情况:(患者)自然端坐,发育好、营养佳。表情自然,言语清晰,查体合作。体态、步态正常,未见异常活动。

注:carriage 是 carry 词尾变 i + age 而来。carry 作为动词或名词用,具有携带、搬运和支撑之意。而-age 加在名词后表示状态或成集合名词。在本段短文"Normal carriage. Natural gait",中把 carriage 理解为"体态"较为合适。

72. PE-Chest

Chest symmetrical,Lungs clear 胸部对称,肺(音)清晰

Heart not enlarged,without murmur 心脏无增大,无杂音

Chest symmetrical,Lungs clear. Apex beat felt within 5th inter-cost space in left midclavicular line. Heart beat fluctuated 80/min, extrasystoles occurring 2~3/min. *Heart not enlarged,without murmur.*

胸廓对称,肺清晰。心尖搏动在左第5肋间,锁骨中线内。心搏 80/min,期外收缩 2~3/min。心脏未见增大,无杂音。

73. PE-abdomen

Abdomen free of any mass or mobile dullness 腹部未触及肿块,无移动性杂音

Abdomen flat and soft. Liver palpable 1 cm below costal margin with soft consistency and free from tenderness. Hepatojugular reflux negative. Spleen not felt. *Abdomen free of any mass or mobile dullness.* No tenderness in kidney. Bowel sounds normal.

腹部平软,肝于肋下 1 cm 处可触及,质软无压痛,肝颈征阴性。脾触诊阴性。腹部未触及肿块,无移动性浊音。肾区无叩击痛,肠鸣音正常。

注:肝颈征(回流)阳性 hepatojugular reflux positive;肝颈征(回流)阴性 hepatojugular reflux negative。

74. PE-Spine and Extremities

knee jerks present,no pathological reflex 膝反射存在,无病理反射

Spine and extremities:Normal in position without obvious deformities. Gentled pitting edema in lower extremities. *Knee jerks present,no pathological reflex.* Good for voluntary movement without abnormal manifestations. No abnormal muscular tension. Anus and external genitalia not examined.

脊柱、四肢:正常位置,无明显异常。下肢轻微指压性水肿,膝反射存在,无病理性反射。自主运动良好,无异常活动,腹肌不紧张。肛门及外阴未检查。

注:轻微 gentled

表现、明显 manifestation。

75. PE-Eye Ⅰ

visual acuity 视力

Eye:Eyebrows symmetrical without hair loss, epilation or damage. Palpebral fissures symmetrical without blepharoptosis. *Visual acuity* of both eyes normal. Palpebral margins normal. Conjunctivae reddish without edema, but with hypertrophy of a few follicles and papillary proliferation.

眼:双侧眉对称,无眉毛稀疏、脱落或缺损。睑裂对称,无睑下垂;双眼视力正常。睑缘无异常,结膜微红,无水肿,但有少量滤泡肥大及乳头增生。

注:epilation n. 脱毛(发)法 loss n. 遗失,损失 damage n. 损害 blephar(眼睑)+ o + ptosis(下垂,上睑下垂)→ blepharoptosis 上睑下垂。

76. PE-Eye Ⅱ

Pupils round, symmetrical in size and acutely reactive to light 瞳孔等圆等大,对光反射灵敏

Eye:Eyeballs normal in position with free movement in all directions. No nystagmus, exophthalmos or scleral jaun-

dice. Cornea clear and transparent. *Pupils round, symmetrical in size and acutely reactive to light.* Field of vision normal. Optic grounds showed no papilledema, but there were changes of hypertensive arteriosclerosis of the retinal arteries.

眼球位置正常,运动自如。无眼球震颤及突出。巩膜无黄染。角膜清晰透明。双侧瞳孔等圆等大,对光反射灵敏。视野正常,但眼底有高血压性视网膜动脉硬化改变。

注:眼球震颤 nystagmus

眼球突出 exophthalmos

巩膜 sclera

角膜 cornea。

77. Breast carcinoma

with appearance of orange peel 呈橘皮征 *over outer upper quadrant* 外上象限

Breast carcinoma:Right breast bigger than the left. Skin dark red *with appearance of orange peel.* Nipple displaced upwards and retracted. An ulcerated area presents *over outer upper quadrant*, approximately 4 cm × 3 cm in size, with discharge in the center of ulcer. A mass, 10 cm × 13 cm in size, irregular on surface, hard in consistency, almost immobile and markedly tender palpated inside right breast.

乳腺癌:右侧乳房比左侧大,皮肤暗红色,呈橘皮征。右侧乳头上移并回缩。

外上象限有一溃疡面,大小约 4 cm × 3 cm,溃疡中心部有分泌物。右侧乳房可触及一肿块,约 10 cm × 13 cm 大小,表面不平整,质感坚硬,不活动。

78. PE-Mouth Cavity

lips red without cleft or corner deviation 唇红、口角正,无唇裂

nasal-lip furrows symmetrical on both sides 双侧鼻唇沟对称

Mouth cavity: *lips red without cleft or corner deviation. Nasal-lip furrows symmetrical* on both sides. Tongue red with moist surface and the absence of coating. No tremor or deviation on protrusion. Gingival normal in color without atrophy or haemorrhage. Oral mucosa pink with no macula-like impairment. No caries. teeth present.

口腔:唇红、口角正,无唇裂。双侧鼻唇沟对称。舌红无苔,表面湿润。伸舌无偏斜及震颤。牙龈颜色正常,不渗血、牙周不萎缩。口腔黏膜粉红色,未见斑疹样损害。不缺牙,无龋齿。

79. *Transcription of marks obtained by students of No. 1 Medical college in …* 某市第一医学院学生成绩单抄本(简称:成绩单)……

General Notes: Name, Sex, Birth Date Duration at College: from September, 1997 to July, 2000 Number of his Diploma: No. 7,2000 His marks of Senior One and Senior Two

Political Education E E

Anatomy E E

Biologic E E

Physiology E E

Pathology E E

Internal medicine E E

Surgery E E

Gynecology and Pediatrics E E

English E E

Physical Education E E

Note: E(Excellent)means 95-100

No. 1 Medical college in……

(Seal) Date

成绩单 一般项目:姓名、性别、出生年月、在校期间、毕业年月、文凭号成绩表;大学毕业时的平均成绩(政治、解剖学、生物学、生理学、病理学、内科学、外科学、英语及体育)成绩用"E"表示。

注:E 等于 95 到 100 分

(学校盖章) 日期

80. *Label and Description* 标签和说明书
Penicillin G 青霉素 G

vial with powder sodium penicillin G.

Injectable Solution 1 000 000 Units

Once the mixture is made, the vial contains: Crystalline Sodium

Penicillin G equivalent to 1 000 000 U of Penicillin G.

Injectable water 2 ml for intramuscular injection or continuous intra-venous drip.

Sterile penicillin solution should be used immediately, Unused solution should be discarded.

Batch No. 881069

Manufacturing date: 01 Nov. 2001

Expiry Date: 01 Nov. 2003

Made in Mexico

Reg. No. 31666 S. S. A

U. S. P ⅩⅩⅣ

青霉素 G 钠粉剂 1 000 000 单位。注射用时,制成注射每瓶含:青霉素 G 钠结晶,相当于 1 000 000 单位的青霉素 G。

用 2 mL 注射用水溶解,可肌内注射或静脉滴注。

制备好的青霉素液应立即使用,未用的药液应丢弃。

批号:881069

生产日期:2001 年 11 月 1 日

失效日期:2003 年 11 月 1 日

墨西哥制造

注册号:31666 S. S. A

美国药典,第 24 版

81. *inspire* 吸气; *expire* 呼气

Mucus in the respiratory system cleans the air by entrapping foreign particles. The diaphragm is lowered when a person *inspires*. Carbon di-oxide and water are excreted when a person *expires*.

呼吸系统中的黏液通过捕获外来粒子以净化空气。人吸气时膈膜下降,呼气时排出二氧化碳和水。

82. *disrupt*: *to break apart*; *to cause disorder* 破坏

viscous: *thick, resistant to flowing freely* 黏的

lumen: *a cavity or channel within a tube* 管腔

Malfunction of the pancreas *disrupts* the balance of blood sugar levels. Circulation is slowed down if the blood becomes excessively *viscous*. Circulatory disorders may occur when fatty deposits adhere to the *lumen* of the arteries, thus decreasing the flow of blood.

胰腺功能异常会破坏血糖的平衡。如果血液过于黏稠,会使血循环变慢。当脂肪性沉积物黏附于动脉管腔上,妨碍血液流动时,血循环就会发生紊乱。

83. *insulin* 胰岛素

The islets of Langerhans (in the pancreas) secrete two hormones: insulin and glucagon. *The primary function of each is to regulate carbohydrate metabolism.* Insulin causes a decrease in blood sugar; glucagon increases it.

胰腺中的胰岛分泌两种激素:胰岛素和高血糖素。两者的基本功能是调节碳水化合物的代谢。胰岛素使血中的糖减少,高血糖素使血液中的糖升高。

注:primary *a.* 基本的,初级的 *n.* 居首位的事

primarily *ad.* 首先,首要地,根本地

The primary function of each is 每一种的
基本功能是……

在本段中，根据上句的意思，应翻译为
两者的基本功能是……。

84. *Langerhans cells*

Langerhans Paul 德 病理学家 1847—
1888 朗格汉细胞（星形树状细胞）

Langerhans islands；*pancreatic islet*
朗格汉岛,胰岛（*island* 岛；*islet* 小岛）

Insulin is produced by the beta cells of
the islets of Langerhans. It is a simple
protein of 51 amino acids, consisting of
two peptide chains held together by di-
sulfide bridges. If the source of insulin is
destroy-ed, a sequence of events occurs
characterized by……

胰岛素是由胰岛中的 β 细胞产生。它
是由 51 个氨基酸构成的简单蛋白质,
包括由二硫化物桥连接在一起的两个
多肽链。如果胰岛素的来源被破坏,
就会产生以下后果……

85. *hyperphagia* 饮食过多

hypoposia 饮水过少,进液过少

*Hyperglycemia occurs when insulin pro-
duction is disturbed*

当胰岛素的产生受到破坏时就会发生
高血糖。

due to 由于

Events occurs characterized by hypergly-
cemia[1], glycosuria[2], polyuria[3], dehydra-
tion[4], polydipsia[5], hyperphagia[6], fa-
tigue[7], loss of weight[8], acidosis *due to*

ketonemia[9], ketonuria[10], loss of sodi-
um[11], and coma and death[12]. Treatment
with insulin reverses the findings leading
to coma and death.

会产生具有以下特征的一系列后果：
高血糖[1]、糖尿[2]、多尿[3]、脱水[4]、消渴[5],
饮食过度[6]、虚弱[7]、体重减轻[8]、酮血症[9]
引起的酸中毒,酮尿[10]、钠流失、昏迷和
死亡。用胰岛素进行治疗（通常）可以
改变导致昏迷和死亡的情况。

注：糖尿病,多尿症 diabetes

糖尿 mellitus

糖尿（症）mellituria, melituria 。

86. *connective tissues*；*connectivum* 结缔组织

epidermis（*pl. epidermides*）表皮

epithelia n. 上皮

be composed of… 由……组成

The skin, or integument, *is composed of*
two layers of epithelial and *connective tis-
sues*. The outer, or surface, layer is the
epidermis, which contains several layers
of stratified *epithelial* cells. The thicker,
deeper connective tissue layer is the der-
mis. These layers form a protective wa-
terproof covering for the entire body.

皮肤,或被覆,是由两层上皮和结缔组
织构成的。最外层是表皮,它由几层
细胞组成。其下是由较厚的结缔组织
构成的真皮。皮肤在全身形成一个不
能透水的保护套。

87. *sensory nerve endings* 感觉神经末梢

aid in 援助、帮助；参与

be continuous with… 与……相连续

the external opening of… ……的外口

The skin contains many sensory *nerve endings* that keep the body informed of the external environment, as well as numerous blood vessels which aid in temperature regulation. The skin is *continuous with* mucous membrane at *the external opening of* organs of the digestive, respiratory, and urogenital systems.

皮肤包含许多感觉神经末梢，使身体能感知外部环境，还包含许多（微细）血管，参与体温调节。皮肤与消化、呼吸和泌尿生殖系统外口的黏膜相连续。

88. *ecto-* 表示在外面 *ectoderm n.* 外胚层

embryonic ectoderm forms hair, nails, and sense organs 胚胎的外胚层发育成毛发、甲和感觉器官

except for 除了；若无

be derived from… 从……发育而来

The epidermis develops from surface *ectoderm* as a single layer of cells, but by the second month of intrauterine life it is a double-layered covering. During the fourth month the fetus develops additional epidermal layers together with rudimentary hair, nails, and sweat and oil glands. The thick dermis *is derived from mesoderm except for nerves*, glands, and hair that invade this layer from their ectodermal origins.

表皮作为单层细胞由外胚层的表层发育而来，但是在子宫中的第二个月时它便已是双层了。于第 4 个月时，胎儿发育出新的表皮层以及原基的毛发、甲、汗腺和皮脂腺。真皮是由中胚层发育而来，但是神经、腺体和毛发却从它们的表皮原基进入真皮层。

89. *Skin is modified in different areas of the body* 皮肤因部位的不同而有差异

Skin is modified in different areas of the body. For example, a thick, heavy epidermis covers the palms of the hands and the soles of the feet, in contrast to a thin layer over most of the rest of the body. The skin further adapts to environmental conditions, and many changes occur in aging.

皮肤因部位的不同而有差异。例如，手掌和脚底覆盖着厚重的表皮，与身体其他部位的薄薄表皮形成（鲜明）的对比。皮肤会因年龄的增长与环境的不同而改变。

90. *stratum* 层，地层，阶层

epidermis 表皮

corium 真皮

can be distinguished 能够区分（识别；听出；分类）

In the epidermis of thick skin, four distinct strata, or zones, of epithelial cells *can be distinguished.* From the surface to inward they are stratum corneum, stratum lucidum, stratum granulosum, and stratum germinativum. In thin skin, only the *stratum* corneum and germinativum are present.

厚皮肤的表皮明显地分为4层上皮。从外向内依次是角质层、透明层、粒层和生发层。薄皮肤仅有角质层和生发层。

注:表皮由外向内分为:角质层 stratum corneum;透明层 stratum lucidum;颗粒层 stratum granulosum;棘层 stratum spinosum;基底层 stratum basale。有人将基底层和棘层合称为生发层 stratum germinativum,因这两层都具有生殖分裂能力,也有只将基底层称为生发层。真皮:主要有乳头层和网状层构成。表皮和真皮之间有一层基底膜。基底膜既是表皮的支撑又是化学物质和细胞的一个屏障。本段英文仅供语言学习之用。

91. *…be free from…* ……没有……

Sweat glands are found over most of the body surface. Only small areas over the glans penis, the margins of the lips, the surface of the external ear, and the nail bed *are free from* sweat glands. They are heavily concentrated over the palms of the hands and the soles of the feet.

汗腺分布在大部分体表。除阴茎头的小部分,唇缘、外耳的表面和甲床没有汗腺外,大部集中在手掌和脚底。

92. *mero-* 表示部分(*part*);*merocrine* 部分分泌腺

most of… ……的大多数,大部分

enlarge and recede with 随着……膨胀或缩小

Unusually large sweat glands are found in the axilla(armpit), anal region, and scrotum or labia majora. These glands arise embryonically from hair follicles, so *most of* their ducts open into hair follicles; others become separated and open independently of the hair follicle. Sweat from these cells contains parts of the secretory cells. Hence, these glands are of an apocrine type. They undergo hypertrophy at puberty and, in the female, *enlarge and recede with* each menstrual cycle. Both types of sweat glands are stimulated to activity by heat pain, or stress.

大汗腺通常位于腋窝、肛门周围、阴囊或大阴唇处。这些腺体由胎儿的毛囊发育而来,因此大部分导管开口于毛囊;其余的与毛囊分开,有单独的在皮肤上的开口。来自这些细胞的汁液含有进行分泌的细胞的一部分。因此,这些腺体是顶浆泌腺。它们在青春期变得肥大,在女性随月经周期而膨胀或缩小。两种汗腺都会因热、疼痛或紧张而活跃。

注:两种汗腺指外泌汗腺(小汗腺)和顶泌汗腺(大汗腺)。

93. *between the hair follicle and hair root* 毛囊和毛根之间

Sebaceous glands are associated with hair

follicles. Their ducts empty an oily secretion (sebum) into the space *between the hair follicle and hair root*. The secretory portion of an oil gland is composed of a cluster of cuboidal cells with small, distinct nuclei. Release of sebum occurs when the central cells of the cluster disintegrate, a holocrine type of secretion. Cells thus eliminated are replaced by cells on the periphery of the cell mass.

皮脂腺与毛囊相关,其导管把分泌的油脂排泄于毛囊和毛根之间。皮脂腺的分泌部分由具有明显细胞核的方形小细胞群组成。细胞群中心的细胞破裂时分泌皮脂,这是一种全浆分泌。破裂的细胞由周围的细胞代替。

注:目前对汗腺的规范表述是:顶泌汗腺(apocrine sweat gland)又称"大汗腺"。能合成和分泌乳样液的腺体。由分泌部和导管组成,属顶浆分泌腺。外泌汗腺(eccrine sweat gland)又称"小汗腺"。合成和分泌汗液的腺体。由分泌部和导管组成,属单曲管状腺。

94. *chromosomal aberration* 染色体断裂,染色体畸变

translocation 易位(染色体畸变)
chromosome mutation 染色体突变
break and then rejoin 断裂,然后重组
Some mutations involve changes in the structure of chromosomes. All such mutations after the nucleotide sequences of DNA and thus the genetic messages transmitted to RNA. One example of this type of *chromosome mutation* is *translocation*. This occurs when two or more chromosomes break and then *rejoin* in a different combination.

某些变异包含了染色体结构的改变。所有变异都是在交换 DNA 中核苷酸的顺序之后而改变由 RNA 传递的遗传信息。这种染色体变异的一个例子是染色体易位。这种情况发生在两个或两个以上染色体断裂,然后重新以不同的结合方式重组。

95. *interchromosomal translocation* 染色体间易位

intrachromosomal translocation 染色体内易位

inheritance translocation 遗传易位
usually lost from 通常从……中消失
The exchange produces a large chromosome that includes most of both chromosomes 15 and 21, and a very small chromosome that contains the smaller fragments of the original chromosomes. The large chromosome is designated as the 15/21 chromosome; the smaller contains few genes and is *usually lost from* the cell.

这种交换的结果是产生出包含大部分第 21 和第 15 号染色体的大染色体和只含较少片段的微小染色体。大染色体表示为 15/21 染色体;小染色体几乎不含基团,且通常从细胞中消失。

96. *zygote* 合子

zygote nucleus 合子核

during meiosis in a human female 在女性减数分裂

Four types of eggs can result when a 15/21 translocation occurs *during meiosis in a human female*. If fertilized by a normal sperm, each egg will produce a different *zygote*. 15/21 chromosome, one No. 15 chromosome, and one No. 21 chromosome will develop as normal children.

当15/21染色体易位在女性减数分裂中发生时,可能出现4种卵细胞。若由正常精子受精,每种卵细胞都会发育成一种不同的合子。一个15号染色体和一个21号染色体的合子将发育成正常的孩子。

97. *drastic* 剧烈的

Aberrations in chromosome number can produce drastic changes in the phenotype. 染色体数目畸变可产生表型的巨大变化

a deletion depend largely on… 很大程度上决定于所失去的……

Deletions are a second type of structural mutation of chromosomes.

Portions of chromosomes break away and are lost from cells. The effects of *a deletion depend largely on* which genes are lost. Deletions that occur in zygotes usually are lethal. The few organisms that develop from such zygotes are usually ab-

normal.

染色体缺失是另一种染色体结构的变异。一部分染色体断裂,并从细胞中消失的后果,其很大程度上决定于所失去的基因。合子中染色体缺失常常是致命性的。从这种合子发育而来少见的个体通常也是异常的。

98. *this syndrome occurs infrequently* 这种病症罕见

The cri-du-chat(cry of the cat)syndrome in humans, for example, results from a deletion in a No. 5 chromosome. Infants affected by this genetic disease have a rounded moonlike face and are both physically and mentally retarded through-out their lives. Fortunately, *this syndrome occurs infrequently*.

人类中的猫哭症是缺少一个第5号染色体的结果。此症婴儿的脸似月圆形,一生无论身体或精神上都表现迟钝。幸运的是这种病症罕见。

99. *chromosome loss*, *chromosome elimination* 染色体丢失

chromosome aberration；*chromosome breaks away* 染色体断裂

inversion 内翻,倒位(遗传)

Other structural changes of chromosomes produce several genetic diseases. Some of these are caused by inversions, which occur when a piece of *chromosome breaks away*, *inverts*, and fuses back into its o-riginal position with its ends reversed.

Some genetic traits result from duplication or doubling of a limited part of a chromosome.

染色体其他结构性的变异也会引起几种遗传性疾病。其中包括染色体倒位,也就是染色体的一段断裂,翻转,调头融合到原来的位置上。某些遗传特征则是染色体的有限部分加倍的结果。

100. *for example* 例如

Some *mutations* produce trains that increase chances of survival for the organism. Individuals who inherit the sickle cell trait, *for example*, rarely die from malaria. This disease is caused by a u-nicellular parasite that lives during part of its life cycle in the red cells of a host.

某些变异产生增强生物体生存机会的遗传特征。例如继承了镰状细胞的个体,罕见死于疟疾。这是由于在部分生命周期中生活在宿主红细胞中的单细胞寄生物引起的。

注:*mutation* 突变,突变作用;*dominant lethal mutation* 显性致死突变;*recessive lethal mutation* 隐性致死突变。

(此部分主要参照郑放、孙书华、王文秀、冯永平的著作编辑解读,详见参考文献,特此致谢!)

09 普外科常用词汇

absorbable suture 可吸收缝线

anaerobic infection 厌氧菌感染

anastomosis 吻合术；连通

anatomic dead space 解剖死腔

anthrax 炭疽病

antisepsis 抗菌，抗菌术

antiseptics 抗菌剂，防腐剂

arterial transfusion 动脉输血

asepsis 无菌，无菌术

autotransfusion 自身输血

bandage 绷带包扎

blast injury 爆震性损伤

bleeding/hemorrhage 出血

block anesthesia 神经阻滞麻醉

blood groups and blood matching test 血型和配血试验

blood transfusion reaction 输血反应

blow-out fracture 爆裂骨折（因眶内压突然增加而导致眶底骨折）

board-like abdomen 板样腹

boil/furuncle 疖

burn 烧伤

capistration/phimosis 包茎

chilblain 冻疮

chopping wound 砍伤

chronic rejection 慢性排斥

circumcision/posthetomy 包皮环切术

clean wound 清洁伤口

closed fracture 闭合性骨折

closed injury 闭合性损伤

combined injury 联合伤

concussion 震伤

conservative treatment 保守疗法

contaminated wound 污染伤口

corticosteroids 皮质类固醇

continuous suture 连续缝合

Connell suture 连续全层内翻缝合法（康奈尔缝合）

crossmatching test 交叉配血试验

crush injury 挤压伤

crush syndrome 挤压综合征

debridement 清创术

decubitus 褥疮；卧位，卧

dehydration 脱水

delayed hemorrhage 迟发性出血

denervation 失神经支配；神经切除术

dextran 右旋糖酐，葡萄聚糖

dislocation 脱位

dissecting forceps 手术镊

dissection 分离

disseminated intravascular coagulation，DIC 播散性血管内凝血

disturbance of water and electrolyte balance 水与电解质平衡失调

drainage 引流

dressing 包扎

electric injury 电击伤

endogenic infection 内源性感染

epineurial suture 神经外膜缝合术

erysipelas 丹毒

excision of eschar 切痂

exploration 探查术

extirpation 摘除术

extraperitomeal renal surgery 腹膜外肾手术

exogenous infection 外源性感染

felon 脓性指头炎,瘭疽

fistula 瘘管

frostbite 冻伤

fungal infection / mycotic infection 真菌感染

gangrene 坏疽

gas gangrene 气性坏疽

germicide 新洁尔灭

general anesthesia 全身麻醉

Halsted suture 褥式浆肌层缝合法

hemostatic forceps 止血钳

hemorrhagic shock 失血性休克

hemostasis 止血

high-explosive injury 爆炸伤

Humby knife 滚轴取皮刀

hyperacute rejection 超急性排斥反应

hypovolemic shock 低血容量性休克

incised 割伤

incision 切开

intermittent positive-pressure ventilation （IPPV）间断性正压通气

infected wound 感染伤口

inhalation anesthesia 吸入麻醉

inhalation injury 吸入性损伤

injury 伤,损伤

intensive care unit（ICU）监护站

interfascicular suture 束膜缝合术

interrupted suture 间断缝合法

intravenous anesthesia 静脉麻醉

intravenous transfusion 静脉（内）输血

intravenous hyperalimentation 静脉高营养

laceration 裂伤

lamina flow bacterial control unit 层流净化空气环境

laser therapy 激光治疗

ligature / ligation 结扎

local infiltration anesthesia 局部浸润麻醉

malignant ulcer 恶性溃疡

microscope for operation 手术显微镜

microsurgery 显微外科

mattress suture 褥式缝合

microcirculation 微循环

necrobiosis 渐进性坏死

necrosis 坏死

needle holder 持针器

nosocomial infection 医院内感染

occlusive dressing 包扎疗法

operating theatre 手术室

ostomy/stomy 造口术，吻合术（-stomy；-stomia 造口术，吻合术）

paronychia 甲沟炎

perforating wound 贯通伤

penetrating wound 穿透伤

physiological dead space 生理死腔

plasma 血浆

plasma substitute 血浆代用品

pneumatic tourniquet 气囊止血带

porto-enteral anastomosis 肝门肠吻合术

polyvinylphrrolidone（PVP-iodine）聚乙烯吡咯烷酮-碘

prepuce/foreskin 包皮

primary hemorrhage 原发性出血

primary wound healing 伤口一期愈合

probe 探针

proliferation 增值

puncture 穿刺术

purse-string suture 荷包缝合法

pyemia 脓血症,脓毒症

redundant prepuce 包皮过长

reef knot/square knot 方结；平结

renal transplantation 肾移植

resection 切除术

secondary wound healing 伤口二期愈合

septic shock 感染性休克

septicemia 败血症

side-to-side anastomosis 侧侧吻合术

specific infection 特殊性感染

sprain 扭伤

stab wound 戳伤

subungual abscess 甲下脓肿

suction/aspiration 抽吸

suction tubes 吸引器头

surgical scalpel 手术刀

surgical hand scrub and applications of skin antiseptics 外科洗手和抗菌法

surgery 外科学

suppurative infection 化脓性感染

suppurative tenosynovitis 化脓性腱鞘炎

suppurative bursitis 化脓性滑囊炎

suture 缝合线

suture needle 缝针

tamponage/tamponade/tamponing 填塞

tangential excision 削痂

tertiary wound healing 伤口三期愈合

tetanus 破伤风

tissue forceps 组织钳

tourniquet 止血带

towel forceps/towel clip 手巾钳

toxemia 毒血症

trauma(*pl.* traumas or traumata) 创伤,外伤

traumatic shock 创伤性休克

treatment by exposure 暴露疗法

turning frame 翻身床

ulcer 溃疡

water intoxication 水中毒

water and electrolyte balance 水与电解质平衡

wound 创伤,伤口

wound healing 伤口愈合

Y-shaped anastomosis Y 式吻合术

附Ⅰ 外伤(injury /sprain / trauma / wound)

injury 伤,损伤

athletic injury 运动创伤

atmospheric blast injury 空气爆震性损伤

birth injury 产伤

blast injury 爆震性损伤

blunt instrument / blunt force injury 钝器伤

closed injury 闭合性损伤

cold injury 冻伤

combined injury 联合伤

concussion 震伤

electric injury 电击伤

crush injury 挤压伤

cutting injury 切伤,割伤

incised injury 割伤

deceleration injury 减速损伤

decompression injury 减压损伤,减压病

defense injury 防御伤,防卫伤

frostbite 冻疮

Goyrand's injury (pulled elbow injury) 戈瓦朗氏损伤,牵引肘(桡骨头半脱位)

gunshot injury 枪弹伤

high-explosive injury 爆炸伤

industrial injury 工业损伤

incised injury 割伤

lightning injury 雷击伤

laceration 裂伤;撕裂(perineal laceration 会阴裂伤)

mechanical injury 机械性损伤

occupational injury 职业性损伤

recoil injury 弹回伤

reperfusion injury 再灌注损伤(移植或缺血器官再次恢复血供后造成的损害)

sharp force injury 锐器伤

sharp instrument injury 锐器伤

shell injury 弹片伤

sound injury 声震损伤

steering-wheel injury 驾驶盘(所致)损伤

stick injury 棍棒伤

traffic injury 交通损伤

visceral injury 内脏损伤

war injury 战伤

whiplash injury 甩鞭式损伤(颈椎过度屈伸损伤)

sprain 掞伤,扭伤

riders' sprain 骑马者扭伤(大腿内收肌扭伤)

Schlatter's sprain 施拉特扭伤(Schlatter's disease 施拉特病,胫骨粗隆的骨软骨病)

trauma 外伤,创伤

acoustic trauma 声创伤

agonal trauma 濒死伤

birth trauma 产伤

occlusal trauma 殆创伤(因咬合功能异常导致咀嚼系统发生的损伤)

potential trauma (牙)潜在创伤

psychic trauma 精神创伤

wound 创伤,伤口

aseptic wound 无菌创伤

bite wound 咬伤,咬创

blowing wound / open pneumothorax 开放性气胸

contused wound 挫伤

chopping wound 砍伤

fabricated wound 伪伤

hesitation wound 踌躇伤,犹豫伤

non-penetrating wound 非贯通伤

perforating wound 穿破创伤,穿创伤，贯通伤

post-mortem wound 死后伤

septic wound 感染性创伤

seton wound 串线创伤(一种穿破伤,入口与出口均在身体的同一侧)

stab wound 戳伤

subcutaneous wound 皮下创伤

sucking wound 吸气性创伤(开放性气胸)

附Ⅱ lesion 损害,病变

bird's nest lesion 鸟巢样损害(主动脉瓣下有半月状肥厚物或袋状物形成)

bull's-eye lesion 牛眼损害(X光片上的一种圆形阴影征,常提示肿瘤转移)

central lesion 中枢(神经系统)损伤

coarse lesion/macroscopical lesion 肉眼损害

coin lesion 钱币形损害(描述胸片上阴影,常为肿瘤)

Councilman's lesion 康斯尔曼损害(肝病时肝细胞的一种嗜酸性原形小体)

degenerative lesion 变性损害

destructive lesion 破坏性损害

diffuse lesion 弥散性损害

disseminated lesion 播散性损害

Duret's lesion 杜雷氏损害(由于轻度损伤所致的第四脑室出血)

Ebstein's lesion 埃布斯坦氏损害(糖尿病时肾小管上皮细胞透明变性和灶性坏死)

electrical lesion 电损害,电伤

focal lesion 局灶性损害

fulgural lesion/lightening lesion 电击性损害

functional lesion 功能性损害

gross lesion 肉眼损害

Hill-Sachs lesion 希尔-萨克斯损伤(肱骨头后内压迫性骨折)

histologic lesion/microscopical lesion 组织学病变,显微镜损害

impaction lesion 嵌塞损害,碰撞损害

incisa lesion/incised wound 刀伤,割伤

local lesion 局部损害

macroscopical lesion 肉眼损害

mixed lesion/indiscriminate lesion 混合性损害,散在性损害

molecular lesion 分子损害

nervous lesion 神经损害

onion skin lesion/onion scale lesion 葱皮样损害

organic lesion 器质性病变

partial lesion 部分损害

periapical lesion 尖周损害

periodontal lesion 牙周损害

peripheral lesion 周围性损害(神经末梢损害)

phonetic lesion 声震损害

photic lesion 光射损害(眼)

postmortem lesion 死后损害

precancerous lesion 癌前期损害,癌前病变

primary lesion 原发性损害

ring-wall lesion 环状(出血性)损害

secondary lesion 继发性损害

structural lesion 结构损害

systemic lesion 系统性病变(限于一系统或具有共同功能的一组器官)

target lesion 靶(心)样损害,牛眼(样)损害

total lesion 全部损害(涉及整个器官或传导束)

toxic lesion 中毒性损害

trophic lesion 营养性损害

vascular lesion 血管损害

wire-loop lesion 线圈状损害(系统性红斑狼疮时肾小球丛的病变)

附 Ⅲ surgery 手术;外科(学)

abdominal surgery 腹部外科

antiseptic surgery 防腐外科

apically repositioned flap surgery 根向复位瓣术

aseptic surgery 无菌外科

aural surgery 耳科学

battle surgery 军事外科,野战外科

bench surgery 器官切除后再植入手术

cardiac surgery 心脏外科

chest surgery 胸外科

cineplastic surgery 成形外科,整形外科,整复外科

clinical surgery 临床外科

conservative surgery 保守外科

cosmetic surgery 整容外科

cytoreductive 肿瘤大部分切除术

dental surgery/operative dentistry 牙体外科学

dental and alveolar surgery 牙及牙槽外科学

dentofacial surgery 颌面外科学

forensic surgery 法医外科(学)

general surgery 外科学总论;普通外科

major surgery 大外科(复杂、重要、高危手术的综合外科)

maxillofacial surgery 颌面外科

military surgery 军事外科,军阵外科

minimal invasive surgery 小损伤外科

minor surgery 小外科

model surgery 模型外科

modified Widman flap 改良威德曼翻瓣术

Mohs' surgery 莫斯手术(技术)(显微镜调控下的皮癌连续切除术)

odonto-coronal surgery 牙冠外科

odonto-maxillary surgery 牙颌外科

odonto-radicular surgery 牙根外科

open heart surgery 直视心脏手术

operative surgery 外科手术学

oral surgery 口腔外科学

oral and maxillofacial surgery 口腔颌面外科学

orofacial surgery 腔道外科(如口腔、阴道、肛门等)

orthognathic surgery 正颌外科学

orthopedic surgery 矫形外科

pelvic surgery 盆腔外科

plastic surgery 成形外科,整形外科,整复外科

preprosthetic surgery 修复前外科学

psychiatric surgery 精神外科

radical surgery 根治手术

reconstructive surgery 重建外科,再造外科;修复外科

sonic surgery 超声外科(手术中超声定位)

stereotactic / stereotaxic surgery 脑立体定向手术(采用三维坐标定位,在脑的深部特别小的区域施行手术)

附 Ⅳ operation 手术(《汉英医学词汇》收录约近280条手术名称,基本是以人名命名的手术,在此仅摘录30条手术名称,仅供语言学习,并不代表该手术的优劣。)

Abbe's operation 阿贝手术(用下唇中份三角全厚皮瓣修复上唇缺损)

Albee's operation 阿尔比手术(股骨头髋臼融合术)

Albert's operation 阿尔贝特手术(膝关节强直术)

Alouette's operation 阿路埃特截肢手术

Aries-Pitanguy operation 埃－皮手术(使巨乳房缩小的乳房成形术)

Asch operation 阿希手术(矫正鼻中隔弯曲手术)

Bentall operation 本托尔手术(完全替换升主动脉和主动脉瓣的一种手术方法)

Berke operation 伯克手术(用于治疗上睑下垂的手术)

Biesenber's operation 比森伯格尔手术(乳房成形术)

Bigelow's operation 比奇洛手术(碎石术)

Dandy's operation 丹迪手术(经后颅窝三叉神经感觉根切断术)

Dupuytren's operation 迪皮特朗手术(肩关节切断术)

Finney's operation 芬尼手术(胃十二指肠吻合术)

Frank's operation 弗兰克手术(胃造口术)

Fredet-Ramstedt operation 弗-拉手术(先天幽门狭窄环状肌切断术)

Grondahl-Finney operation 格-芬手术(食管胃成形术)

Hartmann's operation 哈特曼手术(切除病变结肠,近端结肠造口)

Huggins' operation 哈金斯手术(用于前列腺癌的睾丸切除术)

Latzko's operation 拉茨克手术(刮宫产术;一种膀胱阴道瘘修复术)

Liston's operation 利扎顿手术(上颌骨切除术)

Lizar's operation 利扎斯手术(上颌骨切除术)

Manchester operation 曼彻斯特手术(子宫脱垂手术)

Mastoid operation / mastoidotomy 乳突凿开术

Nissen operation 尼森手术(胃底成形术,治疗反流性食管炎)

Patey's operation 佩蒂手术(改良乳癌根治术)

Scarpa's operation 斯卡尔帕手术(股动脉结扎术)

Scheie's operation 沙伊手术(巩膜烧灼与周边虹膜切除术,用于治疗青光眼;白内障针吸术)

Ssabanejew-Frank operation 萨－弗手术
（一种胃造口术）

Stein operation 斯坦手术（用上唇修复下唇
的一种手术）

Strömberck operation 斯特伦贝克手术（一
种乳房成形术）

Thiersch's operation 蒂尔施手术（一种植皮
手术）

Trendelenburg's operation 特伦德伦伯格手
术（骶髂联合手术；曲张静脉切除术；
静脉曲张时的大隐静脉结扎术）

Water's operation 沃特手术（一种腹膜外剖
宫术）

Waterston operation 沃特斯顿手术（将升主
动脉与右肺动脉吻合，姑息性治疗先天
性肺动脉瓣狭窄）

Wertheim's operation 沃特海姆手术（子宫
根治术，切除子宫、输卵管、子宫旁组
织、阴道上部及盆腔淋巴结）

White's operation 怀特手术（睾丸切除术）

附 V bandage 绷带

abdominal bandage 腹带

A-S-E（axilla-shoulder-elbow）bandage 腋
肩肘吊带

Barton's bandage 巴顿绷带（一种"8"字形
绷带）

capeline bandage 帽式绷带，裹颅双头带

compression/pressure bandage 压迫绷带

crucial bandage 十字绷带

Desault's bandage 德索绷带（锁骨骨折固
定绷带）

elastic/rubber bandage 弹性绷带，橡胶
绷带

eye bandage 眼绷带

figure-of-8 bandage/figure-of-8 turn "8"字
绷带

four-tailed bandage 四头绷带

Fricke's bandage 阴囊托带

Galen's bandage 盖伦绷带（用于头部的六
头带）

Garretson's 加勒森绷带（一种下颌用绷带）

gauntlet bandage 手套式绷带

gauze bandage 纱布绷带

Genga's / Theden's bandage 特登绷带（止
血）

Kiwisch's bandage 克威希绷带（双乳房"8"
字形连环绷带）

many-tailed bandage 多头绷带

plaster of paris bandage 石膏绷带

spica bandage 人字形绷带

spiral bandage 螺旋绷带

traction bandage 牵引绷带

triangular bandage 三角带，三角巾

Y bandage "Y"字带；"Y"形绷带

10 普内科常用词汇

abdominal distention/swollen belly 腹部膨胀

ABO blood groups ABO 血型

abolition of reflex/areflexia 反射消失

acquired 获得的

acute disease 急性病

acute infections lymphocytosis 急性传染性淋巴细胞增多症

acute alcoholism 急性乙醇中毒

acute respiratory disease（ARD）急性呼吸道疾病

afferent pathway 传染途径

α-fetoprotein 甲胎蛋白

air-borne 空气传播的

air-conditioning 空气调节

albuminuria/proteinuria 蛋白尿

allergy/allergic reaction 变态反应

ambulance 救护车;野战医院

ameba/amoeba 阿米巴

amebic dysentery 阿米巴痢疾

aminophylline poisoning 氨茶碱中毒

amino-acid 氨基酸

amoeba coli 结肠内阿米巴,结肠内变形虫

amp(o)ule 安瓿

anaphylaxis/anaphylactic reaction 过敏反应

anetiological 病原不明的（an + etiological 病原学的）

ankle-jerk 踝反射

antagonistic action 拮抗作用

antibiotics 抗生素,抗菌素

antibody/antisubstance 抗体

antigen 抗原

antipathogen 抗病原物质

antivenin（AV）抗（动物）毒素

ascariasis/ascariosis/ascaridiasis 蛔虫病

asymptomatic hematuria 无症状性血尿

ataxic gait 共济失调步态

atelectasis 肺不张

attack/episode/stroke 发作

augmentation of borborygmus/increased borborygmus 肠鸣音亢进

ambulatory treatment 门诊治疗

A-V interval 房室间期

barbiturism/barbitalism 巴比妥中毒

blind enema 肛管排气

block 传导阻滞

borborygmus（pl. borborygmi）腹鸣

bradymasesis 咀嚼困难

breath-holding 憋气

broad-spectrum antibiotic/wide-spectrum antibiotic 广谱抗生素

brucellosis 布鲁氏(杆)菌病

cadaver/corpse 尸体

cancerometastasis 癌转移(cancer + o + metastasis)

carcinoma/cancer 癌

cardia 贲门(口)/(胃)贲门部(cardiac 心脏的;心脏病的;贲门的)

cardial 贲门的

cardiospasm/hiatal esophagism 贲门痉挛

cardiochalasin 贲门松弛

carcinoma of the lungs/lung cancer 肺癌

carcinogenesis/caneration/cancerization 癌变

carrier/bacteria-carrier 带菌者

case 病例

case report 病例(案)报告

case notes/case record 病例(案)记录

case record/chart 病历

case report 病历报告

cast 管型

catarrhal inflammation 卡他性炎(症)

cervical lymph gland 颈淋巴结

cervical adenitis 颈淋巴结炎

chart holder 病历夹

chill 寒颤

clinical manifestation 临床表现

clinicopathological analysis 临床病理分析

clinicopathological conference(CPC) 临床病理讨论(会)

cold compress 冷敷法

colitis/colonitis 结肠炎

coma 昏迷

common cold 感冒,伤风

commonly encountered disease 常见病

complaint 陈诉

complement 补体

complication 并发症

concave 凹(面)的

congenital mitral stenosis 先天性二尖瓣狭窄

conservative treatment/palliative treatment/alleviative therapy 姑息疗法

constipation 便秘

consulting physician 会诊医师

constitutional treatment 全身疗法

couch for massage 按摩床

concomitant symptom 伴发症状

contagious disease 接触传染病

contagious infection/contact infection 接触传染

control 控制

cough 咳嗽

course of the disease 病程

convulsion 惊厥

COVID(Coronavirus Disease 2019) 新型冠状病毒肺炎(世界卫生组织命名)

critical point 临界点

cross infection 交叉感染

custodial case 监护病例

cyanosis 发绀

cytomegalovirus 巨细胞病毒

defibrillator 除(纤)颤器

deep tendon reflex 深腱反射

Delta variant 德尔塔变异株(新冠肺炎病毒的一个变异)

diabetes mellitus 糖尿病

differential diagnosis 鉴别诊断

diminished borborygmus 肠鸣音减弱

diphtheria 白喉

disease 病

disorder 病症

dissemination 播散

drip/instillation 滴注法

drug allergy 药物(诱发)过敏反应

dry cough/tussiculation 干咳,烦咳

dullness/torpidity 迟钝

duodenal 十二指肠的

duodenal ulcer 十二指肠溃疡

duodenal bulb 十二指肠球部

dysentery 痢疾

dyspn(o)ea 呼吸困难

electroversion 电复律(心)

electrovert 电复律

embarrassment 窘迫

emergency 急症

empyema 积脓;脓胸

enteritis 肠炎

epidemic hemorrhagic fever(EHF)流行性出血热

epidemic parotitis/mumps 流行性腮腺炎

epilepsy 癫痫

eruption 发疹

erythrocyte/red blood cell 红细胞

esophageal carcinoma 食管癌

eurhythmia 发育均匀

expectoration 咳(出)痰

excretion/apocatharis 排泄(catharsis 导泻;精神发泄)

fasting blood sugar 空腹血糖

fasting/jejunitas 禁食(jejunitis 空肠炎)

fat-free diet 无脂饮食

fatality rate 病死率

fecal-borne 粪便传播的

fever/feverishness/febrility/pyrexia 发热

fibergastroscopic mucosal biopsies 纤维胃镜活检

first visit/new case 初诊

flat chest 扁平胸

flatulence (胃肠)气胀

flat wart 扁平疣

fluctuation/undulation 波动

focus 病灶

fovea (解剖)凹,小凹(尤指视网膜的中央凹);小窝

fullness 发胀

gait 步态

gallop rhythm/cantering rhythm 奔马律

gas analysis 气体分析

gasometry 气体的定量

gastric lavage 洗胃

gene 基因

general infection 全身感染

goggle 护目镜

gram/gramme 克

grouping/typing 分型

hand-borne infection 经手传染

head nurse 护士长

hematochezia/hemafecia/bloody stool 便血

hemolytic reaction 溶血反应

hemorrhagic fever virus(HFV) 流行性出血热病毒

hepatitis A 甲型肝炎病毒

hepatocirrhosis/cirrhosis of liver 肝硬变

hepatomegaly/hepatomegalia 肝(肿)大

herpangina virus 疱疹性咽峡炎病毒

herpes zoster virus 带状疱疹病毒

history taking 病历采集

holotonia 全身肌紧张,全身肌强直

hormone/endocrine 激素

hospital bed/wheel bed 病床

hunger pain 饥饿痛

hydropenia (体内)缺水

hydrops 积水,水肿

hyperglycemia 高血糖

hyperpyrexia 高热

hyperpyrexial fever 过高热(pyrexia 发热)

hypertension 高血压

hypnotic 安眠药

hypoalbuminemia 低白蛋白血症,血白蛋白减少

hyperemesis 剧吐

hyperfunction 亢进(指功能)

hypoimmunity 免疫力减低

hypoplasia/aplasia/hypogenesis/dysgenesis/underdevelopment 发育不全

hypotension 低血压

hypoxemia/hypoxaemia 低氧血症

ice compress 冰敷

immunity 免疫

immunologic deficiency 免疫力缺乏

immunoglobulin(Ig) 免疫球蛋白

incidence of disease/morbidity/morbility/attack rate 发病率

incitant 刺激因素

incontinence of feces and urine/gatism 大小便失禁

incubatory carrier 潜伏期带菌者

infections disease/communicable disease 传染病

influenza virus 流行性感冒病毒

influenza/febris catarrhalis 流行性感冒(febris 发热)

inspection 望诊

instil(1) 滴注;灌输

insufficiency/inadequacy/incompetence/incompetency 闭锁不全,关闭不全

interferon(IF) 干扰素

interim report 临时报告

intermittent fever/anetus 间歇热

intern/interne 实习医生

intestinal hemorrhage/enterorrhagia 肠出血

intracranial pressure 颅内压

intramuscular injection(IM) 肌内注射

intravenous drip 静脉滴注法

intravenous transfusion(IVT) 静脉输液(血)

irregular fever 不规则发热

irreversibility 不可逆性

irritant/stimulus/excitant 刺激物

irritable cough 刺激咳嗽

jaundice/icterus 黄疸

labelled/tagged 标记的

latent allergy 潜伏性变态反应

laboratory examination 实验室检查

lethargy 昏睡

leucocyte count 白细胞计数

leucopenia 白细胞减少

leucocytosis 白细胞增多

leukemia 白血病

level diagnosis 定位诊断

liparodyspnea 肥胖性呼吸困难

liquid diet 流质饮食

long-acting 长效的,长作用的

lymphadenitis 淋巴结炎

lymphedema 淋巴水肿

lymphocytopenia 淋巴细胞减少

lymphocytosis/achroocytosis 淋巴细胞增多

maldevelopment/dysplasia 发育不良

manipulation/technic/technique 操作法

mask 口罩

measles virus 麻疹病毒

measurement 测量

mechanism of disease/pathogenesis/etio-pathogenesis 发病机理

microgenesis 发育过小

MEDLARS(Medical Literature Analysis and Retrieval System)(美)医学文献分析与检索系统

mild purgative 缓泻剂

missed case 误诊病例

mitral insufficiency 二尖瓣闭锁不全

mitral stenosis 二尖瓣狭窄

mixed infection/polyinfection 混合感染

mobility 可动性

moderate development 发育中等

monitoring ward 监护病房

monitor 监护仪

morbidity rate 患病率

mumps virus 流行性腮腺炎病毒

muscle force 肌力

myotonia 肌强直

nasal alae/ala nasi 鼻翼

neck flexion reflex 颈屈反射

necrosis/gangrene/thanatosis 坏死

night-sweat 盗汗

norm/standard 标准

nucleic acid 核酸

nursing 护理

nurse 护士

obesity/adiposis 肥胖病

official formula 法定处方

Omicron variant 奥密克戎变异株(新冠肺炎)

on critical condition 病危

onset of disease 发病

out-call 出诊

outbreak 暴发

outpatient department(OPD)/ambulant clinic 门诊部

overdevelopment/hyperevolutism/hypergenesis 发育过度

over indulgence in food(in drink) 暴食(饮)

pallor 苍白

palpation/tactus 触诊

palpitation examination of abdomen/abdominal touch 腹部触诊

paracentesis/puncture（放液）穿刺术

paratyphoid fever 副伤寒

parasitic 寄生虫的

parenteral nutrition 肠胃道外营养

Parkinson's disease 帕金森病(震颤麻痹)

paroxysmal 发作的,阵发的

pathologic change 病变

pathogenic 致病的,病源的

pathologic reflex 病理反射

pathologic diagnosis 病理诊断

Paxlovid 新冠病毒治疗药(中国医药与美国辉瑞公司研制,2022)

percussion 叩诊

peroral 经口的,口服的

peroral infection 经口传染

physical examination 体格检查

pitting edema 可凹陷性水肿

pneumococcal 肺炎球菌的

pneumococcemia 肺炎球菌血症

pneumonia/pulmonitis 肺炎

pneumothorax 气胸

pneumohemothorax 气血胸

polynucleosis 多形核白细胞增多

postgraduate 进修生

prescription/formula 处方

previous illness/past history 既往病史

procedure 步骤

progressive note 病程记录志

projectile vomiting 喷射性呕吐

pseudomonas aeruginosa 绿脓杆菌

public medical care 公费医疗

pulmonary consolidation 肺实变

pulmonary embolism 肺栓塞

pulmonary edema/pneumonedema 肺水肿

pulmonary insufficiency 肺动脉瓣闭锁不全

pulmonic second sound（P2）肺动脉第二音

pulmonary stenosis 肺动脉狭窄

pulse 脉搏

pyogenic pleurisy 化脓性胸膜炎

radical treatment 根治疗法

rale 罗音，啰音

reaction/response 反应

reaction of degeneration 变性反应

reaction period 反应期

rebound 反跳

recurrence rate 复发率

reflex 反射

refractory 难治的

regurgitation 反胃

rehabilitation 康复

residual infection 残余感染

retching/dysemesis/vomiturition 干呕

retention of catheter 留置导尿管

rheumatism/rheumatic disease 风湿病

rheumatic heart disease 风湿性心脏病

rheumatoid arthritis/polyarthritis destruens 类风湿性关节炎

rheumatoid factor RF 类风湿因子

route of infection 传染途径

routine examination 常规检查

rubella virus 风疹病毒

Severe Acute Respiratory Syndromes （SARS）重症急性呼吸道综合征，传染性非典型性肺炎

sampling 采样

scheme 方案

scurvy 坏血病

semipronation 半旋前，半俯卧位

semisupination 半旋后，半仰卧位

semiliquid diet 半流质饮食

semiconsciousness 半清醒

side-effect/side reaction 副作用（指药物副作用）

silent period 静止期

simple goiter 单纯性甲状腺肿

sinus rhythm 窦性节律

sinus arrhythmia 窦性心律不齐

sinus bradycardia 窦性心搏徐缓

soapsuds enema 肥皂水灌肠

soft diet 软食

sonarography 超声扫描术

source of infection 感染源

spasm 痉挛

spasmodic cough 痉挛性咳

specimen/sample 标本

stem cell 干细胞

stimulation 刺激作用

stabbing pain/stitch 刺痛

strict bed rest 绝对卧床休息

streptococcus 链球菌

subclinical 临床不显的，亚临床的

sudden attach of a serious illness 暴病

supersensitivity/hypersensitivity 超敏性

symposium 论文集

technic/technique 技术

tenderness 触痛

tomogram X 体层照片，X 线断层照片

tonsils 扁桃体

tonsillitis/amygdalitis 扁桃体炎

topoparesthesia 局部感觉异常

toxemia/toxicemia 毒血症

tranquilizer/ataractics 安定药

transfusion reaction 输血反应

treatise/essay 论文

tremor 颤抖

triglyceride 甘油三酸脂

tube/cannula 插管

tuberculosis 结核病

tubercle 结核（结节）

twitch/twitching 颤搐

typhus/typhus fever 斑疹伤寒

ultrasonography 超声检查法

ultrasonogram/echogram 超声波图

umbilication 凹陷

valve 瓣（膜）

valvular insufficiency/valvular inadequacy 瓣膜闭锁不全

vesicular stomatitis virus （VSV）疱疹性口炎病毒

venepuncture/venipuncture 静脉穿刺术

vice chief physician 副主任医师

viral diarrhea 病毒性腹泻

viral lymphadenitis 病毒性淋巴结炎

virology 病毒学

viremia 病毒血症

virus 病毒

vital signs 生命征

ward 病室(房)

ward rounds 查(病)房

wheezing rale 哮鸣音

width 宽度

X-ray diagnosis/radiodiagnosis X 线诊断,放射诊断

X-ray film/roentgenogram/X-ray picture X 线(照片)片

附Ⅰ my- 肌

epidemic myalgia 流行性肌痛

lumbar myalgia 腰痛/lumbago 腰部风湿痛

myalgia abdominis 腹肌痛

myalgia capitis 头肌痛

myalgia cervicalis/torticolis 颈肌痛,斜颈,掅颈

pleurodynia 流行性胸膜痛

附Ⅱ virus 病毒

acute haemorrhagic conjunctivitis virus 急性出血性结膜炎病毒

acute laryngotracheobronchitis virus 急性喉气管支气管炎病毒,副流感病毒Ⅱ型

adeno-associated virus 腺相关病毒

adventitious virus 外来性病毒,偶发性病毒

animal viruses 动物病毒

attenuated viruses 减弱病毒,减毒病毒

bacterial viruses 细菌病毒,噬菌体

BK(BKV)viruses BK 病毒(一种人多瘤病毒)

C viruses 柯萨奇病毒(C 病毒)

camel pox viruses 骆驼痘病毒

cancer-inducing viruses 致癌病毒,肿瘤病毒

canine distemper viruses 犬瘟热病毒

chickenpox viruses 水痘病毒

common cold viruses 普通感冒病毒

contagious ecthyma viruses 接触性痘疮病毒

coryza virus/rhinoviruses 鼻病毒

cowpox viruses 牛痘

Coxsakie viruses 柯萨奇病毒

croup-associated(CA) viruses 哮吼(相关)病毒(副流感病毒Ⅱ型)

cytomegalie inclusion disease viruses 巨细胞包涵体病病毒

defective viruses 缺陷病毒

dengue viruses 登革病毒

dengue fever viruses 登革热病毒

DNA viruses DNA 病毒

EB 病毒/ Epstein-Barr viruses 埃－巴病毒

encephalomyocarditis(EMC) viruses 脑心肌炎病毒

encephalitis viruses 脑炎病毒

endogenous viruses 内源病毒

enteric viruses 肠道病毒

enveloped viruses 包膜病毒

epidemic jaundice viruses 流行性黄疸病毒,甲型肝炎病毒

filterable virus/filtrable viruses 滤过性病毒

fixed viruses 固定病毒(狂犬病病毒,经过接种,失去感染性,但仍保持抗原性)

foamy viruses 泡沫病毒亚科;泡沫病毒属

foot and mouth viruses 口蹄疫病毒

GB viruses GB 病毒(庚肝病毒)

COVID(Corona Virus Disease 2019)新型冠状病毒肺炎(世界卫生组织命名)

Delta variant 德尔塔变异株(新冠肺炎病毒)

Hantaan virus（HNTV）汉坦病毒(可引起流行性出血热或肺炎)

hemadsorption virus type Ⅰ 血细胞吸附病毒Ⅰ型,副流感病毒Ⅲ型

hepatitis viruses 肝炎病毒

hepatitis A virus(HAV)甲型肝炎病毒

hepatitis B virus(HBV)乙型型肝炎病毒

hepatitis B-like virus 乙型肝炎病毒,嗜肝DNA 病毒

hepatitis C virus 丙型型肝炎病毒

hepatitis D virus（HDV）丁型型肝炎病毒

hepatitis delta virus Delta 肝炎病毒

hepatitis E 戊型肝炎病毒

heron hepatitis B virus（HHBV）灰仓鹭乙型肝炎病毒

herpes virus 疱疹病毒

herpes simplex virus 单纯(性)疱疹病毒

herpes zoster virus 带状疱疹病毒

human immunodeficiency（HIV）人类免疫缺陷病毒

human papilloma 人类乳头状瘤病毒

infectious hepatitis virus 传染性肝炎病毒,甲型肝炎病毒

infectious mononucleosis virus 传染性单核细胞增多症

infectious wart virus 传染性疣病毒

influenza virus 流感病毒

influenza A virus 甲型流感病毒

influenza B virus 乙型流感病毒

latent virus/masked virus 隐性病毒,潜伏病毒

live attenuated viruses 减毒活病毒

lymphadenopathy-associated Viruses（LAV）淋巴结病相关病毒,人类免疫缺陷病毒

measles viruses 麻疹病毒

molluscum contagiosum viruses 接触传染性软疣病毒

mucosal disease viruses 黏膜病病毒

mumps viruses （流行性）腮腺炎病毒

neurotropic viruses 嗜神经病毒

Omicron variant 奥密克戎变异株(新冠肺炎病毒)

orf viruses 口疮病毒(属于副痘病毒)

papilloma viruses 乳头瘤病毒

rubella viruses 风疹病毒

tumor viruses 肿瘤病毒(一类诱导肿瘤形成的病毒)

virusemia/viremia 病毒血(症)

附 Ⅲ bacteri-（构词成分）细菌,菌

bacille（法）杆菌

bacillemia 杆菌血症

bacillus(pl. bacilli)(芽胞)杆菌

bacilli-carrier 带(杆)菌者

bacillicidal 杀杆菌的

bacillicide 杀杆菌药

bacilliculture 杆菌培养

bacilliferous 带杆菌的

bacilliform 杆菌状的

bacillin 杆菌素

bacilliparous 产生杆菌的

bacillisin 杆菌溶素

bacillo-/bacilli-（构词成分）杆菌

bacillophobia 细菌恐怖

bacitracin 杆菌肽

bacterin 菌苗

staphylococcus aureus bacterin 金黄色葡萄
球菌菌苗

bacterination 菌苗接种；菌苗治疗

cocco-/cocc-/cocci-（构词成分）球菌，
浆果

coccobacillus(*pl.* coccobacilli)球杆菌

Coccobacillus 球杆菌属，星球菌属

coccoid 球菌样的；球星的

coccomelasma 粒状黑变病

cocculus/cocclus indicus 印（度）防己（实）
（一种小浆果）

Cocculus DC 木防己属（防己科）

附 IV catarrh 卡他，黏膜炎

acute catarrh 急性卡他

alveolar catarrh 肺泡卡他，肺泡炎

atrophic catarrh 萎缩性鼻卡他

autumnal catarrh/hay fever 秋季卡他，枯
草热

bronchial catarrh 支气管卡他，支气管炎

dry catarrh 干性卡他，干性支气管炎

epidemic catarrh/influenza 流行性感冒，
流感

follicular catarrh 滤泡性卡他

gastric catarrh 胃卡他

hemorrhagic catarrh 出血性卡他

hypertrophic catarrh（黏膜）肥大性卡他

infectious catarrh 感染性卡他

intestinal catarrh 肠卡他

Laennec's catarrh 雷奈克卡他（喘息性支气
管炎）

laryngeal catarrh 喉卡他

lightning catarrh 暴发性卡他

lithogenic intestinal catarrh 成石性卡他

mycotic catarrh 真菌性卡他，霉菌性卡他

nasal catarrh 鼻卡他

papillary catarrh 乳头卡他

pharyngeal catarrh 咽卡他

pituitous catarrh 黏液性卡他

postnasal catarrh/chronic rhinopharyngitis
鼻咽卡他，慢性鼻咽炎

serous catarrh 浆液性卡他

sinus catarrh 窦（道）卡他

spring catarrh/vernal conjunctivitis 春季卡
他；春季结膜炎

suffocative catarrh/asthma 窒息性卡他，
哮喘

vernal catarrh/vernal conjunctivitis 春季卡
他，春季结膜炎

附 V poison 毒物；poisoning 中毒

acrid poison 苛烈性毒，刺激性毒

acronarcotic poison/acrosedative poison 刺
激麻醉性毒

arrow poison 箭毒

cardiac poison 心脏毒

catalyst poison 催化剂毒

cellular poison 细胞毒

corrosive poison 腐蚀毒

fatigue poison/fatigue toxin 疲劳毒素

hemotropic poison 亲红细胞毒

irritant poison/acrid poison 刺激性毒,苛烈性毒

mitotic poison 细胞分裂毒（干扰细胞分裂）

muscle poison 肌毒

narcotic poisons 麻醉毒

nerve poisons 神经毒

nonvolatile poisons 非挥发性毒物

sedative poisons 抑制性毒物

vascular poisons 血管毒

volatile poisons 挥发性毒物

poisoning 中毒

acid poisoning/acidism 酸（类）中毒

alkali poisoning/lye poisoning 碱中毒

anticholinergic poisons 抗胆碱能药物中毒

arsenic poisoning 砷中毒

blood poisoning/septicemia 败血症

can poisoning/tin sickness 罐头食物中毒

carbon disulfide poisoning 二硫化碳中毒

carbon monoxide poisoning 一氧化碳中毒

cumulative poisoning 蓄积性中毒

cyanide poisoning 氰化物中毒

delayed poisoning 迟发性中毒

drug poisoning 药物中毒

dural poisoning （铝镁）合金中毒

ergot poisoning 麦角中毒

fish poisoning 鱼肉中毒

chronic fluorine poisoning/chronic fluorosis 慢性氟中毒

heavy metal poisoning 重金属中毒

meat poisoning 肉中毒

mercury poisoning 汞中毒

mustard-gas poisoning 芥子气中毒

nutmeg poisoning 肉豆蔻中毒

O_2 poisoning/oxygen poisoning 氧中毒

occupational poisoning 职业性中毒

parathyroid poisoning 甲状旁腺中毒

saturnine poisoning/plumbism 铅中毒

sausage poisoning 腊肠中毒

tobacco poisoning/tabacosis 烟草中毒

vesicant gas 糜烂（性毒）气中毒,黄十字毒气中毒

war gas poisoning 战争毒气中毒

11 美容整形相关词汇

abdominal adiposity 腹壁多脂症

abdominal apron deformity 腹壁围裙状松垂（畸形）

abdominal circumference 腹围

abdominoplasty 腹壁成形术

absence of dimple 无笑靥,无酒窝

absence of vagina 阴道缺失

accentuate 加重,加强

accessory breast 副乳（房）

accessory ear 副耳,耳赘

accidental tattoo 外伤性文身

acellular dermal matrix 脱细胞真皮基质

achromic nevus 无色素痣

acne keloidalis 瘢痕疙瘩性痤疮

acne vulgaris 寻常痤疮,青春痘

acquired syndactyly 后天性并指

acromion 肩峰,肩峰点

Adam's apple 喉结

adapt 适应;改写;适合

adduction 内收,引证

adipose-derived stem ceels（ADSCs）脂肪来源干细胞

adjacent skin flap 邻接皮瓣

ADM（acellular dermal matrix）脱细胞真皮基质

adolescence 青春期

advancement flap 推进皮瓣

advent 来临;出现

aesthetic basic category 美学基本范畴

aesthetic basic scope 美学基本范围

aesthetic buttock surgery 臀部美容术

aesthetic chief diagnostician 美容主诊医师

aesthetic dermatosurgery 美容皮肤外科学

aesthetic labia surgery 阴唇美容术

aesthetic penis surgery 阴茎美容术

aesthetic perineum surgery 会阴美容术,会阴成形术

aesthetic surgeon 美容外科医师

aesthetic surgery 美容外科,美容整形外科学

aesthetic thigh surgery 大腿成形术,大腿美容术

aesthetic unit of face 面部审美分区

ambulant 不卧床,可下床

amelanotic nevus 无色素痣

anastomosis 吻合（术）;连通

androgen 雄激素

anesthesia 麻醉;感觉缺失

angiogenesis 血管生成;血管发生

angiokeratoma 血管角化瘤

ankyloglossia 舌系带短缩,结舌

anotia 无耳(畸形)

anterior arch (肋骨)前弓

anterior armpit point 腋窝前点

anterior axillary fold 腋窝皱襞

anterior axillary line 腋前线

anterior median line 前正中线

anterior palpebral limbus 眼睑前缘,睑缘前唇

anterior platysma-cutaneous ligament 颈阔肌-皮肤前韧带

anterior cutaneous branch (肋间神经)前皮支

anterior superior iliac spine 髂前上棘

apocrine sweat gland 顶泌汗腺,大汗腺

apparatus lacrimalis 泪器

apron deformity 下垂畸形

aquiline nose 鹰钩鼻

arcus superciliaris 眉弓

areola of breast 乳晕

armpit odor 腋臭,狐臭,体气

arterial skin flap 动脉皮瓣

arteriovenous malformation 动静脉畸形,蔓状血管瘤

artificial nose 人工鼻,假鼻

asymmetrical breasts 不对称乳房

atraumatic 无创伤的

atresia of anterior naris 鼻前孔闭锁

atresia of choana 鼻后孔闭锁

atresia of external auditory canal 外耳道闭锁

atresia of vagina 阴道闭锁

atrophic scar 萎缩瘢痕

augmentation rhinoplasty 隆鼻术

auricle framework 耳郭支架

auricle 耳郭

auricular concha 耳甲

auricular defect 耳缺损

auricular lobule 耳垂

auricular tubercle 耳郭结节

auroplasty 耳成形术

auto-epidermal grafting 自体表皮移植术

autologous cell erugation 自体细胞除皱术

AVM（arteriovenous malformation）动静脉畸形,蔓状血管瘤

axial pattern skin flap 轴型皮瓣

axillary fascia 腋窝筋膜

axillary hair grafting 腋毛再植(术)

axillary incision 腋部切口

baggy eye 眼袋

Baker's grade Baker 分级(包膜挛缩分级)

balance beauty of body 人体均衡美

basal cell carcinoma 基底细胞癌

beauty of form and structure 形体美

Becker's nevus 贝克痣

benign juvenile melanoma 良性幼年黑素瘤

benign neoplasm 良性肿瘤(新生物)

biceps circumference 上臂围

bifid nose 鼻裂

bigonial breadth 两下颌角间宽

bilateral cleft lip 双侧唇裂

bilobed skin flap 双叶皮瓣

bimastoidal breadth 两乳突间宽

biofeedback therapy 生物反馈疗法

bio film 生物膜

biological basis of aesthetic medicine 美容
医学生物学基础

biological behavior 生物学行为

biological material 医用生物材料

bipedicle skin flap 双蒂皮瓣

biphasic differentiation 双相分化

bitragion breadth 两耳屏间宽

bizygomatic breadth 面宽

black eyelid 黑眼圈

black nevus 黑痣

blastogenetic factor 胚源性因子

blepharochalasis 眼睑皮肤松垂症,假性上
睑下垂

blepharophimosis 睑裂狭小

blepharoplasty 眼睑成形术

blepharoplasty of lower eyelid 下睑成形术

blepharoptosis 上睑下垂

blister 水疱

blowout fracture of orbital floor 眶底爆裂性
骨折

blue nevus 蓝痣

blunt cannula 钝管

blunt dissection 钝器解剖法,钝剥离法

BMI (body mass index) 身体质量指数,体
质(量)指数

body axis line 人体中轴线

body image 体像

body vertebra line 人体脊柱线

bolus tie-over pressure dressing 缝线打包加
压法

borderline tumor 境界瘤

bottoming out 假体下移

botulinum toxin 肉毒毒素,肉毒杆菌毒素

Bowen disease Bowen 病(鳞状上皮细胞癌
前病变)

brachydactyly 短指(趾)畸形

bra strap size 乳房下皱襞胸围,乳罩纬度
(1 英寸 = 2.54 cm)

breast atrophy 乳房萎缩

breast beauty 乳房美

breast defect 乳房缺损

breast flap 乳房瓣

breast implant 乳房假体

breast implant capsule contracture 乳房假体
包膜挛缩

breast prosthesis 乳房假体

breast ptosis 乳房下垂

bridged scar 桥状瘢痕

bromhidrosis 腋臭;狐臭;体气

bromidrosis 臭汗症

brow fat pad 眉脂肪垫

buccal corridor 颊廊(微笑或大笑时,牙列
颊面与口角之间形成的黑色间隙)

buccal fat hypertrophy 颊脂垫肥厚

buccal fat pad 颊脂垫

bulk 巨大体积;肥胖的人

buttock 臀部(*pl.* 屁股)

café-au-lait-spot 咖啡(牛奶)斑

cancer death rate 癌死亡率

cancer milk 癌乳

cancer survival rate 癌生存率

cancer susceptibility 癌的易感性

candida 念珠菌

canthopexy 眦固定术

canthoplasty 眦成形术

canthus 眦,眼角

capsulectomy 包膜切除术

capsulorrahaphy 包膜缝合术

capillary malformations 毛细血管畸形

carcinogenic agent 致癌物

carcinoma in site 原位癌

carcinoma incipient 早期癌

carcinosarcoma 癌肉瘤

case fatality rate 病死率

cat's ear 猫耳状皱襞

catgut suture 羊肠线

cauliflower ear 菜花状耳

cavernous hemangioma 海绵状血管瘤

cell assisted lipotransfer（CAL）脂肪干细胞辅助的(自体隆乳)

cell enriched/enhanced lipotransfer（CEL）浓缩、增强脂肪细胞辅助的(自体隆乳)

cell-scaffold interaction 细胞 – 材料相互作用

central pedicle 中心蒂部

central mound technique 中心蒂技术

central umbilication 中心脐状凹陷

cervicale 颈点

chalinoplasty 口角成形术

cheiloplasty 唇成形术

chemosurgery 化学外科

chemotherapy 化学治疗

chest circumference 胸围

choke vessel 阻流血管,血管阻塞

choanae 鼻后孔

chordee 阴茎下弯畸形

cicatricial band 瘢痕索条

cicatricial contracture 瘢痕挛缩

cicatrix 瘢痕

circular excision 圆形切除术

circumference 周径,圆周,四周

classification 分类

cleft lip 唇裂

cleft lip repair 唇裂修复术

cleft lip repair by Millard technique Millard 唇裂修补术,上三角瓣法

clitoridectomy 阴蒂切除术

clitoris hypertrophy 阴蒂肥大

cohesive gel 硅凝胶

condensed fat 浓缩脂肪

colony forming unit（CFU）集落形成单位
［例：T-lymphocyte colony forming unit（CFU-TL），T 淋巴细胞集落形成单位］

collutorium 漱口剂

closed primarily 一期愈合

coagulator 电凝器

colobomas 缺损(指眼组织)

combined fascial sheath 联合筋膜鞘

commissurotomy 口角开大术,连合部切开术

common acne 寻常痤疮,青春痘

complete syndactyly 完全并指,完全并趾

complication 并发症

comprehensive 整体的

computer aided design（CAD）计算机辅助

设计

computer aided manufacture（CAM）计算机辅助制造

composite skin flap 复合皮瓣

compound nevus 混合痣

concave 凹陷

constrictive capsular fibrosis（CCF）包膜缩窄纤维变性

congenital bat ear deformity 先天性招风耳畸形

congenital blepharoptosis 先天性上睑下垂

congenital cryptotia 先天性隐耳

congenital double lips 先天性重唇

congenital ring constriction 先天性环状缩窄

congenital severe blepharoptosis 先天性重度上睑下垂

conjunctiva incision 眼袋结膜切口

contiguous skin flap 邻位皮瓣

continuous suture 连续缝合法

contour of nasal bridge 鼻梁形态

contour of nasal tip 鼻尖形态,鼻尖侧貌

contraction 收缩

contracture 挛缩

coronal incision 冠状切口

corpulence 肥胖

corpus adiposum orbitae 眶脂体

coronavirus 冠状病毒,日冕形病毒

COVID-19 新型冠状病毒肺炎（世界卫生组织命名,即 Corona Virus Disease 2019 之意;2022 年我国改名为新型冠状病毒感染）

cosmetic medicine 美容医学,医学美容学

cosmetic seeking patient 美容就医者

crab feet swelling 蟹足肿

cranioauricular angle 颅耳角,耳郭头角

craniofacial aesthetic surgery 颅面美容外科

crater nipple 乳头内陷

crease 折缝;皱痕;皱褶

creases 皱褶,沟

criss-cross mastopexy 交叉乳房固定术

crow's feet 鱼尾纹（crow foot crack 爪形裂缝,crow 不是人名,故"c"未大写）

crura of antihelix 对耳轮脚

crus of helix 耳轮脚

crust 痂

cryptotia 隐耳

Cupid's bow 丘比特弓,即唇弓

cure rate 治愈率

curved dissector 弯剥离子

cutaneous aging 皮肤老化

cutaneous hemangioma 皮肤血管瘤

cutaneous horn 皮角

cutaneous sensibility 皮肤敏感性

cutis laxa 皮肤松弛症

cylindrical breast 筒状乳房

cymba of auricular concha 耳甲艇

cyst 囊肿

dandruff 头皮屑

Darwin's tubercle 达尔文结节（耳轮后上方边缘上的小突起）

decollement 剥离

deep course 深部通路

deep inguinal ring 腹股沟管深环内侧

deep layer of superficial fascia 浅筋膜深层

deep layer of deep temporal fascia 颞深筋膜深层

deep temporal fascia 颞深筋膜

deep temporal fat pad 颞深脂肪垫

deep vein thrombosis 深静脉栓塞

defatting 减肥(术)

defect of appearance 容貌缺陷

defect of ear lobe 耳垂缺陷

definition 定义;明确性

deformity after orbital fracture 眶底骨折后畸形

degenerative ectropion 退行性睑外翻,老年性睑外翻

delayed transfer 延迟转移

depilation 脱毛(术)

depressed 凹陷的

depressed scar 凹陷瘢痕

dermabrasion 皮肤磨削术,擦皮术

dermatofibroma 皮肤纤维瘤

dermis graft 真皮片

dermis grafting 真皮移植术

dermis-fat flap 真皮脂肪瓣

dermis-fat grafting 真皮脂肪移植术

dermojet 皮肤无针喷注器

dermolipectomy 皮肤脂肪切除术

desmoid 硬纤维瘤

desquamation 脱屑

diameter 直径

diced cartilage grafting 软骨屑(碎块)移植术

diffusion-exchange capacity (氧气和体液)扩散交换能力

dimple 笑靥,酒窝

direct cutaneous artery 直接皮肤动脉

direct skin flap 直接皮瓣

direct transfer 直接转移

discipline of holistic aesthetic medicine 美容医学整体学科

discoid breast 盘状乳房

disfiguring dermatosis 损容性皮肤病

disjunction 分离,分裂

disruption 中断

dissection 剥离

distant skin flap 远位皮瓣

distortion 歪斜,变形

donor site (donor area) 供区

dorsal nasal fascia 鼻背筋膜

double bubble deformity (乳房)双峰现象

double chins 重颏,双下巴

double eyelid 重睑,双眼皮

double eyelid plasty 重睑(双眼皮)成形术

double opposing flap 对偶皮瓣

double pedicle skin flap 双蒂皮瓣

double transposition skin flap 双易位皮瓣

double-eyelid operation by incision method 切开法重睑成形术

double-eyelid procedure by buried suture method 埋线法重睑术

double-eyelid procedure by suture and ligation method 缝扎法重睑术

drain 引流

drainage 引流术

dressing 包扎;敷料;穿衣

dry skin 干性皮肤

dual plane 双平面

Dupuytren contracture 掌腱膜挛缩，迪皮特朗掌挛缩

dynamic support 动力悬吊

dynamic suspension 动力悬吊

dynamic wrinkle 动力性皱纹

dysgenesis 发育不全

dysmorphophobia 丑形恐惧，畸形恐惧

dysplasia 发育异常;发育不良

ectoblast 外胚层;外膜

ectocanthion 眼外角点，外眦点(简称:Ex)

ectoderm 外胚层

ectropion 外翻，睑外翻

elastic bandage 弹性绷带

elastic compression 弹性压迫

electrocoagulation 电凝法

elliptical incision 椭圆形切口

embryology 胚胎学

En (entocanthion)眼内角点，内眦点

endoblast 内胚层

endoderm 内胚层

endophthalmos 眼球内陷

endoscopic face rhytidectomy 内镜(面部)除皱术

entropion 内翻，睑内翻

enucleation 摘除术

ephelides 雀斑

epicanthoplasty 内眦赘皮矫正术

epicanthus 内眦赘皮

epidermal skin graft 表层皮片

epidermis 表皮

epinephrine 肾上腺素

estrogen receptor 雌激素受体

estrogen 雌激素

evaluate 评估;估价

excess 过多的

excision in stages 分期(次)切除缝合术

excision of skin neoplasm 皮肤赘生物切除术

excoriation 爪痕

exfoliation 角质剥脱术

exfoliative cheilitis 剥脱性唇炎

external ear outline 外耳轮廓

external nose 外鼻

extraction 吸出

extrinsic factor 外源性因素

exudation 渗出液

eye bag excision 眼袋切除术

eye liner 眼线

eye shadow 眼影

eye socket 眼窝

eye unit 眼单位

eyebrow 眉毛

eyebrow beautifying 美眉

eyebrow defect 眉缺损

eyebrow density 眉毛密度

eyebrow displacement 眉错位

eyebrow lifting 提眉术

eyebrow ptosis 眉松垂

eyebrow tattooing 文眉

eyebrows grafting 眉毛再植术

eye-ear plane 眼耳平面

eyelid defect 睑缺损

eyelid eversion 睑外翻

face rhytidectomy 面部除皱术

facial blood capillary expansion 面红

facial cleft deformity 面裂畸形，先天性面裂

facial contouring surgery 面部轮廓外科

facial cutaneous ligament 面部皮肤韧带

facial nerve anastomosis 面神经吻合术

facial palsy 面瘫

facial paralysis 面瘫

fascial stripper 筋膜条抽取器

faciocervical lifting 面颈部除皱术

faciocervical rhytidectomy 面颈部除皱术

false hermaphroditism 假两性畸形

fascial flap 筋膜瓣

fat grafting 脂肪移植术

fat necrosis 脂肪坏死

fat necrotic cyst 脂肪坏死囊肿

Faver-Racouchot disease 老年性光化弹力纤维病

female hirsutism 妇女多毛症

female pseudohermaphroditism 女性假两性畸形

fibroma 纤维瘤

fibrosarcoma 纤维肉瘤

fibrosis 纤维化

figure 外观，形状；图形

fishtail line 鱼尾纹

fistula 瘘管

fixoml tape 弹性胶带

five fingered hand deformity 五指畸形

fossa jugularis point（Fj）颈窝点（胸骨端上缘的水平线与正中矢状面的交点）

flat wart 扁平疣

floating thumb 浮动拇指

fold 皱襞

foldless eyelid 单睑，单眼皮

forehead lifting 额部除皱术

fractional laser dermabrasion 点阵激光磨削术

fractionated radiation 分次放射治疗

Frankfurt horizontal plane 法兰克福平面（眼耳平面）

fraxel laser skin rejuvenation 点阵激光嫩肤术

freckle 雀斑

free skin grafting 皮片游离移植术

free oil embolism 脂肪栓塞

free oil 游离脂滴

free skin graft 游离植皮，皮片

frontalis fascia flap suspension 额肌筋膜瓣悬吊术

frontalis muscular flap suspension 额肌瓣悬吊术

frontalis muscular flap transfer 额肌瓣移转术

frozen section 冰冻切片

full thickness skin graft 全厚皮片，全层皮片

full-thickness free skin graft 全厚皮片游离移植

functional rebuilding by muscle grafting 肌移植功能重建术

fusiform excision 梭形切除（术）

fusiform incision 梭形切口

gastroschisis（先天性）腹壁裂

gauze 纱布;薄雾

general factor 特异性

gerontic wrinkle 老年性皱纹

giant nevus 巨痣

glabella 眉间点（左右颧骨颞嵴相距最近处作一连线与正中矢状面的交点）

glabellar frown lines 眉间皱纹

glandulae tarsus 睑板腺

Gn（gnathion，Gn）颏顶点（颏前点与颏下点的中点）

Go（gonion，Go）下颌角点（下颌角最向外、向下和向后突出的一点）

golden point in body 人体黄金点

gonadotropin 促性腺激素

grade 3 cancer 3 期癌症

granulate 肉芽形成

granulation wound 肉芽创面

grastrocnemius hypertroph 腓肠肌肥大

gravitation wrinkle 重力性皱纹

gray line of lid margin 睑缘灰线

greater alar cartilage 鼻翼大软骨

growth cycle of hair 毛发生长周期

gryposis penis 阴茎下弯畸形

gummy smile 露龈笑

gynecomastia 男性乳房女性化，男子乳房发育

hair micrografting 显微毛发移植术

hair minigrafting 微株毛发移植术

half buried horizontal mattress suture 半埋入横褥式缝合法

Haller ring 乳晕静脉环

hand rhytidectomy 手部除皱术

harelip 唇裂

harmony beauty of body 人体和谐美

hawk nose 鹰钩鼻

helix 耳轮

hemangioma 血管瘤

hematoma 血肿

hemispherical breast 半球形乳房

hermaphroditism 两性畸形

hemoclip 血管夹

hemovac/drainage tube 引流管

hepatocyte growth factor（HGF）造血生长因子

herniated orbital fat 眶脂肪疝

herniation 疝出

hierarchy of needs 需要层次

high density polyethylene（HDPE）高密度聚乙烯

hip circumference 臀围（臀部向后突出部位的水平围长）

hirsutism 异毛恶发（局部或全身毛发异常增多），多毛症

homeostasis 内环境稳定

horizontal circumference of head 头水平围（经眉间点至头后点的头水平周长）

horizontal bipedicle 水平双蒂

horizontal mattress suture 水平褥式缝合

hormonal therapy 激素治疗

human dermal fibroblast（HDF）人真皮成纤维细胞

humerus 肱骨头

humerus intertubercular groove 肱骨结节间沟

humoral immune function 体液免疫功能

hump nose 驼峰鼻

hyaluronic acid 透明质酸，玻璃酸

hydrogel 水凝胶

hymen repair 处女膜修补（术）

hymen rupture 处女膜破裂

hyperextension 伸展过度

hypermastia 乳房肥大

hyperpigmentation 色素沉着［pigmentation-polyposis syndrome 口周黑子病（色素沉着-息肉综合征）］

hyperplasia of mandibular angle 下颌角肥大

hypertrophy of mandibular angle 下颌角肥大

hypertrichosis 多毛症

hypertrophic nose plasty 鼻头整形术

hypertrophy 肥大

hypertrophy of breast 乳房肥大

hypertrophy of orbicularis oculi muscle 眼轮匝肌肥厚

hypogenetic micromastia 原发性乳房发育不良

hypophasis 眼睑闭合不全

hypopigmentation 色素减退

hypothalamic releasing factor 下丘脑释放因子

inion 枕外隆凸点（枕骨上项线与正中矢状面的交点）

IARC（International Agency of Research on Cancer）国际肿瘤研究所

iatrogenic spread of cancer 医源性癌播散

iliocristale（Ic）髂嵴点（正位时，髂嵴向外最突出体表的投影点）

insulin-like growth factor（IGF）胰岛素生长因子

International Cancer Research Date Bank（ICRDB）国际肿瘤研究资料库

immunodeficiency 免疫缺乏，免疫缺陷

implant malposition 假体错位

implant-soft tissue dynamics 假体与胸部软组织之间的力学关系

internal mammary artery 乳房内动脉

intercostobrachial nerve 肋间臂神经

implantation 植入；置入（假体用"置入"较好）

implantation cyst 植入性囊肿

implantation materials 植入物，内用组织代用品

incidence rate 发病率

incision biopsy 切取活组织检查

incisional scar 切口瘢痕

incomplete cleft lip 不完全唇裂

incomplete syndactyly 不完全并指（并趾）

indirect skin flap 间接皮瓣

indirect transfer 间接移转

individuality 人格，个性

individual mental characteristics 个性心理特征

infiltrative growth 浸润性生长

inflammatory 炎性的

inframammary crease ligament 乳房下皱襞

韧带

inject erugation 注射除皱术

injection gun 注射枪

in-situ 原位

intercartilagenous incision of nasal vestibule 鼻前庭软骨间切迹

intermediate thickness skin graft 中厚皮片，断层皮片

internipple breadth 乳头间宽

interpupillary distance 瞳孔间距

interrupted suture 间断缝合法

intertragal notch 屏间切迹

intradermal nevus 皮内痣

intradermal suture 皮内缝合法

intraductal carcinoma 导管内癌

intralesional excision 病灶内切除（术），对偶三角皮瓣成形术

intrinsic factor 内源性因素

invasion 发病；侵略；侵害

invasiveness 侵犯性

inverted nipple 乳头内陷

irradiation 放射，照射

irritant contact dermatitis 刺激性接触性皮炎

island fascial flap 岛状筋膜瓣

itching 痒

Jackson's safety triangle 杰克逊安全三角（颈前下部，两侧胸锁乳突肌内侧缘间的三角区）

Jacod syndrome 雅科德综合征（三联征）（单侧眼失明、眼肌麻痹及面瘫或三叉神经痛）

jaw 颌，颌骨

jerking phenomenon （胸肌收缩）成嵌顿现象

jugomaxillary 颧颌的

jugular 颈的，颈静脉的

junction 结合处，接点，连接，界

junctional nevus 交界痣

justo 正；正常

justo major 大于正常；过大

justo minor 小于正常；过小

Kaposi's sarcoma Kaposi 肉瘤（皮肤多发性出血性肉瘤）

keloid 瘢痕疙瘩，蟹足肿

keloidectomy 瘢痕瘤切除术

keratoacanthoma 角化棘皮瘤

keratosis 角化病

key approximation suture 定位缝合

keyhole pattern 钥匙孔样

key point 关键标志

knee circumference 膝围（经髌骨中点的膝水平围长）

knee height 膝高（站立时，髌骨中点至地面的垂直距离）

knuckle pad 指节垫（指关节伸侧皮肤纤维性增厚所致的局部隆起）

kojic acid 曲酸

krypton laser 氪激光（同时产生波长 568 nm 的黄光和波长为 521～530 nm 的绿光激光）

lumbar fat 腰部脂肪

labial hypertrophy 小阴唇肥大

labial arch 唇弓

lacrimal duct fracture 泪道断裂

lactation 哺乳

lagopthalmus 眼睑闭合不全,兔眼

Langer line 郎格线,皮纹线

laser depilation 激光脱毛术

laser erugation 激光除皱术

lash 睫毛

lasolabial groove 鼻唇沟

lateral row 外侧列(下腹壁动脉的外侧分支)

lateral pedicle 外侧皮瓣蒂

lateral thoracic artery and vein 胸外侧动静脉

lateral canthus 外眦

lateral cutaneous branch (肋间神经)外侧皮支

lateral nasal cartilage 鼻侧软骨

latissimus dorse 背阔肌

latissimus dorsi myocutaneous flap 背阔肌肌皮瓣

lengthening of penis 阴茎延长术

lentigo 雀斑

levator palpebrae muscle composite flap suspension 上睑提肌复合瓣悬吊术

Li (labrale inferius, Li) 下唇中点(下唇红缘弧线与正中矢状面的交点)

lidocaine 利多卡因

lifting 除皱术

limen nasi 鼻阈

linear epidermal nevus 疣状痣,线状表皮痣,表皮痣

linear semilunaris 半月线

linear scar 线状瘢痕

liomyosarcoma 平滑肌肉瘤

lip line 唇线

lipectomy 脂肪切除术

lipidosis in abdominal wall 腹壁脂肪堆积

lipoblastoma 成脂细胞瘤

liposarcoma 脂肪肉瘤

liposuction in abdominal wall 腹壁脂肪抽吸(术)

little finger polydactyly 小指多指

local heat 局部体表温度

local infiltration 局部浸润麻醉

local skin flap 局部皮瓣

long Kelly clamp 长柄凯利钳

longitudinally 纵行

lower eyelid bag 下睑袋

lower eyelid marginal incision 眼袋睑缘切口

low grade fever 低热

lower-pole expansion (乳房)下部分软组织的膨胀程度

lower-pole constriction (乳房)下部分呈现萎缩状态

Ls (labrale superius, Ls) 上唇中点(上唇红缘两弧线的切线与正中矢状面的交点)

lumbale 腰点(第5腰椎棘突尖端处)

lumbar fat 腰部脂肪

Louis angle 胸骨角(胸骨柄与胸骨体相交处微向前突的角,与第2肋软骨相连,是记数肋骨的标志)

lymph node dissection 淋巴结清除术

lymph obstructive ulcer 淋巴阻塞性溃疡

lymphangitic spread 淋巴道播散

lymphatic metastasis 淋巴管转移

lymphedema 淋巴水肿

M（metopion，M）额中点（两侧额结节最突点的连线与正中矢状面的交点）

macrocheilia 巨唇

macrodactyly 巨指

macrolabia 小阴唇肥大

macromastia 巨乳房，大乳房

macrotia 大耳畸形，巨耳症

major histocompatibility complex（MHC）主要组织相容性(抗原)复合体

malalignment(mal + alignment) 排列不齐，对合不齐

malar fat pad 颧脂肪垫

maldevelopment 发育不良

malformation 形成不良，畸形

malignancy 恶性

malignant 恶性的

Maccollum-Dingman dissector 脐部隆乳改制的剥离子

mammography 乳房 X 线照片，乳房数码造影

mandibular protrusion 下颌前突

maneuver（处理)方法

manufacture 制备

marionette 木偶线（样）

massage 按摩

masseter hypertrophy 咬肌肥大

mastatrophy 乳房萎缩

mastectomy 乳房切除术

mastopexy 乳房固定术

mastoptosis 乳房下垂

mattress suture 褥式缝合

matrix metalloproteinase-1，MMP-1 基质金属蛋白酶

Me（menton，Me）颏下点

medial canthopexy 内眦固定术

medical biomaterial 医用生物材料

megalodactyly 巨指,巨趾

Meibomian gland 迈博姆腺,睑板腺

melanocyte 黑素细胞

mental cervical adhesion 颏颈粘连

mesoderm 中胚层

mesosternale 胸中点（左右第 4 胸肋关节上缘的连线与正中矢状面的交点）

metaplasia 化生;组织变形

metastasis by blood vessel 血道转移

metastasis by contact 接触转移

metopic point/metopion 额中点

microangiography 微血管造影

microcarcinoma 微小癌

micromastia 小乳房,小乳症

micropenis 小阴茎

microstomia 小口畸形

microsurgery 显微外科

microtia 小耳畸形

microvascular anastomosis 微血管吻合

midaxillary line 腋中线

midclavicular line 锁骨中线

midhumeral point 上臂中点

migration 移转

milium 粟丘疹

minimal manipulation（脂肪组织的）微创操作

minor alar cartilage 鼻翼小软骨

mitten deformity 连指手套状并指

mixed hemangioma 混合性血管瘤

modified radical mastectomy 改良乳癌根治术

moderate profile 中突的假体

Mongolian spot 蒙古斑，胎斑

Montgomery areolar glands 蒙哥马利腺，乳晕腺

monocryl 可吸收线

monograph 论文，专文

mosque dome 圆顶状

Mst（mesosternale，Mst）胸中点（左右第4胸肋关节上缘的连续与正中矢状面的交点）

mucosa grafting 黏膜移植术

Müller's muscle 米勒肌（睑状肌环部）

multiple syndactyly 多指并指

multi-detector computed tomography（超声）多探头 CT

musculophrenic artery 肌膈动脉

musculocutaneous perforating branch 肌肉皮肤穿支

muscle 肌肉

musculo-cutaneous artery 肌皮动脉

musculo-fascial flap 肌 – 筋膜瓣

myocutaneous flap 肌皮瓣

myogenic torticollis 肌性斜颈

nanofat 纳米脂肪

nasal ala 鼻翼

nasal columella 鼻小柱

nasal dorsum 鼻背

nasal midcolumella incision 鼻小柱正中切口

nasal septal cartilage 鼻中隔软骨

nasal tip butterfly incision 鼻尖蝶形切口

nasal tip defect 鼻尖缺损

nasal vestibule 鼻前庭

nasion 鼻根点

nasolabial angle 鼻唇角

nasolabial fold 鼻唇沟

nasolabial fold skin flap 鼻唇沟皮瓣

nasorostral hypertroph 鼻尖肥大

natural relief 自然缓解

neck girth Ⅰ 颈围Ⅰ（喉结下方的颈部水平面的周长）

neck girth Ⅱ 颈围Ⅱ（喉结点的颈部水平周长）

necrosis 坏死

needle biopsy 针吸活检

neoplasm of skin 皮肤赘生物，皮肤新生物

nerve block 神经阻滞术

neurofibroma 神经纤维瘤

neurofibromatosis 神经纤维瘤病

neurovascular bundle 神经血管束

neurovascular pedicle 神经血管蒂

nevus cell nevus 痣细胞痣（又称色素痣）

nevus depigmentosus 脱色素痣

nevus flammeus 鲜红斑痣

nevus flammeus neuonatorum 新生儿焰红痣，"三文鱼斑"，"鹤啄斑"

nevus of Ota 太田痣，眼上颚部褐青色痣

nipped off 咬除

nomenclature 命名法,名称,名词汇录,词汇

noninvoluting congenital hemangioma 不消退型先天性血管瘤

nose defect 鼻缺损

nose deviation 鼻偏斜

nose reconstruction 鼻再造

nostril 鼻孔

notching 缺口,切迹

nylon 尼龙

obesity 肥胖

oblique facial cleft 面斜裂,口-鼻-眼裂

obliquus externus abdominis 腹外斜肌

obliquus internus abdominis 腹内斜肌

occult carcinoma 隐性癌

occult cleft lip 隐性唇裂

Ohr-Augen-Ebene(德)眼耳平面,又称法兰克福平面(Frankfurt horizontal plane),简称 FH 平面

oil cyst 油(脂)性囊肿

oily skin 油性皮肤

operating loupe 手术放大镜

operating microscope 手术显微镜

operant conditioning 操作性条件作用

oral commissuroplasty 口角成形术

orbital septum release 眼袋眶隔释放法

oriental eyelid 单睑,单眼皮

oro-ocular facial cleft 口眼裂(Tessier Ⅳ 型颜面裂)

orthodontic surgery 正颌外科

ortho-position skin flap 邻位皮瓣

osseous flap 骨瓣

otoplasty 耳成形术

outcome 结果

overlapping skin grafting 重叠植皮术(多层真皮重叠移植于受区的手术)

overlapping suture 重叠缝合(在两层组织之间上下交错缝合的方法)

Paget disease of the nipple 乳头的 Paget 病

palmar aponeuroectomy 掌腱膜切除术

palmar aponeurotomy 掌腱膜切开术

palmar fascia contracture 掌腱膜挛缩

palpebra 眼睑

palpebral conjunctiva 睑结膜

palpebral fissure 睑裂

palsy 瘫痪,麻痹

papilla (pl. papillae) 乳头,乳头状凸起物

papilloma 乳头状瘤

paracentesis 穿刺术

paralysis 瘫痪,麻痹

paralytic ectropion 麻痹性睑外翻,松弛型睑外翻

paranasal ala sulcus 鼻翼沟

parasternal line 胸骨旁线

parathormone 甲状旁腺激素

partial ear defect 耳郭部分缺损

pedicled TRAM flap 带蒂腹直肌肌皮瓣法

pectoral muscles 胸大肌

pectoralis major myocutaneous flap 胸大肌肌皮瓣

perforator artery 动脉穿支

perioral frown lines 口周皱纹

periorbital hyperpigmentation 眼周色素沉

着,黑眼圈

periorbital wrinkle 鱼尾纹

periosteal elevator 骨膜剥离子

permanence 永久性,永久的事物

perpendicular 垂直

phalloplasty 阴茎成形术

philtrum 人中

philtrum ridge 人中嵴

phimosis 包茎

photoaging 光老化

photon rejuvenation 光子嫩肤术,强脉冲光
    嫩肤术

pit of labial arch 唇弓凹(皮肤与红唇缘所
    形成的中央凹点)

planning of skin flap in reverse 皮瓣试样
    法,皮瓣逆转设计法

platyrrhiny 阔鼻(形似蛙鼻状的异常鼻形)

PMMA (polymethyl methacrylate, PMMA)
    聚甲基丙烯酸甲酯,有机玻璃

pocket ear 袋状耳

Poland syndrome 波伦综合征

polymastia 多乳房畸形

port-wine stain 葡萄酒样痣

posterior auricular skin flap 耳后皮瓣

posterior palpebral limbus 眼睑后缘,眼睑
    后唇(灰线后方)

post-operation radiotherapy 术后放射治疗

postoperative satisfaction 术后满意度

postoperative secondary deformity of cleft lip
    唇裂术后继发畸形

postural symmetry 对称体态

precancerous lesion 癌前病变

preinvasive carcinoma 浸润前期癌

preoperative markings 术前设计

pre-operation radiotherapy 术前放射治疗

prolene mesh 网格状聚丙烯材料(替代腹
    直肌)

pressure dressing 压力包扎,加压包扎

preventive screening program 预防性筛选
    计划

primary invested nipple 原发性乳头内陷

profilometer 面型(形)测定器

prognosis 预后

proliferation 增生

proliferative 增生性

prominent ear 先天性招风耳畸形

promoting agent 促进因素

prospective study 前瞻性研究

PTFE (polytetrafluoroethylene, PTTE) 聚
    四氟乙烯

ptotic breast 松垂乳房

ptosis of breast 乳房下垂

ptosis of lateral canthus 外眦角下垂

puberal macromastia 青春期巨乳房

pubes grafting 阴毛再植(术)

punch biopsy 钻取(穿刺)活组织检查

purse-string suture 荷包口状缝合(法)

Q-switched alexandrite laser Q 开关翠绿宝
    石脉冲激光器

Q-switch technique Q 开关技术,调 Q 技术

quadrant 四分体;象限

quality 性质,质量

questionnaire 问卷法

quod vide(q. v.) 参照,参阅

qy（query）询问

quote 引用;证;述（be quoted as 被指出;be quote from 引自）

rad 拉德（放射吸收量单位）

radiation injury 放射损伤

radical 根治的;根治;病原

radiotherapy 放射治疗,放射疗法

radix nasi 鼻根

random pattern skin flap 随意型皮瓣;任意皮瓣

randomization 随机分组

rapidly involuting congenital hemangioma 迅速消退型先天性血管瘤

raw surface 创面

razor-thin graft 刃厚皮片

rebuilding 重建

recipient bed 受植床

reconstruction 再造

rectus abdominis 腹直肌

recumbent 俯卧

recurrence 复发

reductive rhinoplasty 鼻缩小成形术

redundant circumcision 包皮环切术

redundant prepuce 包皮过长

reestablishing 重建

refrigerated tissue graft 冷藏组织移植物

regression 消退,退化

rehabilitation 复原,康复

rejection 排斥

relative risk（RR）相对危险

relaxation incision 减张切口

relaxation suture 减张缝合（法）

relaxed skin tension line 松弛皮肤张力线

release 松解

relief 缓解

remote skin flap 远位皮瓣

repair 修复

repetition expansion 重复扩张;接力扩张

resection 切除术

residual cancer 残余癌

resurfacing 换肤术

retracted nipple 乳头内陷（缩）

retraction of upper eyelid 上睑退缩

retromammary space 乳房后间隙

retropectoralis muscle space 胸大肌后间隙

retrospective study 回顾性研究

revascularization 血管再形成,血循环重建

rhinophyma 肥大性酒渣鼻

rhinoplasty 鼻成形术

rhomboid skin flap 菱形皮瓣

rhytidectomy 除皱术

RICH（rapidly involuting congenital hemangioma,RICH）迅速消退型先天性血管瘤

ridge of Cupid bow 唇弓嵴,唇峰

ridge of labial arch 唇弓嵴,唇峰

rippling 波纹现象（指隆乳术后,假体周围组织有皱褶的情况）

rippling phenomenon 波纹现象

roentgen（R）伦琴（X 线量单位）

round implant 圆形（乳房）假体

Sa（superaurale,简称 Sa）耳上点（眼耳平面时,耳轮上缘最高的一点）

saddle nose 鞍鼻

sag 下垂

satyr ear 尖耳轮耳;类猩猩耳

Sba（subaurale 简称 Sba）耳下点（眼耳平面时,耳垂最下的一点）

scapha 耳舟

scar 瘢痕

scar diathesis 瘢痕素质

scar-free skin resurfacing 无瘢痕皮肤磨削术

scarring 长瘢痕

Se（sellion 简称 Se）鼻梁点（侧面观,鼻梁在正中矢状面上的最凹点）

sebaceous nevus 皮脂腺痣

secondary invested nipple 继发性乳头内陷（inverted 颠倒;invested 陷入,包埋）

secondary obesity 继发性肥胖;病理性肥胖

seep 渗漏

segmental blood supply 节段性血供

selective dissection 选择性清除术

self-actualization demand 自我实现的需要

senile angioma 老年性血管瘤

senile blepharochalasis of upper eyelid 老年性上睑下垂

septum orbitale 眶隔

sequelae of skin staining 皮肤着色后遗症

seroma 血清肿

sharp dissection 锐性分离

sheath of rectus abdominis 腹直肌鞘

short nose 短鼻

shortening operation of musculus levator palpebrae superioris 上睑提肌缩短术

silicone 硅胶

silicone rubber （医用)硅橡胶;硅胶

simple corpulence 单纯性肥胖;生理性肥胖

single pedicle flap 单蒂皮瓣

single syndactyly 两指并指;两趾并趾

skin appendage 皮肤的附属器

skin barrier 皮肤屏障

skin flap conditioning 皮瓣训练

skin flap flattening 皮瓣舒平(术)

skin flap pedicle division 皮瓣断蒂(术)

skin flap revision 皮瓣修整(术)

skin flap thinning 皮瓣修薄(术)

skin flap transfer 皮瓣转移

skin lesion 皮肤损害

skin line 皮纹线;皮纹

skin aging 皮肤老化

skin photoaging 皮肤光老化

skin progressive facial hemiatrophy 进行性单侧面萎缩症

skin rejuvenation 面部年轻化,嫩肤术

skin soft tissue expansion 皮肤软组织扩张术;皮肤扩张术

skin tag 皮赘,又称软纤维瘤、软垂瘤

skin tension line 皮肤张力线

skin ulcer 皮肤溃疡

SMAS （Superficial muscular aponeurotic system,SMAS）浅表肌腱膜系统

SMAS-malarligament SMAS 颧颊部韧带

smooth implant 光面假体

soft fibroma 软纤维瘤;皮赘

soft tissue tightening 软组织提紧术

space beneath dorsal nasal fascia 鼻背筋膜

后间隙(位于鼻背筋膜与鼻骨骨膜之间的潜在间隙)

specimen 样本

sphere 球形

Spitz nevus 斯皮茨痣,良性幼年黑素瘤

split breast flap 乳房劈裂瓣

squamous cell carcinoma 鳞状细胞癌

squeezing 压缩

staging excision 分次切除术,分期切除术

staple 缝合器

staphylococcus epidermis 表皮葡萄球菌

stellate incision 放线状切口,星状切口

stem cell 干细胞

stem cell viability 干细胞的活性

stenosis of vagina 阴道狭窄

stepping deformity(乳房上部的)凹陷或阶梯样变形

stepping suture 阶梯状缝合

steri-strip 免缝胶带,切口胶布,皮肤胶布

sternal angle 胸骨角

steroid receptor 激素受体

straight nose 直鼻

strand break of DNA DNA 链断裂

stratum basale 基底层

stratum corneum 角质层

stratum granulosum 颗粒层

stratum lucidum 透明层

stratum spinosum 棘层

strawberry hemangioma 草莓状血管瘤

stripping 剥离

subcutaneous cleft lip 隐性唇裂

subglandular space(乳房)腺下间隙

subpectoralis major space 胸大肌下间隙

suction lipectomy 脂肪抽吸(术)

super pulsed CO_2 laser 超脉冲二氧化碳激光器

supporting brassiere 辅助胸衣

superficial epigastric vein 上腹壁浅静脉

superficial fascia 浅筋膜

superficial layer or superficial 浅筋膜层

superficial layer of deep temporal fascia 颞深筋膜浅层

superficial musculoapoeurotic system 浅表肌腱膜系统

superficial temporal fascia 颞浅筋膜

superficial temporal fat pad 颞浅脂肪垫

superior palpebral sulcus 上睑沟;重睑沟

superomedial pedicle 上内侧蒂部

supernumerary digit 多指

superior pedicle 上方皮瓣蒂

superolateral pedicle 上外侧皮瓣蒂

supportive mesh framework 腺体外围网罩固定

surmount 克服,超过,打破,覆盖

survival 存活

survival rate 生存率

survive 成活

suspension operation of orbicularis oculi muscle 眼轮匝肌悬吊术

suspensory ligament of breast 乳房悬韧带

suspensory platysma ligament 颈阔肌悬韧带

Sust(substernale,Sust)胸下点(胸骨体下缘与剑突相连处同正中矢状面的交点)

suture mark 针迹瘢痕，缝线瘢痕

SVF-gel 脂肪干细胞胶（Stromal vascular fraction，SVF）基质血管成分

swan neck deformity 鹅颈畸形

symmetry 对称

symmetry beauty of body 人体对称美

syn（词头）同，共，与，顺

syncarcinogenesis 综合致癌作用

syndactyly 并趾

syndactyly of finger lip 指端并指

syringoma 汗管瘤

T（tragion，T）耳屏点（耳屏软骨上缘向耳轮脚移行处的一点）

take 成活

target cell 靶细胞

tarsal gland 睑板腺

tarsal plate 睑板

tattoo 文身

technique of micro-invasive aesthetic 微创美容技术

technique of non-invasive aesthetic 无创美容技术

Tegaderm 透气胶膜

telangiectasis 毛细（血）管扩张

telecanthus 内眦间距过宽

temperament beauty 气质美

temporal lifting 颞部除皱术

temporal rhytidectomy 颞部除皱术

textured implant 毛面假体

thermal diffusion time 热弛豫时间

three sections and five eyes in face 三停五眼（面部）

three-aperture 三孔

thrombosis 血栓

through and through suture 贯穿缝合（法）

thumb lengthening 拇指延长术

tightening operation of orbicularis oculi muscle 眼轮匝肌紧缩术

tip 尖端

tissue typing 组织分型

TNM 临床肿瘤分期 TNM 系统

tonguetie 舌系带短缩

torticollis 斜颈

total ear reconstruction 全耳郭再造术

total subfascial pocket 满意的（完全的）筋膜下间隙

transfix mattress suture 贯穿褥式缝合结扎法

transforming growth factor-β_1 TGF-β_1 转录生长因子 β_1

transitional epithelium 移行上皮

transplantation 移植，移植法

transposition skin flap 易位皮瓣

transverse mattress suture 水平褥式缝合

trapezius muscle 斜方肌

treatise 论文，论著

tuberous breast 管状乳房

tubular breast 筒状乳房

tumescent 肿胀液

tumescent liposuction 肿胀技术吸脂术

tunica conjunctiva palpebrarum 睑结膜

type 0 of facial cleft 0 型面裂（主要表现为面部前正中线的面裂，可伴随组织缺损或多余。）

type Ⅰ of facial cleft Ⅰ型面裂（始于唇弓嵴的面裂，可通过鼻孔向上延伸。常见的唇裂即为此类型。）

type Ⅱ of facial cleft Ⅱ型面裂（始于唇弓嵴的面裂，鼻翼的中央部发育不良并向上牵拉。）

type Ⅲ of facial cleft Ⅲ型面裂（起于唇弓嵴自鼻翼基部向头部延伸，止于下睑的下泪点的面裂，骨性破坏广泛。）

type Ⅳ of facial cleft Ⅳ型面裂（始于唇弓侧面，绕鼻部向上止于泪点的面裂，鼻部基本完整。）

type Ⅴ of facial cleft Ⅴ型面裂（起始于口角的内侧，横贯面颊至下睑的中 1/3 处。上唇与下睑距离缩短。）

type Ⅵ of facial cleft Ⅵ型面裂（巨型颅面裂，下颌面骨发育不全，轻微的眼睑外侧缺损，向下颌角延伸，口角未受波及。）

type Ⅶ of facial cleft Ⅶ型面裂（第 1、第 2 腮弓发育障碍，半侧颜面发育不良，患侧短小，偏颌无耳或小耳畸形。）

type Ⅷ of facial cleft Ⅷ型面裂（从外眦延伸至颞区的面裂，单发者少，多伴其他型面裂同时出现。）

type Ⅸ of facial cleft Ⅸ型面裂（罕见，颅的上半球开始受累，上眼睑外 1/3 眶及其下面的外上眶缘和眶顶皆受累。）

type Ⅹ of facial cleft Ⅹ型面裂（定位于中 1/3 眼睑和眉毛的面裂，相当于Ⅳ型面裂的延伸，可有额眶脑膜膨出。）

type Ⅺ of facial cleft Ⅺ型面裂（多与Ⅲ型面裂同时发生，从上睑内侧及眉毛内 1/

3 延伸至发际。）

type Ⅻ of facial cleft Ⅻ型面裂（颅面裂向颅部的延伸，内侧眉受累，眶距增宽。）

type ⅩⅢ of facial cleft ⅩⅢ型面裂（Ⅰ型面裂向颅部延伸的面裂。眉毛内侧端受累，常有眶距过宽。）

type ⅩⅣ of facial cleft ⅩⅣ型面裂（最后返回中线的面裂。此型面裂与 0 号裂一样，存在组织的缺损和增生，脑膨出，眦距宽。）

type A botulinum toxin A 型肉毒毒素

ulcer 溃疡

ultrasonic liposuction 超声吸脂（术）

umbilicated nipple 脐形乳嘴

umbilication 脐状凹陷

umbilicus 脐孔

unilateral cleft lip 单侧唇裂

unstable scar 不稳定瘢痕

upward migration （假体）向上移位

upper eyelid retraction 上睑回缩

upper pole fullness （乳房）上部过于丰满

urethroplasty 尿道成形术

urethrovaginal fistula 尿道阴道瘘

uric acid erugation 玻尿酸除皱术

V （vertex 简称 V）颅顶点（直立平视时，颅骨在正中矢状面上的最高点）

vagina construction by pedicled skin flap grafting
带蒂皮瓣转移阴道成形术

vaginal agenesis 阴道缺失，阴道发育不全

vaginal reconstruction 阴道再造术

vaginal relaxation 阴道松弛

vaginal tightening surgery 阴道紧缩术

vascular malformation 血管畸形

vascular pattern 血管模式

vascular endothelial growth factor（VEGF）血管内皮生长因子

vascularity 血供，多血管（状态）

vaseline 凡士林

venous malformation 静脉畸形

venous stasis ulcer 静脉淤积性溃疡

venous thrombi 静脉血栓

venous supercharging 静脉增压作用

vermilion 朱砂，红唇

vermilionectomy 红唇切除术

verruca plana 扁平疣，青年扁平疣

verruca vulgaris 寻常疣

vertical mattress suture 纵褥式缝合（法）

visual treatment objective 术后面型预测分析

vitiligo 白癜风

VM（vascular malformation，VM）血管畸形（venous malformation，VM）静脉畸形，海绵状血管瘤

voluminous 大体积的

von Recklighausen disease 神经纤维瘤病

V-Y plasty V-Y 成形术

waist circumference 腰围

waterfall deformity 瀑布样变形

webbed neck 蹼（状）颈

wedge excision 楔形切除（术）

white lip 白唇

wide excision 广泛切除

Wolfe-Krause free skin graft Wolfe-Krause 皮片，全厚皮片

wrinkle 皱纹

wrinkle dispelling 祛除皱纹

wrinkle of forehead 额横纹；抬头纹

wry neck 先天性斜颈

wry nose deformity 歪鼻畸形

xanthoma 黄色瘤

xanthelasma 睑黄瘤；睑黄疣

xeroradiography 干板 X 线照相术

X-ray cephalometrics X 线投影测量

X-ray crystallography X 线晶体照相术

X-ray therapy X 射线疗法

yoke 隆突；轭

alveolar yokes of mandible 下颌骨牙槽轭

alveolar yokes of maxilla 上颌骨牙槽轭

Y-V plasty Y-V 成形术

Z-plasty Z 成形术

Zy（zygion，Zy）颧点；颧弓点（颧弓上最向外突出的一点）

zygomatic arch hypertrophy 颧弓肥大

zygomatic hypertrophy 颧骨肥大

zygomatic ligament 颧弓韧带

β-lymphocyte β-淋巴细胞

12 妇科相关词汇

aborticide 堕胎(药)

abortifacient *n.* 堕胎药 *a.* 堕胎的

abortion 流产,小产

abortive 夭折的,流产的,无结果的

abscess 脓肿

absorption 吸收(作用)

abstain 戒,避免

acquire 获得,得到

acquired 后天的,获得的

acquisition 获得,掌握

acrocyanosis 手足发绀,肢端发绀症(acro + cyanosis 发绀,青紫)

activation 激活,活性反应,活性化作用

acute 急性的

acyclovir 阿昔洛韦,无环鸟苷(治疗疱疹的药物)

adenomyoma 腺肌瘤;子宫内膜瘤

adhesion 粘连,黏附物

adnexa 附件(adnexal *a.* 附件的)

adnexitis 子宫附件炎

adult 成年人的,成熟的

advance 进展;前移术

advanced 晚期的,老年的,高级的,先进的

advent 来临

adversely 不利地,相反地

aerobic 需氧的

aerogel 气凝胶

afetal 无胎的

agalactia 乳汁不足

age *v.* 变老,老化 *n.* 年龄,年纪;寿命

aging 衰老,老化

allelotaxis 异源发生(一个器官由数个不同的胚质发生)

allelotaxy 异源发生

allergy 变态反应,过敏反应

aminotransferase 氨基转移酶(transaminase 转氨酶)

amnion 羊膜

ample 充分的,足够的

amputation 切除术,截肢,切断术

amyotrophy/amyotrophia 肌萎缩

anal 肛门的

anencephaly 先天无脑(畸形)

anergic 无反应的,无活动力度

anergy 无变应性;无力

an(a)esthesia 感觉缺失,麻木,麻醉(法)

angina 心绞痛;咽峡炎

angiography 血管造影术

anomaly 异常,畸形

anoxia 缺氧症

anticonceptive/contraceptive 避孕药

anus 肛门

areola 乳晕

asphyxia 窒息

asymmetrical 不对称的,偏位的

asymptomatic 无症状的

atresia 闭锁(畸形),不通

atretic 闭锁的,萎缩的

auscultation 听诊

autoimmunity 自体免疫性

availability 可用性,有效性

bacillary 杆菌的,杆菌性的;杆状的

Bartholin's gland 巴氏腺,前庭大腺(Tiede-
mann glands;greater vestibular glands)

bed pan 便盆

beforehand 预先

bleed v. 流血 bleeding n. 出血

breast cancer 乳腺癌

bruit 杂音

bubo 腹股沟淋巴结炎

bulge 肿胀,隆起

cancer 癌,恶性肿瘤

carrier 带菌者,媒介物,载体

casual 临时的,随便的,偶然的

catheterization 导管插入(术),导尿(术)

cause 引起

cauterization 烧灼术;烧灼;腐蚀

caution 警告;小心,谨慎

cervical 颈的;子宫颈

cervicitis 子宫颈炎

cervix 颈;子宫颈

cesarean-section 剖腹产手术,剖宫产术

characterize 表示……的特性,成为……的
特性

checkpoint 关键点,检查点

childbirth 分娩,生产

clitoris 阴蒂

coitus 性交,交媾

colicky 绞痛的

coma 昏迷

complain 主诉

complaint 主诉,病痛

conceive 受孕,怀胎

conception 妊娠,受孕

concomitant 相伴的,伴随的

condom 避孕套,阴茎套

condyloma 湿疣,尖锐湿疣

confinement 限制;分娩

confirm 确认,证实;坚定

culdocentesis 后穹隆穿刺术

decidua 蜕膜

decidual 蜕膜的

delivery 分娩,释放,演讲

disequilibrium 平衡失调

dyspareunia 性交困难,性交疼痛(症)

dystocia 难产

dysuria 排尿困难

ectopic 异位的

egg 卵

eliminate 排除,清除,消灭

embolism 栓子,栓塞

embryo 胚,胚胎

endometrial 子宫内膜的

endometriosis 子宫内膜异位

enema 灌肠法

engage 从事于;约定;入盆

epidemic 流行,流行病

episiotomy 会阴切开术

estradiol 雌二醇

estrogen 雌激素

etiology 病因学,病因

eugenics 优生学

evacuate 排空,排除

exfetation 宫外孕

exploration 探索,探查

extraordinary 非常的,特别的

extrauterine 子宫外的

faeces/feces 粪便,排泄物;糟粕

fallopian 输卵管

fertility 生育力

fertilization 受精

fetal 胎儿的

fimbria(pl. fimbriae)伞;毛缘(fimbrae of uterine tube 输卵管伞)

fimbrioplasty 输卵管伞端成形术

forceps 钳,产钳

full-term 足月的

futility 无益,无效

galactorrhea 溢乳

gauze 纱布

genitalia 生殖器

genitourinary 泌尿生殖器的

gestation 妊娠,怀孕

gluteal 臀肌的;臀的

gynecology 妇科学

heal 治愈,愈合,痊愈

hyperflexion 屈曲过度(hyper + flexion 弯曲)

hyperplasia 增殖,肥大

hypomenorrhea 月经过少(hypo + menorrhea 月经)

hypoxemia 血氧过少,低氧血症

hysterectomy 子宫切除术

hysteroscopic 宫腔镜检的

hysteroscopy 宫腔镜检查

hysterotomy 子宫切开术

iatrogenic 医源性的

identify 识别,鉴定,验明;明确

imminent 急迫的,危急的

immunomodulator 免疫调节剂

imperforate 无孔的,闭锁的;无齿孔的

imperforation 闭锁(畸形)

infertility 不生育,不育症

insemination 受精

intensify 加强,加剧

intercourse 交际;性交

intrauterine 子宫内的

irrigate 冲洗

isthmus 峡部

justify 证明……为正当

koilocyte 凹空细胞(是 HPV 感染时宫颈上皮的特征性改变)

labour 分娩

laparotomy 剖腹术

leucorrhea 白带

leukoplakia 黏膜白斑

lochia 恶露,经血

luteinize 黄体化

mammogram 乳房 X 线照片

masculinize 男性化(指女子)

mastitis 乳腺炎

maternal 母亲的,母系的

maternity 母性;产院

menarche 月经初潮

mendelian 孟德尔的,孟德尔法则的,孟德尔遗传学的

menopause 绝经(期)

menorrhagia 经血过多

mensis 月经

metrorrhagia 子宫不规则出血

miscarriage 流产,小产

myometrium 子宫肌层

neonate n. 新生儿;a. 新生的

obliquimeter （骨盆）斜度计

oligomenorrhea 月经稀发(olig + o + menor-rhea)

oocyte 卵母细胞;卵巢

oophorectomy 卵巢切除术(oophor + ectomy 切除术)

ovarian 卵巢的

ovary 卵巢

overall 全面的;综合的;总的

oviduct 输卵管

ovulate 排卵

ovum 卵,卵子

parametrium 子宫旁组织

parous 经产的

parturition 分娩

pelvis 骨盆;盂;肾盂

perineal 会阴的

perineum 会阴

peritoneal 腹膜的

peritoneoscope（laparoscope）腹腔镜（piri-tone + o + scope)

polyp 息肉

postmenopausal 绝经后的

prevention 预防

quadrant 象限,四分之一圆

quadrate 正方形的

quarantine *v.* 对……进行检疫,隔离 *n.* 隔离期,检验期

radioactivity 放射

randomly 随机的,任意的

rectal 肛门的,直肠的

rectovaginal 直肠阴道的(rect + o + vaginal 阴道的)

rupture 破裂;疝;脱肠

salpingitis 输卵管炎;咽鼓管炎

salpingograph 输卵管造影术

scout 定位

spastic 痉挛的

sphincter 括约肌

suppurate 化脓

suprapubic 耻骨弓上的(supra + pubic 耻骨的)

tender 触痛的,敏感的

teratogenesis *n.* 畸形生长,畸形发生(terat + o + genesis 起源,发生)

teratoma 畸胎瘤

transfuse 输血

urethra 尿道

urinate 排尿,小便

uteritis 子宫炎

vaginitis 阴道炎

virilescence (女性的)男性化

vulvitis 外阴炎

XO syndrome XO 综合征(是一种表型为女性的疾患,其特征是身材矮小,婴儿型性器官,只有一个 XO 性染色体,另一 X 或 Y 染色体缺乏)

zygote 合子,受精卵

13 儿科相关词汇

abdominal reflex 腹壁反射

abdominal distention/swollen belly 腹部膨胀

abolition of reflex/areflexia 反射消失

acquired 获得性的,后天的

acute abdomen 急腹症

acute colitis 急性结肠炎

acute disease 急性病

acute infectious lymphocytosis 急性传染性淋巴细胞增多症

acute respiratory disease(ARD)急性呼吸道疾病

acute suppurative tonsillitis 急性化脓性扁桃体炎

acute hemiplegia in infancy and childhood 急性小儿偏瘫综合征

α-fetoprotein 甲胎蛋白

air-borne 空气传播的

air-conditioning 空气调节

allergy/allergic reaction 过敏反应

ambulatory treatment 门诊治疗

ambulance 救护车

anaphylaxis/anaphylactic reaction 过敏反应

ankle jerk 踝反射

antagonistic action 拮抗作用

antibiotics 抗生素

antibody/antisubstance 抗体

anticoagulant therapy 抗凝疗法

antigen 抗原

antipathogen 抗病原物质

antivirin(AV)抗病毒素

aphrenia/dementia 痴呆

aphthous ulcer 口疮性溃疡

appendicitis 阑尾炎

arthritis/arthrositis 关节炎

ascaridosis/ascariasis/ascariosis 蛔虫病

attack 发作

ataxic gait 共济失调步态

augmentation of borborygmus/increased borborygmus 肠鸣音亢进

autistic childhood psychosis/autism 儿童孤独精神病,自闭症

A-V interval 房室间期

Babinski reflex 巴彬斯基征

Bacilli Calmette-Guérin(BCG)卡介苗,结核菌苗

hand-borne infection 经手传染

BCG vaccine 卡介苗

bis in die(b. i. d.)每日 2 次

blind enema 肛管排气

boarding abdomen 板样腹

booster dose 加强剂量

bradylogia/bradylalia 言语徐缓

bradymasesis 咀嚼困难

Brazelton Neonatal Behavioral Assessment Scale (BNBAS) 布雷泽尔顿新生儿行为评定量表，亦称"月子里新生儿行为评定量表"(Neonatal Behavioral Assessment Scale)新生儿行为检查量表 。

breath-holding 憋气

broad-spectrum antibiotic/wide-spectrum antibiotic 广谱抗生素

brucellosis 布鲁斯杆菌病

carcinoma of the lungs/lung cancer 肺癌

case 病例

case report 病例(案)报道

case notes/case record 病例(案)记录

case record/chart 病历

cataract 白内障

catarrhal inflammation 卡他性炎症

cervical lymph gland 颈淋巴腺

cervical adenitis 颈淋巴腺炎

chart holder 病历夹

chicken chest/pigeon breast 鸡胸

child institution 儿童机构

children's day 儿童节

child sanatorium 儿童疗养院

childhood 儿童期

child hygiene/child health 儿童卫生

children's hospital 儿童医院

child welfare 儿童福利

chill 寒颤

cirrhosis of liver/hepatocirrhosis 肝硬变,肝硬化

clinical manifestation 临床表现

clinical pediatrics 临床儿科学

clinicopathological analysis 临床病理分析

clinicopathological conference(CPC)临床病理讨论(会)

cold compress 冷敷

colic/tormina 绞痛

coma 昏迷

common cold 感冒,伤风

commonly encountered diseases 常见病

complication 并发症

compound 复方(合)的

concomitant symptom 伴发症状

concomitant symptom/associated symptom 伴随症状

congenital cataract 先天性白内障

conservative treatment 保守疗法

constipation 便秘

consulting physician/consulting staff 会诊医师

contagious disease 接触传染病

contact infection/contagious infection 接触传染

control 控制

convalescent diet 恢复期饮食

convalescent serum 恢复期血清

convulsion 惊厥

cough 咳嗽

cotton swab/cotton stick 棉签

critical point 临界点

cross infection 交叉感染

custodial case 监护病例

cyanosis 发绀,青紫

differential diagnosis 鉴别诊断

disseminated intravascular coagulation (DIC)弥漫性血管内凝血,播散性血管内凝血

diminished borborygmus 肠鸣音减弱

diphtheria 白喉

disorder 病症

dissemination 散播

department of pediatrics 儿科

developmental pediatrics 发育儿科学

drip/instillation 滴注法

drug allergy 药物(诱发)过敏反应

dullness/torpidity 迟钝

dry cough/tussiculation 干咳(tussicula 轻咳;tussiculation 干咳,烦咳)

dysentery 痢疾

dyspnea 呼吸困难

embarrassment 窘迫

emergency call/emergency treatment 急诊

emergency 急症

empyema 积脓,脓胸

enteritis 肠炎

epidemic hemorrhagic fever/Songo fever 流行性出血热

epidemic parotitis/mumps 流行性腮腺炎

epilepsy 癫痫

eruption 发疹

erythrocyte/red blood cell 红细胞

eurhythmia 发育均匀

expectoration 咳(出)痰

exposure 暴露

faculty of pediatrics 儿科系

fasting/jejunitas 禁食(jejunitis n. 空肠炎)

fatality rate 病死率

fecal-borne 粪便传播的

fever/feverishness/febrility/pyrexia 发热

first aid 急救

first visit/new case 初诊

fluctuation/undulation 波动

focus 病灶

fullness 发胀

fulminant dysentery 暴发型痢疾

gait 步态

gallop rhythm/cantering rhythm 奔马律

gargle/gargarisma 含漱液,漱口液

gene 基因

goggles 护目镜

Gordon sign 戈登征

gram/gramme 克

grouping/typing 分(组)型

half-breed 混血儿

hand-borne infection 经手传染

head nurse 护士长

health care for infants and children 儿童保健

hematochezia/hemafecia/bloody stool 便血

hemorrhagic fewer virus(HFV)流行性出血热病毒

hepatomegaly/hepatomegalia 肝(肿)大

herpangina viruses 疱疹性咽峡炎病毒

herpes labialis 唇疱疹

herpes zoster virus 带状疱疹病毒

herpes zoster varicellosus 水痘样带状疱疹

hexadactylia/hexadactylism/hexadactyly 六指(趾)畸形

high-risk infant 高危产婴

Hoffmann's sign 霍夫曼征

hormone/endocrine 激素

hunger pain 饥饿痛

hydrops 积水

hyperemesis 剧吐

hyperemia 充血

hyperenteritis 重度肠炎

hyperfunction 亢进(指功能)

hyperglycemia 高血糖

hyperpyrexial fever 过高热

hypertension 高血压

hypoalbuminemia 低白蛋白血症

hypoimmunity 免疫力减低

hypotension 低血压

hypoxemia/hypoxaemia 低氧血症

hypoplasia/aplasia/hypogensis/dysgenesis/ underdevelopment 发育不全

ice compress 冰敷

immunity 免疫

immunoglobulin(Ig)免疫球蛋白(主要有: IgG, IgA, IgM, IgD, IgE)

improvement 改善

incidence of disease/morbidity/morbility/attack rate 发病率

incidence 发生率(数)

incitant 刺激因素；提神药

incontinence of feces and urine/gatism 大小便失禁

infectious disease/communicable disease 传染病

influenza/febris catarrhalis 流行性感冒

influenza virus 流行性感冒病毒

influenza/febris catarrhalis 流行性感冒

instill/instil 滴注

instinct 本能；天性

insufficiency/inadequacy/incompetence/incompetency 闭锁不全,关闭不全

institute of pediatrics 儿科研究所

interferon(IFN)干扰素

intestinal hemorrhage/enterorrhagia 肠出血

interim report 临时报告

intermittent fever/anetus 间歇热

intracranial pressure 颅内压

intramuscular injection(IM)肌内注射

intravenous drip 静脉点滴；静脉滴注法

intravenous transfusion(IVT)静脉输液(血)

irregular aggregation 不规则聚合

irregular fever 不规则发热

irritable cough 刺激性咳

jaundice/icterus 黄疸

jaundice of newborn/icterus neonatorum 新生儿黄疸

Kawazaki disease 川崎病(急性热性黏膜皮肤淋巴结综合征)

keratosis 角化病

latent allergy 潜伏性变态反应

lethargy 昏睡

leucocyte count 白细胞计数

leucopenia 白细胞减少

leucocytosis 白细胞增多

leukemia 白血病

level diagnosis 定位诊断

liquid diet 流质饮食

liparodyspnea 肥胖性呼吸困难

long-acting 长作用的,长效的

low-birth-weight infant 低出生体重儿,出生低体重儿(出生体重低于 2 500 g 的婴儿)

lymphadenitis 淋巴结炎

lymphedema 淋巴水肿

lymphocytopenia 淋巴细胞减少

lymphocytosis/achroocytosis 淋巴细胞增多

macule/spot/patch 斑(点)

maculopapular 斑丘疹的

maldevelopment/dysplasia 发育不良

manipulator 操作者

mark/label 标记

mask 口罩

mass treatment 集体治疗

mature infant 成熟儿

measles virus 麻疹病毒

measurement 测量

mechanism of disease/pathogenesis/etio-pathogenesis 发病机理

mental hypoplasia 精神发育不良

MERS-CoV 中东呼吸综合征冠状病毒

microgenesis 发育过小

mild purgative 缓泻剂,轻泻药

mitral insufficiency 二尖瓣闭锁不全

mixed infection/polyinfection 混合感染

mobility 可动性

moderate development 发育中等

monitoring ward 监护病房

Monilia albicans/Candida albicans/Blasto-myces albicans 白色念珠菌

moron 低能儿(智商落后于正常平均值两个标准差)

morbidity rate 患病率

monitor 监护仪

macula/rash/exanthema/maculosum 斑疹

mumps virus 流行性腮腺炎病毒

muscle force 肌力

myotonia 肌强直

nasal alae/ala nasi 鼻翼

neck flexion reflex 颈屈反射(牵拉新生儿腕部,使从仰卧位中坐起,颈部出现的屈曲反射)

necrosis/gangrene/thanatosis 坏死

night sweat 盗汗

norm/standard 标准

nurse 护士

nursing 护理

obesity/adiposis 肥胖病

official formula 法定处方

on critical condition 病危

onset of disease 发病

opisthotonos 角弓反张

Oppenheim reflex 奥本海姆反射

outbreak 暴发

outpatient 门诊病人

outpatient department(OPD)/ambulant clinic 门诊部

overdevelopment/hyperevolutism/hypergenesis 发育过度

over indulgence in food(in drink) 暴食(饮)

palpitation examination of abdomen/abdominal touch 腹部触诊

pallor 苍白

palpation/tactus 触诊

paracentesis/puncture 穿刺术

paraplegia 截瘫

parapertussis 副百日咳

paratyphoid fever 副伤寒

parasitis 寄生虫病

Parkinson's disease 帕金森病,震颤麻痹

paroxysmal 发作的,阵发的

pathological reflex 病理反射

pathologic diagnosis 病理诊断

pediadontology 儿童牙科学

pediatric 儿科的

pediatrics 儿科学

pediatric diagnosis and treatment 儿科诊疗学

pediatric ward 儿科病房

pediatrician 儿科医生

pediatrist 儿科医师

pedology 儿童发育学

pendular 摆动的

pertussoid 百日咳样的(咳嗽)

percussion 叩诊

peritonitis 腹膜炎

peroral infection 经口传染

peroral 经口的,口服

phimosis/capistration 包茎

pitting edema 压凹性水肿

pneumonia/pulmonitis 肺炎

pneumococcal 肺炎球菌的

polynucleosis 多形核白细胞增多

prepuce/foreskin 包皮

preventive pediatrics 预防儿科学

previous illness/past history 既往病史

procedure 步骤

pseudomonas aeruginosa 绿脓杆菌,绿脓假单胞菌

pulmonary insufficiency 肺动脉瓣闭锁不全

pulmonic second sound(P_2) 肺动脉第二音

pulmonary consolidation 肺实变

pulmonary embolism 肺栓塞

pulmonary edema/pneumonedema 肺水肿

public medical care 公费医疗

pulse 脉搏

pyogenic pleurisy/empyema/pyothorax 化脓性胸膜炎

quarter in die(q. i. d.) 每日4次

radical treatment 根治疗法

rale 啰音,罗音

reaction of degeneration 变性反应

reaction period 反应期

reaction/response 反应

rebound 反跳

recrudescence 复发(几日或几星期后又复发)

recurrence rate 复发率

redundant prepuce 包皮过长

regurgitation 反胃

rehabilitation 康复

residual infection 残余感染

resolve sputum/phlegm 化痰

retching/dysemesis/vomiturition 干呕

retention of catheter 留置导尿

rheumatoid disease 类风湿病

rheumatoid arthritis 类风湿性关节炎

rheumatoid arthritis test(RAT)类风湿性关节炎试验

rheumatoid factor(RF)类风湿因子

rheumatism/rheumatic disease 风湿病

rheumatic heart disease 风湿性心脏病

ring/circle 环

route of infection 传染途径

routine examination 常规检查

rubeola/rubella/German measles 风疹

rubella virus 风疹病毒

sanitation/assanation 环境卫生

SARS-Co V 严重急性呼吸系统综合征冠状病毒

septicemia/septemia/ichoremia/ichorrhemia 败血症

scheme 方案

scurvy 坏血病

short bowel syndrome 短肠综合征(见于新生儿,可引起吸收不良)

specimen/sample 标本

semiconsciousness 半清醒

semiliquid diet 半流质饮食

semisupination 半仰卧位,半旋后

semitransparent/translucent 半透明的

sideeffect/side reaction 副作用

silent period 静止期

sinus rhythm 窦性节律

sinus arrhythmia 窦性心率不齐

sinus bradycardia 窦性心搏徐缓

soapsuds enema 肥皂水灌肠

society of pediatrics 儿科学会

stabbing pain/stitch 刺痛

symbiotic childhood psychosis 儿童共生性精神病(小儿因受与母亲分居的威胁出现的精神失常,如无故大哭、大闹,乱脱衣,外奔等)

sonarography 超声扫描术

source of infection 感染源

spasm 痉挛

spasmodic cough 痉挛性咳嗽

sudden attack of a serious illness 暴病

stem cell 干细胞

stertorous respiration 鼾声呼吸

stimulation 刺激作用

strict bed rest 绝对卧床休息

streptococcus 链球菌

subclinical 临床症状不显的,亚临床的

supersensitivity 超敏性

suppurative lymphadenitis 化脓性淋巴结炎

symposium 论文集

teaching hospital 教学医院

technic/technique 技术

tenderness 触痛

tetralogy of Fallot 法乐氏四联征

ter in die(t. i. d.)每日 3 次

thrush 鹅口疮

tonsillitis/amygdalitis 扁桃体炎

topoparesthesia 局部感觉异常

toxemia/toxicemia 毒血症

traffic accident 交通事故

treatise/essay 论文

trilogy of Fallot 法乐氏三联征

tremor 颤抖

tube/cannula 插管

tuberculosis 结核病

tuberculoid 结核(病)样的

twitch 抽搐

typhus/typhus fever 斑疹伤寒

valve 瓣(膜)

valvular insufficiency/valvular inadequacy 瓣膜闭锁不全

venepuncture/venipuncture 静脉穿刺

ventilation 换气

vesicular stomatitis virus 疱疹性口炎病毒

vice chief physician 副主任医师

viral diarrhea 病毒性腹泻

viral lymphadenitis 病毒性淋巴结炎

virology 病毒学

virus 病毒

virusemia 病毒血症

ward 病室(房)

ward round 查(病)房

wheal 风团(块)

whooping cough/pertussis 百日咳

width 宽度

women and children health station 妇幼保健站

14 解剖相关名词

artery 动脉(以下简写为 a.);muscle 肌肉(以下简写为 m. 通常省略);nerve 神经(以下简写为 n.);vein 静脉(以下简写为 v.)

abdominal aorta 腹主动脉

abdominal ring 腹环

abdominal portion(esophagus)食管腹段

abducent n. (Ⅵ)展神经

abductor digiti minimi 小指(趾)展肌

abductor hallucis 踇展肌

abductor pollicis brevis 拇短展肌

abductor pollicis longus 拇长展肌

adductor tubercle 收肌结节

accessory left renal artery 副左肾动脉

accessory n. (Ⅺ)副神经

accessory parotid gland 副腮腺

accessory nucleus of oculomotor n. 动眼神经副核

acetabulum 髋臼

acetabular fossa 髋臼窝

Achilles tendon/calcaneal tendo n. 跟腱(阿希莱斯腱)

acromion 肩峰

adductor longus 长收肌

adductor magnus 大收肌

adductor muscle group 收肌群

adipose body of orbit 眶脂体

adrenal gland 肾上腺

alveolar process 牙槽突

ampulla ductus deferentis 输精管壶腹

anal a. 肛动脉

anal canal 肛管

angular notch 角切迹

anal sphincter 肛门括约肌

anal n. 肛神经

anal sinuses 肛窦

anal valves 肛瓣

anatomical neck 解剖颈

anatomical snuffbox 鼻烟壶(位于腕和手背桡侧,伸展拇指时,呈尖向拇指的三角形凹陷。)

anconeus 肘肌

angular v. 内眦静脉

angular gyrus 角回

angular notch 角切迹

angle of mouth 口角

ansa cervicalis 颈祥(襻)

anterior horn 前角

anterior layer of sheath of rectus abdominis
腹直肌鞘前层

anterolateral fortanelle 蝶囟

anterior belly of digastric 二腹肌前腹

anterior superior iliac spine 髂前上棘

anterior inferior iliac spine 髂前下棘

anterior, posterior deep temporal a. 颞深前
动脉、颞深后动脉

anterior cerebral a. 大脑前动脉

anterior chamber 前房

anterior cruciate ligament 前交叉韧带

anterior fontanelle 前囟

anterior scalenus 前斜角肌

anterior superior iliac spine 髂前上棘

angle of rib 肋角

ankle joint 踝关节

annulus fibrosus 纤维环

anus 肛门

aorta 主动脉

aortic hiatus 主动脉裂孔

aortic arch 主动脉弓

aortic valve 主动脉瓣

apex of heart 心尖

apex of lung 肺尖

apex of nose 鼻尖

apical lymph nodes 尖淋巴结

aponeurosis 腱膜

appendicular a. 阑尾动脉

appendix 阑尾

aortic arch 主动脉弓

arched fibers 弓状纤维

arcuate line 半环线,弓状线

areola of breast 乳晕

arterial duct triangle 动脉导管三角

arterial ligament 动脉韧带

articular fovea 关节凹

anterior median fissure 前正中裂

articular tubercle 关节结节

articular surface 关节面

articular capsule 关节囊

articular disc 关节盘

articular cavity 关节腔

articular cartilage 关节软骨

ascending aorta 升主动脉

ascending colon 升结肠

auditory tube(pharyngotympanic tube) 咽
鼓管

auriculotemporal n. 耳颞神经

axillary artery 腋动脉

axillary n. 腋神经

axillary fossa 腋腔;腋窝

axillary lymph nodes 腋窝淋巴结

auditory ossicles 听小骨

auricle(pinna)耳郭

auricle of ear 耳郭

axis 枢椎

azygos v. 奇静脉

back of nose 鼻背

basilar a. 基底动脉

basal layer 基底层

basilic v. 贵要静脉

biceps brachii 肱二头肌

biceps femoris(long head) 股二头肌(长头)

bicipital tendon 肱二头肌腱

bicipital aponeurosis 肱二头肌腱膜

bladder 膀胱

bone marrow 骨髓

brachial a. 肱动脉

brachial plexus a. 臂丛动脉

brachial m. 肱肌

brachiocephalic v. 头臂静脉

blood vessel 血管

body of pubis 耻骨体

body of uterus 子宫体

body of gallbladder 胆囊体

bone matrix 骨基质

brachial plexus 臂丛

brachial a. 肱动脉

brachial plexus($C_5 \sim T_1$) 臂神经丛

brachiocephalic trunk 头臂干

brachioradialis 肱桡肌

brain 脑

buccal branches 颊支

buccal a. 颊动脉

buccal n. 颊神经

buccal branches of facial n. 面神经颊支

buccinator 颊肌

bulbocavernosus 球海绵体肌

bulb of urethra 尿道球

bulb of vestibule 前庭球

caecum 盲肠

calcaneus 跟骨

calcaneal tuber 跟骨结节

calcarine sulcus 距状沟

Calot's triangle 胆囊三角

calvaria 颅盖,头顶

capitate bone 头状骨

cardia 胃贲门

carina of trachea 气管隆嵴

carotid sinus 颈动脉窦

carotid triangle 颈动脉三角

carpal canal 腕管

cartilaginous region 软骨区

catheter 导管

cauda equina 马尾

caudate lobe of liver 肝尾状叶

caudate nucleus 尾状核

cavernous body of penis 阴茎海绵体

cavernous body of urethra 尿道海绵体

cavernous sinus 海绵窦

cavity of uterus/uterine cavity 子宫腔

cecum 盲肠

celiac a. 腹腔动脉

celiac ganglia 腹腔神经节

celiac trunk 腹腔干

central sulcus 中央沟

cephalic v. 头静脉

cerebellum 小脑

cerebellar hemisphere 小脑半球

cerebellomedullary cistern 小脑延髓池

cerebral falx 大脑镰

cerebral dura mater 硬脑膜

cerebral aqueduct 大脑水管

aqueduct of midbrain/mesencephalic aqueduct 中脑水管(本词第 1 表达与大脑水管的表达相同)

cervical branch 颈支

cervical branch of facial n. 面神经颈支

cervical lymph nodes 颈淋巴结

cervical nerves 颈神经(8 对)

cervical plexus(C₁ ~ C₄)颈神经丛

cervical portion(esophagus)食管颈段

cervix 子宫颈

chest wall perforators 胸壁血管穿支

choroid layer 脉络膜层

ciliary body 睫状体

cingulate gyrus 扣带回(脑)

circumflex scapular a. branch 旋肩胛动脉分支

clavicle 锁骨

clitoris 阴蒂

coccygeal plexus(S₄ ~ Co₁)尾神经丛

coccyx 尾骨

common bile duct 胆总管

common carotid a. 颈总动脉

common hepatic a. 肝总动脉

common hepatic duct 肝总管

common iliac a. 髂总动脉

common iliac v. 髂总静脉

common iliac lymphatics 髂总淋巴管

common palmar digital n. 指掌侧总神经

common peroneal n. 腓总神经

conjoint tendon 联合腱

conjunctiva 结膜

conus medullaris 脊髓圆锥

coracoid process 喙突

cornea 角膜

corpus callosum 胼胝体

corona radiate 辐射冠

coronary a. 冠状动脉

coronoid process of ulna 尺骨冠突

coronal suture 冠状缝

costal arch 肋弓

costal bone 肋骨

costal cartilage 肋软骨

cortical bone 皮质骨

costodiaphragmatic recess 肋膈隐窝

cranial periosteum 颅骨骨膜

cribriform plate 筛板

cricothyroid 环甲肌

crista galli 鸡冠

crus of clitoris 阴蒂脚

crus of penis 阴茎脚

cuboid bone 骰骨

cuneiform bone 楔骨

cystic a. 胆囊动脉

cystic duct 胆囊管

deep branch of ulnar n. 尺神经深支

deep facial v. 面深静脉

deep perineal space 会阴深隙

deep peroneal n. 腓深神经

deep temporal a. 颞深动脉

deltoid 三角肌

dentate nucleus 齿状核

depressor anguli oris 降口角肌

depressor labii inferioris 降下唇肌

dermis 真皮

descending part of duodenum 十二指肠降部

descending colon 降结肠

diaphragm 横膈;膈

digastric 二腹肌的,二腹的

diploë 板障

distal crease of finger 指远侧纹

distal palmar crease 掌远纹

dorsal a. of foot 足背动脉

dorsal branch of ulnar n. 尺神经手背支

dorsal thalamus 背侧丘脑

dorsal venous arch of foot 足背静脉弓

dorsal venous rete of hand 手背静脉网

dorsalis pedis a. 足背动脉

dorsal a. of food 足背动脉

ductus deferens 输精管

duodenum 十二指肠

ejaculatory duct 射精管

epidermis 上皮

epididymis(*pl.* epididymides) 附睾

epidural fat 硬膜外脂肪

epiglottis 会厌

erector spinae 竖脊肌

esophagus 食管

esophageal v. 食管静脉

esophageal hiatus 食管裂孔

ethmoid sinus 筛窦

extensor pollicis brevis 拇短伸肌

external anal sphincter 肛门外括约肌

external auditory meatus(auditory canal)外
耳道

external acoustic meatus 外耳道

external carotid a. 颈外动脉

external laryngeal n. 喉外神经

external oblique aponeurosis 腹外斜肌腱膜

external jugular v. 颈外静脉

external iliac a. 髂外动脉

external iliac v. 髂外静脉

external oblique 腹外斜肌

external pudendal v. 阴部外静脉

extensor carpi radialis longus 桡侧腕长伸肌

extensor carpi radialis brevis 桡侧腕短伸肌

extensor digitorum 指伸肌

extensor digitorum brevis 趾短伸肌

extensor digitorum longus 趾长伸肌

extensor digiti minimi 小指伸肌

extensor hallucis longus 踇长伸肌

extensor retinaculum 伸肌支持带

eyeball 眼球

facial a. 面动脉

facial n.（Ⅶ）面神经

falciform ligament 镰状韧带

female pudendum 女阴

female urethra 女性尿道

femoral a. 股动脉

femoral v. 股静脉

femoral of head 股骨头

femoral sheath 股鞘

femoral n. 股神经

femur 股骨

fibula 腓骨

fibular collateral ligament 腓侧副韧带

fibular head 腓骨头

filum terminale 终丝

fimbria of uterine tube 输卵管伞

first rib 第一肋

fissure for ligamentum teres hepatis 肝圆韧带裂

fissure for ligamentum venosum 静脉韧带裂

flexor carpi radialis 桡侧腕屈肌

flexor carpi ulnaris 尺侧腕屈肌

flexor digiti minimi brevis 小指短屈肌

flexor digitorum brevis 指（趾）短屈肌

flexor digitorum profundus 指深屈肌

flexor digitorum superficialis 指浅屈肌

flexor digitorum longus 趾长屈肌

flexor hallucis longus 姆长屈肌

flexor pollicis brevis 拇短屈肌

flexor retinaculum 屈肌支持带

foramen lacerum 破裂孔

foramen magnum 枕骨大孔

fornix 穹隆

fornix of vagina 阴道穹

fovea centralis 中央凹

fovea of femoral head 股骨头凹

frontal belly of occipitofrontalis 枕额肌额腹

frontal branch 额支

frontal bone 额骨

frontal lobe 额叶

frontal sinus 额窦

frontal branch of superficial temporal *a.* 颞浅动脉额支

frontal process of zygomatic bone 颧骨额突

fundus of stomach 胃底

fundus of the gallbladder 胆囊底

fundus of uterus 子宫底

galea aponeurotica 帽状腱膜

gastric fold 胃襞

gastrocnemius 腓肠肌

gastrocolic ligament 胃结肠韧带

gastroduodenal a. 胃十二指肠动脉

geniohyoid（genio-颏）颏舌骨肌

genioglossus 颏舌肌

genitofemoral n.（genito-生殖（器））生殖股神经

genital branch of genitofemoral n. 生殖股神经生殖支

glenoid cavity 关节盂

glossopharyngeal n.（Ⅸ）（gloss + o + pharyngeal 咽的）舌咽神经

gluteus maximus（*pl.* maxima 或 maximums）臀大肌

gluteus minimus 臀小肌

gluteus medius 臀中肌

gracilis 股薄肌

great auricular n. 耳大神经

great saphenous v. 大隐静脉

greater curvature of stomach 胃大弯

greater horn of hyoid bone 舌骨大角

greater occipital n. 枕大神经（occipital a. 枕动脉）

greater lip of pudendum 大阴唇

greater omentum 大网膜

greater trochanter 股骨大转子

greater vestibular gland 前庭大腺

greater wing of sphenoid bone 蝶骨大翼

gallbladder 胆囊

quadratus femoris 股方肌

gyrus rectus 直回（脑）

hair follicle 毛囊

hair root 发根

hamate bone 钩骨

hard palate 硬腭

haustra of colon（单 haustrum）结肠袋

head of femora（单 femur）股骨头

head of humerus 肱骨头

head of radius 桡骨头

head of ulna 尺骨头

heart 心

hepatic flexure of colon 结肠肝曲

hepatic portal v. 肝门静脉

hepatoduodenal ligament 肝十二指肠韧带

hepatorenal recess 肝肾隐窝

hiatal hernia 裂孔疝

hiatus semilunaris 半月裂孔

hippocampus 海马（解剖名）

horizontal fissure of right lung 右肺水平裂

horizontal part of duodenum 十二指肠水平部

horn of uterus 子宫角

humeral trochlea 肱骨滑车

humeroradial joint 肱桡关节

humeroulnar joint 肱尺关节

humerus 肱骨

hyoid bone 舌骨

hypoglossal n. （Ⅻ）舌下神经

hypophysis 垂体

hypothenar 小鱼际

ileal a. 回肠动脉

ileum 回肠

ileocolic a. 回结肠动脉

ileocecal valve 回盲瓣

ileocecal orifice 回盲口

iliolumbar a. 髂腰动脉

iliopsoas 髂腰肌

incus 砧骨

infraglottic cavity 声门下腔

infraspinatus 冈下肌

infratemporal fossa 颞下窝

inferior vena cava（IVC）下腔静脉

inferior alveolar a. 下牙槽动脉

inferior fascia of pelvic diaphragm 盆膈下筋膜

inferior fascia of urogenital diaphragm 尿生殖膈下筋膜

inferior frontal gyrus 额下回

inferior horn of lateral ventricle 侧脑室下角

inferior lateral genicular a. 膝下外侧动脉

inferior lobe of right lung 右肺下叶

inferior margin of the mandible 下颌骨下缘

inferior medial genicular a. 膝下内侧动脉

inferior peroneal retinaculum 腓骨肌下支持韧带

inferior pubic ramus 耻骨下支

infrasternal angle 胸骨下角

inguinal ligament 腹股沟韧带

inguinal lymph nodes 腹股沟淋巴结

inguinal lymphatic vessel 腹股沟淋巴管

ilioinguinal n. 髂腹股沟神经

iliohypogastric n. 髂腹下神经

ilium 髂骨

iliacus m. 髂肌

iliac crest 髂嵴

iliotibial tract 髂胫束

injected contrast 注射造影剂

insula 脑岛，岛叶

intercondylar eminence 髁间隆起

intermediate cuneiform bone 中间楔骨

intermediate femoral cutaneous n. 股中间皮神经

intermediate hepatic v. 肝中静脉

internal acoustic meatus 内耳道

internal capsule 内囊

internal carotid a. 颈内动脉

internal（interior）jugular v. 颈内静脉

internal iliac a. 髂内动脉

internal iliac v. 髂内静脉

internal jugular v. 颈内静脉

internal laryngeal n. 喉上神经内支

internal mammary a. 乳房内动脉

internal pudendal a. 阴部内动脉

internal thoracic a. 胸廓内动脉

internal urethral orifice 尿道内口

inferior angle of scapula 肩胛骨下角

inferior colliculus（pl. colliculi）下丘

inferior concha 下鼻甲

inferior constrictor of pharyx 咽下缩肌

inferior epigastric a. 腹壁下动脉

inferior fossa of clavicle 锁骨下窝

inferior gluteal a. 臀下动脉

inferior gluteal cutaneous n. 臀下皮神经

inferior gluteal n. 臀下神经

inferior intervertebral notch 椎弓下切迹

inferior lobe of lung 肺下叶

inferior meatus 下鼻道

inferior mensenteric a. 肠系膜下动脉

inferior mensenteric v. 肠系膜下静脉

inferior radioulnar joint 下桡尺关节

inferior rectal a. 直肠下动脉

inferior root of ansa cervicalis 颈袢（襻）下根

inferior sagittal sinus 下矢状窦

inferior thyroid a. 甲状腺下动脉

inferior tibiofibular joint 下胫腓关节

inferior vesical a. 膀胱下动脉

interior jugular v. 颈内静脉

intervertebral disc 椎间盘

intervertebral foramen 椎间孔

intervertebral disc space 椎间隙

iris 虹膜

ischium 坐骨

ischioanal fossa 坐骨肛门窝

ischiocavernosus 坐骨海绵体肌

ischial tuberosity 坐骨结节

ischial ramus 坐骨支

ischiadic n. 坐骨神经

isthmus of thyroid gland 甲状腺峡部

jejunum 空肠

jejunal artery 空肠动脉

jugular foramen 颈静脉孔

jugular notch 颈静脉切迹

kidney 肾

labial peak 唇峰

labial tuber 唇珠

labial vermilion 唇红

lacrimal gland 泪腺

lactiferous sinus 输乳窦

lambdoid suture 人字缝

lamina of cricoid cartilage 环状软骨板

lamina of thyroid cartilage 甲状软骨板

large veins 大静脉

larynx 喉

laryngeal prominence 喉结

laryngeal vestibule 喉前庭

laryngeal part of the pharynx 喉咽部

lateral antebrachial cutaneous n. 前臂外侧皮神经

lateral cuneiform bone 外侧楔骨

lateral head of triceps brachii 肱三头肌外侧头

lateral femoral circumflex a. 旋股外侧动脉

lateral femoral condyle 股骨外侧髁

lateral femoral epicondyle 股骨外上髁

lateral femoral cutaneous n. 股外侧皮神经

lateral head of gastrocnemius 腓肠肌外侧头

lateral malleolus 外踝

lateral palpebral ligament 睑外侧韧带

lateral plantar n. 足底外侧神经

lateral plate of pterygoid process 翼突外侧板

lateral pterygoid 翼外肌

lateral meniscus 外侧半月板

lateral nasal cartilages 鼻外侧软骨

lateral occipitotemporal gyrus 枕颞外侧回

lateral pectoral n. 胸外侧神经

lateral rectus 外直肌

lateral sacral a. 骶外侧动脉

lateral sural cutaneous n. 腓肠肌外侧皮神经

lateral thoracic artery & vein 胸外侧动静脉

lateral wall of trachea 气管外侧壁

lateral ventricle 侧脑室

latissimus dorsi 背阔肌

left atrium 左心房

left colic a. 左结肠动脉

left eyeball 左眼球

left gastric a. 胃左动脉

left gastric v. 胃左静脉

left colic flexure 结肠左曲

left hepatic a. 肝左动脉

left hepatic v. 肝左静脉

left inferior thyroid a. 左甲状腺下动脉

left inferior lobar bronchus 左肺下叶支气管

left lobe of live 肝左叶

left lung 左肺

left paracolic sulcus 左结肠旁沟

left phrenic n. 左膈神经

left pulmonary a. 左肺动脉

left primary bronchus 左主支气管

left superior pulmonary v. 左肺上静脉

left superior thyroid a. 左甲状腺上动脉

left ventricle 左心室

left recurrent laryngeal n. 左喉返神经

lens 晶体

lenticular nucleus 豆状核

lesser curvature 胃小弯

lesser horn of hyoid bone 舌骨小角

lesser lip of pudendum 小阴唇

lesser occipital n. 枕小神经

lesser omentum 小网膜

lesser trochanter 小转子

lesser wing of sphenoid bone 蝶骨小翼

levator ani 肛提肌

levator labii superioris 提上唇肌

levator lablii superioris alaeque nasi 提上唇鼻翼肌

levator scapulae 提肩胛肌

levator veli palatini 腭帆提肌

ligamentum teres hepatis 肝圆韧带

ligament of ovary 卵巢固有韧带

ligament of Treitz Treitz 韧带

linea alba 腹白线

lingual a. 舌动脉

lingual n. 舌神经

liver 肝

lobar bronchus 叶支气管

lobules of mammary gland 乳腺小叶

long head biceps femoris 股二头肌长头

long head of triceps brachii 肱三头肌长头

long thoracic n. 胸长神经

longus capitis 头长肌

loose connective tissue 腱膜下疏松组织

lower lip 下唇

lumbar vertebrae 腰椎

lung 肺

lumbar nerves 腰神经(5 对)

lumbar portion of the internal vertebral venous plexus 椎内静脉丛腰部

lumbar plexus($L_1 \sim L_5$)腰神经丛

lunate bone 月骨

lymph capillaries 毛细淋巴管

lymph node 淋巴结

lymph vessels 淋巴管

macula 视盘斑

magenblase 胃泡

major alar cartilage(ala 翼,翼膜 *pl.* alae) 鼻翼大软骨

major renal calices 肾大盏

malleus 锤骨

mammary papillae 乳头

manubrium sterni 胸骨柄

mamillary process 乳突

mandible 下颌骨

mandibular condylar process 下颌骨髁突

mandibular n. 下颌神经

masseter 咬肌, 咀嚼肌

mastoid antrum 乳突窦

mastoid air cell 乳突小房

marginal mandibular branch 下颌缘支

maxillary a. 上颌动脉

maxillary sinus 上颌窦

maxilla 上颌骨

maxillary n. 上颌神经

male urethra 男性尿道

medial antebrachial cutaneous 前臂内侧皮神经

medial cuneiform bone 内侧楔骨

medial head of gastrocnemius 腓肠肌内侧头

medial malleolus 内踝

medial meniscus 内侧半月板

medial plate of pterygoid process 翼突内侧板

medial pterygoid 翼内肌

medial rectus 内直肌

medial sural cutaneus n. 腓肠肌内侧皮

神经

medial tibial condyle 胫骨内侧髁

median n. 正中神经

median cubital v. 肘正中静脉

mentolabial sulcus 颏唇沟

mesencephalon/midbrain 中脑

mesentery of the small intestine 小肠系膜

mesoappendix 阑尾系膜

metacarpal bone 掌骨

metatarsal bone 跖骨

middle cerebral a. 大脑中动脉

middle nasal concha 中鼻甲

middle crease of finger 指中间纹

middle colic a. 中结肠动脉

middle ear 中耳

middle genicular a. 膝中动脉

middle lobe of right lung 右肺中叶

middle nasal meatus 中鼻道

middle meningeal a. 脑膜中动脉

middle palmar crease 掌中纹

middle temporal gyrus 颞中回

minor alar cartilages 鼻翼小软骨

minor renal calices 肾小盏

mitral valve 二尖瓣

medial femoral condyle 股骨内侧髁

medial femoral epicondyle 股骨内上髁

medial palpebral ligament 睑内眦韧带

medial plantar n. 足底内侧神经

mediastinal lymph nodes 纵隔淋巴结

medulla oblongata 延髓

middle cerebellar peduncle 小脑中脚

middle frontal gyrus 额中回

middle gluteal cutaneous n. 臀中皮神经

mitral valve 二尖瓣

mons pubis 阴阜

mucosa 黏膜

Müller's muscle 米勒肌(睫状肌环部)

muscle belly 肌腹

musculocutaneous n. 肌皮神经(muscul + o + cutaneous 皮肤的)

muscular triangle 肌三角

mylohyoid 下颌舌骨肌

mylohyoid n. 下颌舌骨肌神经

nasolabial sulcus 鼻唇沟

nasopharynx 鼻咽

nares 鼻孔

nasal bridge 鼻柱

nasal cavity 鼻腔

nasal septum 鼻中隔

navicular bone 足舟骨

neck of rib 肋颈

neck of femur 股骨颈

neck of fibula 腓骨颈

neck of radius 桡骨颈

neck of gallbladder 胆囊颈

nerve ending 神经末梢

nipple/mammary papilla 乳头

nucleus of oculomotor n. 动眼神经核

nucleus pulposus 髓核

obliquus capitis superior 头上斜肌

obliquus capitis inferior 头下斜肌

obliquus internus abdominis 腹内斜肌

obliquus externus abdominis 腹外斜肌

oblique fissure 斜裂

obturator foramen 闭孔

obturator externus 闭孔外肌

obturator internus 闭孔内肌

obturator n. 闭孔神经

occipital a. 枕动脉

occipital lobe 枕叶

occipital sinus 枕窦

oculomotor n.（Ⅲ）动眼神经

olfactory n.（Ⅰ）嗅神经

olecranon of ulna 尺骨鹰嘴

olecranon process 鹰嘴突

olecranon fossa 鹰嘴窝

omental foramen 网膜孔

omohyoid 肩胛舌骨肌

optic disc 视盘

optic n.（Ⅱ）视神经

oral fissure 口裂

orbicularis oculi 眼轮匝肌

ophthalmic a. 眼动脉

optic chiasma 视交叉

optic n. 视神经

optic tract 视束

orbital part of orbicularis oculi 眼轮匝肌眶部

orbital plates of the frontal bones 额骨眶板

orbicularis oris m. 口轮匝肌

orbital gyri 眶回

orifice of vermiform appendix 阑尾口

oropharynx 口咽

ossification center 骨化中心

oval window 卵圆窗

ovary 卵巢

ovaries in female 卵巢（女性）

palatoglossal m. 腭舌肌

palmaris longus 掌长肌

palpebral part of orbicularis oculi 眼轮匝肌睑部

pancreas 胰

pancreatic islands（islets of Langerhans）胰岛

para-aortic lymph node 主动脉旁淋巴结

parietal bone 顶骨

pre-aortic lymph node 主动脉前淋巴结

paracentral lobule 中央小叶

paracentral sulcus 中央旁沟

parathyroid glands 甲状旁腺

paraumbilical v. 附脐静脉

paraumbilical venae（Sappeyi）（萨佩）附脐静脉

parietal branch 顶支（颞浅动脉的分支）

parietal bone 顶骨

parietal branch of superficial temporal a. 颞浅动脉顶支

parietal lobe 顶叶

parotid gland 腮腺

parotid duct 腮腺导管

patella 髌骨

patellar ligament 髌骨韧带

pectoralis major 胸大肌

pectoralis minor 胸小肌

pedicle of vertebral arch 椎弓根

pelvic brim 骨盆上口

pelvic cavity 盆腔

pericdiaphragm 盆膈

pericardicum 心包

perineal body 会阴体

perineal n. 会阴神经

perineal a. 会阴动脉

periosteum 骨膜

peritoneum 腹膜

perforating a. 穿动脉

petrous part of temporal bone 颞骨岩部

pharynx 咽

pharyngeal tonsil 咽扁桃体

philtrum 人中

phrenicocolic ligament 膈结肠韧带

phrenic n. 膈神经

pineal body 松果体

pisiform bone 豌豆骨

pituitary stalk 垂体柄

pectineus 耻骨肌

pelvic cavity 盆腔

pelvic portion of the internal vertebral venous plexus 椎内静脉丛盆部

peroneus longus 腓骨长肌

peroneus brevis 腓骨短肌

phalanx 趾(指)骨

pharynx 咽

pineal gland 松果体

piriformis 梨状肌

piriformis aperture 梨状孔

pituitary gland 脑垂体腺

plantar aponeurosis 足底腱膜

plantaris 跖肌

platysma 颈阔肌

pons 脑桥

popliteal a. 腘动脉

popliteal fossa 腘窝

postcentral gyrus 中央后回

posterior femoral cutaneous n. 股后皮神经

posterolateral fontanelle 乳突囟

posterior auricular a. 耳后动脉

posterior segmental a. 后段动脉

posterior cruciate ligament 后交叉韧带

posterior communicating a. 后交通动脉

posterior fontanelle 后囟

posterior superior alveolar a. 上牙槽后动脉

posterior auricular a. 耳后动脉

posterior belly of the digastric 二腹肌后腹

posterior cerebral a. 大脑后动脉

posterior horn of lateral ventricle 侧脑室后角

posterior superior iliac spine 髂后上棘

posterior tibial a. 胫后动脉

precentral gyrus 中央前回

pronator teres 旋前圆肌

proper hepatic a. 肝固有动脉

proper palmar digital n. 指掌侧固有神经

prostate 前列腺

prostatic urethra 尿道前列腺部

proximal crease of finger 指近侧纹

psoas major 腰大肌

pterygoid branches 翼肌支

pterygoid canal 翼管

pterygoid hamulus 翼钩

pterygoid process 翼突

pterygoid venous plexus 翼静脉丛

pubis 耻骨

pubic arch 耻骨弓

pubic tubercle 耻骨结节

pubic symphysis 耻骨联合

pudendal canal 阴部管

pudendal n. 阴部神经

pulmonary artery 肺动脉

pulmonary blood vessels 肺血管

pulmonary trunk 肺动脉干

pulmonary valve 肺动脉瓣

pulmonary veins 肺静脉

pupil 瞳孔

pylorus 幽门

pyloric antrum 幽门窦

quadrangular lobule 方形小叶

quadriceps femoris 股四头肌

quadrates femoris 股方肌

quadrates lumborum 腰方肌

radial a. 桡动脉

radial n. 桡神经

radial tuberosity 桡骨粗隆

radius 桡骨

ramus of mandibular 下颌支

retromandibular v. 下颌后静脉（retro-（在）后）

rectum 直肠

rectus abdominis 腹直肌

recurrent branch of median n. 正中神经返支

recurrent laryngeal 喉返神经

rectus capitis posterior major 头后大直肌

rectus femoris 股直肌

rectouterine pouch 直肠子宫陷凹

renal a. 肾动脉

rhomboideus major 大菱形肌

rib 肋

right adrenal gland 右肾上腺

right atrium 右心房

right auricle 右心耳

right branch of hepatic portal v. 肝门静脉右支

right coronary a. 右冠状动脉

right colic a. 右结肠动脉

right colic v. 右结肠静脉

right colic flexure 结肠右曲

right common carotid a. 右颈总动脉

right common carotid v. 右颈总静脉

right common iliac a. 右髂总动脉

right common iliac v. 右髂总静脉

right crus of diaphragm 右膈脚

right external iliac a. 右髂外动脉

right gastric v. 胃右静脉

right hepatic a. 肝右动脉

right internal iliac a. 右髂内动脉

right kidney 右肾

right lobe of liver 肝右叶

right lung 右肺

right lymphatic duct 右淋巴管

right primary bronchus 右主支气管

right pulmonary a. 右肺动脉

right recurrent laryngeal n. 右喉返神经

right renal a. 右肾动脉

right side of the heart 右心

right superior pulmonary a. 右肺上叶动脉

right superior pulmonary v. 右肺上叶静脉

right suprarenal gland 右肾上腺

right testicular a. 右睾丸动脉

right testicular v. 右睾丸静脉

right upper lobe bronchus 右上叶支气管

right ureter 右输尿管

right ventricle 右心室

risorius 笑肌

renal a. 肾动脉

renal papilla 肾乳头

renal pelvis 肾盂

renal sinus 肾窦

retina 视网膜

root of lung 肺根

round ligament of uterus 子宫圆韧带

sacral n. 骶神经(5 对)

sacral plexus(L₅ ~ S₃) 骶神经丛

sacral promontory 骶岬

sacroiliac joint 骶髂关节

sacrotuberous ligament 骶结节韧带

sacral vertebra 骶椎

sacrum 骶骨

sagittal suture 矢状缝

saphenous n. 隐神经

sartorius 缝匠肌

scalenus anterior 前斜角肌

scalp 头皮

scaphoid bone 手舟骨

scapula of spine 肩胛冈

scapula 肩胛骨

scapular circumflex a. 旋肩胛动脉

sciatic nerve 坐骨神经

sclera 巩膜

sebaceous gland 皮脂腺

sella turcica 蝶鞍

semicircular canal 半规管

semilunar line 半月线

semimembranosus 半膜肌

seminal vesicle 精囊

semispinalis capitis 头半棘肌

semitendinosus 半腱肌

septum pellucidum 透明隔

serratus anterior 前锯肌

sesamoid bone 籽骨

shaft of fibula 腓骨干(体)

shaft of humerus 肱骨干

shaft of ulna 尺骨干

short head biceps femoris 股二头肌短头

sigmoid a. 乙状结肠动脉

sigmoid colon 乙状结肠

sigmoid sinus 乙状窦

skin 皮肤

skin and superficial fascia 皮肤与浅筋膜

skull 颅骨

small intestine 小肠

small saphenous v. 小隐静脉

soft palate 软腭

soleus 比目鱼肌

sphincter ani externus (external anal sphinc-ter) 肛门外括约肌

sphincter ani internus 肛门内括约肌

sphenoid sinus 蝶窦

sphincter of urethra 尿道括约肌

spinal cord 脊髓

spinal ganglion 脊神经节

spinous process 棘突

spleen 脾

splenic a. 脾动脉

splenic v. 脾静脉

splenic flexure of colon 结肠脾曲

splenius capitis 头夹肌

stapes 镫骨

sternal angle 胸骨角

sternocleidomastoid 胸锁乳突肌

sternothyroid m. 胸骨甲状肌

sternohyoid m. 胸骨舌骨肌

sternum 胸骨

stomach 胃

straight sinus 直窦

stratum corneum/horny layer 角质层

stylomastoid foramen 茎乳孔

styloid process 茎突

styloid process of ulna 尺骨茎突

styloid process of radius 桡骨茎突

stylohyoid m. 茎突舌骨肌

styloglossus 茎突舌肌

subarachnoid space 蛛网膜下隙

subcutaneous tissue 皮下组织

suboccipital n. 枕下神经

supraspinatus 冈上肌

superficial branch of radial n. 桡神经浅支

superficial branch of ulnar n. 尺神经浅支

superficial cervical a. 颈浅动脉

superficial epigastric v. 腹壁浅静脉

superficial iliac circumflex v. 旋髂浅静脉

superficial inguinal ring 腹股沟管浅环

superficial inguinal lymph node 腹股沟浅淋

巴结

superficial lateral femoral v. 股外侧浅静脉

superficial peroneal n. 腓浅神经

superior fascia of pelvic diaphragm 盆膈上筋膜

superior fascia of urogenital diaphragm 尿生殖膈上筋膜

superior frontal gyrus 额上回

superior gluteal a. 臀上动脉

superior gluteal cutaneous n. 臀上皮神经

superior gluteal n. 臀上神经

superior intervertebral notch 椎弓上切迹

superior lateral genicular a. 膝上外侧动脉

superior lobe of right lung 右肺上叶

superior medial genicular a. 膝上内侧动脉

superior orbital fissure 眶上裂

superior pancreaticoduodenal a. 胰十二指肠上动脉

superior parietal lobule 顶上小叶

superior rectal a. 直肠上动脉

superior temporal gyrus 颞上回

supraorbital margin 眶上缘

superior vena cava 上腔静脉

superior thyroid a. 甲状腺上动脉

superior vesical a. 膀胱上动脉

supraclavicular n. 锁骨上神经

supraclavicuar fossa 锁骨上窝

suprasternal fossa 胸骨上窝

subclavian v. 锁骨下静脉

suprascapular a. 肩胛上动脉

suprascapular n. 肩胛上神经

subscapularis 肩胛下肌

subtalar joints 踝(下)关节

sympathetic trunk 交感干

subaponeurotic space 帽状腱膜下间隙

submandibular ganglion 下颌下神经节

submental v. 颏下静脉

subcutaneous tissue 皮下组织

superficial temporal a. and v. 颞浅动脉和静脉

superior mesenteric a. 肠系膜上动脉

superior mesenteric v. 肠系膜上静脉

superior peroneal retinaculum 腓骨肌上支持带

supramarginal gyrus 缘上回

sural n. 腓肠神经

surgical neck 外科颈

suspensory ligament of breast 乳房悬韧带

squamous part of temporal bone 颞骨鳞部

submandibular gland 下颌下腺

substantia nigra 黑质

superficial fascia 浅筋膜

superficial medial femoral v. 股内侧浅静脉

supratrochlear a. & v. 滑车动脉和静脉

supraorbital a. & v. 眶上动脉和静脉

superficial temporal a. 颞浅动脉

superficial transverse muscle of perineum 会阴浅横肌

superficial fascia of perineum 会阴浅筋膜

superficial perineal space 会阴浅隙

superior root of ansa cervicalis 颈袢(襻)上根

superior belly of omohyoid 肩胛舌骨肌上腹

superior colliculus 上丘

superior extensor retinaculum 伸肌上支持带

superior duodenal fold 十二指肠上襞

superior lobe of lung 左肺上叶

superior part of duodenum 十二指肠上部

superior laryngeal a. 喉上动脉

superior ophthalmic v. 眼上静脉

superior radioulnar joint 上桡尺关节

superior ramus of pubis 耻骨上支

superior sagittal sinus 上矢状窦

superior thyroid a. 甲状腺上动脉

superior tibiofibular joint 上胫腓关节

superior turbinate 上鼻甲

superior vena cava 上腔静脉

suspensory ligament of ovary 卵巢悬韧带

sweat gland 汗腺

symphysis pubis 耻骨联合

talus 距骨

talocrural(ankle)joint 距小腿关节(踝关节)

talonavicular joint 距舟关节

tarsometatarsal joints 跗跖关节

temporal bone 颞骨

temporal branches 颞支

temporal lobe 颞叶

temporal m. 颞肌

temporalis 颞肌

tendinous intersection 腱划

tendon calcaneus 跟腱

tensor fascia latae 阔筋膜张肌

tendon of biceps femoris 股二头肌腱

tendon of extensor digitorum 指伸肌腱

tendon of extensor digitorum longus 指长伸肌腱

tendon of extensor pollicis longus 拇长伸肌腱

tendon of extensor pollicis brevis 拇短伸肌腱

tendons of extensor digitorum 指伸肌腱

tendons of flexor digitorum profundus 指深屈肌腱

tendon of semitendinosus 半腱肌腱

tendon of peroneus longus 腓骨长肌腱

tensor veli palatini 腭帆张肌

tentorium of cerebellum 小脑幕

teres minor 小圆肌

testis 睾丸

testes in male 睾丸(男性)

teres major 大圆肌

thalamus 丘脑

thenar 鱼际

thenar crease 鱼际纹

thoracic aorta 胸主动脉

thoracic duct 胸导管

thoracic nerves 胸神经(12 对)

thoracic portion(食管)胸段

thoracic vertebrae 胸椎

thoracoacromial a. 胸肩峰动脉

thoracolumbar fascia 胸腰筋膜

thymus 胸腺

thymus gland 胸腺

thyroid gland 甲状腺

thyrocervical trank 甲状颈干

thyroid cartilage 甲状软骨

thyrohyoid 甲状舌骨肌

thyrohyoid ligament 甲状舌骨韧带

tibia 胫骨

tibialis anterior 胫骨前肌

tibial collateral ligament 胫侧副韧带

tibial tuberosity 胫骨粗隆

tibialis posterior 胫骨后肌

tibial n. 胫骨神经

tongue 舌

tonsil of cerebellum 小脑扁桃体

torus tubarius 咽鼓管圆枕

trachea 气管

transverse cervical a. 颈横动脉

transverse colon 横结肠

transverse nerve of neck 颈横神经

transverse pancreatic a. 胰横动脉

transverse thoracic m. 胸横肌

transversus abdominis 腹横肌

transverse colon 横结肠

transverse mesocolon 横结肠系膜

transverse process 横突

transverse sinus 横窦

trapezius 斜方肌

trapezium bone 大多角骨

trapezoid bone 小多角骨

triangle of auscultation 听诊三角

triceps brachii 肱三头肌

tricuspid valve 三尖瓣

trigeminal n.（Ⅴ）三叉神经

trigeminal ganglion 三叉神经节

triquetrum 三角骨

trochlea 滑车

trochlea of phalanges 指骨滑车

trochlear notch 滑车切迹

trochlear n. （Ⅳ）滑车神经

tubercle of rib 肋结节

tympanic cavity 鼓室

tympanic membrane 鼓膜

ulna 尺骨

ulnar a. 尺动脉

ulnar n. 尺神经

umbilicus 脐

umbilical a. 脐动脉

ureter 输尿管

urethra 尿道

urinary bladder 膀胱

uterine tube 输卵管

uterus 子宫

uvula 腭垂,悬雍垂

vagina 阴道

vaginal vestibule 阴道前庭

vagus n. （Ⅹ）迷走神经

vastus intermedius 股中间肌

vastus lateralis 股外侧肌

vastus medialis 股内侧肌

vena caval foramen 下腔静脉孔

ventricle of larynx 喉室

vermiform appendix 阑尾

vermis 小脑蚓

vertebral a. 椎动脉

vesicouterine pouch 膀胱子宫陷凹

vestibulocochlear n. （Ⅷ）前庭蜗（位听）神经（Ⅷ）

vestibular fold 前庭襞

vestibulocochlear 前庭蜗器

vessels of ovary 卵巢的血管

vitreous humor（body）玻璃体

vocal fold 声襞

wing of nose 鼻翼

xiphoid process 剑突

zygomatic arch 颧弓

zygomatic bone 颧骨

zygomatic branches 颧支

zygomaticus major 颧大肌

zygomaticus minor 颧小肌

1st dorsal interossei 第 1 骨间（足）背侧肌

1st metatarsal 第 1 跖骨

1st head of metatarsal 第 1 跖骨头

11th rib 第 11 肋

3rd ventricle 第 3 脑室

4th ventricle 第 4 脑室

5th metacarpal 第 5 掌骨

注：※耳郭(早期的书用"耳廓"，近期的书用"耳郭")。2016《现代汉语词典》第 7 版 p345 在"耳"字栏解释：耳郭包括耳轮、耳屏和耳垂。外耳包括外耳道和耳郭（并附图示）。

附Ⅰ 12 对脑神经

1. olfactory n. （Ⅰ）嗅神经

2. optic n. （Ⅱ）视神经

3. oculomotor n. （Ⅲ）动眼神经

4. trochlear n. （Ⅳ）滑车神经

5. trigeminal n. （Ⅴ）三叉神经

6. abducent n. （Ⅵ）展神经

7. facial n. （Ⅶ）面神经

8. vestibulocochlear n.（Ⅷ）前庭蜗（位听）神经

9. glossopharyngeal n.（Ⅸ）舌咽神经

10. vagus n.（Ⅹ）迷走神经

11. accessory n.（Ⅺ）副神经

12. hypoglossal n.（Ⅻ）舌下神经

附Ⅱ 全身骨骼

1. cranial bone 颅骨

2. cervical vertebrae 颈椎

3. scapula 肩胛骨

4. thoracic vertebrae 胸椎

5. lumbar vertebrae 腰椎

6. hip bone 髋骨

7. sacrum 骶骨

8. coccyx 尾骨

9. bones of foot 足骨

10. fibula 腓骨

11. tibia 胫骨

12. patella 髌骨

13. femur 股骨

14. bones of hand 手骨

15. ulna 尺骨

16. radius 桡骨

17. humerus 肱骨

18. ribs 肋骨

19. clavicle 锁骨

附Ⅲ 腋窝的血管和神经（浅层）

1. roots of the brachial flexus 臂丛根

2. ascending cervical a. 颈升动脉

3. vagus n. 迷走神经

4. scalenus anterior 前斜角肌

5. phrenic n. 膈神经

6. thyrocervical trunk 甲状颈干

7. subclavian a. 锁骨下动脉

8. axillary a. 腋动脉

9. subclavian v. 锁骨下静脉

10. thoracoacromial a. 胸肩峰动脉

11. long thoracic n. 胸长神经

12. lateral thoracic a. 胸外侧动脉

13. intercostobrachial n. 肋间臂神经

14. thoracodorsal a. 胸背动脉

15. thoracodorsal n. 胸背神经

16. biceps brachii 肱二头肌

17. medial antebrachial cutaneous n. 前臂内侧皮神经

18. median n. 正中神经

19. musculocutaneous n. 肌皮神经

20. ulnar n. 尺神经

21. radial n. 桡神经

22. brachial a. 肱动脉

23. pectoralis major 胸大肌

24. posterior humeral circumflex a. 旋肱后动脉

25. axillary n. 腋神经

26. medial cord of brachial plexus 臂丛内侧束

27. lateral cord of brachial plexus 臂丛外侧束

28. posterior cord of brachial plexus 臂丛后束

29. deltoid 三角肌

30. branch of deltoid 三角肌支

31. suprascapular a. 肩胛上动脉

32. suprascapular n. 肩胛上神经

33. transverse cervical a. 颈横动脉

34. scalenus medius 中斜角肌

附Ⅳ 前臂前区的肌

1. flexor digitorum profundus 指深屈肌

2. tendons of flexor digitorum profundus 指深屈肌腱

3. abductor digiti minimi 小指展肌

4. flexor digiti minimi brevis 小指短屈肌

5. lumbricales 蚓状肌(手)

6. adductor pollicis 拇收肌

7. flexor pollicis brevis 拇短屈肌

8. opponens pollicis 拇对掌肌

9. pronator quadratus 旋前方肌

10. flexor pollicis longus 拇长屈肌

11. flexor digitorum superficialis 指浅屈肌

12. tendons of flexor digitorum superficialis 指浅屈肌腱

13. radial head of flexor digitorum 指浅屈肌桡头

14. humeroulnar head of flexor digitorum superficialis 指浅屈肌肱尺头

附Ⅴ 呼吸系统

1. nasal cavity 鼻腔

2. oral cavity 口腔

3. pharynx 咽

4. larynx cavity 喉腔

5. trachea 气管

6. right principal bronchus 右主支气管

7. left principal bronchus 左主支气管

8. lung 肺

附Ⅵ 断层解剖(头部)(经眶前缘的冠状断面的解剖所见)

1. perpendicular plate of ethmoid 筛骨垂直板

2. frontal lobe 额叶

3. orbital plate 眶板
   ethmoid bone 筛骨

4. ethmoid air cells 筛窦

5. meddle nasal meatus and concha 中鼻道和中鼻甲

6. infraorbital nerve 眶下神经

7. maxillary sinus 上颌窦

8. inferior nasal meatus 下鼻道

9. vomer 犁骨

10. palatine process 腭突

11. maxilla 上颌骨

12. greater palatine artery and nerve 腭大动脉和神经

13. oral cavity 口腔

14. genioglossus 颏舌肌

15. geniohyoid 颏舌骨肌

16. mylohyoid 下颌舌骨肌

17. platysma 颈阔肌

18. anterior cranial fossa 颅前窝

19. levator palpebrae superioris 上睑提肌

20. periorbital fat 眶周脂肪

21. vitreous body 玻璃体

22. medial rectus 内直肌

23. inferior rectus 下直肌

24. inferior oblique 下斜肌

25. orbicularis oculi 眼轮匝肌

26. cartilaginous nasal septum 鼻中隔软骨

27. inferior nasal concha 下鼻甲

28. superior buccal vestibule 上颊前庭

29. upper first molar 上颌第一磨牙

30. buccinator 颊肌

31. intrinsic muscles of tongue 舌固有肌

32. inferior buccal vestibule 下颊前庭

33. lower first molar 下颌第一磨牙

34. inferior alveolar nerve, artery, and vein in mandibular canal 下颌管内下牙槽神经、动脉和静脉

35. anterior belly of digastric 二腹肌前腹

附Ⅶ 头部的主要动脉

1. common a. 颈总动脉

2. internal carotid a. 颈内动脉

3. external carotid a. 颈外动脉

4. superior thyroid a. 甲状腺上动脉

5. lingual a. 舌动脉

6. inferior alveolar a. 下齿槽动脉

7. facial a. 面动脉

8. inferior orbital a. 眶下动脉

9. maxillary a. 上颌动脉

10. superficial temporal a. 颞浅动脉

11. posterior auricular a. 耳后动脉

12. occipital a. 枕动脉

13. vertebral a. 椎动脉

14. anterior cerebral a. 大脑前动脉

15. middle cerebral a. 大脑中动脉

16. posterior cerebral a. 大脑后动脉

17. anterior communicating a. 前交通动脉

18. posterior communicating a. 后交通动脉

19. cerebral arterial circle 大脑动脉环

20. basilar a. 基底动脉

附Ⅷ 有关心脏的血管

1. left coronary a. 左冠状动脉(有以下分支)

　1)left marginal branch 左缘支(左外缘支)

　2)anterior marginal branch 前缘支(前室间支)

　3)anterior interventricular branch 前室间支

2. right coronary a. 右冠状动脉

　1)right marginal branch 右缘支(右外缘支)

　2)branches of right coronary a. 右冠状动脉分支(posterior descending 后降支, posterior interventricular branch 后室间支)

3. left pulmonary a. 左肺动脉

4. pulmonary trunk 肺动脉干

5. great cardiac v. 心大静脉

6. circumflex branch 旋支

7. conus arteriosus 动脉圆锥

8. right atrium 右心房

9. ascending aorta 升主动脉

10. arch of aorta 主动脉弓

11. middle cardiac v. 心中静脉

12. small cardiac v. 心小静脉

13. left ventricle 左心室

14. myocardial infarction(MI) 心肌梗死

15. left ventricle rupture 左心室破裂

附Ⅸ　眼球及其周围结构

1. eyebrows 眉毛
2. orbital plate 眶板
3. tarsal gland/meibomian gland 睑板腺
4. eyelid/palpebra 眼睑
5. eyelash 睫毛
6. pupil 瞳孔
7. cornea 角膜
8. lens 晶状体(眼)
9. ciliary m. 睫状肌
10. ciliary ganglion 睫状神经节
11. lacrimal n. 泪腺神经
12. eyeball 眼球
13. inferior tarsus 下睑板
14. palpebral conjunctiva 睑结膜
15. vitreous body 玻璃体
16. macula lutea 黄斑
17. central a. 中央动脉
18. optic n. 视神经(Ⅱ)
19. optic disc 视神经盘
20. common tendinous ring 总腱环
21. eye axis 眼轴
22. optic axis 视轴
23. retina 视网膜
24. sclera 巩膜
25. choroid 脉络膜
26. iris 虹膜
27. ciliary body 睫状体
28. uvea 葡萄膜(包括 ciliary body 睫状体、iris 虹膜和 choroid 脉络膜))
29. anterior chamber 前房
30. posterior chamber 后房
31. ophthalmic n. 眼神经
32. supratrochlear n. 滑车上神经(Ⅳ)
33. oculomotor n. 动眼神经(Ⅲ)
34. abducent n. 展神经(Ⅵ)
35. palpebralis/levator palpebrae superios 提上睑肌(上睑提肌)
36. Müller's muscle 米勒肌
37. lateral rectus 外直肌
38. superior rectus 上直肌
39. inferior oblique 下斜肌
40. inferior rectus 下直肌
41. muscles of eye/musculi bulbi 眼球外肌

附Ⅹ　腹部的内脏

1. diaphragm 膈
2. esophagus 食管
3. liver 肝脏
4. gallbladder 胆囊
5. stomach 胃
6. spleen 脾
7. pancreas 胰
8. transverse colon 大肠(横结肠)
9. ascending colon 大肠(升结肠)
10. descending colon 大肠(降结肠)
11. sigmoid colon 大肠(乙状结肠)
12. rectum 直肠
13. anus 肛门
14. small intestine 小肠
15. ileum 回肠
16. jejunum 空肠
17. duodenum 十二指肠
18. greater omentum 大网膜

19. hepatogastric ligament 肝胃韧带

20. splenorenal ligaments 脾肾韧带

21. transverse mesocolon 横结肠系膜

22. root of mesocolon 肠系膜根部

23. sigmoid colon 乙状结肠

24. kidney 肾脏

25. renal gland 肾上腺

26. ureter 输尿管

27. abdominal aorta 腹主动脉

28. vena caval foramen 腔静脉孔

29. renal gland 肾上腺

30. renal a. 肾动脉

31. kidney 肾脏

32. renal v. 肾静脉

33. testicular v. 睾丸静脉（女性为卵巢静脉 ovarian v.）

34. testicular a. 睾丸动脉（女性为卵巢动脉 ovarian a.）

35. abdominal aorta 腹主动脉

36. celiac trunk 腹腔干

37. superior mesenteric a. 肠系膜上动脉

38. ureter 输尿管

39. urinary bladder 膀胱

自 测 篇

15 练习Ⅰ（词汇对应练习）

在 B 栏中选择与 A 栏中各单词对应的定义

A	B
1. accident ____10____（例）	*1.* coming into life, beginning
2. ab _____	*2.* bone
3. osteo _____	*3.* from
4. mal _____	*4.* illness, sickness
5. disease _____	*5.* wrong, bad
6. harm *n. /v.* _____	*6.* to cause injury or damage, to injure
7. occur *v.* _____	*7.* to take place, to happen
8. burn *v.* _____	*8.* to suffocate under water
9. drown *v.* _____	*9.* to injure by heat, fire, chemicals……
10. birth *n.* _____	*10.* sth. that happens without a cause

答案和注释(1~10)

1. accident *n.* （10）事故,意外（ac = ad-来 + cid 落→落下来→发生事故）。

2. ab（3）表示"脱离"。例:abnormal *a.* 异常的。

3. osteo（2）表示"骨"。例:osteoarthritis *n.* 骨关节炎。

4. mal（5）表示"坏","恶","不良"。例:malnutrition *n.* 营养不良。

5. disease *n.*（4）病,疾病。例:diseased *a.* 患了病的。

6. harm *n. /v.*（6）损害,伤害,危害。例: harmful *a.* 有害的/harmless *a.* 无害的。

7. occur *v.*（7）发生,出现;存在。例:occurrence *v.* 发生。

8. burn *v.*（9）烧伤,烫伤;晒。例:burning *a.* 燃烧的;高热的;紧要的。

9. drown *v.*（8）把……淹死;淹没,浸湿。例:drowning *n.* 淹死。

10. birth *n.*（1）出生,分娩。例:stillbirth *n.* 死胎,死产。

在 **B** 栏中选择与 **A** 栏中各单词对应的定义

A	B
11. retrospect *n.* _____	*11.* the jaw, mouth parts
12. pro _____	*12.* throat, between the mouth and esophagus
13. pharyn(x) *n.* _____	*13.* in front of, before
14. decidu _____	*14.* go
15. sub _____	*15.* near, around
16. peri _____	*16.* under, beneath
17. gluco _____	*17.* glucose
18. tox _____	*18.* to shed
19. cend _____	*19.* poison
20. mandible *n.* _____	*20.* view of past events

答案和注释(11~20)

11. retrospect *n.* (20)回顾;追溯。例:retropharyngeal *a.* 咽后的。

12. pro (13)表示"先","前"。例:propel *v.* 推进,推动。

13. pharyn(x) *n.* (12)表示"咽"的。例:pharyngotomy *n.* 咽切开术(pharynx (*pl.* pharynxes or pharynges))。

14. decidu (18)表示"脱落"。例:deciduous *a.* 脱落的。

15. sub (16)表示"在……底下"。例:subtemporal *a.* 颞下的。

16. peri (15)表示"周围","周"。例:periodontal *a.* 牙周的。

17. gluco (17)表示葡萄糖。glucosuria *n.* 糖尿。

18. tox (19)表示有毒物质。toxicide *n.* 解毒药。

19. cend (14)表示移动。ascending *n.* 升高;descending *n.* 降低。

20. mandible *n.* (11)下颌骨。例:mandibular *a.* 下颌(骨)的。

在 B 栏中选择与 A 栏中各单词对应的定义

A	B
21. neur _____	*21.* pertaining to electrons or electricity
22. fer _____	*22.* carry
23. telo _____	*23.* end
24. termi _____	*24.* tail end
25. dis _____	*25.* muscle
26. myo _____	*26.* separation
27. lyze, lyse _____	*27.* space between two neurons
28. synapse *n.* _____	*28.* breakdown, disintegration
29. polar _____	*29.* opposite
30. electro _____	*30.* nerve

答案和注释(21~30)

21. neur (*30*)表示"神经"。例:neuron *n.* 神经元。

22. fer (*22*)表示"携带","运载"。例:efferent *a.* 输出的;afferent *a.* 传入的。

23. telo (*24*)表示"末端","终"。例:telodendria *n.* 终树突。

24. termi (*23*)表示"末","终","端"。例:terminate *v.* 终止,结束。

25. dis (*26*)表示"分离","分开"。例:dislocate *v.* 脱位。

26. myo (*25*)表示"肌肉的"。例:myodystrophia *n.* 肌营养不良。

27. lyze, lyse (*28*)溶解,溶化。例:hydrolyzate *n.* 水解(产)物,水解液。

28. synapse *n.* (*27*)突触;神经键。例:synapsis *n.* 接合,联合(指染色体);突触,神经键

29. polar (*29*)本身:"对立","分极"。例:polarize *v.* (使)极化;depolarize *v.* (使)去极化。

30. electro (*21*)有关电的。例:electromyogram *n.* 肌电图。

在 B 栏中选择与 A 栏中各单词对应的定义

A	B
31. trans _____	*31.* control
32. som，some _____	*32.* with，together
33. recess _____	*33.* to go back；in the background
34. domin _____	*34.* through，across
35. gen _____	*35.* to produce；reproduction
36. cleft *n.* _____	*36.* a space or opening made by splitting
37. pheno _____	*37.* appearance，occurrence
38. mut _____	*38.* make，act
39. fact，fect _____	*39.* change
40. co，com，con _____	*40.* body

答案和注释(31~40)

31. trans (*34*)表示"穿过""通过"。例：transmission *n.* 传播，传递，传导。

32. som，some (*40*)表示"身体的"。例：somatic *a.* 躯体的，体壁的。

33. recess (*33*)表示"退缩"；隐窝；休息。例：recessive *a.* 退缩的；逆行的；隐性的。

34. domin (*31*)表示"控制"。例：dominant *n.*／*a.* 主导；起主要作用的；显性的。

35. gen (*35*)本身"产生""再生""遗传"。例：genotype *n.* 遗传型，基因型

36. cleft *n.* (*36*)裂口，裂缝。例：cleftpalate *n.* 腭裂

37. pheno (*37*)表示"现象"。例：phenomenon *n.* 现象

38. mut (*39*)表示"变化"。例：mutation *n.* 突变。

39. fact，fect (*38*)表示"作用"。例：affected *a.* 感染的，患病的。

40. co，com，con (*32*)表示"与……一起""共同"。例：congenital *a.* 先天的。

在 B 栏中选择与 A 栏中各单词对应的定义

A	B
41. cross *v.* _____	*41.* structure
42. trait *n.* _____	*42.* occurrence, frequency of an event
43. incidence *n.* _____	*43.* an individual characteristic
44. express *v.* _____	*44.* all genes located on the sex chromosome
45. link *v.* _____	*45.* a chart of ancestral history, "family tree"
46. sex-linked *a.* _____	*46.* to exhibit the effect of a genotype
47. pedigree *n.* _____	*47.* to join, to connect
48. sis _____	*48.* state, condition
49. gam _____	*49.* pertaining to a reproductive cell
50. log _____	*50.* to breed, to mate

答案和注释(41~50)

41. cross *v.* (50)繁殖;交配。例:crossing *n.* 横越;杂交;反对。

42. trait *n.* (43)遗传特征。例:personality traits 人格特质。

43. incidence *n.* (42)发生,发生(病)率。例:incident *n.* 事件;事变。

44. express *v.* (46)表现,表达。例:expressible *a.* 可表达的;可榨出的。

45. link *v.* (47)连接。例:linkage *n.* 联系;连锁;连锁遗传。

46. sex-linked *a.* (44)性染色体基因的。例:sex-limited *a.* 限于一性的。

47. pedigree *n.* (45)家谱。例:pedigree *n.* 家谱,系种;*a.* 纯种的

48. sis (48)表示"情况","状态"。例:mitosis *n.* 有丝分裂;meiosis *n.* 减数分裂。

49. gam (49)表示有关一种可再生细胞。例:gametocyte *n.* 配子体。

50. log (41)表示"结构"。例:homologue *n.* 同种组织;相应物。

在 B 栏中选择与 A 栏中各单词对应的定义

A	B
51. chromo _____	*51.* uniform, similar
52. division *n.* _____	*52.* gather, cluster, come together
53. greg _____	*53.* separation into parts
54. homo, homeo _____	*54.* color
55. loc _____	*55.* light
56. photo _____	*56.* place, site, position
57. poly _____	*57.* many, a large number
58. reduction *n.* _____	*58.* the height of a person in an upright position
59. stature *n.* _____	*59.* decrease in size, number, or quantity
60. syn, sym _____	*60.* together, union, association

答案和注释(51~60)

51. chromo (*54*)表示"颜色"。例:chromosome *n.* 染色体。

52. division *n.* (*53*)分裂。例:cell division,细胞分裂。

53. greg (*52*)表示"聚集"。例:segregation *n.* 分离,分割。

54. homo, homeo (*51*)表示"相同","相似"。例:homogeneous *a.* 同种的;同质的。

55. loc (*56*)表示"地点","位置"。例:locus(*pl.* loci)*n.* 部位;地点;轨迹。

56. photo (*55*)表示"光的"。例:photosensitive *a.* 对光敏感的,感光的。

57. poly (*57*)表示"许多","大量的"。例:polymorphic *a.* 多形的。

58. reduction *n.* (*59*)表示"减少","递减"

59. stature *n.* (*58*)表示"声望","身高"

60. syn, sym (*60*)表示"一起","联系"。例:synchronization *n.* 同步,同时性。

在 **B** 栏中选择与 **A** 栏中各单词对应的定义

A	B
61. im, in _____	*61.* heat
62. iso _____	*62.* equal, similar
63. mass *n.* _____	*63.* a specialized cell structure
64. organelle *n.* _____	*64.* a quantity or aggregate of matter
65. phobia _____	*65.* fixed quantity, speed
66. rate *n.* _____	*66.* abnormal fear, aversion
67. semi _____	*67.* pertaining to materials dissolved by other materials
68. sol _____	*68.* partly, half
69. surface *n.* _____	*69.* the exterior or upper boundary of an object or body
70. therm _____	*70.* not

答案和注释(61~70)

61. im, in (*70*)表示"不……","非……"。例:impermeable *a.* 不渗透的。

62. iso (*62*)表示平等,相似。例:isoelectric *a.* 等电位的。

63. mass *n.* (*64*)质量;团,块;体。

64. organelle *n.* (*63*)细胞器。

65. phobia (*66*)表示病态的害怕,恐怖症。

66. rate *n.* (*65*)量;速度。

67. semi (*68*)表示"部分的","半数的"。例:semipermeable *a.* 半渗透的。

68. sol (*67*)表示"溶解"。例:solution *n.* 溶解,溶液。

69. surface *n.* (*69*)表面。

70. therm (*61*)表示"热"。例:thermolabile *a.* 不耐热的(labile *a.* 易变的)。

在 B 栏中选择与 A 栏中各单词对应的定义

A	B
71. cation *n.* _____	71. equal, identical; balanced
72. concentration *n.* _____	72. the relative content of a component
73. equa, equi _____	73. a positively charged atom
74. osmosis *n.* _____	74. energy used to cause motion or change
75. excited *a.* _____	75. raised to a higher energy level
76. extra _____	76. in, into
77. force *n.* _____	77. movement of water across a membrane
78. im, in _____	78. outside of, in excess
79. ionize *v.* _____	79. to determine the approximate size, value, or nature of a substance
80. estimate *v.* _____	80. to separate a substance into charged atoms

答案和注释(71-80)

71. cation *n.* (73)阳离子,正离子。

72. concentration *n.* (72)集中;浓度。

73. equa, equi (71)表示平等,平衡。例:equator *n.* 中纬线;equilibrium *n.* 平衡。

74. osmosis *n.* (77)渗透,渗透作用。

75. excited *a.* (75)活跃的。例:excitability *n.* 活性。

76. extra (78)"在……外面","超越"。例:extracellular *a.* 细胞外的。

77. force *n.* (74)力。

78. im, in (76) 表示"在……里","进入……"。例:impregnation *a.* 受孕,受精。

79. ionize *v.* (80)电离。

80. estimate *v.* (79)估算。

在 B 栏中选择与 A 栏中各单词对应的定义

A	B
81. catheter *n.* _____	*81.* the act stretching
82. distention *n.* _____	*82.* tube inserted into a vessel or cavity of the body
83. glomerul _____	*83.* having a cavity within, not solid
84. hollow *a.* _____	*84.* pertaining to the glomerulus
85. impede *v.* _____	*85.* involving the kidneys
86. viscera *n.* _____	*86.* internal organs of the body
87. uptake *n.* _____	*87.* incorporation into an organism
88. ur _____	*88.* to interfere with a process, to hinder
89. vesic _____	*89.* ring-shaped muscle that controls opening of the body
90. sphincter *n.* _____	*90.* relating to the bladder, sac containing fluid

答案和注释(81~90)

81. catheter *n.* (82)导管。

82. distention *n.* (81)伸张,拉伸。

83. glomerul (84)表示与肾小球有关。例:glomerulitis *n.* 肾小球炎。

84. hollow *a.* (83)中空的。例:hollow organ 中空器官。

85. impede *v.* (88)干涉;阻止。

86. viscera *n.* (86)内脏。

87. uptake *n.* (87)吸收。

88. ur (85)表示与肾有关。例:ureters *n.* 输尿管。

89. vesic (90)表示与液囊有关。

90. sphincter *n.* (89)括约肌。

在 B 栏中选择与 A 栏中各单词对应的定义

A	B
91. act _____	*91.* pertaining to a side
92. cortex *n.* _____	*92.* turn
93. deviation *n.* _____	*93.* to move from one place to another
94. diaphragm *n.* _____	*94.* a small cavity or depress
95. eu _____	*95.* female gamete, egg
96. follicle *n.* _____	*96.* a dividing membrane
97. migrate *v.* _____	*97.* departure from the normal
98. oo, ova, ovo _____	*98.* normal, good, true
99. lateral *a.* _____	*99.* do, drive
100. vers, vert _____	*100.* the outer layer of an organ

答案和注释(91~100)

91. act(*99*)表示"做",使劲。例:activation *n.* 活动。

92. cortex *n.* (*100*)皮质,皮层。

93. deviation *n.* (*97*)偏离。

94. diaphragm *n.* (*96*)隔膜。

95. eu(*98*)表示正常,良好,正确。例:eugenics *n.* 优生学。

96. follicle *n.* (*94*)滤泡,小泡。

97. migrate *v.* (*93*)迁移。

98. oo, ova, ovo(*95*)表示与卵有关。例:ovulation *n.* 排卵。

99. lateral(*91*)表示与一边有关。例:bilateral *a.* 两边的。

100. vers, vert(*92*)表示"转向"。例:transverse *a.* 横的。

16 练习 II（单词拆分练习）

给出下列单词的缀词

单词　　　缀词

1. actually——**act**（例）

2. agenda——

3. counteract——

4. exact——

5. interaction——

6. reaction——

7. retroact——

8. transact——

9. abate——

10. debate——

答案和注释（1~10）

1. actually *ad.* 实际上 ；**act** 表示"动作"，"行动"。

2. agenda *n.* 议程 ；**ag** 表示"动作""行动"。

3. counteract *vt.* 抵抗；**act**（counter-相反 + act 行动→抵抗；反作用）。

4. exact *a.* 正确的，精密的；**act**（ex-超过 + act 行动→过分地要求做好某事→精确）。

5. interaction *n.* 相互作用；**inter**（inter-在……之间，相互的 + act 行动→再行动→起反应）。

6. reaction *n.* 反作用；**act**（re-再 + act 行动→再行动→起反应）。

7. retroact *v.* 逆动；**act**（retro-向后 + act 行动→向后的行动→逆动）。

8. transact *v.* 办理，处理；**act**（trans 转换 + act 行动→相互交换的行动→处理）。

9. abate *v.* 减少，减轻；**bat**（a-离开 + bat 打击→避免打击→减少）。

10. debate *v.* / *n.* 讨论；**bat**（de-降低 + bat 打击→降低打击力度→讨论）。

单词　　　缀词

11. accident——

12. coincident——

13. decay——

14. incidence——

15. occasional——

16. accept——

17. concept——

18. except——

19. occupation——

20. perception——

答案和注释(11~20)

11. accident *n.* 事故;**cid**(ac- = ad-来 + cid 落→突然落下来→事故)。

12. coincident *a.* 一致的,同时发生;**cid**(co-共同 + in-在……时间 + cid 落 + -ent 表示……性的)。

13. decay *v.* 衰败;**cay**(de-向下 + cay = cad 落下→逐渐衰退→衰败)。

14. incidence *n.* 发生率,发病率;**cid**(in-朝……方向 + cid 落下 + -ence 性质和动作→发生率)。

15. occasional *a.* 偶然的;**cas**(oc- = ob-向 + cas 落 + -al 某种属性的→偶然性的)。

16. accept *v.* 接受;**cept**(ac- = ad-来 + cept 拿→拿过来→接受)。

17. concept *n.* 概念;**cept**(con-共同 + cept 拿→把有共性的东西拿出来→形成想法)。

18. except *v.* 除去;**cept**(ex-向外 + cept 拿→拿出来→除去)。

19. occupation *n.* 占有;**cup**(oc- = ob- 全部 + cup 拿→全部拿下→占领)。

20. perception *n.* 感觉,知觉;**cept**(per-完全 + cept 拿→完全拿下→感知 + tion 名词后缀→感觉,感知)。

单词	缀词		单词	缀词
21. accede——			26. secretion——	
22. necessary——			27. certificate——	
23. procedure——			28. concise——	
24. concern——			29. decide——	
25. discriminate——			30. excision——	

答案和注释(21~30)

21. accede *v.* 承诺,同意;**ced**(ac- = ad-来 + ced 走→走过来→接受;加入)。

22. necessary *a.* 必要的;**cess**[ne-否定 + cess 走 + -ary(-ery, -ory)地点场所 →不能走→就地留下→需要]。

23. procedure *n.* 过程,步骤;**ced**(pro-向前 + ced 走 + -ure 状态性质,行为结果→过程;步骤;程序)。

24. concern *v.* 与…有关,忧虑;**cern**(con-共同 + cern 分开→把精力集中在一起→关心)。

25. discriminate *v.* 区别;**crim**(dis-分开 + crim 分离 + -ate 动作或作用→辨别)。

26. secretion *n.* 隐蔽;**cret**(se-离开 + cret 分离→远离社交活动→隐蔽 + -tion 名词后缀)。

27. certificate *n.* 证明;**fic**[cert(i)确定(核实) + fic 做 + -ate 名词后缀→证实所做的事情→证明]。

28. concise *a.* 简明的；**cis**[con-共同 + cis(cid)切割→一起分开；简明]。

29. decide *v.* 解决，决心；**cid**(de-分离 + cid 切割→把一切不必要的杂念分开→决心)。

30. excision *n.* 切除；**cis**(ex-向外 + cis 分割 + -sion 名词后缀→切割 *n.*)。

+·-·+·-·+·-·+·-·+·-·+·-·+·-·+·-·+·-·+·-·+·-·+·-·+·-·+·-·+·-·+·-·+·-·+·-·+

单词   缀词

31. encircle——   36. conclusion——

32. excitation——   37. seclude——

33. incite——   38. culture——

34. acclamation——   39. accord——

35. proclaim——   40. discordant——

答案和注释(31~40)

31. encircle *v.* 环绕，包围；**circ**(en-包绕 + circ 圆→把四周包绕起来)。

32. excitation *n.* 激发，激动；**cit**(ex-向外 + cit 刺激→向外刺激→激动，冲动 + -ation 名词后缀)。

33. incite *v.* 激动，煽动；**cit**(in-向内 + cit 刺激→内心刺激→激起)。

34. acclamation *n.* 同意；**clam**[ac- = ad-向 + claim(clam)叫喊，表白→同意 + -ation 名词后缀]。

35. proclaim *v.* 显露，宣言；**claim**(pro-公开 + claim 叫喊→显露；宣告)。

36. conclusion *n.* 结束，安排；推论；**clus**(con-加强 + clud(clus)关闭→完全关闭→可确信的 + -sion 在动词后构成名词)。

37. seclude *v.* 使隔离；**clud**[se-退 + clud(clus)关闭→闭门与社会分离→隔离]。

38. culture *n.* 文化，文明；**cult**[cult(col)耕种；培植 + -ure 状态性质，行为结果]。

39. accord *v.* / *n.* 相符，一致，给予；**cord**[ac- = ad- 向……方向 + cord(cor，cour)心]→向着心的方向→按照心所想去做]。

40. discordant *a.* 不一致的，不和谐的；**cord**(dis-不 + cord 心→心与心不一致 + -ant 表示……性的，名词后缀)。

+·-·+·-·+·-·+·-·+·-·+·-·+·-·+·-·+·-·+·-·+·-·+·-·+·-·+·-·+·-·+·-·+·-·+·-·+

单词   缀词

41. discover——   46. occurrence——

42. recover——   47. benediction——

43. curable——   48. contradict——

44. inaccurate——   49. dedicate——

45. security——   50. indication——

答案和注释(41～50)

41. discover v. 发现,揭示;**cover**(dis-否定 + cover 遮蔽→不遮蔽→揭示)。

42. recover v. 恢复,复原,恢复正常;**cover**(re-cover 遮蔽→再次被遮蔽→恢复原状)。

43. curable a. 可医好的;**cur**[cur(a),curat 医治,留心,管理 + -able 可……的]。

44. inaccurate a. 不准确的;**accurate**(in-否定 + accurate 准确→不准确的)。

45. security n. 安全,平安;**cure**(se 分离 + cure 留心→不必留心→平安无事)

46. occurrence n. 发生,事件,过程;**curr**[oc- = ob-加强 + cur(curr)流行→加强事物的运动→产生后果 + -ence 表示性质和动作的结果]。

47. benediction n. 祝福;**bene**(bene-好的、有益的 + dic 说→说好话 + -tion 名词后缀)。

48. contradict v. 反驳;**dict**(contra-反对 + dict 说→说反对的话)。

49. dedicate v. 贡献;**dic**(de-向下 + dic 说→把要说的话都说出来→贡献)。

50. indication n. 指征,适应证,指示;**dic**(in-向 + dic 说→对……说明→指示)。

　单词　　　　缀词

51. predictable——

52. conduction——

53. educate——

54. duct——

55. introduce——

56. reproduce——

57. perdurable——

58. adequate——

59. equivocal——

60. affect——

答案和注释(51～60)

51. predictable a. 可预测的;**dict**(pre-前 + dict 说→说在发生前→预测 + able 可……的)。

52. conduction n. 传导;**duct**(con-加强 + duct 引导→加强引导→传导 + -tion 名词后缀)。

53. educate v. 教育;**duc**[e- = ex-向外 + duc(duct)引导→引出;教育 + ate 动词后缀]。

54. duct n. 导管;**duct**(duct 引导→导管)。

55. introduce v. 介绍;**duc**[intro-向内 + duc(duct)引导→引进]。

56. reproduce v. 生殖,复制;**produce**(re-再 + produce 生产→生殖;复制)。

57. perdurable a. 耐久的;**dur**(per-完全 + dur 坚固 + able 形容词后缀→耐久的)。

58. adequate a. 足够的;**equ**(ad-邻近 + equ 相等的→接近相等的程度 + ate 形容词后缀)。

59. equivocal a. 模棱两可的;**equ**(equ 相等的 + voc 声音→两个说法一样→模棱两可 + -al 属于某种属性的)。

60. affect v. 影响;**fect**(af- = ad-加强 + fect 做→行动加强→产生影响)。

单词　　　　缀词

61. difficult——　　　　　　　　66. perfect——

62. effective——　　　　　　　　67. sufficiently——

63. inefficient——　　　　　　　68. defend——

64. infectious——　　　　　　　69. transfer——

65. magnificant——　　　　　　70. undefined——

答案和注释(61~70)

61. difficult *a.* 困难的;**fic**(dif- = dis-否定 + fic 做→做事困难)。

62. effective *a.* 有效的;**fect**(ef- = ex-向外 + fect 做→做出之事→结果)。

63. inefficient *a.* 无效的;**efficient**(in-否定 + efficient 有效的→无效的)。

64. infectious *a.* 传染的;**fect**[in-在内 + fect(fic)做→发生在内部的事 + -ous……的,具有……的]。

65. magnificant *a.* 宏伟的;**fic**(magn-大 + fic 做→做宏伟的事)。

66. perfect *a.* 完全的,尽善尽美的;**fect**(per-完全 + fect 做→完全做成→尽善尽美)。

67. sufficiently *ad.* 足量地;**fic**(suf- = sub-接近 + fic 做→做的事情接近要求)。

68. defend *v.* 防御,辩护;**fend**(de-降低 + fend 打→降低打击的程度→防御)。

69. transfer *v.* 迁移,转移;**fer**(trans-转移 + fer 携带→带到别处去)。

70. undefined *a.* 没下定义的;**defined**(un-未 + defined 下定义的→未下定义的)。

单词　　　　缀词

71. confirm——　　　　　　　　76. agenesis——

72. infirm——　　　　　　　　　77. oxygen——

73. affix——　　　　　　　　　78. inhibition——

74. reflect——　　　　　　　　79. humanity——

75. influenza——　　　　　　　80. subject——

答案和注释(71~80)

71. confirm *v.* 证实,批准;**firm**[con-加强 + firm(firmat)巩固→进一步巩固→证实]。

72. infirm *a.* 体弱的,犹豫不决的 **firm**(in-否定 + firm 固定→不固定)。

73. affix *v.* 使固定;**fix**(af- = ad-接近 + fix 固定→把……固定……上)。

74. reflect *v.* 反射,表达,考虑;**flect**[re-反 + flex(flect)曲折→反折→反射]。

75. influenza *n.* 流行性感冒;**flu**[in-向内 + flu(flux)流→向内流→流入]。

76. agenesis *n.* 发育不良;**gen**(a-无 + gen 生殖→不能生殖)。

77. oxygen *n.* 氧;**gen**(oxy-氧 + gen 产生→产生氧)。

78. inhibition *n.* 抑制;**hibit**(in-加强 + hibit 把持→进一步把持→抑制;禁止)。

79. humanity *n.* 人类,人性,仁慈;**hum**(hum 表示"土地;人")。

80. subject *n.* 主题,题目;**ject**(sub-下 + ject 投→向下投掷→主观)。

单词　　　缀词

81. joint——

82. injury——

83. elaborate——

84. circulate——

85. relate——

86. superlative——

87. collect——

88. dislocate——

89. manipulate——

90. vomit——

答案和注释(81~90)

81. joint *n.* / *v.* 接合,关节,连接;**join**[join(joinct)连接]。

82. injury *n.* 伤害,损害;**jure**(in-否定 + jure 发誓→发反誓→伤自身)。

83. elaborate *v.* / *a.* 精心制作(的);**laborat**[e- = ex-超过 + laborat 工作→精心制作(的)]。

84. circulate *v.* 循环,传播;**lat**(circu-周围 + lat 携带→在四周带来带去→循环;传播)。

85. relate *v.* 讲述,解释,关系;**lat**(re-重复 + lat 拿取→拿来拉去→关系)。

86. superlative *a.* 最高级的;**lat**(super-上 + lat 拿取→拿上去→拿到顶→最高级)。

87. collect *v.* 收集,采集,聚集;**lect**[col- = com-共同 + leg(lect)采集;朗读→共同采集;一起学习]。

88. dislocate *v.* 使脱臼,使混乱;**loc**(dis-分离 + loc 位置→离开原位)。

89. manipulate *v.* 操纵,控制,利用;**mani** / **pulat**[man(i)手 + pulat 拿→用手拿]。

90. vomit *v.* 呕吐,吐出,大量倾出;**mit**[vo- = voc-声音(口) + mit 送→从口中吐出]。

单词　　　缀词

91. awry ——

92. enwrap ——

93. unwrap ——

94. evoke ——

95. advocate ——

96. devitalize——

97. advice——

98. evidence——

99. investigate——

100. provide——

答案和注释(91~100)

91. awry *a.* 扭曲的;**wry**(a-⋯⋯的 + wry 扭曲→扭曲的)。

92. enwrap *v.* 包裹,包围;**wrap**(en-加强 + wrap 裹→包紧)。

93. unwrap *v.* 打开包裹;**wrap**(un-否定 + wrap 包裹→打开包裹)。

94. evoke *v.* 引起;**vok**[e- = ex 向外 + voc(vok)叫喊→向外叫喊→唤起;引起]。

95. advocate *v.* 提倡,主张;**voc**(ad-加强 + voc 叫喊 + ate 动词后缀→大声叫唤→辩护)。

96. devitalize *v.* 使失去活力;**vit**(de-除去 + vit 生命→失去生命)。

97. advice *n.* 建议,忠告;**vis**[ad-向外 + vis(vid,vesti)看见→朝一定方向看→依某人所见]。

98. evidence *n.* 根据,证据;**vid**(e- = ex-向外 + vid 看见→看得出的→明显 + -ence 表示性质和动作)。

99. investigate *v.* 调查;**vesti**(in-在⋯⋯内 + vesti 看 + 深入细致地看→调查 + -gate 大门,闸门)。

100. provide *v.* 提供,供给,预先准备;**vid**(pro-前 + vid 看见→徃前看→远见;防备)。

17 练习Ⅲ(常见的前缀)

指出下列单词的前缀及其基本含意

(本书所指的前缀并非语言学家所界定的前缀,前缀中可能包括部分词根)

1. disability *n.*

2. illness *n.*

3. imbalance *n.*

4. irrational *a.*

5. misapplication *n.*

6. uneasy *a.*

7. antibody *n.*

8. countertraction *n.*

9. disapprove *v.*

10. undigested *a.*

答案:练习Ⅲ(1～10)

1. **dis**—disability *n.* 残疾,失能

2. **il**—illness *n.* 病

3. **im**—imbalance *n.* 不平衡

4. **ir**—irrational *a.* 不合理的

5. **mis**—misapplication *n.* 误用;滥用

6. **un**—uneasy *a.* 忧虑的;不稳定的

7. **anti**—antibody *n.* 抗体

8. **counter**—countertraction *n.* 对抗牵引

9. **dis**—disapprove *v.* 不赞成,不满

10. **un**—undigested *a.* 未消化的

 注:以上前6个前缀均为表示否定前缀;后4个前缀均为表示相反前缀。

11. forearm *n.*

12. interarticular *a.*

13. overside *ad.* / *a.*

14. surpass *v.*

15. forebode *v.*

16. middle *a.*

17. postoperative *a.*

18. preoperative *a.*

19. regenerate *v.* / *a.*

20. enrich *v.*

答案:练习Ⅲ(11～20)

11. **fore**—forearm *n.* 前臂

12. **inter**—interarticular *a.* 关节间的

13. **ove**—overside *ad.* / *a.* 从边上(的)

14. **sur**—surpass *v.* 超越

15. **fore**—forebode *v.* 先兆,预兆

16. **mid**—middle *n.* / *a.* 中间(央,部)(的)

17. **post**—postoperative *a.* 手术后的

18. **pre**—preoperative *a.* 手术前的

19. **re**—regenerate *v.* 再生 *a.* 新生的

20. **en**—enrich *v.* 使丰富,使肥沃(en - + rich *a.* 富裕的→enrich *v.* 使丰富)

　　注:11～14 表示方位的前缀;15～19 表示时序的前缀;20 表示变为动词的词缀。

21. extravasation *n.*

22. overmuch *n.*

23. superabduction *n.*

24. faciochephalagia *n.*

25. fasciaplasty *n.*

26. genitocrural *a.*

27. genyantritis *n.*

28. genoconstitution *n.*

29. haemorrhagia *n.*

30. herniated *a.*

答案:练习Ⅲ(21～30)

21. **extra**—extravasation *n.* 外渗(液),溢血

22. **over**—overmuch *n.* 过量,剩余

23. **super**—superabduction *n.* 外展过度

24. **facio**—faciocephalalgia *n.* 面颈神经痛

25. **fasci(o)**—筋膜 fasciaplasty *n.* 筋膜成形术

26. **genito**—生殖(器)genitocrural *a.* 生殖股的

27. **geny**—颌,颊 genyantritis *n.* 上颌窦炎

28. **geno**—生殖,性,种族,基因 genoconstitution *n.* 遗传性体质

29. **haem**—;**haema**—;**hem**—;**hemo**—血 haemorrhagia *n.* 出血

30. **herni(o)**—疝 herniorrhaphy *n.* 疝缝手术,疝修补术

　　注:21～23 前缀表示程度;24～27 表示有关解剖部位;28 与生殖、遗传有关;29 与出血有关;30 表示疝气。

31. idioblast *n.*

32. ileocecal *a.*

33. iliococcygeal *a.*

34. imidodipeptide *n.*

35. immunity *n.*

36. infracardiac *a.*

37. inguinodynia *n.*

38. interarticuar *a.*

39. intracellular *a.*

40. intromission *n.*

答案:练习Ⅲ(31~40)

31. **idio**—自体,自发,自生 idioblast *n.* 细胞原体,生原体

32. **ileo**—回肠 ileocecal *a.* 回盲肠的

33. **ilio**—髂,髂骨 iliococcygeal *a.* 髂尾骨的

34. **imido**—亚氨基 imidoester *n.* 亚氨酸酯

35. **immun**(o)—免疫,预防,保护 immunity *n.* 免疫(力),免疫性

36. **infra**—下,外,变性,下部 infracardiac *a.* 心下的

37. **inguin**(o)—腹股沟 inguinodynia *n.* 腹股沟痛

38. **inter**—中间 interarticular *a.* 关节间的

39. **intra**—内,在内 intracellular *a.* 细胞内的

40. **intro**—入内,在内 intromission *n.* 插入

41. ipsilateral *a.*

42. isoallele *n.*

43. ischogyria *n.*

44. ischiococcygeal *a.*

45. jaundice *n.*

46. jejunitis *n.*

47. conjoin *v.* ; conjunctive *a.*

48. justo major; justo minor

49. neocytoplasm *n.*

50. kakke, beriberi *n.*

答案:练习Ⅲ(41~50)

41. **ipsi**—相同的 ipsilateral *a.* 同侧的

42. **iso**—相等,均等;同族,同种 isoallele *n.* 同等位基因

43. **isch**(o)退缩,抑制 ischogyria *n.* 脑回萎小

44. **ischi**(o)—髋骨,坐骨 ischiococcygeal *a.* 坐骨尾骨的

45. **jaund**(o)—黄疸 jaundice *n.* 黄疸

46. **jejun**(o)—空肠 jejunitis *n.* 空肠炎

47. **join**, **junct** 连接 conjoin *v.* 结合,联合;conjunctive *a.* 连接的

48. **justo** ／ 正,正常 justo major 大于正常；justo minor 小于正常

49. **neo**—新的 neocytoplasm n. 新细胞质

50. **kak**—不良,有病 kakke(beriberi) n. 脚气(病)

- -

51. katadidymus *n.*

52. kaliemia *n.*

53. karyolysis *n.*

54. kentrokinesis *n.*

55. cephalalgia *n.*

56. keratinous *a.*；keratitis *n.*

57. kernicterus *n.*

58. ketone body *n.*

59. ketonuria *n.*

60. kilocalorie *n.*

答案:练习Ⅲ(51~60)

51. **kata**—下,向下；依,照；对抗 katadidymus *n.* 下身联胎(双上身单下身联胎)

52. **kal(i)**—钾 kaliemia *n.* 高钾血(症)；kaliopenia *n.* 低钾血(症)

53. **kary(o)**—核 karyolysis *n.* (细胞)核溶解

54. **ken(o)**—空,空间 kentrokinesis *n.* 中枢性运动

55. **kephal(o)**—；**cephal(o)**—头 cephalalgia *n.* 头痛

56. **kerat(o)**—角质,角膜 keratinous *a.* 角质的,角蛋白的；keratitis *n.* 角膜炎

57. **kern**—神经核团 kernel *n.* 核;仁；kernicterus *n.* 脑核性黄疸

58. **ket(o)**—酮(基)ketone body *n.* 酮体

59. **keton(o)**—酮,丙酮 ketonuria *n.* 酮尿(症)

60. **kilo**—千 kilocalorie *n.* 千卡,大卡

- -

61. kinesthesia *n.*

62. kinesitherapy *n.*

63. kiotome *n.*；kiotomy *n.*

64. koilocyte *n.*；koilocytosis *n.*

65. kolpectasis；colpectasia *n.*

66. koprosterin *n.*

67. koroscopy *n.*

68. krymotherapy *n.*

69. kryptomnesic *a.*

70. kyphosis *n.*

答案:练习Ⅲ(61~70)

61. **kines(o)**—运动,活动 kinesthesia *n.* 动觉,运动党

62. **kinesi(o)**—运动,动力 kinesitherapy *n.* 运动疗法

63. **kion(o)**—；**ciono**—悬雍垂 kiotome *n.* 悬雍垂刀；kiotomy *n.* 悬雍垂部分切除术

64. **koil(o)**—凹,洼 koilocyte *n.* 凹细胞,中空细胞；koilocytosis *n.* 凹细胞症

65. **kolp(o)—;colpo**—阴道 kolpectasis;colpectasia n. 阴道扩张

66. **kopr(o)—;kopro—;copr—;copro**—粪 koprosterin n. 粪甾醇,粪甾烷醇

67. **kore—;core—;cor(o)**—瞳孔 koroscopy n. 瞳孔检影法

68. **krymo—;crymo**—寒冷,冷 krymotherapy n. 冷疗法

69. **krypt(o)—;crypt(o)**—隐,隐窝 kryptomnesic a. 潜隐记忆的,潜在记忆的

70. **kyph(o)**—脊柱后凸,驼背 kyphosis n. 脊柱后凸,驼背

---

71. lacrimation n.

72. laparocholecystotomy n.

73. laryngocarcinoma n.

74. laterocervical a.

75. leiomyofibroma n.

76. leukanemia n.

77. lipuria n.；lipoidosis n.

78. lithocenosis n.

79. lymphoblast n.

80. labiology n.

答案:练习Ⅲ(71～80)

71. **lacrim(o)**—泪,泪管,泪小管 lacrimation n. 流泪

72. **lapar(o)**—腹壁,腹,肋腹 laparocholecystotomy n. 剖腹胆囊造口术

73. **laryng(o)**—喉 laryngocarcinoma n. 喉癌

74. **latero**—侧,旁 laterocervical a. 颈旁的

75. **leiomy(o)**—平滑肌 leiomyofibroma n. 平滑肌纤维瘤

76. **leuk(o)—;leuc(o)**—白(细胞)leukanemia n. 白血病性贫血

77. **lip(o)—;leip(o)**—脂肪,脂质 lipuria n. 脂肪尿;lipoidosis n. 类脂沉积(症)

78. **lith(o)**—石;结石 lithocenosis n. 碎石清除术

79. **lymph(o)**—淋巴 lymphoblast n. 原淋巴细胞

80. **labio** 唇 labiology n. 唇运动学,唇学

---

81. macromastia n.

82. maliganancy n.

83. mammogenesis n.

84. mandibula(pl. mandibulae) n.

85. mastopexy n.；mastoiditis n.

86. mastoid process；styloid process

87. maxilla(pl. maxillas；maxillae) n.

88. medicochirurgic；medicochirurgical a.

89. mediastinitis n.

90. medulloblastoma n.

答案:练习Ⅲ(81～90)

81. **macro—**, **mega**—大,巨 macromastia n. 巨乳房

82. **mal—**, **mis—**坏 maliganancy *n.* 恶性

83. **mamm**(**o**)—乳腺,乳房 mammogenesis *n.* 乳腺发育

84. **mandibul**(**o**)—下颌骨 mandibula(*pl.* mandibulae)*n.* 下颌骨

85. **mast**(**o**)—乳房,乳突 mastopexy *n.* 乳房固定术;mastoiditis *n.* 乳突炎

86. **mastoid**(**o**)—乳突(颞骨)mastoid process 乳突;styloid process 茎突

87. **maxill**(**o**)—上颌骨 maxilla(*pl.* maxillas;maxillae)*n.* 上颌骨

88. **medic**(**o**)—医药学,内科学,药学 medicochirurgic;medicochirurgical *a.* 内外科的

89. **mediastin**(**o**)—纵隔 mediastinitis *n.* 纵隔炎

90. **medull**(**o**)—髓,髓质,骨髓,脊髓;神经管 medulloblastoma *n.* 成神经管细胞瘤

---

91. megarectum *n.*

92. meiosis *n.*

93. melanoacanthoma *n.*

94. menolipsis *n.*

95. mentohyoid *a.*

96. meroanencephaly *n.*

97. mesiobuccal *a.*

98. mesoappendix *n.*

99. metamorphopsia *n.*

100. metacarpectomy *n.*

答案:练习Ⅲ(91~100)

91. **mega—**;**megalo—**;**makr**(**o**)—巨,兆;强 megarectum *n.* 巨直肠,直肠扩张

92. **meio—**;**mio—**减少,不足,减缩 meiosis *n.* 减数分裂,成熟分裂

93. **melan**(**o**)—黑,黑素 melanoacanthoma *n.* 黑素棘皮瘤

94. **men**(**o**)—月经,行经 menolipsis *n.* 停经

95. **ment**(**o**)—颏 mentohyoid *a.* 颏舌骨的

96. **mer**(**o**)—部分,局部;股,大腿 meroanencephaly *n.* 部分无脑(畸形)

97. **mesi**(**o**)—近中 mesiobuccal *a.* 近中颊(侧)的

98. **meso—**中间的,中位的 mesoappendix *n.* 阑尾系膜

99. **meta—**改变;旁,次;间位,偏位(化学)metamorphopsia *n.* 视物变形症

100. **metacarp**(**o**)—掌骨 metacarpectomy *n.* 掌骨切除术

---

101. metatarsophalangeal *a.*

102. metritis *n.*

103. minicell *n.*

104. morphovar *n.*

105. muciferous *a.*

106. multilocular *a.* ; polyarthric *a.*

107. mutator *n.*

108. myofibroblast *n.*

109. myelopathy *n.*

110. myomagenesis *n.*

答案:练习Ⅲ(101～110)

101. **metatars(o)**—足跖,跖骨 metatarsophalangeal *a.* 跖趾的

102. **metri(o)**—子宫 metritis *n.* 子宫炎

103. **mini,min** 非常小的,小型的,小型物的 minicell *n.* 小细胞

104. **morph(o)**—形,形态 morphovar *n.* 形态变型

105. **muc(o)**—黏液,黏膜 muciferous *a.* 分泌黏液的,生黏液的

106. **multi—,poly—** 多 multilocular *a.* 多腔的,多房的;polyarthric *a.* 多关节的

107. **mut(a)** 基因改变 mutator *n.* 增变因子;增变株

108. **my(o)**—肌,肌肉 myofibroblast *n.* 成肌纤维细胞

109. **myel(o)**—髓,脊髓 myelopathy *n.* 脊髓病

110. **myom(o)**—肌肉肿瘤 myomagenesis *n.* 肌瘤形成,肌瘤发生

---

111. negative *a.*;never *ad.*;negligible *a.*;
nonantigenic *a.*

112. Nannomonas *n.*

113. nanism *n.*

114. narcosis *n.*

115. nasopharyngeal *a.*

116. natimortality *n.*

117. natal *a.*;nation *n.*;renascent *a.*

118. natruresis *n.*

119. necrolysis *n.*

120. nect,nex(t) annexation *n.*;connect *v.*

答案:练习Ⅲ(111～120)

111. **n—,ne—,neg—,non—** 表示"非,无,不重要"negative *a.* 阴性的;never *ad.* 从来没有;negligible *a.* 忽略的;nonantigenic *a.* 无抗原性的

112. **nann(o)**—矮,小;毫微,纳(诺)(10^{-9})Nannomonas *n.* 锥虫之亚属(包括刚果锥虫、两形锥虫和凹形锥虫)

113. **nan(o)**—矮,小;毫微,纳(诺)(10^{-9})nanism *n.* 矮小,侏儒症

114. **narc(o)**—麻木,木僵;睡眠;麻醉 narcosis *n.* 麻醉

115. **nas(o)**—鼻 nasopharyngeal *a.* 鼻咽的

116. **nat(i)** 生,分娩 natimortality *n.* 死产率

117. **nasc,nat** 生 natal *a.* 初生的,诞生的;nation *n.* 国家,民族;renascent *a.* 再生的,复活的

118. **natr(o)**—钠 natruresis *n.* 尿钠排泄

119. **necr(o)—,nekr(o)—** 坏死;尸体 necrolysis *n.* 坏死溶解

120. **nect, nex(t)** 连接 annexation *n.* 附加物,并吞;connect *v.* 连接,连结

---

121. neoadjuvant *n.*

122. nephelometer *n.*

123. nephrosclerosis *n.*

124. neuragmia *n.*

125. neuroallergy *n.*

126. neutrophilia *n.*

127. nevoblast *n.*

128. nidogen *n.*

129. nidus(*pl.* nidi) *n.*

130. nociception *n.*

答案:练习Ⅲ(121～130)

121. **neo**— 新 neoadjuvant *n.* 新辅助治疗

122. **nephel(o)**—混浊;云,雾 nephelometer *n.* 散射浊度计,比浊计

123. **nephr(o)**—肾 nephrosclerosis *n.* 肾硬化

124. **neur**—神经 neuragmia *n.* 神经撕除术(撕裂神经干)

125. **neur(o)**—与神经或神经系统有关 neuroallergy *n.* 神经变(态反)应(性)

126. **neutr(o)**—中性 neutrophilia *n.* 中性白(粒)细胞增多(症)

127. **nev(o)**—痣,胎痣 nevoblast *n.* 成痣细胞

128. **nid(o)**—巢 nidogen *n.* 巢蛋白

129. **nidi** 巢,核;病灶 nidus(*pl.* nidi) *n.* 巢,核;病灶

130. **noci**—伤害 nociception *n.* 伤害感觉

---

131. noctambulation *n.*

132. normetanephrine *n.* (noradrenalin)

133. normocalcemia *n.*

134. nosocomium *n.*

135. notalgia *n.*

136. enunciation *n.* ; pronounce *v.*

137. nucleokeratin *n.*

138. nulliparity *n.*

139. nyctohemeral *a.*

140. oculomucocutaneous *a.*

答案:练习Ⅲ(131～140)

131. **noct(i)**—夜 noctambulation *n.* 梦行(症)

132. **nor**—正(链);去甲 normetanephrine *n.* 去甲变肾上腺素(noradrenalin 去甲肾上腺素)

133. **norm(o)**—正常,标准,常规,通常 normocalcemia *n.* 正常钙血

134. **nos(o)**—疾病 nosocomium *n.* 医院

135. **not(o)**—背 notalgia *n.* 背痛

136. **nounce, nunci** 宣称 enunciation *n.* 阐明,表明;pronounce *v.* 宣布,宣称,断定

137. **nucle(o)**—核,核素 nucleokeratin *n.* 核角蛋白

138. **nulli**—无 nulliparity *n.* 未经产(妇)

139. **nyct(o)**—夜,黑暗 nyctohemeral *a.* 昼夜的

140. **ocul(o)**—眼 oculomucocutaneous *a.* 眼—黏膜—皮肤的

---

141. odontorthosis *n.*

142. odynophagia *n.*

143. oedipism; edipism *n.*

144. oleoma *n.*

145. olecranal *a.*; olecranarthritis *n.*

146. oligakisuria *n.*; oligomenorrhea *n.*

147. omnipotence *n.*; panatrophy *n.*

148. omoclavicular *a.*

149. omphalogenesis *n.*

150. oncogen *n.*; oncogene *n.*

答案:练习Ⅲ(141~150)

141. **odont(o)**—牙,齿 odontorthosis *n.* 正牙法,正牙术

142. **odyn(o)**—痛 odynophagia *n.* 吞咽痛

143. **oe－;e－**—离去,除去;无;外面 oedipism; edipism *n.* 眼自伤;empty *a.* 空的

144. **ole(o)**—油 oleoma *n.* 石蜡瘤

145. **olecran(o)**—鹰嘴,肘部 olecranal *a.* 鹰嘴的;olecranarthritis *n.* 肘关节炎

146. **olig(o)**—小,少,微,缺乏;低,寡 oligakisuria *n.* 尿次(数)减少;oligomenorrhea *n.* 月经稀发

147. **omni—,pan**—全 omnipotence *n.* 全能;panatrophy *n.* 全身萎缩

148. **om(o)**—肩 omoclavicular *a.* 肩锁的

149. **omphal(o)**—脐 omphalogenesis *n.* 脐形成

150. **onc(o)**—肿瘤 oncogen *n.* 致癌物(质);oncogene *n.* 癌基因

---

151. oneiroanalysis *n.*; oneirogmus *n.*

152. onychomycosis *n.*

153. ooblast *n.*

154. oophoralgia *n.*

155. ophthalmoptosis *n.*

156. opisthocheilia *n.*

157. optometry *n.*

158. opticianry *n.*

159. orbicularis *n.*

160. coordination *n.*

答案:练习Ⅲ(151~160)

151. **oneir**—梦 oneiroanalysis *n.* 梦态(精神)分析;oneirogmus *n.* 梦遗

152. **onych(o)**—甲 onychomycosis *n.* 甲真菌病,甲癣

153. **oo**—卵,蛋 ooblast *n.* 成卵细胞(最终发育为卵细胞的初级细胞)

154. **oophor(o)**—卵巢 oophoralgia *n.* 卵巢痛

155. **ophthalm(o)**—眼 ophthalmoptosis *n.* 眼球突出

156. **opisth(o)**—向后,后 opisthocheilia *n.* 唇后缩

157. **opt(o)**—眼,视力 optometry *n.* 视力测定法,验光(法)

158. **optic(o)**—眼,视力 opticianry *n.* 眼科光学

159. **orb**—球,环;眼球 orbicularis *n.* 轮匝肌

160. **ord** 规则,规律 coordination *n.* 平等,同等;disorder *n.* 无秩序,混乱,身心不适

161. organization *n.*

162. orchidalgia *n.*; orchichorea *n.*

163. orchidometer *n.*

164. orthognathia *n.*

165. oscillograph *n.*

166. osphresiology *n.*

167. osseocartilaginous *a.*

168. ossiculum(*pl.* ossicula) *n.*

169. osteochondrous *a.*

170. otoblennorrhea *n.*

答案:练习Ⅲ(161~170)

161. **organ(o)**—器官,有机 organization *n.* 组织;编制;团体;有机体

162. **orchi(o)**—睾丸 orchidalgia *n.* 睾丸痛;orchichorea *n.* 睾丸颤搐

163. **orchid(o)**—睾丸 orchidometer *n.* 睾丸测量器

164. **orth(o)**—直的,正的 orthognathia *n.* 正颌学

165. **oscillo**—振动,震动,摆动 oscillograph *n.* 示波器

166. **osphresi(o)**—嗅,嗅觉 osphresiology *n.* 嗅觉学

167. **osse(o)**—骨 osseocartilaginous *a.* 骨软骨的

168. **ossicul(o)**—听小骨 ossiculum(*pl.* ossicula) *n.* 小骨

169. **oste(o)**—骨 osteochondrous *a.* 骨软骨的

170. **ot(o)**—耳 otoblennorrhea *n.* 耳黏液溢

171. output *n.*

172. ovalocyte *n.*; oviducal *a.*

173. ovariopexy *n.*

174. overcompensation *n.*

175. hyperestrogenism *n.*

176. supertemporal *a.*; upstream *n.*

177. ovulation *n.*

178. oxide *n.*; oxidize *v.*; ox(*pl.* oxen)

179. oxonemia *n.*

180. oxyacoia *n.*

答案:练习Ⅲ(171~180)

171. **out**—超过,过度;出,向外,在外;远 output *n.* 排出量,输出量;排出物

172. **ov(o)**—;**ovi**—卵,蛋 ovalocyte *n.* 卵圆红细胞;oviducal *a.* 输卵管的

173. **ovari(o)**—卵巢 ovariopexy *n.* 卵巢固定术

174. **over**—过度,过分,翻转,在……之上 overcompensation *n.* 代偿过度

175. **over**—;**hyper**—过分 hyperestrogenism *n.* 雌激素过多

176. **over**—;**super**—;**up** 上 supertemporal *a.* 颞上的;upstream *n.* 上游

177. **ovul(o)**—卵,蛋,黄 ovulation *n.* 排卵

178. **ox**—尖,敏捷;酸;氧化,氧代 oxide *n.* 氧化物;oxidize *v.* 氧化;ox(*pl.* oxen) *n.* 牛,公牛

179. **oxo**—酮(基)oxonemia *n.* 丙酮血(症)

180. **oxy**—尖锐,锐敏,氧化,氧(有时用羟)oxyacoia *n.* 听觉过敏

---

181. bypass *n.*

182. pachyblepharon *n.*

183. paedophilia *n.*

184. palatognathous *n.*

185. papilledema *n.* ; papilloma *n.*

186. palindromia *n.*

187. palpebralis *n.*

188. panacea *n.*

189. pancreaticoduodenal *a.*

190. partiality *n.* ; parabulia *n.*

答案:练习Ⅲ(181~190)

181. **pac**,**pass** 行走;通过 bypass *n.* 旁道,旁路;pace *n.* 步,步速

182. **pachy**—重,厚,肥,粗 pachyblepharon *n.* 睑缘肥厚

183. **paed(o)**—儿童 paedophilia *n.* 恋童癖

184. **palat(o)**—腭 palatognathous *a.* 腭裂的

185. **papill(o)**—乳头,视神经乳头 papilledema *n.* 视神经乳头水肿;papilloma *n.* 乳头(状)瘤

186. **palin**—重复;向后 palindromia *n.* 复发,再发

187. **palpebr(o)**—眼睑 palpebralis *n.* 上睑提肌

188. **pan**—全,总,泛 panacea *n.* 万应药(古代药名);万灵药(普通灵验的药)

189. **pancreatic(o)**—胰的,胰管的 pancreaticoduodenal *a.* 胰十二指肠的

190. **par**—对(位);副,仲;类,拟;旁,周;倒错;错乱,异常 partiality *n.* 片面性,偏爱;parabulia *n.* 意志倒错

---

191. paracardiac *a.*；paracellulose *n.*

192. parathyroidoma *n.*

193. depart *v.*；partially *ad.*

   particularly *ad.*

194. patellectomy *n.*

195. patellofemoral *a.*

196. pathoanatomy *n.*

197. pectoralgia *n.*

198. pedodontia *n.*

199. pedialgia *n.*

200. pelvisacral *a.*；pelviureteral *a.*

答案：练习Ⅲ（191～200）

191. **para**—近，旁；分；半；副；错乱；沿；有机化合物的对位 paracardiac *a.* 心旁的；paracel-
   lulose *n.* 副纤维（植物）

192. **parathyroid（o）**—甲状旁腺 parathyroidoma *n.* 甲状旁腺瘤

193. **part** 分离，部分 depart *v.* 离开；partially *ad.* 部分地；particularly *ad.* 显著地

194. **patell**—髌骨 patellectomy *n.* 髌骨切除术

195. **patell（o）**—髌骨 patellofemoral *a.* 髌股的

196. **path（o）**—病理；病 pathoanatomy *n.* 病理解剖学

197. **pector（o）**—胸 pectoralgia *n.* 胸痛

198. **ped（o）**—；**paed（o）**—与儿童有关的 pedodontia *n.* 儿童牙科学

199. **pedi**—足，脚 pedialgia *n.* 足底痛，足神经痛

200. **pelv（i）**—髋骨；骨盆；肾盂 pelvisacral *a.* 骨盆骶骨的；pelviureteral *a.* 肾盂输尿管的

201. pendelluft *n.*

202. penfluridol *n.*；pentacyclic *a.*

203. peracetate *n.*；perspire *v.*

204. perirenal *a.*

205. perineocele *n.*

206. peritoneovenous *n.*

207. perobrachius *n.*；perochirus *n.*

208. peroneotibial *a.*

209. appetite *n.*；compete *v.*

210. phacoscotasmus *n.*

答案：练习Ⅲ（201～210）

201. **pend（o）**—悬挂 pendelluft *n.* 钟摆样呼吸（导致肺死腔增大）

202. **pen**—，**pent**—；**penta**—五 penfluridol *n.* 五氟利多（抗精神病药）；pentacyclic *a.* 五
   环的

203. **per**—过，高，超，经，通，极，甚，横穿 peracetate *n.* 过醋酸盐；perspire *v.* 出汗，流汗

204. **peri**—周，周围 perirenal *a.* 肾周的

205. **perine（o）**—会阴 perineocele *n.* 会阴疝

206. peritone(o)—腹膜 peritoneovenous *n.* 腹(膜)腔静脉的

207. pero—残缺,不全 perobrachius *n.* 臂不全畸胎;perochirus *n.* 手不全畸胎

208. perone(o)—腓骨 peroneotibial *a.* 胫腓骨的

209. pet,petit 请求,追求 appetite *n.* 食欲;胃口;compete *v.* 竞争;比赛

210. phac(o)—晶体,透镜;斑痣 phacoscotasmus *n.* 晶状体混浊

211. phagocaryosis *n.*

212. phakoerysis *n.*

213. phalanx(*pl.* phalanges) *n.*

214. phallocrypsis *n.*

215. pharmacology *n.*

216. pharmaceutics *n.*

217. pharyngismus *n.*

218. pheomelanin *n.*

219. phenacetin *n.*

220. phenomenon(*pl.* phenomena) *n.*

答案:练习Ⅲ(211~220)

211. **phag(o)**—进餐;吞咽;吞噬 phagocaryosis *n.* 核吞噬作用

212. **phak(o)**—晶体,透镜;斑痣 phakoerysis *n.* 晶状体吸除术

213. **phalagn(o)**—指骨,趾骨 phalanx(*pl.* phalanges)*n.* 指(趾)骨

214. **phall(o)**—阴茎 phallocrypsis *n.* 阴茎退缩

215. **phar—;pharm—;pharmac(o)**—药,药物;药学,药理 pharmacology *n.* 药理学

216. **pharmaceut(o)**—药,药物;药学,药理 pharmaceutics *n.* 药剂学;制剂

217. **pharyng(o)**—咽 pharyngismus *n.* 咽痉挛

218. **phe(o)**—;**pha(o)**—褐色;暗,阴部 pheomelanin *n.* 褐黑素,黑色素

219. **phen**—苯(基)phenacetin *n.* 非那西丁,乙酰对氨苯乙醚

220. **pheno**—显示,表现;苯酚,苯基 phenomenon(*pl.* phenomena)*n.* 现象

221. phenoxyaethanol *n.*

222. phimosis *n.*

223. phleboclysis *n.*

224. phlogogen *n.* ; phlogotherapy *n.*

225. phobophobia *n.*

226. phonetics *n.*

227. phorometry *n.*

228. photoallergy *n.* ; photography *n.*

229. phreniclasia *n.*

230. physical *a.*

答案:练习Ⅲ(221~230)

221. **phenoxy**—苯氧基 phenoxyaethanol *n.* 苯氧乙醇(消毒防腐剂)

222. **phim(o)**—罩子 phimosis *n.* 包茎

223. **phleb**(o)—静脉 phleboclysis *n.* 静脉输液法

224. **phlog**(o)—炎 phlogogen *n.* 致炎(物)质;phlogotherapy *n.* 非特异疗法

225. **phob**(o)—恐怖 phobophobia *n.* 恐恐怖症(对自己的恐怖感到恐怖)

226. **phon**(o)—音,声 phonetics *n.* 语音学

227. **phoro**—携带,传播 phorometry *n.* 隐斜测量(法)

228. **phot**(o)—光,照 photoallergy *n.* 光过敏症;photography *n.* 摄影术

229. **phren**(o)—膈;精神,意志 phreniclasia *n.* 膈神经压轧术

230. **physi**(o)—自然,生理;功能 physical *a.* 身体的,体格的;自然的,物理的

231. physohematometra *n.*   236. implant *v.* ; transplant *v.*

232. pilial *a.* ; piliation *n.*   237. plasm *n.*

233. pimelorrhea *n.*   238. platycelous *a.*

234. pinealopathy *n.*   239. pleocaryocyte *n.*

235. pituitarism *n.*   240. pleiotropic *a.*

答案:练习Ⅲ(231~240)

231. **physo**—气,空气 physohematometra *n.* 子宫积血气

232. **pil**—,**pili**—毛发 pilial *a.* 毛发的;piliation *n.* 毛发生成,生毛发

233. **pimel**(o)—脂肪 pimelorrhea *n.* 脂性腹泻

234. **pineal**(o)—松果体 pinealopathy *n.* 松果体病

235. **pituitar**(o)—脑垂体腺 pituitarism *n.* 垂体功能障碍

236. **plant**(a),**plantat** 种植 implant *v.* 灌输,注入;transplant *v.* 移植,迁走

237. **plas**(o)—发育;生成 plasm *n.* 浆;血浆;乳浆;等离子体

238. **platy**—阔,扁平 platycelous *a.* 前凹后凸的

239. **ple**(o)—多,过多;更多,增多 pleocaryocyte *n.* 多核细胞

240. **plei**(o)—多 pleiotropic *a.* 多效性的(基因)

241. pleuralgia *n.*   246. poikilocarynosis *n.*

242. pleurobronchitis *n.*   247. poliodystrophia *n.*

243. plexiform *a.*   248. polyacrylamide *n.*

244. pneumococcus *n.*   249. polypectomy *n.*

245. podagra *n.*   250. pontobulbia *n.*

答案:练习Ⅲ(241~250)

241. **pleur**—胸膜 pleuralgia *n.* 胸膜痛

242. **pleuro**—胸膜;肋;体侧 pleurobronchitis *n.* 胸膜支气管炎

243. **plex(o)**—丛,神经丛 plexiform *a.* 丛状的

244. **pneum(o)**—肺,气,气体;呼吸 pneumococcus *n.* 肺炎球菌

245. **pod(o)**—足,脚 podagra *n.* (足)痛风

246. **poikil(o)**—使成杂色;可变的,不规则的 poikilocarynosis *n.* 异形细胞形成

247. **poli(o)**—灰质 poliodystrophia *n.* (脑)灰质营养不良

248. **poly**—多(数),聚(合) polyacrylamide *n.* 聚丙烯酰胺

249. **polyp(o)**—息肉 polypectomy *n.* 息肉切除术

250. **pont(o)**—桥脑 pontobulbia *n.* 脑桥延髓空洞症

---

251. porokeratotic *n.*

252. porosis *n.* ; poroma *n.*

253. export *v.* ; import *v.*

254. postcommissure *n.*

255. posteroanterior *n.*

256. praecordia *n.* ; precordium *n.*

257. precancer *n.* ; preoperative *a.*

258. presbyacusis *n.*

259. compress *v.*

260. primigravida *n.*

答案:练习Ⅲ(251~260)

251. **por(o)**—1 管,通道;孔,门 porokeratotic *n.* 汗孔角化病的

252. **por(o)**—2 痂;石 porosis *n.* 骨痂形成;空洞形成;poroma *n.* 汗孔硬结

253. **port** 搬运,携带 export *v.* 出口;import *v.* 进口,表明,说明

254. **post—;re—;step**—后 postcommissure *n.* (大脑)后连合

255. **poster(o)**—在后,后部 posteroanterior *n.* 后前(位)的

256. **prae**—在……前,预先 praecordia *n.* 心前区;precordium *n.* 心前区

257. **pre**—在……前,预先 precancer *n.* 初癌,前期癌;preoperative *a.* 手术前的

258. **presby(o)**—老,老年 presbyacusis *n.* 老年聋

259. **press** 压 compress *v.* 压缩;扼要叙述

260. **primi**—第一 primigravida *n.* 初孕妇

261. proaccelerin *n.*；prodrome *n.*

262. probe *n. v.*

263. improvement *n.*；problem *n.*

264. proctatresia *n.*

265. prostate *n.*

266. prosopospasm *n.*

267. prostatography *n.*

268. protaminase *n.*；protocaryon *n.*

269. proteasome *n.*

270. proximal *a.*

答案：练习Ⅲ（261～270）

261. **pro**—前,原;向前 proaccelerin *n.* 前加速因子,（凝血）第五因子；prodrome *n.* 前驱症状

262. **pro**—支持,向前,在前 probe *n.* 探子,探针,探头 *v.* 用探针探测;彻底调查

263. **prob**,**prov** 试验,证明 improvement *n.* 改良,进步,改良的事物;problem *n.* 难题

264. **proct**(o)—肛门;直肠 proctatresia *n.* 肛门闭锁

265. **pros**—前,原;向前 prostate *n.* 前列腺

266. **prosopo**—面,面部 prosopospasm *n.* 面肌痉挛

267. **prostat**(o)—前列腺 prostatography *n.* 前列腺摄影术

268. **proto**—;**prot**—原,原始;初,第一 protaminase *n.* 精蛋白酶;protocaryon *n.* 原核,初核

269. **prote**(o)—蛋白（质）proteasome *n.* 蛋白酶体

270. **proxim**(o)—近,靠近 proximal *a.* 最接近的,邻近的

271. pruigo *n.*；pruritic *a.*

272. pseudocoelom *n.*

273. psychology *n.*

274. pubis（*pl.* pubes）*n.*

275. pulmoaortic *a.*

276. pupilla（*pl.* pupillae）*n.*

277. purulency *n.*

278. disputable *a.*；computer *n.*

279. pyogenin *n.*

280. pyelectasia *n.*

答案：练习Ⅲ（271～280）

271. **prurit**(o)—瘙痒 pruigo *n.* 痒疹;pruritic *a.* 瘙痒的

272. **pseud**—;**pseudo**—假,伪,拟 pseudocoelom *n.* 假体腔

273. **psych**(o)—精神,心理 psychology *n.* 心理学

274. **pub**(o)—耻骨 pubis（*pl.* pubes）*n.* 耻骨

275. **pulmo**—;pulmon(o)肺 pulmoaortic *a.* 肺（与）主动脉的

276. **pupill**(o)—瞳孔 pupilla（*pl.* pupillae）*n.* 瞳孔

277. **purul**(o)—脓 purulency *n.* 脓性,化脓

278. **put(a),putat** 计算；考虑 disputable *a.* 引起争论的；computer *n.* 计算机

279. **py(o)**—脓 pyogenin *n.* 脓细胞素（脓细胞内的化合物）

280. **pyel(o)**—肾盂 pyelectasia *n.* 肾盂扩张

+-+

281. pyknocardia *n.*

282. pylephlebitis *n.*

283. pyloristenosis *n.*

284. pyrogen *n.*

285. pyretogenesia；pyretogenesis *n.*

286. pyrexiogenic *a.* ；pyrexy；pyrexia *n.*

287. quadrantal *a.*

288. quadriceps *n.* ／ *a.*

289. acquire *v.* ；quest *n.*

290. rachiocampsis *n.*

答案:练习Ⅲ(281~290)

281. **pykno**—致密，浓缩；快速 pyknocardia *n.* 心搏过速，心动过速

282. **pyle**—静脉，与门静脉有关的 pylephlebitis *n.* 门静脉炎

283. **pylor(o)**—幽 pyloristenosis *n.* 幽门狭窄

284. **pyr(o)**—火，热；焦，焦性 pyrogen *n.* 致热原

285. **pyret(o)**—火，热 pyretogenesia；pyretogenesis *n.* 热发生，发热

286. **pyrex(o)**—火，热 pyrexiogenic *a.* 致热的；pyrexy；pyrexia *n.* 发热

287. **quadrant**—四分体；象限 quadrantal *a.* 四分体的；象限的

288. **quadri；quart**—四，四倍 quadriceps *n.* 四头肌 *a.* 四头肌的

289. **quir，quest** 求取，质问 acquire *v.* 获得，得到；request *n.* 寻求，请求

290. **rachio**—；**rachi**—脊柱 rachiocampsis *n.* 脊柱弯曲

+-+

291. radiosensibility *n.*

292. radiculalgia *n.*

293. reablement *n.* ；reabsorb *v.*

294. retrobulbar *a.*

295. rectum *n.* ；rectus *n.*

296. correct *a. v.* ；regular *a.*

297. renocortical *a.*

298. reticulocytopenia *n.* ；reticulocytosis *n.*

299. retinoschisis *n.*

300. retroanteroamnesia *n.*

答案:练习Ⅲ(291~300)

291. **radi(o)**—放射，辐射；桡骨 radiosensibility *n.* 放射敏感性

292. **radicul(o)**—神经根 radiculalgia *n.* 神经根痛

293. **re**—再，复，反，回，后 reablement *n.* 康复；复原，恢复；reabsorb *v.* 重细吸收

294. **re**—，**retro**—后，重复，重新 retrobulbar *a.* 眼球后的；延髓后的

295. **rect(o)**—直肠 rectum *n.* 直肠；rectus *n.* 直的；直肌

296. **reg，rect** 划直线；引导；治理 correct *a.* 正确的，对的 *v.* 改正，修正；regular *a.* 整齐的，对称的，有规律的

297. **ren(o)**—肾脏 renocortical *a.* 肾皮质的

298. **reticul(o)**—网，网状结构 reticulocytopenia *n.* 网状细胞减少；reticulocytosis *n.* 网状细胞增多

299. **retin(o)**—视网膜 retinoschisis *n.* 视网膜劈裂症

300. **retro**—（在）后，向后，逆行，逆向 retroanteroamnesia *n.* 颠倒性遗忘

---

301. rhabdocyte *n.*

302. rhabdomyolysis *n.* ; rhabdosphincter *n.*

303. rheumatalgia *n.*

304. rhinallergosis *n.*

305. rhinocephalus *n.*

306. rhytidectomy *n.* ; rhytidosis *n.*

307. roentgenologist *n.*

308. rupture *n.*

309. salpingocele *n.*

310. sacrospinous ligament

答案：练习Ⅲ（301～310）

301. **rhabd(o)**—杆状的；杆 rhabdocyte *n.* 杆（状）核细胞，晚幼粒细胞

302. **rhabdomy(o)**—横纹肌 rhabdomyolysis *n.* 横纹肌溶解；rhabdosphincter *n.* 横纹（肌）括约肌

303. **rheumat(o)**—水流（关节内）rheumatalgia *n.* 风湿痛

304. **rhin**—；**rhino**—鼻 rhinallergosis *n.* 过敏性鼻炎

305. **rhino**—；**rhin**—鼻 rhinocephalus *n.* 喙状鼻骑胎

306. **rhytid(o)**—皱纹，皱缩 rhytidectomy *n.* 皱纹切除术；rhytidosis *n.* 角膜皱缩（濒死现象）

307. **roentgen(o)**—X 线，伦琴射线（德物理学家 1845—1923）roentgenologist *n.* X 线学家，X 线专科医师

308. **rupt** 破裂 rupture *n.* 破裂；绝交

309. **salping(o)**—管；输卵管；咽鼓管 salpingocele *n.* 输卵管疝

310. **sacr(o)**—骶（骨）sacrospinous ligament 骶棘韧带

---

311. sally *n.*；result *v.*

316. ascend *v.*；descend *v.*

312. sanguification *n.*

317. schistocelia *n.*

313. sarcoblast *n.*

318. schizoaffective *n.*

314. scatology *n.*

319. sciagram *n.*

315. scapulodynia *n.*

320. conscience *n.*；conscious *a.*

答案：练习Ⅲ（311～320）

311. **sal，sil，sult** 跳 sally *n.* 突围；result *v.* 发生，起因于，导致 *n.* 结果，效果

312. **sangui**—血 sanguification *n.* 血液生成，血液化

313. **sarc(o)**—肌，肉 sarcoblast *n.* 原始(成)肌细胞(发育为肌细胞的原始细胞)

314. **scat(o)**—；**skato**—粪，粪质 scatology *n.* 粪便学

315. **scapul(o)**—肩胛 scapulodynia *n.* 肩(胛)痛

316. **scend** 登 ascend *v.* 登高，上升；descend *v.* 下来，下去，遗传，传代

317. **schist(o)**—裂，分裂 schistocelia *n.* 腹裂畸形

318. **schiz(o)**—裂，分裂 schizoaffective *n.* 分裂情感性(的)

319. **scia**—；**skia**—影(尤指 X 线的)sciagram *n.* X 线(照)片

320. **scien** 知；晓 conscience *n.* 良心；conscious *a.* 清醒的，明白的，自觉的

321. scintiangiocardiography *n.*

326. section *n.*；screte *v.*

322. scirrhoid *a.*

327. sebiagogic *a.*

323. sclerocentesis *n.*；scleroatrophic *a.*

328. sebaceofollicular *a.*

324. scoliokyphosis *n.*

329. bisect *v.* 切成两半；segment *n.*

325. scotoma(*pl.* scotmata)*n.*

330. sectio(*pl.* sectiones)*n.*

答案：练习Ⅲ（321～330）

321. **scint(i)**—闪烁，闪光 scintiangiocardiography *n.* 闪烁心血管造影术

322. **scirrh(o)**—硬，硬癌的 scirrhoid *a.* 硬癌样的

323. **scler(o)**—巩膜；硬化 sclerocentesis *n.* 巩膜穿刺术；scleroatrophic *a.* 硬化萎缩的

324. **scoli(o)**—弯曲 scoliokyphosis *n.* 脊柱后侧凸

325. **scot(o)**—暗，盲 scotoma(*pl.* scotomas 或 scotomata)*n.* 暗点，盲点；精神盲点

326. **se**—分开，离开，区别开 section *n.* 切开(术)；切(断)面，切片；节；组(生物分类中属于亚属)；secrete *v.* 分泌，隐藏

327. **seb(o)**—脂，皮脂 sebiagogic *a.* 促皮脂的，生皮脂的

328. **sebace**(o)—脂,皮脂 sebaceofollicular *a.* 皮脂毛囊的

329. **sec, seg, sex, sect** 切割 bisect *v.* 切成两半;segment *n.* 切开的部分,区分,节;sex *n.* 性别(男,女)

330. **sect**(o)—切,截断 section(*pl.* sectiones)*n.* 切开(术);切片;节

+-+

331. sedate *a.*   336. sepsis *n.*

332. semiconscious *a.*   337. septation *n.* ; septatome *n.*

333. hemichorea *n.*   338. assert *v.* ; series *n.*

334. seminoma *n.*   339. serum *n.*

335. insensible *a.* ;insensitive *a.*   340. conservation *n.*

答案:练习Ⅲ(331~340)

331. **sed**—离开,分开 sedate *a.* 安静的;稳重的 *v.* 给服镇静药

332. **semi**—半,部分,在中间 semiconscious *a.* 半清醒的

333. **semi**—,**hemi**—半 hemichorea *n.* 偏身舞蹈病

334. **semin**(i)—精子,种子 seminoma *n.* 精原细胞瘤

335. **sens, sent** 感觉 insensible *a.* 不省人事的;insensitive *a.* 感觉迟钝

336. **seps**(o)—感染 sepsis *n.* 脓毒病,脓毒症

337. **sept**(o)—隔 septation *n.* 分隔;septatome *n.* 鼻中隔刀

338. **seri, sert** 结合;加入 assert *v.* 维护,辩护,宣称;series *n.* 系列

339. **sero**—;**ser**—浆液;血清 serum *n.* 血清

340. **serv**(a),**servat** 守护 conservation *n.* 保护;保存

+-+

341. sialadenoncus *n.*   346. sigmoidopexy *n.*

342. sialadenopathy *n.*   347. sign *n. / v.* ; signature *n.*

343. sicklemia *n.*   348. silicification *n.*

344. assiduity *n.* ; obsession *n.* ; preside *v.*   349. sinoatrial *a.*

345. sideroblast *n.*   350. sinus(*pl.* sinuses)*n.*

答案:练习Ⅲ(341~350)

341. **sial**(o)—唾液 sialadenoncus *n.* 涎腺瘤

342. **sialaden**(o)—唾腺 sialadenopathy *n.* 涎腺病

343. **sick**—有病的,恶心的,厌恶的 sicklemia *n.* 镰状细胞性贫血

344. **sid**,**sed**,**sess** 坐 assiduity *n.* 专心致志;obsession *n.* 困扰;preside *v.* 主持

345. **sider**(**o**)—铁 sideroblast *n.* 铁粒幼红细胞

346. **sigmoid**(**o**)—乙状结肠 sigmoidopexy *n.* 乙状结肠固定术

347. **sign**,**signat** 标记 sign *n.* / *v.* 符号,信号,手势;signature *n.* 签字

348. **silic**(**o**)—硅,矽 silicification *n.* 硅化(作用)

349. **sino**—窦 sinoatrial *a.* 窦房的

350. **sinus**(**o**)—窦 sinus(*pl.* sinuses)*n.* 窦(解剖);窦道,窦(脓液流出的管道)

---

351. assistant *n.*; circumstance *n.*; consist *v.*; constant *a. n.*; contrast *v.*; institute *v.*

352. skatophagy, scatophagy *n.*

353. skiagram, skiagraph *n.*; skiagraphy *n.*

354. association *n.*; dissociate *v.*; society *n.*

355. absolute *a.*; dissolve *v.*

356. somatoceptor *n.*

357. somniferous *a.*

358. sonitus, sound *n.*

359. absorb *v.*; resorption *n.*

360. spasmophilia *n.*

答案:练习Ⅲ(351～360)

351. **sist**,**st**,**sta**,**stance**,**stat**,**stit** 安置;站立 assistant *n.* 助手,助理;circumstance *n.* 情况,环境;consist *v.* 由……组成;constant *a.* 经常的 *n.* 常数,衡量;contrast *v.* 比较,对比;institute *v.* 设立,制定

352. **skato**—;**scato**—粪;粪质 skatophagy, scatophagy *n.* 食粪癖

353. **skia**—影;X 线 skiagram,skiagraph *n.* X 线(照)片;skiagraphy *n.* X 线摄影术

354. **soci**(**a**),**sociat**,**socio** 联合;社会 association *n.* 协会,联盟,联想;dissociate *v.* 分离,与……无关;society *n.* 社会,团体,社团,友谊

355. **solv**,**solut** 解开;溶解 absolute *a.* 完整的;完全的,绝对的;dissolve *v.* 溶解,被溶解

356. **somat**(**o**)—躯体,体 somatoceptor *n.* 体(壁)感受器

357. **somn**(**o**)—睡眠 somniferous *a.* 催眠的

358. **son**(**o**)—声音 sonitus,sound(拉)*n.* 耳鸣

359. **sorb**,**sorpt** 吸收 absorb *v.* 吸收,吸引……的注意力;resorption *n.* 再吸收

360. **spasm**(**o**)—痉挛 spasmophilia *n.* 痉挛素质

---

361. spectator *n.*；retrospection *n.*

362. expiration *n.*；respire *v.*

363. spermatocyte *n.*

364. sphenoccipital *n.*

365. spherocephalus *n.*

366. sphygmocardiogram *n.*

367. spirobacteria *n.*；spirograph *n.*

368. splanchnectopia *n.*

369. splenatrophy *n.*

370. spondyloptosis *n.*

答案：练习Ⅲ（361～370）

361. **spect（a），spectat** 看 spectator *n.* 旁观者；retrospection *n.* 回顾

362. **sper，spir，spirat** 呼吸 expiration *n.* 呼出，终止；respire *v.* 呼吸

363. **sperm（o）—；spermat（o）—** 种子；精子；精细胞 spermatocyte *n.* 精母细胞

364. **sphen（o）—** 楔形，蝶骨 sphenoccipital *n.* 蝶枕（骨）的

365. **spher（o）—** 球，球体 spherocephalus *n.* 球形头畸胎

366. **sphygm（o）—** 脉，脉搏 sphygmocardiogram *n.* 心动脉搏图

367. **spir（o）—** 螺旋；呼吸 spirobacteria *n.* 螺旋菌；spirograph *n.* 呼吸描记器

368. **splanchn（o）—** 内脏；内脏神经 splanchnectopia *n.* 内脏异位

369. **splen（o）—** 脾 splenatrophy *n.* 脾萎缩

370. **spondyl（o）—** 脊柱，脊椎 spondyloptosis *n.* 脊柱前移

371. spongioblast *n.*

372. sporoagglutination *n.*

373. springe *n.*；springlet *n.*

374. squamozygomatic *a.*

375. stapediolysis *n.*

376. staphylematoma *n.*；staphyline *a.*

377. steatogenous *a.*

378. stenocephalia *n.*；stenocoriasis *n.*

379. stereoanesthesia *n.*

380. stercobilin *n.*

答案：练习Ⅲ（371～380）

371. **spongi（o）—** 海绵；海绵状的 spongioblast *n.* 成胶质细胞瘤，胶质母细胞；无轴索细胞

372. **spor（o）—** 孢子，芽孢 sporoagglutination *n.* 孢子凝集（作用）

373. **spring（o）—** 管，瘘，洞 springe *n.* 圈套，陷阱 *v.* 设圈套，设陷阱；springlet *n.* 小泉（河，溪）

374. **squam（o）—** 鳞，鳞屑 squamozygomatic *a.* 颞鳞颧部的

375. **staped（o）—** 镫骨的 stapediolysis *n.* 镫骨松动术

376. **staphyl（o）—** 葡萄；悬雍垂 staphylematoma *n.* 悬雍垂血肿；staphyline *a.* 葡萄（串）状的；悬雍垂的

377. **steato**—;**stearo**—脂肪,皮脂 steatogenous *a.* 产生脂肪的

378. **sten(o)**—狭窄,狭小 stenocephalia *n.* 头狭窄;stenocoriasis *n.* 瞳孔缩小

379. **stere(o)**—固体,实体;三维的 stereoanesthesia *n.* 实体觉缺失

380. **sterc(o)**—粪 stercobilin *n.* 粪胆素

---

381. sternoclavicular *a.*

382. stethometer *n.*

383. distinction *n.* ; sting *v.* ; stitch *v.* /*n.*

384. stomacace *n.*

385. stomatocace *n.*

386. streptoangina *n.*

387. construct *v.* ; abstruse *a.*

388. stylohyoid, stylohyal *n.*

389. suggest *v.*

390. submucous *a.* ; subnitrate *n.* ;
subcellular *a.*

答案:练习Ⅲ(381~390)

381. **stern(o)**—胸骨 sternoclavicular *a.* 胸锁的

382. **steth(o)**—胸 stethometer *n.* 胸围计,胸廓张度计

383. **stinct**, **sting** 刺,刺激 instinct *n.* 本能,直觉;sting *v.* 刺痛,螫(shi)针;stitch *v.* 缝合 *n.*
针脚,剧痛

384. **stom(o)**—口,口腔 stomacace *n.* 溃疡性口炎,急性坏死性龈炎

385. **stomat(o)**—口,口腔 stomatocace *n.* 溃疡性口炎

386. **strept(o)**—扭链;链球菌 streptoangina *n.* 链球菌性咽峡炎

387. **stru**, **strere**, **struct** 结构;建造 construct *v.* 建造;abstruse *a.* 难懂的

388. **styl(o)**—茎突,茎状;柱 stylohyoid, stylohyal *n.* 茎突舌骨的

389. **sub**—,**suc**—,**suf**—, **sup**— ,**sur**—等辅音重复表示在……下面;次要 suggest *v.* 建议,
提示;暗示

390. **sub**—在……下,下,不足,不全;次,亚(化学)submucous *a.* 黏膜下的;subnitrate *n.* 次
硝酸盐;subcellular *a.* 亚细胞的

---

391. subclavius *n.* ; underfoot *ad.*

392. submaxillaritis *n.*

393. subside *v.* ; suffer *v.* ; suppose *v.*

394. sulphemoglobinemia *n.*

395. consumptive *a.* ; resumption *n.*

396. superabduction *n.* ; superficial *a.*

397. superacute *a.*

398. superalbal *a.*

399. surpass *v.* ; surprise *n.*

400. sure *a.*

答案:练习Ⅲ(391~400)

391. **sub—**, **under—** 下 subclavius *n.* 锁骨下肌;underfoot *ad.* 在脚下;碍事

392. **submaxill(o)—** 下颌骨 submaxillaritis *n.* 颌下腺炎

393. **suc—** 下;离;近乎 subside *v.* 退去,下沉;suffer *v.* 受痛苦,遭受,忍耐;suppose *v.* 推测,想象

394. **sulph—** 硫,磺基 sulphemoglobinemia *n.* 硫血红蛋白血症

395. **sum** 拿 consumptive *a.* 患肺病的;resumption *n.* 恢复

396. **super** / 超级,超过,过度;上,在…上 superabduction *n.* 外展过度;superficial *a.* 表面的,表皮的

397. **super—**, **out—**, **extra—** 超出 superacute *a.* 超急性的

398. **supra—** 超……,上,在上 superalbal *a.* 白质上的(脑)

399. **sur—** 超;外加;在…上 surpass *v.* 超越;surprise *n.* 惊奇,意外

400. **sure** 确定 sure *a.* 确信的;可靠的

---

401. symptom *n.*

402. symphysis *n.*

403. synclonus *n.*

404. syncopic *a.*

405. syndesmology *n.*

406. synovialis *a.*

407. syndrome *n.*

408. tachycardia *n.*

409. taeniacide *a.* / *n.*

410. tarsomegaly *n.* ; tarsocheiloplasty *n.*

答案:练习Ⅲ(401~410)

401. **syl—** 共同,同时 symptom *n.* 症状;征兆

402. **sym—** 共同,相同,接合;连,联 symphysis *n.* 联合(为软骨关节的一种类型)

403. **syn—** 共同,相同,接合;连,联 synclonus *n.* 共同阵挛;共同阵挛病

404. **syncop(o)—** 切段;缩短;晕厥 syncopic *a.* 晕厥的

405. **syndesm(o)—** 韧带;结缔组织 syndesmology *n.* 韧带学

406. **synov(o)—** 滑液;滑膜;腱鞘 synovialis *a.* 滑膜的

407. **syndrome** 综合征 Gunn's syndrome 冈恩氏综合征(单侧睑下垂,患侧上睑与下颌的联合运动) // gustatory sweating syndrome 味觉性出汗综合征,耳颞综合征(与进食有关的颊潮红及出汗)

408. **tachy—** 速,快速 tachycardia *n.* 心动过速

409. **taenia—** 绦虫;带 taeniacide *a.* 杀绦虫的 *n.* 杀绦虫剂

410. **tars(o)**—跗骨(足和小腿间的 7 块小骨);睑板 tarsomegaly n. 巨跟骨,跟骨增大;tarsocheiloplasty n. 睑缘成形术

---

411. abstain *v.* ; abstention *n.* ; abstinence *n.* ; content *n.*

412. taurocholaemia *n.*

413. tautomeral *a.*

414. taxonomy *n.*

415. telotism *n.*

416. telocinesia *n.*

417. telogen *n.*

418. attentive *a.* ; distend *v.* ; intense *a.* ; tend *v.*

419. tenodesis *n.* ; tenolysis *n.*

420. tenontomyoplasty *n.*

答案:练习Ⅲ(411~420)

411. **tain**,**ten**,**tin** 拿住;保有;保持 abstain *v.* 禁绝,戒除;abstention *n.* 禁戒;abstinence *n.* 禁欲;content *n.* 内容,容纳

412. **tauro**—;**taur**—牛 taurocholaemia *n.* 牛磺胆酸血症

413. **taut(o)**—相同 tautomeral *a.* 同侧的

414. **tax(o)**—趋向,向性;回复,整复 taxonomy *n.* 分类学

415. **tel(o)**—完全 telotism *n.* 功能完整;阴茎勃起

416. **tele**—终,末;远距 telocinesia *n.* 末期,终期(有丝分裂第四期)

417. **telo**—末,终,端 telogen *n.* 毛发生长终期

418. **tend**,**tens**,**tent** 延伸 attentive *a.* 护理的;为别人服务的;distend *v.* 扩张,膨胀;intense *a.* 强烈的,剧烈的;tend *v.* 趋向,走向,护理,管理

419. **ten(o)**—腱;**tenonto**—;**tendo**—腱 tenodesis *n.* 腱固定术;tenolysis *n.* 肌腱松解术

420. **tenonto**—腱 tenontomyoplasty *n.* 腱肌成形术

---

421. telangiectasia *n.* ; telecanthus *n.*

422. teratoblastoma *n.*

423. determinate *a.* ; terminal *a.*

424. attest *v.*

425. testosterone *n.*

426. Tetracoccus *n.*

427. thalamus *n.*

428. thalassemia *n.*

429. theorem *n.* ; therapy *n.*

430. theca(*pl.* thecae)*n.*

答案:练习Ⅲ(421~430)

421. **tele**—终,末;远距 telangiectasia *n.* 毛细(血)管扩张;telecanthus *n.* 内眦距过远(症),远距眦

422. **terat(o)**—畸形;畸胎 teratoblastoma *n.* 畸胎瘤

423. **termin(a)**, **terminat** 限定;界限 determinate *a.* 有限的,确定的;terminal *a.* 末端的, 终点的,每期的

424. **test** 证明;证实 attest *v.* 证明,为……作证

425. **test(o)**—睾丸 testosterone *n.* 睾丸酮

426. **tetra**—四,丁 tetracoccus *n.* 四联球菌属

427. **thalam(o)**—丘脑,视丘 thalamus *n.* 丘脑

428. **thalass(o)**—海 thalassemia *n.* 地中海贫血,库利贫血

429. **the(o)**—放置,安置 theorem *n.* 定理;原理;therapy *n.* 治疗(法)

430. **thec(o)**—膜,鞘 theca(*pl.* thecae)*n.* 膜,鞘

+—+

431. thelorrhagia *n.*

432. thermopenetration *n.*

433. therapeutic(al)*a.*

434. thoracopagus *n.*

435. thromboangitis *n.*

436. thymoma *n.*

437. thyreoid *n.* /*a.*

438. thyrotoxicosis *n.*

439. thyroiditis *n.*

440. tibia *n.* ; tibial *a.*

答案:练习Ⅲ(431~440)

431. **thele**—;**thel(o)**—乳头;乳头状 thelorrhagia *n.* 乳头出血

432. **thermo**—;**therm**—热,温 thermopenetration *n.* 透热法

433. **therapeut(o)**—疗法,治疗 therapeutic(al)*a.* 治疗(学)的

434. **thorac(o)**—胸 thoracopagus *n.* 胸部联胎

435. **thromb(o)**—血栓 thromboangitis *n.* 血栓性血管炎

436. **thym(o)**—胸腺;精神,情感 thymoma *n.* 胸腺瘤

437. **thyre(o)**—甲状腺;屏蔽 thyreoid *n.* 甲状腺 *a.* 甲状的

438. **thyro**—甲状腺,甲状 thyrotoxicosis *n.* 甲状腺毒症

439. **thyroid(o)**—甲状的;甲状腺 thyroiditis *n.* 甲状腺炎

440. **tibi(o)**—胫骨 tibia *n.* 胫骨;tibial *a.* 胫骨的

+—+

441. tocopherol *n.*

442. tomogram *n.*

443. tonicity *n.*

444. tonometer *n.*

445. tonsilla（*pl.* tonsillae）*n.*

446. tonsilloadenoidectomy *n.*

447. topography *n.*

448. toxemic *a.*

449. toxication *n.*

450. transaction *n.* ; transfer *v.* ; transplant *v.* ;

transverse *a.*

答案：练习Ⅲ（441～450）

441. **toc(o)**—分娩,产,生育 tocopherol *n.* 生育酚(维生素 E)

442. **tom(o)**—截断,切割 tomogram *n.* X 线体层照片,X 线断层照片

443. **tone**—紧张性;音,音调;调色 tonicity *n.* 紧张性;强壮

444. **tono**—紧张,张力,强直,伸展 tonometer *n.* 眼压计;张力计

445. **tonsil**—扁桃体 tonsilla(*pl.* tonsillae)*n.* 扁桃体

446. **tonsill(o)**—扁桃腺 tonsilloadenoidectomy *n.* 扁桃体增殖腺切除术

447. **top(o)**—地方,局部,部位 topography *n.* 局部解剖学;地志;地形(学)

448. **tox(o)**—毒,毒素,毒物 toxemic *a.* 毒血症的

449. **toxic(o)**—有毒的,毒物的 toxication *n.* 中毒

450. **tra**—, **tran**—, **trans**— 横过;贯通;超越;转移 transaction *n.* 处理,执行;transfer *v.* 转移,移动;transplant *v.* 移植,迁移;transverse *a.* 横断的

451. abstract *a.* /*n.* ; contraction *n.* ; retraction *n.*

452. trachelism *n.*

453. tracheobronchial *a.*

454. transaction *n.* ; diagram *n.* ; perforate *v.*

455. traumatic *a.*

456. trepan *n.* ; trephine *n.*

457. triangle *n.*

458. attributable *a.* ; contribute *v.*

459. trichitis *n.*

460. trigonitis *n.*

答案：练习Ⅲ（451～460）

451. **tract** 拉;抽 abstract *a.* 抽象的 *n.* 摘要;contraction *n.* 收缩;retraction *n.* 撤回,缩进

452. **trachelo**—颈,项 trachelism *n.* 颈肌痉挛

453. **trache(o)**—气管 tracheobronchial *a.* 气管支气管的

454. **trans**—, **dia**—, **per**—横穿 transaction *n.* 横切;横断;diagram *n.* 图解;perforate *v.* 穿孔;穿刺

455. **traumato**—创伤,外伤 traumatic *a.* 外伤的;创伤的

456. **trepo**—旋转;转动 trepan *n.* 环锯;trephine *n.* 环钻;环锯

457. **tri**—三,三次 triangle *n.* 三角,三角形

458. **trib**, **tribut** 交给 attributable *a.* 可归因于……的;contribute *v.* 贡献,有助于,投稿

459. **trich**(o)—毛,发 trichitis *n.* 毛球炎

460. **trigon**(o)—膀胱三角区 trigonitis *n.* 膀胱三角炎

461. trophocyte *n.*

462. tropometer *n.*

463. disturb *v.* ; troublesome *a.*

464. between *prep.* ; tweezers *n.* ; twice *ad.*

465. typhlostomy *n.*

466. tympany *n.* ; tympanic *a.*

467. ulorrhagia *n.*

468. ultrafilter *n.*

469. umbilication *n.*

470. unguis(*pl.* ungues) *n.*

答案:练习Ⅲ(461~470)

461. **troph**(o)—营养;向……性,亲……性,趋向性,亲和性 trophocyte *n.* 滋养细胞

462. **tropo**—变化,转向 tropometer *n.* 旋转器

463. **tum**, **turb** 纷乱 disturb *v.* 扰乱 troublesome *a.* 困难的

464. **tw** 纠缠;二 between *prep.* 在……之间;tweezers *n.* 镊子;twice *ad.* 两次

465. **typhlo**—盲肠;盲 typhlostomy *n.* 盲肠造口术

466. **tympan**(o)—鼓室;鼓膜 tympany *n.* 鼓音;tympanic *a.* 鼓(面)的;鼓室的

467. **ulo**—;**ule**—瘢痕;龈 ulorrhagia *n.* 龈出血

468. **ultra**—极端;超出,超过,以外 ultrafilter *n.* 超滤器

469. **umbilic**(o)—脐 umbilication *n.* 成脐形,凹陷

470. **ungu**(o)—甲 unguis(*pl.* ungues) *n.* 指(趾)甲;眼前房积脓

471. unfurl *v.* ; unfreeze *v.* ; unfit *a.*

472. unique *a.* ; unison *n.*

473. under—understate *v.*

474. upper *a.* ; upraise *v.*

475. uranoplegia *n.*

476. urologist *n.*

477. ureterostomy *n.*

478. urethrocele *n.*

479. urorrhagia *n.*

480. useful *a.*

答案:练习Ⅲ(471~480)

471. **un**—不,无,非,没有;打开,解开,弄出;相反动作 unfurl *v.* 打开;显露;unfreeze *v.* 解

冻;unfit *a.* 不合适的;无能力的;不健全的

472. **uni**—单,一 unique *a.* 唯一的;无比的;unison *n.* 一致;调和

473. **under**—少,下,不足 understate *v.* 谨慎的陈述;少说

474. **up**—向上;在上 upper *a.* 上面的;较高的;上级的;upraise *v.* 举起;提高

475. **urano**—上颌,腭;天空 uranoplegia *n.* 软腭麻痹

476. **uro**—尿,尿道 urologist *n.* 泌尿科医师

477. **ureter**(o)—输尿管 ureterostomy *n.* 输尿管造口术

478. **urethro**—尿道 urethrocele *n.* 尿道突出;尿道憩室

479. **uron**(o)—;**uro**—尿 urorrhagia *n.* 多尿

480. **use** 使用 useful *a.* 有助的;有效的;能干的

---

481. uvea *n.*

482. uvula *n.* ; uvular *a.*

483. vagus *n.* ; vagitis *n.* ; vagotomy *n.*

484. vagina(*pl.* vaginae)*n.*

485. evaluate *v.* ; valueless *a.*

486. valvulitis *n.*

487. variance *n.* ; variant *a.*

488. varicocele *n.* ; varicosclerosation *n.*

489. vascularity *n.*

490. vascular *a.*

答案:练习Ⅲ(481~490)

481. **uve**(o)—葡萄膜,眼色素层 uvea *n.* 眼色素层,葡萄膜

482. **uvul**(o)—悬雍垂 uvula *n.* 悬雍垂,小舌 uvular *a.* 悬雍垂的

483. **vag**(o)—迷走神经 vagus *n.* 迷走神经;vagitis *n.* 迷走神经炎;vagotomy *n.* 迷走神经切除术

484. **vagin**(o)—阴道 vagina(*pl.* vaginae)*n.* 鞘;阴道

485. **valo** 有利;价值 evaluate *v.* 评价,估计;valueless *a.* 无价值的,无用的

486. **valvul**(o)—瓣膜 valvulitis *n.* 瓣膜炎

487. **var**—变种(生物);种类,品种(生物)variance *n.* 变化;不一致;争论;variant *a.* 不同的;变异的 *n.* 异体;变体;变异株

488. **varic**(o)—静脉曲张 varicocele *n.* 静脉曲张;varicosclerosation *n.* 曲张静脉硬化疗法

489. **vas**(o)—血管;导管;输精管 vascularity *n.* 血管供应,多血管(状态)

490. **vascul**(o)—血管 vascular *a.* 血管的

491. venepuncture *n.*

492. ventralward *n.* ; ventralis *a.*

493. ventricular *a.*

494. venule *n.*

495. vesiculation *n.*

496. vesiculitis *n.*

497. visceroptosis *n.*

498. vitreum *n.*

499. vivisection *n.*

500. xenograft *n.*

答案:练习Ⅲ(491～500)

491. **ven(o)**—静脉 venepuncture *n.* 静脉穿刺术

492. **ventri—,ventr(o)**—腹,腹侧,前 ventralward *n.* 腹向,向腹侧;ventralis *a.* 腹的;腹侧的,前侧的

493. **ventricul(o)**—室(心室等)ventricular *a.* 心室的

494. **venul(o)**—小静脉 venule *n.* 小静脉

495. **vesic(o)**—膀胱;囊,泡;水疱 vesiculation *n.* 水泡形成,气泡

496. **vesicul(o)**—精囊腺 vesiculitis *n.* 精囊炎

497. **viscer(o)**—内脏 visceroptosis *n.* 内脏下垂

498. **vitr(o)**—玻璃体 vitreum *n.* 玻璃体

499. **viv(o)**—生命 vivisection *n.* 活体解剖(动物)

500. **xen(o)**—外;异物 xenograft *n.* 异种移植物

18 练习Ⅳ（常见的后缀）

指出下列单词的后缀（可能包括部分词根及其基本含义）

1. acephalia *n.*

2. intraabdominal *a.*

3. cryoablation *n.*

4. susceptible *a.*；applicable *a.*

5. hemiablepsia *n.*

6. cardiac *a.*

7. bellyache *n.*；headache *n.*

8. hemiacephalia *n.*

9. dysacousia *n.*；bioacoustics *n.*

10. dysacousis *n.*

答案：练习Ⅳ（1～10）

1. **－a** 无 acephalia *n.* 无头畸形

2. **－abdominal** 腹（部）的 intraabdominal *a.* 腹内的

3. **－ablation** 消融 cryoablation *n.* 冷凝消融，冷冻切除（组织）

4. **－able，ible** 可……的 susceptible *a.* 易受感动的；易感的，无免疫力的；applicable *a.* 可适用的

5. **－ablepsia** 盲 hemiablepsia *n.* 偏盲

6. **－ac**……的，具有……的特性 cardiac *a.* 心（脏）的，贲门的

7. **－ache** 痛 bellyache *n.* 腹痛；headache *n.* 头痛

8. **－acephalia** 无头 hemiacephalia *n.* 半无头（畸形）

9. **－acousia** 听 dysacousia *n.* 听觉不良；bioacoustics *n.* 生物声学

10. **－acousis，－acusis** 听，听觉 dysacousis *n.* 听觉不良

11. accuracy *n.*；diplomacy *n.*

12. tibiad *a.*

13. granuloadipose *a.*

14. curettage *n.*

15. hemianopsia *n.*

16. dacryagogue n；lithagogue *a.* ／ *n.*

17. dacryagoga *n.*；

18. cleidagra *n.*

19. maternal *a.*；peroneal *a.*

20. cephalgia *n.*；mastalgia *n.*

答案:练习 IV (11~20)

11. – **acy** 状态,性质 accuracy *n.* 精确;diplomacy *n.* 外交

12. – **ad** 向,至,近 tibiad *a.* 向胫侧

13. – **adipose** 脂 granuloadipose *a.* 颗粒状脂变的

14. – **age** 加在名词后表示状态和集合名词 curettage *n.* 刮宫术

15. – **anopsia** 失认 hemianopsia *n.* 偏盲,偏侧认识不能

16. – **agogue** 催,利 dacryagogue *n.* 催泪剂;排泪管;lithagogue *a.* 排石的 *n.* 驱石剂

17. – **agoga** 催,利 dacryagoga *n.* 催泪剂;排泪管

18. – **agra** 痛发作 cleidagra *n.* 锁骨痛风

19. – **al**, – **ar**, – **ial**, **ic**(**ical**), – **ve** 某种属性的 maternal *a.* 属母的,母的;母性的;peroneal *a.* 小腿侧的,腓骨的

20. – **algia** 痛 cephalgia *n.* 头疼;mastalgia *n.* 乳腺痛

---

21. hypoalgesia *n.* ;cryoanalgesia *n.*

22. photoallergen *n.*

23. dentalloy *n.*

24. dentoalveolar *a.* ; bronchoalveolar *a.*

25. bioamine *n.*

26. retroanteroamnesia *n.*

27. macroamylase *n.*

28. guardian *n.* ; ovarian *a.*

29. cryoanesthesia *n.*

30. endurance *n.*

答案:练习 IV (21~30)

21. – **algesia** 痛觉 hypoalgesia *n.* 痛觉减退;cryoanalgesia *n.* 冷止痛

22. – **allergen** 过敏原 photoallergen *n.* 光过敏原

23. – **alloy** 合金 dentalloy *n.* 牙合金

24. – **alveolar** 槽的;肺泡的 dentoalveolar *a.* 牙槽的;bronchoalveolar *a.* 支气管肺泡的

25. – **amine** 胺 bioamine *n.* 生物胺

26. – **amnesia** 遗忘 retroanteroamnesia *n.* 颠倒遗忘

27. – **amylase** 淀粉酶 macroamylase *n.* 巨淀粉酶

28. – **an**……的,具有……的特性,名词后缀 guardian *n.* 监护人;ovarian *a.* 卵巢的

29. **anesthesia** 麻醉 cryoanesthesia *n.* 冷冻麻醉

30. – **ance** 状态性质 endurance *n.* 忍耐;持久

---

31. macroanalysis *n.*

32. ataxiaphasia *n.*

33. hemianacusia *n.*

34. acroanesthesia *n.*

35. pregnant *n.*

36. apheresis *n.*

37. malleolar *a.* ; vascular *a.*

38. ovary *n.* ; secretary *n.*

39. pulmonary *a.* ; mammary *a.*

40. acetaldehydase *n.* ; kinase *n.*

答案:练习Ⅳ(31～40)

31. – **analysis** 分析 macroanalysis *n.* 常量分析

32. – **aphasia** 失语 ataxiaphasia *n.* 失调性失语症

33. – **anacusia** 聋 hemianacusia *n.* 偏侧聋

34. – **anesthesia** 麻木 acroanesthesia *n.* 肢端麻木;四肢麻木

35. – **ant** 表示……性的,名词后缀 pregnant *n.* 怀孕

36. – **apheresis** 移动,切除 apheresis *n.* 分离术

37. – **ar**……的,具有……的特性 malleolar *a.* 踝的;vascular *a.* 血管的

38. – **ary**……的,具有……的特性 ovary *n.* 卵巢;子房;secretary *n.* 秘书

39. – **ary**(– **ery**, – **ory**)地点场所 pulmonary *a.* 肺的,侵犯肺的;mammary *a.* 乳房的

40. – **ase** 酶 acetaldehydase *n.* 乙醛(氧化)酶;kinase *n.* 激酶

41. atelectasis *n.* ; ophiasis *n.* ; bacteriostasis *n.*

42. myoasthenia, amyosthenia *n.*

43. maleate *n.* ; sulfate *n.* ; calibrate v.

44. malingerer(法 malinger sickly) *n.*

45. masturbation *n.* ; malformation *n.*

46. colpatresia *n.* ; proctotresia *n.*

47. splenatrophy *n.*

48. gastratrophia *n.*

49. scleroatrophic *a.*

50. pupillatonia *n.*

答案:练习Ⅳ(41～50)

41. – **asis**; – **sis** 状态,情况(病的)atelectasis *n.* 肺膨胀不全,肺不张;ophiasis *n.* 匐行性脱发;bacteriostasis *n.* 制菌作用

42. – **asthenia** 无力的 myoasthenia, amyosthenia *n.* 肌无力

43. – **ate** 产物;作用 maleate *n.* 顺丁烯二酸盐;sulfate *n.* 硫酸盐;calibrate v. 校准,校正

44. – **ate**, – **ish**, – **er** 动作或作用;用于外来词构成动词 malingerer(法 malinger sickly) *n.* 诈病者,装病者

45. – **ation** 表示动作,状态,结果,过程,行为 masturbation 手淫;malformation *n.* 畸形,变形

46. – **atresia** 闭锁,无孔,不通 colpatresia *n.* 阴道闭锁;proctotresia *n.* 锁肛穿孔术

47. – **atrophy** 萎缩 splenatrophy *n.* 脾萎缩

48. – **atrophia** 萎缩 gastratrophia *n.* 胃萎缩

49. – **atrophic** 萎缩的 scleroatrophic *a.* 硬化萎缩的

50. – **atonia** 弛缓 pupillatonia *n.* 瞳孔(扩大)反应消失(多为单侧)

---

51. binaural *a.* ; binotic *a.*

52. splenauxe *n.*

53. geobiology *n.*

54. chemobiotic *n.*

55. angioblast *n.*

56. angioblastoma *n.*

57. pachyblepharon *n.*

58. breastbone *n.*

59. perobrachius *n.*

60. arteriocapillary *a.*

答案:练习 IV(51~60)

51. – **aural** 耳的 binaural *a.* 两耳的(bin – ;bi – 双的,成对的);binotic *a.* 两耳的

52. – **auxe** 增大,肿大 splenauxe *n.* 脾增大,脾肿大

53. – **biology** 生物学 geobiology *n.* 地质生物学

54. – **biotic** 抗菌素 chemobiotic *n.* 化学抗菌素(化学制剂和抗菌素的联合应用)

55. – **blast** 成……细胞;母细胞;原始(母)细胞 angioblast *n.* 成血管细胞

56. – **blastoma** 肿瘤细胞 angioblastoma *n.* 血管母细胞瘤

57. – **blepharon** 睑缘 pachyblepharon *n.* 睑缘肥厚

58. – **bone** 骨 breastbone *n.* 胸骨

59. – **brachius** 臂 perobrachius *n.* 臂不全畸胎

60. – **capillary** 毛细管的 arteriocapillary *a.* 动脉毛细管的

---

61. pharyngeal *a.*

62. fibulocalcaneal *a.*

63. stomatocace *n.*

64. cubitocarpal *a.*

65. amyocardia *n.* ; mesocardia *n.*

66. bronchocavernous *a.*

67. appendicocele *n.* ; myocele *n.*

68. hepatocellular *a.* ; extracellular *a.*

69. pleurocentesis *n.* ; culdocentesis *n.*

70. mesencephalon *n.*

答案:练习 IV(61~70)

61. – **eal** ……的 pharyngeal *a.* 咽的

62. – **calcaneal** 跟的 fibulocalcaneal *a.* 腓跟的

63. – **cace** 恶,有病 stomatocace *n.* 溃疡性口炎

64. – **carpal** 腕的 cubitocarpal *a.* 尺腕的

65. – **cardia** 心 amyocardia *n.* 心肌无力;mesocardia *n.* 中位心

66. – **cavernous** 空洞的 bronchocavernous *a.* 支气管空洞的

67. – **cele** 膨出,突出,疝;腔;瘤,肿大 appendicocele *n.* 阑尾疝;myocele *n.* 肌突出

68. – **cellular** 细胞的 hepatocellular *a.* 肝细胞的;extracellular *a.* 细胞外的

69. – **centesis** 穿刺的 pleurocentesis *n.* 胸腔穿刺术;culdocentesis *n.* 后穹窿穿刺术

70. – **cephalon** 脑 mesencephalon *n.* 中脑

+ー+

71. pachycephalia *n.* ; cymbocephalia *n.*	76. dyschesia, dyschezia *n.*
72. baroreceptor *n.*	77. blennochesia *n.*
73. quadriceps *n.*	78. hematochezia *n.*
74. brachycheilia *n.* ; anocheilon *n.*	79. perochirus *n.*
75. geochemistry *n.*	80. hemichorea *n.*

答案:练习Ⅳ(71~80)

71. – **cephalia** 颅骨 pachycephalia *n.* 颅骨肥厚;cymbocephalia *n.* 舟状头(畸形)

72. – **ceptor** 感受器 baroreceptor *n.* 压力感受器

73. – **ceps** 头 quadriceps *n.* 四头肌

74. – **cheilia**, – **cheilon** 唇 brachycheilia *n.* 短唇;anocheilon *n.* 上唇;上唇肥大者

75. – **chemistry** 化学 geochemistry *n.* 地球化学

76. – **chesia**, **chezia** 困难 dyschesia, dyschezia *n.* 大便困难

77. – **chesia** 腹泻 blennochesia *n.* 黏液性腹泻

78. – **chezia** 排出,净化 hematochezia *n.* 便血

79. – **chirus** 手 perochirus *n.* 手不全畸胎

80. – **chorea** 舞蹈病 hemichorea *n.* 偏身舞蹈病

+ー+

81. dyschromasia *n.*	86. cytochrome *n.*
82. dyschromia *n.*	87. dyschronism *n.*
83. dyschiasia *n.*	88. dyscholia *n.*
84. dyschiria *n.*	89. dyschylia *n.*
85. dyschromatopsia *n.*	90. cytochyma;cytochyme *n.*

答案：练习 IV（81~90）

81. – **chromasia** 色 dyschromasia *n.* 皮肤变色

82. – **chromia** 色 dyschromia *n.* 皮肤变色

83. – **chiasia** 定位觉 dyschiasia *n.* 定位觉障碍（定位觉的紊乱）

84. – **chiria** 左右感觉 dyschiria *n.* 左右感觉障碍（试验触角时，难于分辨左右）

85. – **chromatopsia** 色觉 dyschromatopsia *n.* 色觉障碍

86. – **chrome** 色素 cytochrome *n.* 细胞色素

87. – **chronism** 定时 dyschronism *n.* 定时障碍

88. – **cholia** 胆汁 dyscholia *n.* 胆汁（分泌）紊乱

89. – **chylia** 液，乳糜 dyschylia *n.* 乳糜形成障碍

90. – **chyma** 液 cytochyma *n.* 胞液

+·+

91. bactericidal *a.*

92. bactericide *n.*

93. diaclasis *n.* ; cytoclasis *n.*

94. autoclasia *n.*

95. colpocleisis *n.*

96. diaclast *n.*

97. particle *n.* ; booklet, pamphlet *n.* ; kitchenette *n.* ; piggie *n.* ; birdling *n.*

98. colpocleisis *n.* ; proctencleisis *n.*

99. myoclonia *n.*

100. myoclonic *a.*

答案：练习 IV（91~100）

91. – **cidal** 杀的 bactericidal *a.* 杀菌剂的

92. – **cide** 杀 bactericide *n.* 杀细菌剂

93. – **clasia**, – **clasis** 破坏，折断 diaclasis *n.* 折骨术；cytoclasis *n.* 细胞破碎

94. – **clasia** 破坏，折断 autoclasia *n.* 自身破坏（自身免疫反应时）

95. – **cleisis** 闭 colpocleisis *n.* 阴道闭合术

96. – **clast** 破碎，破裂 diaclast *n.* 穿颅器

97. – **cle**, – **cule**, – **ette**, – **ie**, – **let**, – **ing** 小的物体 particle *n.* 微粒；booklet, pamphlet *n.* 小册子；kitchenette *n.* 小厨房；piggie *n.* 小猪；birdling *n.* 小鸟，幼鸟

98. – **cleisis** 闭 colpocleisis *n.* 阴道闭合术；proctencleisis *n.* 直肠狭窄

99. – **clonia** 阵挛 myoclonia *n.* 肌阵挛（症）

100. – **clonic** 阵挛的 myoclonic *a.* 肌阵挛的

+·+

101. anteroclusion *n.*

102. cystoclysis *n.* ; rectoclysis *n.*

103. cystoclyster *n.*

104. electrocoagulation *n.*

105. staphylococcus *n.*

106. coeloma *n.*

107. hematocoelia *n.*

108. dyscoimesis, dyskoimesis *n.*

109. cervicocolpitis *n.*

110. scleroconjunctival *a.*

答案:练习Ⅳ(101~110)

101. – **clusion** 咬合 anteroclusion *n.* 前咬合,下颌前突样咬合

102. – **clysis** 冲洗,输液 cystoclysis *n.* 膀胱冲洗;rectoclysis *n.* 直肠滴注法

103. – **clyster** 灌洗法 cystoclyster *n.* 膀胱灌洗法

104. – **coagulation** 凝固 electrocoagulation *n.* 电凝固术

105. – **coccus** 球菌 staphylococcus *n.* 葡萄球菌

106. – **coele** 腔,穴,孔 coeloma *n.* 体腔

107. – **coelia** 腹腔 hematocoelia *n.* 腹腔积血

108. – **coimesis** 入睡 dyscoimesis, dyskoimesis *n.* 入睡困难

109. – **colpitis** 阴道炎 cervicocolpitis *n.* 子宫颈阴道炎

110. – **conjunctival** 结膜的 scleroconjunctival *a.* 巩膜结膜的

+-+

111. megacolon *n.*

112. granulocorpuscle *n.*

113. renocortical *a.*

114. cleidocostal *a.*

115. vasoconstriction *n.*

116. ophthalmocopia *n.*

117. hemicrania *n.*

118. merocrine *n.* ; holocrine *n.*

119. phallocrypsis *n.*

120. capsule *n.*

答案:练习Ⅳ(111~120)

111. – **colon** 结肠;冒号 megacolon *n.* 巨结肠

112. – **corpuscle** 小体 granulocorpuscle *n.* 颗粒小体

113. – **cortical** 皮质的 renocortical *a.* 肾皮质的

114. – **costal** 肋骨的 cleidocostal *a.* 锁骨肋骨的

115. – **constriction** 收缩 vasoconstriction *n.* 血管收缩

116. – **copia** 疲劳 ophthalmocopia *n.* 眼疲劳

117. – **crania** 颅 hemicrania *n.* 偏头痛;半无脑(畸形)

118. – **crine** 泌腺 merocrine *n.* 部分分泌腺;holocrine *n.* 全浆分泌腺

119. – **crypsis** 退缩 phallocrypsis *n.* 阴茎退缩

120. – **cule** 小的物体 capsule *n.* 胶囊；fascicule *n.* 分册

+—+

121. bicuspid *n. a.*

122. oculormucocutaneous *a.*

123. acrocyanosis *n.*

124. hepatocystic *a.*

125. choroidocyclitis *n.*

126. leucocyte *n.*

127. blastocytoma *n.*

128. basocytosis *n.* ; phagocytosis *n.*

129. macrodactylia；macrodactyly *n.*

130. cryodamage *n.*

答案：练习Ⅳ（121~130）

121. – **cuspid** 尖的 bicuspid *n. a.* 二尖的；二尖瓣；双尖牙

122. – **cutaneous** 皮肤的 oculomucocutaneous *a.* 眼 – 黏膜 – 皮肤的

123. – **cyanosis** 发绀，青紫 acrocyanosis *n.* 肢端发绀症；手足发绀

124. – **cyst** 胞；囊，囊肿 hepatocystic *a.* 肝胆囊的

125. – **cyclitis** 睫状体炎 choroidocyclitis *n.* 脉络膜睫状体炎

126. – **cyte** 细胞 leucocyte *n.* 白细胞

127. – **cytoma** 胞瘤 blastocytoma *n.* 胚细胞瘤

128. – **cytosis** 细胞的状况；数量轻度增加 basocytosis *n.* 嗜碱粒细胞增多症；phagocytosis *n.* 吞噬作用

129. – **dactylia** 指（趾）macrodactylia；macrodactyly *n.* 巨指（趾）

130. – **damage** 损伤 cryodamage *n.* 冷冻损伤

+—+

131. immunodeficiency *n.*

132. acrodermatitis *n.* ; leukoderma *n.*

133. chromodermatosis *n.*

134. fasciodesis *n.*

135. cytodiagnosis *n.* ; cyesiognosis *n.*

136. biodialysis *n.* ; hematodialysis *n.*

137. corodiastasis *n.*

138. prediabetes *n.*

139. autodigestion *n.*

140. bidigital *a.*

答案：练习Ⅳ（131~140）

131. – **deficiency** 缺陷 immunodeficiency *n.* 免疫缺陷

132. – **derm** 皮，皮肤；外壳 acrodermatitis *n.* 肢端皮炎；leukoderma *n.* 白斑病

133. – **derma** 皮、皮肤；外壳 chromodermatosis *n.* 皮肤着色症，皮肤色素沉着

134. – **desis** 固定，固定术 fasciodesis *n.* 筋膜固定术

135. – **diagnosis**, **gnosis** 诊断 cytodiagnosis *n.* 细胞诊断；cyesiognosis *n.* 妊娠诊断

136. – **dialysis** 透析 biodialysis *n.* 生物透析；hematodialysis *n.* 血液透析

137. – **diastasis**, – **stasis** 扩大；蠕动 corodiastasis *n.* 瞳孔扩大；

138. – **diabetes** 糖尿病 prediabetes *n.* 前驱糖尿病

139. – **digestion** 消化，溶解 autodigestion *n.* 自体消化，自身溶解，自身消化

140. – **digital** 指（趾）的 bidigital *a.* 两指（趾）的

141. cardiodilation *n.* ；cardiodilator *n.*
   vasodilation *n.*

142. vasodilatin *n.*

143. epidermodysplasia *n.*

144. orthodrome *n.*

145. ameloblastodontoma *n.*

146. sclerodyctyly *n.*

147. biodynamics *n.*

148. mastodynia *n.*

149. dysdipsia *n.*

150. chromatodysopia *n.*

答案：练习 IV（141～150）

141. – **dilation** 扩展，伸展，扩大 cardiodilation *n.* 贲门扩张；cardiodilator *n.* 贲门扩张器；
   vasodilation *n.* 血管舒张

142. – **dilatin** 舒张素 vasodilatin *n.* 血管舒张素

143. – **dysplasia** 发育不良 epidermodysplasia *n.* 表皮发育不良

144. – **drome** 传导，走，行 orthodrome *n.* 顺行，顺向（正常）传导（的神经纤维）

145. – **dontoma** 牙瘤 ameloblastodontoma *n.* 造釉细胞牙瘤

146. – **dactyly** 指端 sclerodactyly *n.* 指端硬化

147. – **dynamics** 动态学，力学 biodynamics *n.* 生物动态学，生物力学

148. – **dynia** 痛 mastodynia *n.* 乳房痛

149. – **dypsia** 饮水 dysdipsia *n.* 饮水困难

150. – **dysopia** 视觉障碍 chromatodysopia *n.* 色盲

151. leiodystonia *n.*

152. myodystrophia *n.*

153. desmectasia *n.* ；splenectasis *n.*

154. calicectasis，caliectasis *n.*

155. splanchnectopia *n.*

156. ectopic *a.*

157. cholecystectomy *n.* ；lymphadenectomy *n.*

158. encephaledema *n.*

159. swarmer *n.*

160. isoelectric *a.*

答案：练习Ⅳ(151～160)

151. – dystonia 障碍 leiodystonia *n.* 平滑肌张力障碍

152. – dystrophia 营养不良,营养障碍 myodystrophia *n.* 肌营养不良,肌营养障碍

153. – ectasia 伸缩,扩张,膨胀 desmectasia *n.* 韧带伸展;splenectasis *n.* 脾增大,脾肿大

154. – ectasis 伸缩,扩张,膨胀 calicectasis, caliectasis *n.* 肾盏扩张

155. – ectopia 异位 splanchnectopia *n.* 内脏异位

156. ectopic 外,在……外边 ectopic pregnancy *n.* 宫外孕

157. – ectomy 切除术,切除 cholecystectomy *n.* 胆囊切除术;lymphadenectomy *n.* 淋巴结清除术

158. – edma 水肿 encephaledema *n.* 脑水肿

159. – ee, – er, – en, – ent, – ese, – eur, ian, – ic, – ist, – ard, – ster 一般人物;小的事物 swarmer *n.* 游动细胞,游动孢子

160. – electric 电位的 isoelectric *a.* 等电位的

161. bioelement *n.*

162. atheroembolism *n.*

163. hematemesis *n.*

164. ketonemia *n.*

165. azotemic *a.*

166. phlebemphraxis *n.*

167. citizen *n.* ; warden *n.*

168. wooden *a.* ; leaden *a.* ; golden *a.*

169. beautify *v.*

170. occurrence *n.*

答案：练习Ⅳ(161～170)

161. – element 元素 bioelement *n.* 生物元素

162. – embolism 栓塞,栓子 atheroembolism *n.* (动脉)粥样硬化栓塞

163. – emesis 呕吐 hematemesis *n.* 呕血

164. – emia 血症 ketonemia *n.* 酮血症

165. – emic 血液病 azotemic *a.* 氮(质)血症的

166. – empharaxis 闭塞,阻塞 phlebemphraxis *n.* 静脉梗阻

167. – en 一般人物 citizen *n.* 公民;warden *n.* 看守人

168. – en 由……制成的 wooden *a.* 木制的;leaden *a.* 铅制的;golden *a.* 金制的

169. – ify 使变得 beautify *v.* 美化装饰

170. – ence 表示性质和动作 occurrence *n.* 发生;事件;发生过程

171. frequency *n*. ; urgency *n*.

172. comedienne *n*. ; hostess *n*. ; concubine *n*. ; heroine *n*. ; waitress *n*.

173. accident *n*.

174. enteritis *n*. ; appendicoenterostomy *n*.

175. flavoenzyme *n*.

176. aberrometer *n*. ; offender *n*. ; author *n*.

177. surgery *n*. ; electronics *n*. ; accounting *n*. biology *n*. ; bionomy *n*. ; dentistry *n*.

178. pleurocentesis *n*. ; diaphoresis *n*.

179. bronchoesophageal *a*.

180. hyperesthesia *n*.

答案：练习Ⅳ（171～180）

171. – **ency** 状态性质 frequency *n*. 频率；urgency *n*. 紧迫；催促；紧急事

172. – **enne**，– **ess**，– **ine** 表女性身份 comedienne *n*. 女喜剧演员；hostess *n*. 女主人；concubine *n*. 小妾；heroine *n*. 女英雄；waitress *n*. 女服务生

173. – **ent** 表示……性的 accident *n*. 事故，意外伤害

174. – **enter** 肠，小肠 enteritis *n*. 肠炎；appendicoenterostomy *n*. 阑尾小肠吻合术（注意：enter *v*. 进入，参加；登记）

175. – **enzyme** 酶 flavoenzyme *n*. 黄素酶

176. – **er**，– **ier**，– **or** 人或物 aberrometer *n*. 象差计；offender *n*. 冒犯人；犯规的人；author *n*. 作家；著作

177. – **ery**（– **ic，ics**，– **ing**，– **logy**，– **nomy**，– **ry**）科学学问 surgery *n*. 外科（学）；手术 logic *n*. 逻辑（学）electronics *n*. 电子学 accounting *n*. 会计学 biology *n*. 生物学 bionomy *n*. 生态学 dentistry *n*. 牙科学

178. – **esis**（病的）状态，情况 pleurocentesis *n*. 胸膜腔穿刺术；diaphoresis *n*. 出汗

179. – **esophageal** 食管的 bronchoesophageal *a*. 支气管食管的

180. – **esthesia** 感觉 hyperesthesia *n*. 感觉过敏

181. oculofacial *a*.

182. biofeedback *n*.

183. patellofemoral *a*.

184. macrofiber *n*.

185. ameloblastofibroma *n*.

186. mortification *n*.

187. bifid *a*.

188. sycosiform ; liquiform *a*.

189. fragile ; calculifragous *a*.

190. cerebrifugal *a*.

答案：练习Ⅳ（181～190）

181. – **facial** 面的 oculofacial *a*. 眼面的

182. – **feedback** 反馈 biofeedback *n*. 生物反馈

183. – **femora** 股的 patellofemoral *a.* 髌股的

184. – **fiber** 纤维 macrofiber *n.* 粗(视)纤维

185. – **fibroma** 纤维瘤 ameloblastofibroma *n.* 成釉细胞纤维瘤

186. – **fication** 化 mortification *n.* 坏疽

187. – **fida** 裂缝,分开 bifid *a.* 两叉的,对裂的

188. – **form** 形,状 sycosiform *a.* 须疮样的;liquiform *a.* 液状的

189. – **frag** 脆的,易碎的 fragile *a.* 易碎的,脆弱的;calculifragous *a.* 碎石的

190. – **fugal** 离,远;驱,逐 cerebrifugal *a.* 离大脑的,大脑传出的

191. beautiful *a.* ; powerful *a. ad.* ; poisonous *a.* ; cloudy *a.*

192. gaster *n.*

193. arachnogastria *n.*

194. congregate *v. /*a.

195. aerogel *n.*

196. pathogen；androgen；estrogen *n.*

197. macrognathia *n.*

198. agamogenesis *n.* ; lipogenesis *n.*

199. cytogenetics *n.*

200. macrogenia *n.*

答案:练习Ⅳ(191~200)

191. – **ful**, – **ous**, – **y** 有……的;在名词后表示充满 beautiful *a.* 美丽的;powerful *a.* 强有力的;有权威的;很多的 ad. 很;非常;poisonous *a.* 有毒的;cloudy *a.* 多云的

192. **gaster** 胃,腹 gasteralgia *n.* 胃痛

193. – **gastria** 胃,腹 arachnogastria *n.* 蛛状腹(肝硬化腹水腹壁上蛛状静脉网)

194. – **gate** 大门,闸门 congregate *v.* 集合 a. 集合的,集体的

195. – **gel** 凝胶 aerogel *n.* 气凝胶

196. – **gen** 原 pathogen *n.* 病原体;素 androgen *n.* 雄激素,estrogen *n.* 雌激素

197. – **gnathia** 颌 macrognathia *n.* 巨颌

198. – **genesis** 生殖,形成;起源,发生 agamogenesis *n.* 无性生殖期,裂殖生殖期;lipogenesis *n.* 脂肪形成

199. – **genetics** 遗传学 cytogenetics *n.* 细胞遗传学

200. – **genia** 颏 macrogenia *n.* 巨颏

201. pyrogenic；radiogenic *a.*　　206. myoglobin *n.*

202. pyogenin *n.*　　207. calcoglobule *n.*

203. myogelosis *n.*　　208. toxoglobulin *n.*

204. diabetogenous *n.*　　209. baryglossia *n.*；bradyglossia *n.*

205. microglia *n.*　　210. hypoglossal *a.*

答案：练习Ⅳ（201～210）

201. – **genic** 产生，生产；……性；……原的 pyrogenic *a.* 致热的；radiogenic *a.* 放射源的

202. – **genin** 素 pyogenin *n.* 脓细胞素

203. – **gelosis** 硬结 myogelosis *n.* 肌硬结

204. – **genous** 产生，被产生；发生 diabetogenous *n.* 糖尿病（源）性的

205. – **glia** 神经胶质，神经胶质细胞 microglia *n.* 小神经胶质，小神经胶质细胞

206. – **globin** 球蛋白 myoglobin *n.* 肌红蛋白

207. – **globule** 小球 calcoglobule *n.* 钙小球

208. – **globulin** 球蛋白 toxoglobulin *n.* 毒球蛋白

209. – **glossia** 言语 baryglossia *n.* 言语拙笨；bradyglossia *n.* 言语徐缓（因舌肌运动障碍而致）

210. – **glossal** 舌 hypoglossal *n.* 舌下神经

---

211. hypoglycemia *n.*；hyperglycemia *n.*　　216. bronchography *n.*

212. cyesiognosis *n.*　　217. primigravida *n.*

213. lymphagogue *n.*　　218. bronchohemorrhagia *n.*

214. hemogram；arthroscintigram *n.*　　219. hemihypertrophy *n.*

215. radiograph *n.*；diabetograph *n.*　　220. hemihypesthesia *n.*

答案：练习Ⅳ（211～220）

211. **glycemia** 血糖 hypoglycemia *n.* 低血糖；hyperglycemia *n.* 高血糖

212. – **gnosis** 诊断 cyesiognosis *n.* 妊娠诊断

213. – **gogue** 利，催 lymphagogue *n.* 利淋巴药，催淋巴剂

214. – **gram** 图，像；照片 hemogram 血象；arthroscintigram *n.* 关节闪烁（扫描）图

215. – **graph**（曲线）图，摄影法，描记图，照相，照片，描记器；记录过程 radiograph *n.* 放射照片；diabetograph *n.* 尿糖计

216. – **graphy** 照相术，描记术；摄影（法），书写，记录 bronchography *n.* 支气管造影术

217. – **gravida** 妊娠妇女 primigravida *n.* 初孕妇

218. – **hemorrhagia** 出血 bronchohemorrhagia *n.* 支气管出血

219. – **hypertrophy** 肥大 hemihypertrophy *n.* 偏侧肥大

220. – **hypoesthesia** 感觉减退 hemihypoesthesia，hemihypesthesia *n.* 偏侧感觉减退

221. leukemia *n.* ; abrachia *n.*

222. apathetic(al) *a.* ; hypochondriac *a.*

223. Arabian *n. a.* ; Asian *n. a.*
　　optician *n.*

224. ascariasis *n.*

225. leukodermic *a.* ; cleidoic *a.* ; logic *n.*

226. neurological *a.*

227. service *n. v.*

228. auricle *n.*

229. doggie *n.*

230. fragile *a.* ; docile *a.*

答案：练习Ⅳ(221～230)

221. – **ia** 状态，病(态)；作病名的词尾 leukemia 白血病；abrachia *n.* 无臂(畸形)

222. – **iac** ……的，具有……的特性 apathetic(al) *a.* 冷谈的；hypochondriac *a.* 忧郁症的

223. – **ian** 一般人物 Arabian *n.* 阿拉伯人 *a.* 阿拉伯人的；Asian *n.* 亚洲人 *a.* 亚洲的；亚洲人的；optician *n.* 配镜师

224. – **iasis**；– **sis** 病，病态 ascariasis *n.* 蛔虫病

225. – **ic** 属于……的，具有……的特性，……学；离子化(化学)；酸(化学) leukodermic *a.* 白斑病的；cleidoic *a.* 闭锁的；logic *n.* 逻辑学

226. – **ical** ……的，具有……的特性 neurological *a.* 神经学的

227. – **ice** 状态性质 service *n. v.* 服务；供应；维修

228. – **icle** 小，少 auricle *n.* 耳郭；心耳；心房

229. – **ie** 小的物体 doggie *n.* 小狗

230. – **ile** ……的 fragile *a.* 易碎的；docile *a.* 易管教的

231. femoroiliac *a.*

232. myosin *n.*

233. equine *a.*

234. lightning *n. a.* ; needling *n.*

235. modernize *v.*

236. bluish *a.* ; dreamlike *a.* ; handsome *a.*

237. anabolism *n.*

238. dentist *n.*

239. superior *a.*

240. ammonite *n.*

答案:练习Ⅳ(231~240)

231. **–iliac** 髂的 femoroiliac *a.* 股髂的

232. **–in**,**–ine** 素,质,碱 myosin *n.* 肌球蛋白

233. **–ine** ……的,具有…的特性 equine *a.* 马的

234. **–ing** 动作行为 lightning *n.* ／ *a.* 闪电(的);needling *n.* 针术

235. **–ise**,**–ize** 使成为 modernize *v.* 使现代化

236. **–ish**,**–like**,**–ly**,**–some** 如……的 bluish *a.* 带蓝色的;dreamlike *a.* 如梦的;handsome *a.* 英俊的

237. **–ism** 状态性质 anabolism *n.* 合成代谢,同化作用

238. **–ist** 一般人物 dentist *n.* 牙医

239. **–ior** ……的,具有…的特性 superior *a.* 上方的

240. **–ite** 矿物质,岩石;身体或器官的一部分 ammonite *n.* 菊石(–ate 的变化形式)

241. personality *n.*

242. cystitis *n.* ; vasculitis *n.*

243. reticulopodium *n.* ; ostium *n.* ; otocranium *n.*

244. arrhenokaryon *n.*

245. bradykinesia *n.*

246. adipokinesis *n.* ; calciokinesis *n.* leukokinesis *n.*

247. leukokraurosis *n.*

248. scoliokyphosis *n.*

249. rhinolalia *n.*

250. bradylalia *n.*

答案:练习Ⅳ(241~250)

241. **–ity** 表示性质、状态、程度 personality *n.* 个性,品格

242. **–itis** 炎,炎症 cystitis *n.* 膀胱炎;vasculitis *n.* 血管炎

243. **–ium** 构造,组织;地点场所 reticulopodium *n.* 网状假足;ostium *n.* 口,门口;otocranium *n.* 耳颅

244. **–kary** 核 arrhenokaryon *n.* 雄核

245. **–kinesia** 运动,动力 bradykinesia *n.* 运动徐缓

246. **–kinesis** 运动,动作 adipokinesis *n.* 脂肪移动;calciokinesis *n.* 钙移动(从骨中移入血液);leukokinesis *n.* 白细胞移动

247. **–kraurosis** 干皱 leukokraurosis *n.* 外阴干皱

248. **–kyphosis** 脊柱后凸,驼背 scoliokyphosis *n.* 脊柱后侧突

249. **–lalia** 音 rhinolalia *n.* 鼻音

250. – **lalia** 语言 bradylalia *n.* 言语徐缓（因脑损害或精神异常而致）

---

251. alcoholase *n.*

252. bilateral *a.*；bilateralism *n.*

253. lemmoblast *n.*

254. orgasmolepsy *n.*

255. odorless *a.*；bloodless *n.*

256. pamphlet *n.*；booklet *n.*

257. bradylexia *n.*

258. dactylion *n.*

259. glycolipid *n.*

260. cytolipin *n.*

答案:练习Ⅳ（251～260）

251. – **lase** 酶 alcoholase *n.* 醇酶

252. – **lateral** 侧的 bilateral *a.* 两侧的；bilateralism *n.* 两侧对称

253. – **lemma** 鞘、膜,覆盖物 lemmoblast *n.* 成神经膜细胞

254. – **lepsy** 捕获;癫痫 orgasmolepsy *n.* 性欲激动

255. – **less** 无……的 odorless *a.* 没有气味的;bloodless *n.* 失血的,贫血的

256. – **let** 小的物体 pamphlet *n.* 小册子;booklet *n.* 小册子

257. – **lexia** 话语,短语 bradylexia *n.* 阅读徐缓

258. – **lion** 并,连 dactylion *n.* 并指(趾)

259. – **lipid** 脂 glycolipid *n.* 糖脂

260. – **lipin** (糖)脂 cytolipin *n.* 细胞(糖)脂

---

261. cardiomyoliposis *n.*

262. menolipsis *n.*

263. spondylolisthesis *n.*

264. allotriolith *n.*；bursolith *n.*

265. cystolithiasis *n.*

266. cystolithotomy *n.*

267. scoliolordosis *n.*

268. analog(ue) *n.*；catalog(ue) *n.*

269. hematologist *n.*

270. cytology *n.*

答案:练习Ⅳ（261～270）

261. – **liposis** 脂(肪)变(性) cardiomyoliposis *n.* 心肌脂(肪)变(性)

262. – **lipsis** 停 menolipsis *n.* 停经

263. – **listhesis** 滑移 spondylolisthesis *n.* 脊柱前移, 脊柱滑脱

264. – **lith** 石,结石 allotriolith *n.* 异位结石;bursolith *n.* 黏液囊石

265. – **lithiasis** (结)石病 cystolithiasis *n.* 膀胱结石

266. – **lithotomy** 切开取石术 cystolithotomy *n.* 膀胱石切除术

267. – **lordosis** 脊柱前凸 scoliolordosis *n.* 脊柱前凸

268. – **log(ue)** 表示"谈话;写作"analog(ue) *n.* 类似物;catalog(ue) *n.* 目录,一览表

269. – **logist** 学家 hematologist *n.* 血液病专家,血液学家

270. – **logy** ……学 cytology *n.* 细胞学

271. immediately *ad.*

272. leucolysin *n.* ; epidermolysis *n.*

273. leucolysis *n.* ; thoracolysis *n.*
　　myocardiolysis *n.*

274. acantholytic *a.*

275. dermatomycin *n.*

276. cerebromalasia *n.* ; cardiomalacia *n.*

277. bibliomania *n.*

278. bradymasesis *n.*

279. macromastia *n.* ; gynecomastia *n.*

280. biomaterial *n.*

答案:练习Ⅳ(271~280)

271. – **ly** 加在形容词后面使成副词 immediately *ad.* 立即;直接

272. – **lysin** 溶素 leucolysin *n.* 白细胞溶素;epidermolysis *n.* 表皮松解

273. – **lysis** 分解,溶解 leucolysis *n.* 白细胞溶解;thoracolysis *n.* 胸廓黏连松解术;myocardiolysis *n.* 心肌坏死

274. – **lytic** 分解的,溶解的 acantholytic *a.* 皮肤棘层松解的

275. – **mycin** 霉素 dermatomycin *n.* 皮霉菌素

276. – **malacia** 软化 cerebromalasia *n.* 脑软化;cardiomalacia *n.* 心肌软化

277. – **mania** 躁狂,狂,癖 bibliomania *n.* 集书狂,藏书癖

278. – **masesis** 咀嚼 bradymasesis *n.* 咀嚼困难

279. – **mastia** 乳房 macromastia *n.* 巨乳房;gynecomastia *n.* 男性乳房发育症

280. – **material** 材料 biomaterial *n.* 生物材料

281. blastomatosis *n.* ; carcinomatosis *n.*

282. dorsomedian *a.*

283. cerebromedullary *a.*

284. cardiomegalia *n.*

285. cardiomegaly *n.*

286. myomelanosis *n.*

287. cerebromeningeal *a.*

288. cerebromeningitis *n.*

289. bradymenorrhea *n.*

290. adjustment *n.* ; bereavement *n.*
　　assessment *n.*

答案:练习Ⅳ(281~290)

281. – **matosis** 瘤形成 blastomatosis *n.* 胚细胞形成;carcinomatosis *n.* 癌病(癌广泛转移)

282. – **median** 中线 dorsomedian *a.* 背中线的

283. – **medullary** 脊髓的 cerebromedullary *a.* 脑脊髓的

284. – **megalia** 肥大 cardiomegalia *n.* 心(脏)肥大

285. – **megaly** 巨 cardiomegaly *n.* 心(脏)肥大

286. – **melanosis** 黑变 myomelanosis *n.* 肌黑变病

287. – **meningeal** 脑膜的 cerebromeningeal *a.* 脑膜的

288. – **meningitis** 脑膜炎 cerebromeningitis *n.* 脑膜脑炎,脑与脑膜炎症

289. – **menorrhea** 经期 bradymenorrhea *n.* 经期延长

290. – **ment** 动作行为 ;精神意志;咀嚼 adjustment *n.* 调节,调整;bereavement *n.* 哀丧(指亲人的丧失,配偶丧亡);assessment *n.* 估计,评估

---

291. acromelia *n.*

292. pyrometer *n.* ; parameter *n.*

293. hematocolpometra *n.*

294. acoumetry *n.* ; tympanometry *n.*

biometry *n.*

295. optometrist *n.*

296. hypomnesia *n.*

297. bimolecular *a.*

298. geomorphic *a.*

299. bathomorphic *a.*

300. vasomotor *a.* ; oculomotor *a.*

biomotor *n.*

答案:练习Ⅳ(291~300)

291. – **melia** 肢 acromelia *n.* 肢端

292. – **meter** 计;表;量器 pyrometer *n.* 高温计;parameter *n.* 特色,特点

293. – **metra** 子宫 hematocolpometra *n.* 阴道子宫积血

294. – **metry** 度量;测量 acoumetry *n.* 听力测验法;tympanometry *n.* 鼓膜测压法;biometry *n.* 生物统计学;寿命预测(人寿保险)

295. – **metrist** ……师 optometrist *n.* 配镜师,验光师

296. – **mnesia** 记忆 hypomnesia *n.* 记忆减退

297. – **molecular** 分子的 bimolecular *a.* 双分子的

298. – **morph** 形,形态 geomorphic *a.* 地貌的

299. – **morphic** 形,形态 bathomorphic *a.* 凹眼的;近视眼的

300. – **motor** 舒缩,运动 vasomotor *a.* 血管舒缩的;oculomotor *a.* 眼球运动的;biomotor *n.* 人工呼吸器

301. cutaneomucosal *a.*

302. cervicomuscular *a.*

303. rhinomycosis *n.*

304. atelomyelia *n.*

305. adenomyoma *n.*

306. cystomyxoma *n.*

307. bionecrosis *n.*

308. bitterness *n.*; consciousness *n.*; weakness *n.*

309. adnerval *a.*; myoneural *a.*

310. cystoneuralgia *n.*

答案:练习Ⅳ(301～310)

301. – **mucosal** 黏膜的 cutaneomucosal *a.* 皮(肤)黏膜的

302. – **muscular** 肌的 cervicomuscular *a.* 颈肌的

303. – **mycosis** 真菌病 rhinomycosis *n.* 鼻真菌病

304. – **myelia** 脊髓 atelomyelia *n.* 脊髓发育不全

305. – **myoma** 肌瘤 adenomyoma *n.* 腺肌瘤

306. – **myxoma** 黏液瘤 cystomyxoma *n.* 囊性黏液瘤

307. – **necrosis** 坏死 bionecrosis *n.* 渐进性坏死

308. – **ness**(构成抽象名词)表示"性质,状态,程度" bitterness *n.* 苦;consciousness *n.* 知觉,感觉;weakness *n.* 虚弱,脆弱

309. – **neural**, – **nerval** 神经的 adnerval *a.* 近神经的;传入的;myoneural *a.* 肌肉神经的

310. – **neuralgia** 神经痛 cystoneuralgia *n.* 膀胱神经痛

311. sporadoneure *n.*

312. bionomy *n.*

313. binuclear *a.*; multinucleated *a.*

314. scleronyxis *n.*

315. binocular *a.*

316. otodynia *n.*

317. amoeboid; chyloid *a.*; lipoid *n.*

318. aerosol *n.*

319. psychology *n.*

320. carcinoma *n.*; hematoma *n.*; steatoma *n.*

答案:练习Ⅳ(311～320)

311. – **neure** 神经元 sporadoneure *n.* 散在神经元

312. – **nomy** 学科学问 bionomy *n.* 生态学

313. – **nuclea** 核的 binuclear *a.* 双核的;multinucleated *a.* 多核的

314. – **nyxis** 穿刺术 scleronyxis *n.* 巩膜穿刺术

315. – **ocular** 眼的 binocular *a.* 双眼的

316. – **odynia** 痛 otodynia *n.* 耳痛

317. – **oid** ……样的;……状的 amoeboid 阿米巴样的,变形虫样的;chyloid *a.* 乳糜状的; lipoid *n.* 脂质

318. – **ol** 醇;酚;剂 aerosol *n.* 气雾剂,气溶剂

319. – **ology** ……学 psychology *n.* 心理学

320. – **oma** 肿瘤,癌,积液 carcinoma *n.* 癌;hematoma *n.* 血肿;steatoma *n.* 脂瘤,皮脂囊肿

---

321. hormone *n.*

322. ambiopia *n.* ; myodesopsia *n.*

323. presbyopia; presbytia *n.*

324. tumor *n.* ; carrier *n.* ; accelerator *n.*

325. laboratory *n.*

326. adipose *a.*

327. cirrhosis *n.* ; mycosis *n.* ; leucocytosis *n.* adiposis *n.* ; hidrosis *n.*

328. periostosis *n.*

329. cryptotia *n.*

330. atriotome *n.*

答案:练习Ⅳ(321~330)

321. – **one** 激素,酮 hormone *n.* 激素

322. – **opia**, – **opsia** 视力 ambiopia *n.* 复视;myodesopsia *n.* 飞蝇幻视,飞蚊症

323. – **opsia** 视力 presbyopia;presbytia *n.* 老视,老花眼

324. – **or** ……者,人或物 tumor *n.* 瘤;carrier *n.* (病原)携带者;accelerator *n.* 加速器;加速剂;加速肌

325. – **ory** (构成名词)表示"……的处所;作……之用的东西"laboratory *n.* 实验室

326. **ose** 充满;……的,具有……的特性;糖;水解蛋白质最初产物 adipose *a.* 脂肪的

327. – **osis** 病(态),增多(症)cirrhosis *n.* 肝硬化;mycosis *n.* 霉菌病;leucocytosis *n.* 白细胞增多症;adiposis *n.* 肥胖病;hidrosis *n.* 出汗

328. – **ostosis** 骨生成,骨发生 periostosis *n.* 骨膜骨赘形成

329. – **otia** 耳 cryptotia *n.* 隐耳(畸形)

330. – **otome** 刀 atriotome *n.* 心房刀

331. amygdalotomy *n.*; thoracolaparotomy *n.*

cardiomyotomy *n.*

332. albuminous *a.*; commodious *a.*; odorous *a.*;

cutaneous *a*; viscous *a.*

333. hypoxia *n.*

334. thoracopagus *n.*

335. maculopapule *n.*

336. primipara *n.*

337. cystoparalysis *n.*

338. prepartal *a.*

339. bypass *n.*/*v.*

340. spondylopathy *n.*

答案:练习Ⅳ(331~340)

331. – **otomy** 切开术 amygdalotomy *n.* 扁桃体切开术;thoracolaparotomy *n.* 胸腹切开术;

cardiomyotomy *n.* 贲门肌切开术

332. – **ous** ……的,具有……的,有……特征的 albuminous *a.* 白蛋白的;commodious *a.* 宽

敞的;方便的;odorous *a.* 有气味的,臭味的;cutaneous *a.* 表皮的,皮肤的;viscous *a.* 粘

的,粘性的

333. – **oxia** 氧 hypoxia *n.* 缺氧

334. – **pagus**(对称的孪生子)联胎 thoracopagus *n.* 胸部联胎

335. – **papule** 丘疹 maculopapule *n.* 斑丘疹

336. – **para** 产,分娩 primipara *n.* 初产妇

337. – **paralysis** 麻痹 cystoparalysis *n.* 膀胱麻痹

338. – **partal** 分娩的 prepartal *a.* 分娩前的

339. – **pass** 经过,通过,排泄 bypass *n.* 旁路 *v.* 绕过,忽视

340. – **pathy** 病 spondylopathy *n.* 脊椎病,脊柱病

341. gonadopause *n.*

342. arthropathy *n.*

343. carpopedal *a.*

344. leukopedesis *n.*

345. impenetrable *a.*

346. leucopenia; leukopenia *n.*

glucopenia *n.*

347. dyspepsia *n.*; bradypepsia *n.*

348. polypeptide *n.*

349. episioperineoplasty *n.*

350. mastopexy *n.*; patellapexy *n.*

答案:练习Ⅳ(341~350)

341. – **pause** 丧失,停止 gonadopause *n.* 性腺功能停止,性腺功能丧失

342. – **pathy** 病(变),疗法,痛苦 arthropathy *n.* 关节病

343. – **pedal** 足的 carpopedal *a.* 腕足的

344. – **pedesis** 渗出 leukopedesis *n.* 白细胞渗出

345. – **penetrable** 可穿透的 impenetrable *a.* 不能穿透的,无法进入的

346. – **penia** 减少(症),缺乏(症)leucopenia; leukopenia *n.* 白细胞减少; glucopenia *n.* 低血糖,血糖过少

347. – **pepsia** 消化 dyspepsia *n.* 消化不良; bradypepsia *n.* 消化迟缓

348. – **peptide** 肽 polypeptide *n.* 多肽

349. – **perine** 会阴 episioperineoplasty *n.* 外阴会阴成形术

350. – **pexy** 固定,固定术;当在…处 mastopexy *n.* 乳房固定术; patellapexy *n.* 髌骨固定术

351. Sporocytophaga *n.*

352. coprophage *n.*

353. coprophagia *n.*; crinophagy *n.*

354. carpophalangeal *a.*

355. nasopharynx *n.*

356. bradyphasia *n.*

357. enophthalmos *n.*

358. lymphocytapheresis *n.*

359. tocopherol *n.*

360. azurophil *a.*; hemophil *a.*

答案:练习Ⅳ(351～360)

351. – **phaga** 菌属 Sporocytophaga *n.* 生孢噬细胞菌属

352. – **phage** 进餐,吞咽;噬(食)coprophage *n.* 食粪(动物)

353. – **phagia**; – **phagy** 异食癖,食欲倒错;噬,食 coprophagia *n.* 食粪癖; crinophagy *n.* 胞内分泌吞噬

354. – **phalangeal** 指的 carpophalangeal *a.* 腕指的

355. – **pharynx** 咽 nasopharynx *n.* 鼻咽

356. – **phasia** 言语 bradyphasia *n.* 语言笨拙

357. – **phthalmos** 眼球 enophthalmos *n.* 眼球内陷

358. – **pheresis** 去除 lymphocytapheresis *n.* 淋巴细胞去除术,淋巴细胞单采

359. – **pherol** 酚 tocopherol *n.* 生育酚(维生素 E)

360. – **phil** 被……吸引 azurophil *a.* 嗜苯胺蓝的;嗜苯胺蓝细胞,嗜苯胺蓝体;hemophil *a.* 嗜血的

361. paedophilia *n.*；hemophilia *n.*

362. halophilic *a.*

363. aphagia *n.*

364. scatophagy *n.*

365. cricopharyngeal *a.*

366. aphasia *n.*

367. lymphocytopheresis *n.*

368. neutrophilia *n.*

369. diabetophobia *n.*

370. myophone *n.*

答案：练习Ⅳ（361～370）

361. – **philia** 被……吸引，嗜，亲 paedophilia *n.* 恋童癖；hemophilia *n.* 血友病

362. – **philic** 亲，嗜 halophilic *a.* 嗜盐菌的

363. – **phagia** 吞咽 aphagia *n.* 吞咽不能

364. – **phagy** 癖 scatophagy *n.* 食粪癖

365. – **pharyngeal** 咽的 cricopharyngeal *a.* 环咽的

366. – **phasia** 语言 aphasia *n.* 失语（症）

367. – **pheresis** 去除 lymphocytopheresis *n.* 淋巴（细胞）去除术，淋巴细胞单采

368. – **philia** 增多 neutrophilia *n.* 中性白（粒）细胞增多（症）

369. – **phobia** 恐怖 diabetophobia *n.* 糖尿病恐怖

370. – **phone** 声音 myophone *n.* 肌音听诊器

371. aphonia *n.*

372. bronchophony *n.*；orthophony *n.*

373. cataphoria；catatropia *n.*；
    orthophoria *n.*

374. cyanophose *n.*

375. biophotolysis *n.*

376. fluorophotometry *n.*

377. hebephrenia；heboidophrenia *n.*；
    orthophrenia *n.*

378. lymphocytophthisis *n.*

379. biophylaxis *n.*；calciphylaxis *n.*

380. adenohypophysis *n.*

答案：练习Ⅳ（371～380）

371. – **phonia** 音，声 aphonia *n.* 失音

372. – **phony** （语）音 bronchophony *n.* 支气管（语）音；orthophony *n.* 发音正常

373. – **phoria** 感觉；声音 cataphoria；catatropia *n.* 下隐斜视；orthophoria *n.* 位置正常，正位；视轴正常，直视

374. – **phose** 幻视 cyanophose *n.* 蓝光幻视

375. – **photolysis** 光解 biophotolysis *n.* 生物光解

376. – **photometry** 光度测定 fluorophotometry *n.* 荧光光度测定法

377. – **phrenia** 膈;精神;意志 hebephrenia; heboidophrenia *n.* 青春期痴呆;orthophrenia *n.* 精神正常

378. – **phthisis** 消瘦;洗去 lymphocytophthisis *n.* 淋巴细胞萎缩

379. – **phylaxis** 预防,防御 biophylaxis *n.* 生物防御;calciphylaxis *n.* 钙化防御,钙化防卫

380. – **physis** 生长,发育 adenohypophysis *n.* 腺垂体

381. cerebrophysiology *n.*

382. hepatophyma *n.*

383. cataractopiesis *n.*

384. leukoplakia *n.* ; malacoplakia *n.*

385. metaplasia *n.*

386. protoplasm *n.* ; neoplasm *n.*

387. mammoplasty *n.*

388. apraxia *n.*

389. ophthalmoplegia *n.* ; cryocardioplegia *n.* ; myeloplegia *n.* ; facioplegia *n.*

390. ophthalmoplegic *a.* ; ganglionoplegic *a.*

答案:练习 IV (381~390)

381. – **physiology** 生理学 cerebrophysiology *n.* 大脑生理学

382. – **phyma** 脓肿 hepatophyma *n.* 肝脓肿

383. – **piesis** 压 cataractopiesis *n.* (白)内障针针拨术

384. – **plakia** 盘,斑点 leukoplakia *n.* 白斑病;malacoplakia *n.* 软化斑(指空腔器官的黏膜)

385. – **plasia** 发育;生成;生长 metaplasia *n.* 化生;组织变形

386. – **plasm** 形成物,原生质,血浆 protoplasm *n.* 原生质,原浆;neoplasm *n.* 新生物

387. – **plasty** 成形术,整复术,整形术 mammoplasty *n.* 乳房成形术

388. – **praxia** (精神性)不能 apraxia *n.* (精神性)运用不能,失用症

389. – **plegia** 瘫痪,麻痹 ophthalmoplegia *n.* 眼肌麻痹;cryocardioplegia *n.* 低温心搏停止(法);myeloplegia *n.* 脊髓麻痹,脊髓瘫痪;facioplegia *n.* 面神经麻痹,面瘫

390. – **plegic** 瘫痪的,麻痹的 ophthalmoplegic *a.* 眼肌麻的;ganglionoplegic *a.* 神经节(传导)阻滞的;神经节阻滞药

391. fundoplication *n.*

392. dyspnea *n.* ; orthopnea *n.*

393. bronchopleuropneumonia *n.* ; broncho-
     pneumonia *n.*

394. brachypnoea *n.*

395. diploid *n.* ; haploid *n.*

396. gonepoiesis *n.* ; biopoiesis *n.*

397. lymphocytopoiesis *n.*

398. lymphopoietin *n.*

399. metropolis *n.*

400. carcinopolypus *n.* ; otopolypus *n.*

答案：练习 IV（391～400）

391. – **plication** 折术 fundoplication *n.* 胃底折叠术

392. – **pnea** 呼吸 dyspnea *n.* 呼吸困难；orthopnea *n.* 端坐呼吸

393. – **pneumonia** 肺炎 bronchopleuropneumonia *n.* 支气管胸膜肺炎；bronchopneumonia *n.*
     支气管肺炎，小叶性肺炎，卡他尔肺炎

394. – **pnoea** 呼吸 brachypnoea *n.* 呼吸浅短，气促

395. – **ploid** 倍体（指染色体组的增殖程度）diploid *n.* 二倍体；haploid *n.* 单倍体

396. – **poiesis** 产生，造，生（成）gonepoiesis *n.* 精液生成，精液分泌；biopoiesis *n.* 生物自生
     （生物由无机物产生）

397. – **poiesis** 生成 lymphocytopoiesis *n.* 淋巴细胞生成

398. – **poietin** 素 lymphopoietin *n.* 淋巴细胞生成素

399. – **polis** 地 metropolis *n.* 首府，大都会，大城市

400. – **polypus** 息肉 carcinopolypus *n.* 癌性息肉；otopolypus *n.* 耳息肉

401. femoropopliteal *a.*

402. blastoneuropore *n.*

403. preprandial *a.*

404. calciprivia *n.*

405. ibuprofen ; dexibuprofen *n.*

406. waterproof *a.*

407. cryoprotective *a.*

408. flavoprotein *n.* ; glucoprotein *n.*

409. nephroptosis ; spondyloptosis *n.* ;
     blepharoptosis *n.*

410. postpuberty ; postpubescence *n.*

答案：练习 IV（401～410）

401. – **popliteal** 腘的 femoropopliteal *a.* 股腘的

402. – **pore** 孔 blastoneuropore *n.* 胚神经孔

403. – **prandial** 餐，膳食 preprandial *a.* 进餐之前的

404. – **privia** 缺失 calciprivia *n.* 钙缺失

405. – **profen** 布洛芬类的一种抗炎药 ibuprofen 布洛芬；dexibuprofen *n.* 右布洛芬

406. – **proof** 防……的 waterproof *a.* 防水的，不透水的

407. – **protective** 防护的 cryoprotective *a.* 防冷冻的

408. – **protein** 蛋白 flavoprotein *n.* 黄素蛋白；glucoprotein *n.* 糖蛋白

409. – **ptosis** 落，下垂，前移 nephroptosis 肾下垂；spondyloptosis *n.* 脊柱前移；blepharoptosis *n.* 睑下垂

410. – **puberty** 发情期；青春期 postpuberty；postpubescence *n.* 少壮时期，青春期后期

411. venipuncture *n.*

412. peripylephlebitis *n.*

413. blepharopyorrhea *n.*

414. otopyosis *n.*

415. humeroradial *a.* ; cubitoradial *a.*

416. chemoreflex *n.*

417. thermoregulator *n.*

418. basirhinal *a.*

419. rhinorrhea *n.*

420. hemorrhage *n.* ; lymphorrhage *n.*

答案：练习Ⅳ(411~420)

411. **puncture** 穿刺 venipuncture *n.* 静脉穿刺术

412. – **pylephlebitis** 门静脉炎 peripylephlebitis *n.* 门静脉周围炎

413. – **pyorrhea** 脓溢 blepharopyorrhea *n.* 睑脓溢，化脓性眼炎

414. – **pyosis** 脓 otopyosis *n.* 耳化脓

415. – **radial** 桡的 humeroradial *a.* 肱桡的；cubitoradial *a.* 尺桡的

416. – **reflex** 反射 chemoreflex *n.* 化学反射

417. – **regulator** 调节 thermoregulator *n.* 温度调节器 *a.* 温度调节的

418. – **rhinal** 鼻的 basirhinal *a.* 脑底鼻的

419. – **rhea** 溢出，流出 rhinorrhea *n.* 鼻溢，流鼻涕

420. – **rrhage** 出血，流出 hemorrhage *n.* 出血；lymphorrhage *n.* 淋巴溢

421. mastorrhagia *n.* ; gastrorrhagia *n.* ; rhinorrhagia *n.*

422. celiorrhaphy *n.*

423. diarrhea *n.* ; otorrhea *n.* ; steatorrhea *n.*

424. omphalorrhexis *n.* ; ophthalmorrhexis *n.*

425. arrhinia *n.* ; atretorrhinia *n.*

426. arrhythmia *n.*

427. surgery *n.*

428. lumbosacral *a.*

429. cylindrosarcoma *n.*

430. radiosensibility *n.*

答案：练习Ⅳ（421～430）

421. – **rrhagia** 出血 mastorrhagia *n.* 乳腺出血；gastrorrhagia *n.* 胃出血；rhinorrhagia *n.* 鼻出血

422. – **rrhaphy** 缝合，缝；固定 celiorrhaphy *n.* 腹壁缝术

423. – **rrhea** 溢血，流出，排出 diarrhea *n.* 腹泻；otorrhea *n.* 耳漏；steatorrhea *n.* 脂肪痢

424. – **rrhexis** 破裂，裂，脆 omphalorrhexis *n.* 脐破裂；ophthalmorrhexis *n.* 眼球破裂

425. – **rrhinia** 鼻 arrhinia *n.* 无鼻畸形；atretorrhinia *n.* 鼻孔闭锁

426. – **rrhythmia** 心律 arrhythmia *n.* 心律失常，心律不齐

427. – **ry** 学科学问 surgery *n.* 外科学

428. – **sacral** 骶的 lumbosacral *a.* 腰骶的

429. – **sarcoma** 肉瘤 cylindrosarcoma *n.* 圆柱肉瘤

430. – **sensibility** 敏感性 radiosensibility *n.* 放射敏感性

---

431. homoiostasis *n.* ; bulbostasis *n.*

432. thermostat *n.*

433. cheilognathopalatoschisis *n.*

434. bronchiadenoscirrhus *n.*

435. otosclerosis *n.* ; nephrosclerosis *n.*

436. bronchoscope *n.* ; laparoscope *n.*

437. gastroscopy ; funduscopy *n.*

438. auditosensory *a.*

439. hardship *n.*

440. adenosine *n.*

答案：练习Ⅳ（431～440）

431. – **stasis** 固定，停滞，瘀滞 homoiostasis *n.* 内环境稳定；bulbostasis *n.* 十二指肠停滞

432. – **stat** 恒定 thermostat *n.* 恒温器

433. – **schisis** 裂，分裂 cheilognathopalatoschisis *n.* 唇颌腭裂（畸形）

434. – **scirrhus** 硬化 bronchiadenoscirrhus *n.* 支气管淋巴结硬化

435. – **sclerosis** 硬化 otosclerosis *n.* 耳硬化；nephrosclerosis *n.* 肾硬化

436. – **scope** 镜（检查或观察用的）bronchoscope *n.* 支气管镜；laparoscope *n.* 腹腔镜

437. – **scopy** 检查法 gastroscopy 胃镜检查法；funduscopy *n.* 眼底镜检查

438. – **sensory** 感觉的 auditosensory *a.* 听觉投射区的

439. – **ship** 状态性质 hardship *n.* 受苦；困苦

440. – **sine** 苷 adenosine *n.* 腺苷

---

441. hypotension *n.*

442. acanthosis *n.*

443. musculoskeletal *a.*

444. retinoskiascopy *n.*

445. brachyskelous *a.*

446. bronchismus；bronchospasm *n.*

447. ferrosoferric *a.*

448. bioaerosol *n.*

449. preprimosome *n.* ；euchromosome *n.*

450. semisomnus *n.*

答案：练习Ⅳ（441～450）

441. – **sion** 在动词后构成名词 hypotension *n.* 低血压

442. – **sis** 情况 acanthosis *n.* 棘皮病

443. – **skeletal** 骨骼的 musculoskeletal *a.* 肌(与)骨骼的

444. – **skiascopy** 视网膜镜检查 retinoskiascopy *n.* 视网膜镜检查,视网膜镜影法

445. – **skelous** 腿的 brachyskelous *a.* 短腿的

446. – **smus** 痉挛 bronchismus；bronchospasm *n.* 支气管痉挛

447. – **soferric** 高铁的 ferrosoferric *a.* 亚铁高铁的

448. – **sol** 溶解,溶液 bioaerosol *n.* 生物气溶胶

449. – **some** 躯体,体 preprimosome *n.* 引发前体；euchromosome *n.* 常染色体

450. – **somnus** 昏迷 semisomnus *n.* 半昏迷

451. bedsore *n.*

452. belonospasis *n.*

453. dactylospasm *n.* ；angiospasm *n.* ；
bronchismus *n.*

454. basisphenoid *n.*

455. calcospherite *n.*

456. rhabdosphincter *n.*

457. sacrospinous *a.*

458. encephalospinalia *n.*

459. cerebrospinal *a.*

460. bloodstain *n.*

答案：练习Ⅳ（451～460）

451. – **sore** 痛的；疼痛发炎的 bedsore *n.* 褥疮

452. – **spasis** 疗法 belonospasis *n.* 针导法,针疗法

453. – **spasm** 痉挛 dactylospasm *n.* 指(趾)痉挛；angiospasm *n.* 血管痉挛；bronchispasm *n.*
支气管痉挛

454. – **sphenoid** 蝶骨 basisphenoid *n.* 蝶底骨

455. – **spherite** 球 calcospherite *n.* 钙球

456. – **sphincter** 括约肌 rhabdosphincter *n.* 横纹(肌)括约肌

457. – **spinous** 棘状的 sacrospinous *a.* 骶棘的

458. – **spinalia** 脊髓 encephalospinalia *n.* 脑脊神经

459. – **spinal** 脊髓的 cerebrospinal *a.* 脑脊髓的

460. – **stain** 痕迹 bloodstain *n.* 血痕,血迹

461. antiperistalsis *n.*

462. brachystaphyline *a.*

463. haemostasis *n.*

464. blennostatic *a.* ; acatastatic *a.*

465. cystistaxis; cystostaxis *n.*

466. blepharostenosis *n.* ; phlebostenosis *n.* ;

restenosis *n.*

467. testosterone *n.*

468. spongosterol *n.*

469. minister *n.*

470. gingivostomatitis *n.*

答案:练习 IV（461～470）

461. – **stalsis** 收缩,痉挛 antiperistalsis *n.* 逆蠕动

462. – **staphyline** 悬雍垂的 brachystaphyline *a.* 短悬雍垂的,短腭的

463. – **stasis** 固定,停滞,淤滞,控制 haemostasis *n.* 止血;

464. – **static** 稳定,静位;控制;抑制;抑制剂 blennostatic *a.* 黏液制止的;acatastatic *a.* 反常的,失规的

465. – **staxis** 渗血 cystistaxis;cystostaxis *n.* 膀胱渗血

466. – **stenosis** 紧固,狭窄 blepharostenosis *n.* 睑裂狭窄;phlebostenosis *n.* 静脉狭窄;restenosis *n.* 再狭窄（尤指新瓣及血管介入治疗后的）

467. – **sterone** 睾酮 testosterone *n.* 睾酮

468. – **sterol** 甾醇,固醇 spongosterol *n.* 海绵甾醇,海绵固醇

469. – **ster** 一般指人物 minister *n.* 部长

470. – **stomia** 口腔 gingivostomatitis *n.* 龈口炎

471. colostomy *n.*

472. gallstone *n.*

473. semisupine *a.*

474. glycosuria *n.*

475. anatomicosurgical *a.*

476. blepharosymphysis *n.*

477. biosynthesis *n.*

478. semisynthetic *a.*

479. extrasystole *n.* ; eusystole *n.*

480. craniotabes *n.*

答案:练习Ⅳ(471~480)

471. – **stomy** 造口术,吻合术 colostomy *n.* 结肠吻合术

472. – **stone** 结石 gallstone *n.* 胆囊结石

473. – **supine** 卧位 semisupine *a.* 半仰卧位的

474. – **suria** 尿 glycosuria *n.* 糖尿

475. – **surgical** 外科学的 anatomicosurgical *a.* 解剖外科学的,解剖学与外科学的

476. – **symphysis** 粘连 blepharosymphysis *n.* 眼睑粘连

477. – **synthesis** 合成 biosynthesis *n.* 生物合成

478. – **synthetic** 合成的 semisynthetic *a.* 半合成的

479. – **systole** 收缩 extrasystole *n.* 期外收缩;eusystole *n.* 心收缩正常

480. – **tabes** 消耗,软化;脊髓痨 craniotabes *n.* 颅骨软化

---

481. biotaxis *n.* ; biotaxy *n.*

482. basitemporal *a.*

483. hypertension *n.*

484. radiotherapy *n.* ; diabetotherapy *n.*

485. hypothermia *n.*

486. hypothormy *n.*

487. phlebothrombosis *n.*

488. pneumothorax *n.* ; stenothorax *n.*

489. hypothymia *n.*

490. hypothyrosis; hypothyroidism *n.*

答案:练习Ⅳ(481~490)

481. – **taxis**; – **taxy** 回复,整复;趋性 biotaxis/biotaxy *n.* 活细胞趋性

482. – **temporal** 颞骨的 basitemporal *a.* 颞骨底部的

483. – **tension** 压力,压迫 hypertension *n.* 压力增高;高血压

484. – **therapy** 疗法,治疗 radiotherapy *n.* 放射治疗;diabetotherapy *n.* 糖尿病治疗

485. – **thermia** 热,温度 hypothermia *n.* 低(体)温,降温

486. – **thermy** 热 hypothermy *n.* 低温,降温

487. – **thrombosis** 血栓形成 phlebothrombosis *n.* 静脉血栓形成

488. – **thorax** 胸,胸膜腔 pneumothorax *n.* 气胸;stenothorax *n.* 胸狭窄

489. – **thymia** 情感,心境 hypothymia *n.* 情感减退

490. – **thyrosis** 甲状腺 hypothyrosis;hypothyroidism *n.* 原发性甲状腺功能减退症

---

491. femorotibial *a.*

492. necrotic *a.*

493. counteraction *n.*

494. lymphotism *n.*

495. keratotome *n.*

496. leucotomy *n.* ；tracheotomy *n.*

497. craniotopograpy *n.*

498. staphylotoxin *n.* ；ectotoxin *n.* ；broma- totoxin *n.*

499. genotoxic *a.*

500. osteotribe *n.* ；osteotrite *n.*

答案：练习Ⅳ（491～500）

491. － **tibial** 胫的 femorotibial *a.* 股胫的

492. － **tic** ……的，具有……的特性 necrotic *a.* 坏死的

493. － **tion**，－ **ation**，－ **ization** 在动词后构成名词 counteraction *n.* 对抗作用

494. － **tism** 发育障碍 lymphotism *n.* 淋巴组织发育障碍

495. － **tome** 刀；片，节 keratotome *n.* 角膜刀

496. － **tomy** 切开术；切断术 leucotomy *n.* 脑白质切断术；tracheotomy *n.* 气管切开术

497. － **topograpy** 局部解剖学 craniotopograpy *n.* 颅脑局部解剖学（研究颅骨表面与其下 各部分脑的结构）

498. － **toxin** 毒素 staphylotoxin *n.* 葡萄球菌毒素；ectotoxin *n.* 外毒素；bromatotoxin *n.* 食 物毒

499. － **toxic** 毒性的 genotoxic *a.* 遗传毒性的

500. － **tribe** 锉 osteotribe；osteotrite *n.* 骨锉

501. polytrichia *n.*

502. constrictor *n.*

503. renotrophic *a.*

504. lymphotropic *a.*

505. allotropy *n.*

506. amyelotrophy *n.*

507. allotrophic *a.*

508. corticotrophin *n.*

509. heliotropin；piperonal *n.*

510. allotropia *n.*

答案：练习Ⅳ（501～510）

501. － **trichia** 毛，发 polytrichia *n.* 多毛症

502. － **trictor** 闭，窄 constrictor *n.* 缩窄器；缩肌

503. － **tripsy** 压轧术，压碎 renotrophic *a.* 促肾（营养）的，促肾增大的

504. － **tropic** 亲……的 lymphotropic *a.* 嗜淋巴细胞的

505. － **trophy** 食物；营养 allotropy *n.* 同素异彩（现象），同素异性（作用）；异质趋向性

506. – **trophy** 萎缩 amyelotrophy *n.* 脊髓萎缩

507. – **trophic** 营养 allotrophic *a.* 营养异常的（因消化过程而失去营养价值的）

508. – **trophin** 促……激素 corticotrophin *n.* 促肾上腺皮质激素

509. – **tropin** 刺激 heliotropin；piperonal *n.* 葵花香精，向日葵素

510. – **tropia** 转变 allotropia *n.* 同素异形体

511. adrenotrophin *n.*

512. lipotrophy *n.*

513. lipotuberculin *n.*

514. amplitude *n.*；magnitude *n.*；altitude *n.*

515. acupuncture *n.*

516. craniotympanic *a.*

517. brevitype *n.*；genotype *n.*

518. osteotylus *n.*

519. epithelium *n.*

520. culture *n.*

答案：练习Ⅳ（511～520）

511. – **trophin** 促……激素 adrenotrophin *n.* 促肾上腺素

512. – **trophy** 发育，营养 lipotrophy *n.* 脂肪增多

513. – **tuberculin** 结核菌素 lipotuberculin *n.* 脂肪结核菌素

514. – **tude**（构成抽象名词）表示"性质，状态，程度" amplitude *n.* 广阔，丰富；magnitude *n.* 大小，重要；altitude *n.* 高度

515. – **ture** 动作行为 acupuncture *n.* 针刺（疗法）

516. – **tympanic** 鼓室的；鼓响的 craniotympanic *a.* 颅（鼓室）的

517. – **type** 型，式 brevitype *n.* 肥短型；genotype *n.* 基因型，遗传型

518. – **tylus** 骨痂 osteotylus *n.* 骨痂

519. – **um** 结构，组织，物品 epithelium *n.* 上皮

520. – **ure** 状态性质，行为结果 culture *n.* 文化；文明；培养

521. diaceticaciduria *n.*；diaceturia *n.*；albuminuria *n.*；polyuria *n.*；hematuria *n.*

522. genitourinary *n.* / *a.*

523. pruritus *n.*

524. cerebrovascular *a.*；renovascular *a.*

525. lipovaccine *n.*

526. cardiovascular *a.*

527. biventer；bigaster *n.*

528. equinovalgus *n.*

529. equinovarus *n.*

530. extravasation *n.*

答案:练习Ⅳ(521~530)

521. – **uria** 尿 diaceticaciduria *n.* 乙酰已酸尿;diaceturia *n.* 乙酰已酸尿;albuminuria *n.* 蛋白尿;polyuria *n.* 多尿;hematuria *n.* 血尿

522. – **urinary** 泌尿的 genitourinary *n.* 泌尿生殖器 *a.* 泌尿生殖器的

523. – **us** 结构,情况 pruritus *n.* 瘙痒

524. – **vascular** 血管的 cerebrovascular *a.* 脑血管的;renovascular *a.* 肾血管的

525. – **vaccine** 疫苗 lipovaccine *n.* 类脂疫苗

526. – **vascular** 血管的 cardiovascular *a.* 心血管的

527. – **venter** 腹;子宫;窝 biventer;bigaster *n.* 二腹肌

528. – **valgus** 外翻 equinovalgus *n.* 马蹄外翻足

529. – **varus** 内翻 equinovarus *n.* 马蹄内翻足

530. – **vasation** 渗透 extravasation *n.* 外渗(液);溢血

---

531. intravenous *a.*

532. leukovirus *n.*

533. backward *a.*

534. hypoxemia *n.*

535. lipoxin *n.*

536. lipoxygenase *n.*

537. blepharoxysis *n.*

538. lipoxysm *n.*

539. skatoxyl *n.*

540. ability *n.* ; abnormality *n.*

答案:练习Ⅳ(531~540)

531. – **venous** 静脉 intravenous *a.* 静脉中的

532. – **virus** 病毒 leukovirus *n.* 白细胞病毒(肿瘤 RNA 病毒)

533. – **ward(s)** (附在名词或形容词后构成副词)表示"在……方向(位置),以……方式"backward *a.* 向后的;倒着的

534. – **xemia** 氧血症 hypoxemia *n.* 低氧血症

535. – **xin** 氧素 lipoxin *n.* 脂氧素

536. – **xygenase** 氧合酶 lipoxygenase *n.* 脂氧合酶

537. – **xysis** 磨擦 blepharoxysis *n.* 睑磨擦法(用于治疗沙眼)

538. – **xysm** 中毒 lipoxysm *n.* 油酸中毒

539. – **xyl** 基 skatoxyl *n.* 粪臭基

540. – **y** 情况 ability *n.* 能力;abnormality *n.* 反常,变态,畸形

19 练习V（容易混淆的词）

指出下列单词的汉语含义

1. expand *v.*

2. expend *v.*

3. equinovalgus *n.*

4. equinovarus *n.*

5. distort *v.*

6. retort *v.*

7. brow *n.*

8. blow *v. n.*

9. bode *v.*

10. body *n.*

答案：练习V（1~10）

1. expand *v.* 膨胀；扩张

2. expend *v.* 消费，花费

3. equinovalgus *n.* 马蹄外翻足

4. equinovarus *n.* 马蹄内翻足

5. distort *v.* 弄弯，扭曲

6. retort *v.* 反驳

7. brow *n.* 眉毛；睫毛；容貌

8. blow *v. n.* 喘气；吹起；(保险丝)烧断

9. bode *v.* 预兆；预报

10. body *n.* 身体；尸体；物体；团体

---

11. reduce *v.*

12. seduce *v.*

13. seed *n.*

14. seedy *a.*

15. deduce *v.*

16. induce *v. n.*

17. expire *v.*

18. expiry *n.*

19. stature *n.*

20. status *n.*

答案：练习V（11~20）

11. reduce *v.* 减少；复位；变瘦弱

12. seduce *v.* 诱惑；诱奸

13. seed *n.* 精液；子瘤；芽胞；产卵期 *v.* 播种；结子

14. seedy *a.* 多籽的；成熟的

15. deduce *v.* 演绎；推测；推论

16. induce *v. n.* 引诱；导致；诱因

17. expire *v.* 到期；断气

18. expiry *n.* 期满；终止

19. stature *n.* 身高，声望

20. status *n.* 地位

21. ablate *v.*

21. ablate *v.* 切除;腐蚀掉

22. ablaze *a. ad.*

22. ablaze *a. ad.* 着火的;闪耀的;兴奋的

23. abnormal *a.*

23. abnormal *a.* 异常的,变态的

24. abnormity *n.*

24. abnormity *n.* 异常,反常,畸胎

25. adduction *n.*

25. adduction *n.* 内收

26. adsorption *n.*

26. adsorption *n.* 吸附

27. aesthetic(al) *a.*

27. aesthetic(al) *a.* 审美的

28. anesthetic *a. n.*

28. anesthetic *a.* 麻醉的,*n.* 麻醉剂

29. afferent *a.*

29. afferent *a.* 传入的,向心的

30. efferent *a.*

30. efferent *a.* 传出的,离心的

31. alkalosis *n.*

31. alkalosis *n.* 碱中毒

32. ankylosis(*pl.* ankyloses) *n.*

32. ankylosis(*pl.* ankyloses) *n.* 关节强硬

33. allusion *n.*

33. allusion *n.* 暗示,提及(to)

34. illusion *n.*

34. illusion *n.* 幻觉;错觉

35. amend *v.*

35. amend *v.* 改正,修正

36. emend *v.*

36. emend *v.* 校订

37. areola *n.*

37. areola *n.* 晕;细隙;小区

38. erect *v.*

38. erect *v.* 竖立;勃起 *a.* 直立的

39. anastasis *n.*

39. anastasis *n.* 恢复,复原,体液逆流

40. anastalsis *n.*

40. anastalsis *n.* 逆蠕动,止血作用

41. angioma *n.*

41. angioma *n.* 血管瘤

42. angiomyoma *n.*

42. angiomyoma *n.* 血管肌瘤

43. ankylodactylia *n.*

43. ankylodactylia *n.* 并指(趾)

44. ankyloglossia *n.*

44. ankyloglossia *n.* 舌系带短缩,结舌

45. aphagia *n.*

45. aphagia *n.* 吞咽不能

46. aphasia *n.*

46. aphasia *n.* 语言不能,失语(症)

47. aura *n.*

48. aural *a.*

49. axil, axilla *n.*

50. axis *n.*

47. aura *n.* 病兆,先兆

48. aural *a.* 耳的,听觉的;预感的

49. axil, axilla *n.* 腋,腋窝

50. axis *n.* 轴,枢椎

51. beauty *n.*

52. beautify *v.*

53. beckon *v.*

54. become *v.*

55. beef *n.*

56. beer *n.*

57. bellow *v.*

58. bellows(单复数同) *n.*

59. bend(过去式 bent) *v. n.*

60. bent *a. n.*

答案:练习Ⅴ(51~60)

51. beauty *n.* 美丽;美人;美的东西;妙处
(beauty spot 痣;小疵瑕)

52. beautify *v.* 美化装饰

53. beckon *v.* 点头;招手

54. become *v.* 成为;变得;适合

55. beef *n.* 体力;肌肉;牛肉

56. beer *n.* 啤酒

57. bellow *v.* 吼叫;轰鸣 *n.* 吼声

58. bellows(单复数同) *n.* 肺部;风箱;
折箱

59. bend(过去式 bent) *v. n.* (使)弯曲;
服从

60. bent *a.* 弯的;决心的 *n.* 爱好

61. beside *prep.*

62. besides *prep. ad.*

63. bile *n.*

64. bill *n. v.*

65. bit *n.*

66. bite *v.*

67. buttock *n.*

68. button *n.*

69. cerebellum *n.*

70. cerebrum *n.*

答案:练习Ⅴ(61~70)

61. beside *prep.* 在……旁边;与……相比;
与……无关;在……之外

62. besides *prep.* 除……之外 *ad.* 而且;
还有

63. bile *n.* 胆汁;坏脾气

64. bill *n.* 账单;清单;钞票 *v.* 开账单

65. bit *n.* 一点,一些;一会儿;钻头

66. bite *v.* 咬;刺穿;腐蚀

67. buttock *n.* 半边屁股,*pl.* 屁股,臀部

68. button *n.* 钮扣;钮状突出

69. cerebellum *n.* 小脑

70. cerebrum *n.* 大脑

答案:练习 V（71～80）

71. crease *n.*

72. create *v.*

73. crush *n. v.*

74. crust *n. v.*

75. crumb *n.*

76. crumble *v.*

77. crux *n.*

78. crude *n. a.*

79. constriction *n.*

80. contraction *n.*

71. crease *n.* 折缝；皱痕

72. create *v.* 创造，产生

73. crush *n. v.* 压碎；砂眼

74. crust *n.* 面包皮；*v.* 结痂；被覆

75. crumb *n.* 面包屑；少许；弄碎；虱子

76. crumble *v.* 弄碎；崩溃；消失

77. crux（*pl.* cruxes 或 cruces）*n.* 症结；难事；关键

78. crude *n.* 天然物质 *a.* 天然的,粗糙的；粗鲁的；未煮熟的

79. constriction *n.* 压缩；阻塞

80. contraction *n.* 收缩；挛缩

答案:练习 V（81～90）

81. carcinoma *n.*

82. carcinolysis *n.*

83. cardinal *a.*

84. cordial *a. n.*

85. cite *v.*

86. site *n.*

87. confirm *v.*

88. conform *v.*

89. anuresis *n.*

90. enuresis *n.*

81. carcinoma（*pl.* carcinomas 或 carcinomata）*n.* 癌

82. carcinolysis *n.* 癌细胞溶解

83. cardinal *a.* 首要的；主要的

84. cordial *a.* 热诚的；强心的；刺激的 *n.* 兴奋剂

85. cite *v.* 引用；传讯

86. site *n.* 地点；位点；部位

87. confirm *v.* 使坚定；确认

88. conform *v.* 使顺从；使遵守

89. anuresis *n.* 尿闭,无尿

90. enuresis *n.* 遗尿,尿失禁

答案:练习V(91~100)

91. crop *n. v.*	91. crop *n. v.* 庄稼;收成;收获;修剪
92. cop *n.*	92. cop *n.* 警察
93. cor *n.*	93. cor *n.* 心脏
94. cord *n. v.*	94. cord *n.* 索状组织 *v.* 捆,扎
95. correct *v. a.*	95. correct *v.* 改正;矫正 *a.* 正确的;恰当的
96. correlate *n. v.*	96. correlate *n.* 相关物 *v.* 相互关联
97. costotome *n.*	97. costotome *n.* 肋骨切除器
98. costotomy *n.*	98. costotomy *n.* 肋骨切开术
99. contact *n.*	99. contact *n.* 接触;联系
100. contract *n. v.*	100. contract *n. v.* 合同;婚约

答案:练习V(101~110)

101. corps *n.*	101. corps(单复数同) *n.* 队,团;体,物
102. corpse *n.*	102. corpse *n.* 尸体
103. creatine *n.*	103. creatine *n.* 肌酸
104. creatinine *n.*	104. creatinine *n.* 肌酸酐
105. cure *v. n.*	105. cure *v.* 治愈;矫正 *n.* 治愈;疗程
106. curette *n. v.*	106. curette *n.* 刮匙 *v.* 刮
107. cystitome *n.*	107. cystitome *n.* 晶状体囊刀
108. cystitomy *n.*	108. cystitomy *n.* 囊切开术
109. cram *v.*	109. cram *v.* 塞满;贪吃;死记硬背
110. cramp *n. v. pl.*	110. cramp *n.* 痉挛 *v.* 束缚 *pl.* 急性腹痛

答案:练习V(111~120)

111. casual *a.*	111. casual *a.* 偶然的
112. causal *a.*	112. causal *a.* 有原因的
113. daily *a. ad.*	113. daily *a. ad.* 每日(的) *n.* 日报
114. dairy *n.*	114. dairy *n.* 牛乳场;乳品店
115. dermolysis *n.*	115. dermolysis *n.* 皮肤溶解
116. dermolysin *n.*	116. dermolysin *n.* 溶皮素
117. dangle *v.*	117. dangle *v.* 悬摆;追逐;夸耀

118. danger *n.*

119. dapper *a.*

120. dapple *a.*

118. danger *n.* 危险;危险物;威胁

119. dapper *a.* 短小精悍的;整洁的

120. dapple *a.* 有斑纹的 *n.* 斑纹;有斑纹的动物 *v.* 起斑纹

答案:练习 V (121~130)

121. dearth *n.*

122. death *n.*

123. debar *v.*

124. debark *v.*

125. deed *n.*

126. deem *v.*

127. dermis graft

128. dermis grafting

129. distort *v.*

130. distract *v.*

121. dearth *n.* 缺乏;饥荒

122. death *n.* 死亡;毁灭;谋杀;致死的原因(deathbed *n.* 临终)

123. debar *v.* 阻止;排除

124. debark *v.* 上岸

125. deed *n.* 行为;功绩;契约

126. deem *v.* 认为;相信

127. dermis graft 真皮片

128. dermis grafting 真皮移植术

129. distort *v.* 扭曲;变形

130. distract *v.* 分散;分心

答案:练习 V (131~140)

131. defile *v.*

132. define *v.*

133. draff *n.*

134. draft *n.*

135. dumb *a.*

136. dump *n. v.*

137. dysphagia *n.*

138. dysphasia *n.*

139. dysphonia *n.*

140. dysphoria *n.*

131. defile *v.* 弄脏;败坏

132. define *v.* 解释;规定

133. draff *n.* 渣滓;猪食

134. draft *n.* 牵引;草案;汇票;顿服药;顿服量

135. dumb *a.* 哑的;沉默的

136. dump *n.* 垃圾堆 *v.* 倒垃圾;倾销

137. dysphagia *n.* 咽下困难

138. dysphasia *n.* 言语困难

139. dysphonia *n.* 发音困难

140. dysphoria *n.* 烦躁不安

答案:练习V (141~150)

141. diarrhea *n.*

142. diuresis *n.*

143. ectropion *n.*

144. entropion *n.*

145. epiblast, ectoderm *n.*

146. entoblast, entoderm, endoderm *n.*

147. esotropia *n.*

148. exotropia *n.*

149. facial *a. n*

150. fascial *a.*

141. diarrhea *n.* 腹泻

142. diuresis *n.* 利尿,多尿

143. ectropion *n.* 外翻

144. entropion *n.* 内翻(尤指睑内翻)

145. epiblast, ectoderm *n.* 外胚层

146. entoblast, entoderm, endoderm *n.* 内胚层

147. esotropia *n.* 内斜视,辐辏性斜视

148. exotropia *n.* 外斜视,散开性斜视

149. facial *a.* 面部的 *n.* 面部按摩,美容

150. fascial *a.* 筋膜的

答案:练习V (151~160)

151. gentle *a. n.*

152. genial *a.*

153. gravid *a.*

154. gravida *n.*

155. glands *n.*

156. glans *n.*

157. graft *n.*

158. graph *n.*

159. glass *n. v.*

160. glassy *a.*

151. gentle *a.* 上流阶层的;有礼貌的;温和的 *n.* 绅士

152. genial *a.* 亲切的,友好的

153. gravid *a.* 妊娠的

154. gravida *n.* 孕妇

155. glands *n.* 腺体

156. glans *n.* 龟头,阴茎头;阴蒂头

157. graft *n.* 移植物,移植术

158. graph *n.* 照片,图片;图表

159. glass *n.* 玻璃(制品);镜子;显微镜;寒暑表;(*pl.*)眼睛 *v.* 嵌入剥离;反映

160. glassy *a.* 玻璃般的;透明的;(眼睛)没有神采的

161. in vitro

161. in vitro 体外(试管内,原意为"玻璃内")

162. in vivo

162. in vivo 体内(活体组织内)

163. incident *n.*

163. incident *n.* 事件;事变

164. accident *n.*

164. accident *n.* 事故,意外

165. infra –

165. infra – 在……下,下部,下方

166. intra –

166. intra – 在……内

167. ileac *a.*

167. ileac *a.* 肠梗阻的;回肠的

168. iliac *a.*

168. iliac *a.* 髂的,髂骨的(两词发音相同)

169. ilium *n.*

169. ilium *n.* 髂骨

170. ileum *n.*

170. ileum *n.* 回肠

171. lapis *n.*

171. lapis *n.* 石

172. lapse *n. v.*

172. lapse *n. v.* 失误(小差错),下降,消失

173. latitude *n.*

173. latitude *n.* 纬度;地区

174. longitude *n.*

174. longitude *n.* 经度

175. labial *a.*

175. labial *a.* 唇的,唇状的

176. labile *a.*

176. labile *a.* 不稳定的,易滑动的

177. macromastia *n.*

177. macromastia *n.* 乳房过大,巨乳症

178. micromastia *n.*

178. micromastia *n.* 乳房过小,小乳症

179. myeloma *n.*

179. myeloma *n.* 骨髓瘤(骨髓的恶性肿瘤)

180. myoma *n.*

180. myoma *n.* 肌瘤(肌肉的良性肿瘤)

181. neural *a.*

181. neural *a.* 神经的

182. neutral *a.*

182. neutral *a.* 中性的,中立的

183. nipper *n.*

183. nipper *n.* 钳,镊子

184. nipple *n.*

184. nipple *n.* 乳头,(皮肤)乳头状隆起

185. palpable *a.*

185. palpable *a.* 可触及的

186. palpebral *a.*

186. palpebral *a.* 眼睑的

187. palpation *n.*

187. palpation *n.* 触诊

188. palpitation *n.*

188. palpitation *n.* 心悸,悸动

189. perineum *n.*

189. perineum *n.* 会阴

190. perineural *a.*

190. perineural *a.* 神经周的

答案:练习Ⅴ(191～200)

191. perineal *a.*

191. perineal *a.* 会阴的

192. peritoneal *a.*

192. peritoneal *a.* 腹膜的

193. pleural *a.*

193. pleural *a.* 胸膜的

194. plural *a.*

194. plural *a.* 复数的

195. pleuritis *n.*

195. pleuritis *n.* 胸膜炎

196. pruritus *n.*

196. pruritus *n.* 瘙痒症

197. periphery *n.*

197. periphery *n.* 圆周;周围;(神经)末梢
区域

198. peripheral *a.*

198. peripheral *a.* 周围的;末梢;次要的

199. principal *n.*

199. principal *n.* 校长;首长 *a.* 主要的

200. principle *n.*

200. principle *n.* 原则;原理;本质

答案:练习Ⅴ(201～210)

201. purpose *n.*

201. purpose *n.* 目的;决心

202. propose *v.*

202. propose *v.* 建议;求婚

203. precede *v.*

203. precede *v.* 领先,;优

204. proceed *v.*

204. proceed *v.* 进行;继续

205. prostate *n.*

205. prostate *n.* 前列腺

206. prostrate *a.*

206. prostrate *a.* 俯卧的;平卧的;衰竭的

207. pubis(*pl.* pubes) *n.*

207. pubis(*pl.* pubes) *n.* 耻骨,阴毛,阴阜

208. public *a. n.*

208. public *a.* 公共的 *n.* 公众,社会

209. quite *ad.*

209. quite *ad.* 完全,十分,相当

210. quiet *a. n. v.*

210. quiet *a.* 安静地,静止的 *n.* 平静 *v.*
抚慰

211. radical *a.*

212. radicle *n.*

213. relax *v.*

214. relay *v.*

215. recent *a.*

216. resent *v.*

217. stab *v. n.*

218. stable *a.*

219. stag *n.*

220. stage *n. v.*

211. radical *a.* 根本的;激进的;根的

212. radicle *n.* 小根;根基

213. relax *v.* 松弛;缓和;舒张;通便

214. relay *v.* 转播,接替 *n.* 接替人员;补充

215. recent *a.* 最近的;近代的

216. resent *v.* 怨恨,生气

217. stab *v. n.* 刺,戳穿

218. stable *a.* 稳定的;坚固的

219. stag *n.* 雄鹿,男子

220. stage *n.* 舞台,阶段,病期 *v.* 上演,举行

221. stadium *n.*

222. stadia *n.*

223. status *n.*

224. stature *n.*

225. sensory *a.*

226. sensual *a.*

227. septum *n.*

228. septic *a.*

229. sequel *n.*

230. sequela *n.*

221. stadium(*pl.* stadia;stadiums) *n.* 病期; 体育场

222. stadia *n.* 视距(尺、仪、测量)

223. status *n.* 地位;状况;体质

224. stature *n.* 身材;名望;气量

225. sensory *a.* 感觉的

226. sensual *a.* 肉欲的;色情的

227. septum *n.* 中隔;隔(膜)

228. septic *a.* 脓毒性 *n.* 腐败物

229. sequel *n.* 继续;后果;续集

230. sequela(*pl.* sequelae) *n.* 后遗症

231. site *n.*

232. size *n.*

233. shank *a.*

234. shark *n.*

231. site *n.* 地点;部位;位点

232. size *n.* 大小;体积;胶水 *v.* 依大小排 列;测定大小

233. shank *a.* 胫;小腿;柄;轴;末梢

235. sic *ad.*

236. sick *a.*

237. simple *a.*

238. simper *n. v.*

239. singe *v.*

240. single *a.*

234. shark *n.* 鲨鱼;骗子

235. sic *ad.* 原文如此

236. sick *a.* 有病的;恶心的 *v.* 呕吐

237. simple *a.* 简单的;率直的;无知的

238. simper *n. v.* 痴笑;假笑

239. singe *v.* 烧焦;损害

240. single *a.* 单一的;单纯的;淡的 *n.* 单人,单打

---

241. slop *n.*

242. slope *n. v.*

243. through *prep.*

244. thorough *a.*

245. stern *n.*

246. sternum *n.*

247. ureter *n.*

248. urethra *n.*

249. vision *n.*

250. version *n.*

答案:练习 V (241～250)

241. slop *n.* 工作服, *pl.* 排泄物;液体食物 *v.* 溢出,溅污

242. slope *n. v.* 倾斜

243. through *prep.* 通过

244. thorough *a.* 彻底的

245. stern *n.* 臀部;尾巴 *a.* 严厉的

246. sternum (*pl.* sterna 或 sternums) *n.* 胸骨

247. ureter *n.* 输尿管

248. urethra *n.* 尿道

249. vision *n.* 视觉,视力

250. version *n.* 译本,版本

20 练习Ⅵ(名词复数的测试)

写出下列单词的复数形式及其中文含意

1. stadium *n.*

2. staff *n.*

3. stagger *n.*

4. sacrum *n.*

5. series *n.*

6. sequela *n.*

7. sequel *n.*

8. septum *n.*

9. septic *n.*

10. sarcoma *n.*

答案:练习Ⅵ(1～10)

1. stadium *n.* (*pl.* stadiums / stadia)病期;露天体育场

2. staff *n.* (*pl.* staffs / staves,staffs 大多指两批及以上的职员,使用不多见,如一个报社有一个 staff,两个报社有两个 staffs)拐杖;支柱;导引探子;(全体)工作人员

3. stagger *n.* 蹒跚;摇晃 (*pl.* ～s)眼花;眩晕

4. sacrum *n.* (*pl.* sacra)骶骨

5. series(单复同) *n.* 连续;系列;丛书

6. sequela *n.* (*pl.* sequelae)后遗症

7. sequel *n.* (*pl.* sequels)继续;续集;后果

8. septum *n.* (*pl.* septa)中隔;间隔;隔(膜)

9. septic *n.* (*pl.* septics) *n.* 腐败物 / septic *a.* 脓毒性的

10. sarcoma *n.* (*pl.* sarcomata)肉瘤

11. scapus *n.*

12. absorbefacient *n.*

13. sclerosis *n.*

14. scolex *n.*

15. abulia *n.*

16. academy *n.*

17. acanthoma *n.*

18. acatalepsia *n.*

19. acarus *n.*

20. scotoma *n.*

答案:练习Ⅵ(11~20)

11. scapus *n.* (*pl.* scapi)干,体,柄

12. absorbefacient *n.* (*pl.* absorbefacients)吸收剂

13. sclerosis *n.* (*pl.* scleroses)硬化

14. scolex *n.* (*pl.* scolices)头节(绦虫)

15. abulia *n.* (*pl.* abulias)意志缺失,意志力丧失

16. academy *n.* (*pl.* academies)学会;学院(以辅音字母 + -y 变成 -ies)

17. acanthoma *n.* (*pl.* acanthomas / acanthomata)棘皮瘤

18. acatalepsia *n.* (*pl.* acatalepsiae)领悟不能;诊断不明

19. acarus *n.* (*pl.* acari)螨;壁虱

20. scotoma *n.* (*pl.* scotomata)暗点,盲点

+ +

21. accident *n.*	26. aceta *n.*
22. scybalum *n.*	27. acetabuloplasty *n.*
23. acidosis *n.*	28. condyloma *n.*
24. seaman *n.*	29. segmentum *n.*
25. acerbity *n.*	30. self(*pl.* selves) *n.*

答案:练习Ⅵ(21~30)

21. accident *n.* (*pl.* accidents)事故;意外

22. scybalum *n.* (*pl.* scybala) *n.* 硬粪块

23. acidosis *n.* (*pl.* acidosises)酸中毒

24. seaman *n.* (*pl.* seamen)海员

25. acerbity *n.* (*pl.* acerbities)酸,涩味;尖刻

26. aceta *n.* (*pl.* acetae)醋(剂)

27. acetabuloplasty *n.* (*pl.* acetabuloplasties)髋臼成形术

28. condyloma *n.* (*pl.* condylomata)湿疣

29. segmentum *n.* (*pl.* segmenta)节,段

30. self(*pl.* selves) *n.* 本人;本性;本质(注意:以 -f / -fe 结尾的名词变为 -ves)

+ +

31. acinus *n.*	34. carcinoma *n.*
32. corpus *n.*	35. acrotism *n.*
33. cranium *n.*	36. cortex *n.*

37. alveolus *n.*

38. aorta *n.*

39. acupuncture *n.*

40. cuneus *n.*

答案:练习Ⅵ(31～40)

31. acinus *n.* (*pl.* acini)腺泡

32. corpus *n.* (*pl.* corpora)体

33. cranium *n.* (*pl.* crania)颅

34. carcinoma *n.* (*pl.* carcinomas/carcinomata)癌

35. acrotism *n.* (*pl.* acrotisms)无脉;弱脉

36. cortex *n.* (*pl.* cortices)皮质,皮层

37. alveolus *n.* (*pl.* alveoli)牙槽;肺泡

38. aorta *n.* (*pl.* aortas / aortae)主动脉

39. acupuncture *n.* (*pl.* ～s)针刺(疗法)

40. cuneus *n.* (*pl.* cunei)楔叶(大脑)

41. adenocyte *n.*

42. adenosarcoma *n.*

43. adiposis *n.*

44. artery *n.*

45. apophysis *n.*

46. articulatio *n.*

47. atrium *n.*

48. aerophagy *n.*

49. arthritis *n.*

50. bacterium *n.*

答案:练习Ⅵ(41～50)

41. adenocyte *n.* (*pl.* adenocytes)腺细胞

42. adenosarcoma *n.* (*pl.* adenosacomata)腺肉瘤

43. adiposis *n.* (*pl.* adiposes)肥胖症

44. artery *n.* (*pl.* arteries)动脉

45. apophysis *n.* (*pl.* apophyses)骨突

46. articulatio *n.* (*pl.* articulationes)关节 / articulations of hand 手关节

47. atrium *n.* (*pl.* atria)房,前房

48. aerophagy *n.* (*pl.* aerophagies)吞气症

49. arthritis *n.* (*pl.* arthritides)关节炎

50. bacterium *n.* (*pl.* bacteria)细菌

51. bacillus *n*.

52. brachium *n*.

53. bench *n*.

54. benefit *n*.

55. blastoma *n*.

56. bioassay *n*.

57. birth *n*.

58. cervix *n*.

59. bronchus *n*.

60. cerebrum *n*.

答案:练习VI(51~60)

51. bacillus *n*. (*pl*. bacilli)(芽胞)杆菌

52. brachium *n*. (*pl*. brachia)臂

53. bench *n*. (*pl*. benches)长凳;法院;工作台

54. benefit *n*. (*pl*. benefits)利益;恩惠;津贴

55. blastoma *n*. (*pl*. blastomata)胚细胞瘤

56. bioassay *n*. (*pl*. bioassays)生物测定法(注意:元音字母 + -y后加 -s)

57. birth *n*. (*pl*. births)分娩;出身;起源

58. cervix *n*. (*pl*. cervices / cervixes)颈;子宫颈

59. bronchus *n*. (*pl*. bronchi)支气管 / bronchiolus *n*. 细支气管

60. cerebrum *n*. (*pl*. cerebra / cerebrums)大脑

—+—

61. diagnosis *n*.

62. caecum *n*.

63. calcaneus *n*.

64. dens *n*.

65. callosity *n*.

66. calorie *n*.

67. calyx *n*.

68. cancellus *n*.

69. digitatio *n*.

70. capitulum *n*.

答案:练习VI(61~70)

61. diagnosis *n*. (*pl*. diagnoses)诊断

62. caecum *n*. (*pl*. caeca)盲肠

63. calcaneus *n*. (*pl*. calcanei)跟骨

64. dens *n*. (*pl*. dentes)牙,齿;齿突

65. callosity *n*. (*pl*. callosities)胼胝;硬皮;无感觉

66. calorie *n*. (*pl*. calories)卡(热量单位)

67. calyx *n*. (*pl*. calyces)肾盏

68. cancellus *n*. (*pl*. cancelli)网状骨质

69. digitatio *n.* (*pl.* digitationes) 指状突

70. capitulum *n.* (*pl.* capitula) 小头

+-+

71. caprice *n.*

72. diverticulum *n.*

73. carcinoma *n.*

74. cardialgia *n.*

75. cardiosclerosis *n.*

76. cardiology *n.*

77. capillus *n.*

78. carpus *n.*

79. cartilage *n.*

80. cecum *n.*

答案：练习 Ⅵ（71~80）

71. caprice *n.* (*pl.* caprices) 突变；反复无常

72. diverticulum *n.* (*pl.* diverticula) 憩室，膨部，支囊

73. carcinoma *n.* (*pl.* carcinomas/carcinomata) 癌

74. cardialgia *n.* (*pl.* cardialgias) 胃灼痛；心痛

75. cardiosclerosis *n.* (*pl.* cardioscleroses) 心硬化

76. cardiology *n.* (*pl.* cardiologies) 心脏病学

77. capillus *n.* (*pl.* capilli) 毛，发

78. carpus *n.* (*pl.* carpi) 腕骨

79. cartilage *n.* (*pl.* cartilages) 软骨

80. cecum *n.* (*pl.* ceca) 盲肠，盲端

+-+

81. cerebellum *n.*

82. epidermis *n.*

83. cerebration *n.*

84. chain *n.*

85. encephalitis *n.*

86. chance *n.*

87. epiphysis *n.*

88. chiasma *n.*

89. child *n.*

90. epididymis *n.*

答案：练习 Ⅵ（81~90）

81. cerebellum *n.* (*pl.* cerebellums / cerebella) 小脑

82. epidermis *n.* (*pl.* epidermides) 表皮

83. cerebration *n.* (*pl.* cerebrations) 大脑活动，思考

84. chain *n.* (*pl.* chains) 链；一系列；（常用复数）枷锁；囚禁

85. encephalitis *n.* (*pl.* encephalitides) 脑炎

86. chance *n.* (*pl.* chances) 机会;可能性;偶然性

87. epiphysis *n.* (*pl.* epiphyses) 骨骺,松果体

88. chiasma *n.* (*pl.* chiasmata) 交叉

89. child *n.* (*pl.* children) 小孩

90. epididymis *n.* (*pl.* epididymides) 附睾

-+-

91. chondroclast *n.*

92. exitus *n.*

93. chorda *n.*

94. cicatrix *n.*

95. cilium *n.*

96. exostosis *n.*

97. epizoon *n.*

98. clonus *n.*

99. epidermis *n.*

100. coagulum *n.*

答案:练习Ⅵ(91~100)

91. chondroclast *n.* (*pl.* chondroclasts) 破骨细胞

92. exitus *n.* (单复数同) 死亡;出口

93. chorda *n.* (*pl.* chordae) 索,带;腱

94. cicatrix *n.* (*pl.* cicatrices) 伤痕;瘢痕

95. cilium *n.* (*pl.* cilia) 睫;纤毛

96. exostosis *n.* (*pl.* exostoses) 外生骨疣

97. epizoon *n.* (*pl.* epizoa) 体表寄生虫

98. clonus *n.* (*pl.* clonuses) 阵挛

99. epidermis *n.* (*pl.* epidermides) 表皮

100. coagulum *n.* (*pl.* coagula) 凝块;血块

查阅篇

21 前缀和词根

＊同一个缀词在不同学科可能含有不同词意,本书只是为了快速识别和拆分单词,故把前缀和词根放在一起,要进一步区分两者须查阅大型参考辞书。

a－,an－ 不,无,缺;离 **a**basia n. 步行不能 / **an**emotrophy n. 血液滋养不足

a－,un－,dis－,in－(il－,im－,ir －)－,单 **un**iarticulate 单关节的 / **non－**纯否定前缀 **non**oncogenic a. 非致瘤的

a－变形容词 **a**sleep a. 睡着的,长眠的,麻木的

ab－,abs－相反,不,变坏,离去 **ab**arthrosis n. 动关节

ab－,ac－,ad－,af－,ag－,an－,ap －,ar－,as－,at－等加在同辅音字母词根前,表示一再等加强意 **ab**solute a. 绝对的,完全的 / **ac**cretion n. 增加物、粘连,增加 / **af**finity n. 亲和力 / **ag**glutinate v. (使)凝集 / **an**drogen n. 雄激素 / **ap**nea n. 呼吸暂停,窒息 / **ar**ticulate v. 连接,接合 / **as**cend v. 上升 / **at**retic n. 闭锁,萎缩

ab－,de－,se－,dis－分离 **de**pilation n. 脱毛(发)法;除毛(发)术

abdomin(o)－腹 **abdomin**oplasty n. 腹壁整形术

abort－流产 aborticide n. 堕胎(药)

abs－离;从 **abs**cission n. 切除,脱落 / **ab**normal a. 反常的,异常的

ac－ ＝ad－(ac－只用在 c, k, qu 前)表示"运动,方向,变化,添加,邻近" **ac**celerate v. 加速 / **ac**knowledge v. 承认,致谢 / **ac**quire v. 取得,得到

acanth－,acantho－棘状,棘 **acanth**olysis n. 皮肤棘层松解

acar(o)－螨虫 **acar**us(pl. acari) n. 螨;壁虱

acet(o)－乙酰 **acet**azolamide n. 乙酰唑胺

acetabul(o)－髋臼 **acetabul**um(pl. acetabula) n. 髋臼

aceton(o)－丙酮基 **aceton**emia n. 丙酮血(症)

acetyl(o)－乙酰基 **acetyl**choline n. 乙酰胆碱

acid(o)－酸 **acid**aminuria n. 氨基酸尿

acou－听,听觉 **acou**meter n. 听力计,听力测验器

acous(o) – 听,听觉 acousticon n. 助听器

acr(o) – 肢端;尖端;肢体 acrodermatoses n. 肢端皮肤病

acromi(o) – 肩峰 acromioclavicular a. 肩(峰)锁(骨)的

acryl(o) – 丙烯基 acrylaldehyde n. 丙烯醛

act – 动作;行动 action n. 行动;动作

actin(o) – 放射,射线,光线 Actinobacillus n. 放线杆菌属

acu(o) – 针;尖锐的,严重的,突然的 acupuncture n. 针刺(疗法)

acus(o) – 针;针状突起 acusection n. 电针切开术

acusia(o)听 acusimeter n. 听力计,听力测验器

acyl(o) – 酰基 acylase n. 酰基转移酶

ad – 至,向,近,附着 addiction n. 瘾,癖嗜,成瘾 / adnerval a. 近神经的;传入的(ad – 在 m,v,ch,sc,sp,st 之前都变为 a –,即删去 d,如:achieve v. 完成,达到)

adamantin(o) – 釉质 adamantinoma n. 釉质(上皮)瘤

aden(o) – 腺 adenohypophysis n. 腺垂体

adenoid(o) – 腺样的 adenoidectomy n. 腺样体切除术

adip(o) – 脂(猪脂,动物脂),脂肪 adipokines n. 脂肪因子

adnex(o) – 附件 adnexitis n. 子宫附件炎

adren(o),adrenal(o) – 肾上腺 adrenogenital a. 肾上腺(性)生殖器的

ae – 出;除,离,摘;从 aerobic a. 需氧的

ae(c) – 外 aedea / edea n. 外生殖器

aer – ;aero – 气,空气 aerarium n. 通风器 / aerobion(pl. aerobia)n. 需氧菌 / aerogel n. 气凝胶

af – 向 afferent a. 传入的(af – – ad – 用在 f 前)

ag – 动作,行动 agenda n. 议程 / aggravate v. 恶化(ag – = ad –(用在 g 前))

agamo – 无性(的)agamocytogeny n. 无性生殖期,裂体生殖期

agglutin(o)凝聚,胶着 agglutination n. 凝集;愈合(创口);粘合

al – 变化 allergic a. 过敏的(al – = ad –(用在 l 前))

alb(o) – 白 albinism n. 白化病

alcapton(o) – 尿黑酸 alcaptonuria n. 尿黑酸尿症

alcohol(o) – 酒精 alcoholemia n. 醇血症

ald(o) – 醛 aldosterone n. 醛甾酮

alge(o) –,algesi(o) –,algi(o) –,algio –,algo – 痛 algedonic a. 欣快痛感的,痛觉快感的 / algesia n. 痛觉 / alginuresis n. 痛性排尿 / algiomotor n. 致痛性运动的 / algogenesia n. 疼痛产生

alkal(o) – 碱 alkalinity n. 碱度

alkyl(o) – 烷基;羟基 alkylate n. 烷基化(物)

all(o) – 异常;障碍;倒错;别 alloalbumin n.（异）清蛋白 / allocheiria（或 allochiria）n. 对侧感觉,异侧感觉

all(o) – 异,别 allopolyploid n. 异源多倍体 / allopsychosis n. 异感性精神病

allant(o) – 尿囊 **allant**oin *n.* 尿囊素

allotrio – 异 **allotri**odontia *n.* 异位牙；牙移植术

alveol(o) – ，alveol – 牙槽；小泡，肺泡 **alveolo**schisis *n.* 牙槽裂；**alveolo**capillary *a.* 肺泡毛细血管的

allotrio – 异 **allotrio**geustia *n.* 味觉异常；异食癖

amb – ，ambi – ，am – 两，复，双；两侧 **ambi**dextrism / **ambi**dexterity *n.* 双利（手），双手同能

ambi(o) – ，amb – 两，复，双；两侧 **ambi**opia / diplopia *n.* 复视

ambly – 钝，弱 **ambly**opia *n.* 弱视

ambo – 两，复，双；两侧 **ambo**mycin *n.* 二霉素（抗肿瘤药）

ameb(i)(o) – 阿米巴的 **amebi**asis *n.* 阿米巴病，变形虫病

amel(o) – 牙釉质 **amelo**blastodontoma *n.* 造釉细胞牙瘤

amid(o) – （酰）氨基 **Amido**pyrine *n.* 氨基比林，匹拉米洞

amin(o) – 氨基 **amino**acid N – acetyltransferase *n.* 氨基酸 N – 乙酰转氨酶

amin(o) – 氨基的 **amino**benzene *n.* 氨基苯；[有化] 苯胺

ammo – ；amm – 沙 **ammo**aciduria *n.* 氨基酸尿

amni(o) – 羊膜 **amnio**scopy *n.* 羊膜镜检

amoeb – 变形 **amoeb**ula *n.* 小阿米巴

amphi – ，amph(o) – 两，两侧，两端；周围 **amphi**pathicity / **amphi**pathy *a.* 两亲性 / **ampho**chromophil *a.* 双染性的 *n.* 两染细胞

ampho – 两 **ampho**diplopia / **ampho**terodiplopia *n.* 两眼复视

amygdalo – 扁桃；杏 **amygdalo**pathy *n.* 扁桃体病

amyl(o) – 淀粉 **amylo**plastic *a.* 造成淀粉的 / **amyl**ase *n.* 淀粉酶

amyl – 戊基 **amyl**amine *n.* 戊胺

an – 不，无，缺；向上，向后；过度 **an**ergia *n.* 能力缺失，无变应性，无力 / **an**aphase *n.* 后期（细胞分裂的一个时期）/ **an**abiosis *n.* 回生，复苏（an – ＝ad –（用在 n 前）

an(o) – 肛门 **an**ococcygeal *a.* 肛尾的

ana – 向上，向后；再；过度；离开 **ana**plasia / **ana**plastia *n.* 退行发育，间变

anaphyl – 过敏 **anaphyl**actogen *n.* 过敏原

anat(o) – 解剖学，解剖学的 **anat**omicosurgical *a.* 外科解剖学的，解剖学与外科学的

ancyl(o) – 弯曲；粘连 **Ancylo**stoma *n.* 钩口（线虫）属，钩虫属

andr(o) – 男，雄 **andr**ology *n.* 男科学

aneurysm(o) – 动脉瘤 **aneurysm**al *a.* 动脉瘤的

angi(o) – ；angi – ；angei – 血管 **angio**graphy *n.* 血管造影

angin – 咽 **angin**a *n.* 咽峡炎；心绞痛

angul – 角 **angul**us（*pl.* anguli）*n.* 角

anis(o) – 不等，不均；不同，参差 **aniso**cytosis *n.* 红细胞（大小）不均

annul（o）－环 **annulo**plasty *n.* 瓣环成形术

ankyl（o）－弯曲，粘粘；僵硬 **ankylo**sing *a.* 关节强硬的

ano－向上，上面；肛门，肛 **ano**cheilon *n.* 上唇肥大者／**ano**plasty *n.* 肛门成形术

anomal（o）－不规则；异常，反常 **anoma-lo**pia *n.* 视觉异常

ans－祥 **ans**a（*pl.* ansae）*n.* 祥

ante－以前；向前；在前 **ante**partum *a.* 分娩前的，产前的

anter（o）－前 **antero**clusion *n.* 前咬合，下颌前突样咬合

anthraco－煤，炭；痛；二氧化碳 **anthra-co**ma *n.* 痛

anthrop（o）－人，人类的 **anthropo**tomy *n.* 人体解剖（学）

anti－；**ant**－对抗，解；抑制；取消 **anti**body *n.* 抗体

anti－，**counter**－，**contra**－，**re**－反对 **counter**shock *n.* 抗休克

antro－窦 **antr**ectomy *n.* 窦切除术（如幽门窦切除术）

anxi（o）－不安，焦虑 **anxi**ety *n.* 焦虑，不安

aort（o）－主动脉 **aort**itis *n.* 主动脉炎

ap－＝**ad**－（用在 p 前）表加强语气，肯定 **ap**petite *n.* 食欲；胃口／**ap**prove *v.* 批准；赞成

aphth（o）－口疮；溃疡 **aphth**oid *a.* 口疮样的，口疮样疹

apic（o）－尖，顶 **apic**ocurettage *n.* 根尖刮治术

apo－；**ap**－远，离，分离；脱，去；阿朴（化学用语）**apo**ferritin *n.* 去铁铁蛋白

aponeur（o）－腱膜 **aponeur**ositis *n.* 腱膜炎

append（o）－附件，阑尾 **append**icitis *n.* 阑尾炎

appendic（o）－阑尾的，附件（尤指阑尾）**appendic**ocecostomy *n.* 阑尾盲肠吻合术

aque（o）－水 **aque**ductus *n.* 水管

ar－＝**ad**－（用在 r 前）表示"加强" **ar-**range *v.* 安排，做计划；约定

arachn（o）－蜘蛛；蛛网 arachnogastria *n.* 蛛状腹（肝硬化腹水腹壁上蛛状静脉网）

arachnid（o）－花生 **arachid**onate *n.* 花生四烯酸盐

arch－；**archi**－；**arche**－初，原始，旧，原；第一，主要 **arch**encephalon *n.* 原脑

arch（o）－肛门 **arch**ocystosyrinx *n.* 肛门膀胱瘘

arec（0）－槟榔 **areco**line *n.* 槟榔碱

arg－银 **arg**yrosis *n.* 银质沉着病

argin－精氨基 **argin**inemia *n.* 精氨酸血症

arrhen（o）－男，雄 **arrheno**blastoma *n.* 男性细胞瘤（卵瘤）

arsen－砷 **arsen**ism *n.* 慢性砷中毒

arteri－动脉 **arteri**a（*pl.* arteriae）*n.* 动脉

arterio－动脉 **arterio**capillary *a.* 动脉毛细管的

arteriol（o）－小动脉 **arteriol**itis *n.* 小动脉炎

arthr（o）－关节 **arthro**centesis *n.* 关节穿刺术

articul（**o**）- 关节；节段 **articul**ation n. 关节；分节发音；咬合；清晰度

aryl - 芳基，芳香基 **aryl**amine n. 芳基胺

as - ＝**ad** -（用在 s 前）表示"加强" **as**sure v. 确信；使确信

aryten（**o**）- 杓 **aryteno**epiglottic a. 杓会厌的

asbest（**o**）- 石棉 **asbesto**sis n. 石棉沉着病，石棉肺

ascar - 蛔虫 **ascar**iasis n. 蛔虫病

aspar - 天冬氨基 **aspar**tase n. 天门冬氨基酶

aspergill - 曲霉 **aspergill**us（pl. aspergilli）n. 曲霉（旧名佛状菌）

asthen（**o**）- 无力，衰弱 **asthen**opia n. 视（力）疲劳，眼疲劳

astigmat（**o**）- 散光 **astigmato**meter n. 散光计

astragal（**o**）- 距骨 **astragalo**calcanean n. 距跟（的）

atlanto - 寰椎，第一颈椎 **atlanto**epistrophic a. 寰枢（椎）的

astrict - 约束，收紧 **astrict**ion n. 束缚，限制，收紧，约束

astr（**o**）- 星，星形 **astro**blastoma n. 星形母细胞瘤

at - ＝**ad** -（用在 t 前）表示"加强" **at**tract v. 吸引；吸引力

atel（**o**）- 发育不全 **atelo**rachidia n. 脊柱发育不全

ather（**o**）- 斑块（脂质沉淀；脂肪变性；粉瘤；）**athero**embolism n.（动脉）粥样硬化栓塞

atri（**o**）- 心房 **atrio**ventricular a. 房室的

atret（**o**）- 无孔，闭锁，不通 **atret**opsia n. 瞳孔闭锁

audi（**o**）-；**audito** - 听觉的；声音的 **audi**ologist n. 听力学家

audit（**o**）-；**audio** - 听觉的；声音的 **audit**osensory a. 听觉投射区的

aur（**o**）- 耳 **auro**gauge n. 助听效应鉴定器，听力测定器

auri - 金；耳 **auri**cle n. 耳郭；心耳；心房／**auri**asis n. 金质沉着病

auricul（**o**）- 耳郭；心耳，心房 **auricul**ar a. 耳的；心耳的；心房的

aut（**o**）-，**aut** - 自己，自体；自动，自发；独立 **auto**activation n. 自体活化（作用）

aux（**o**）- 发育；促进，增加，加速 **auxo**cyte n. 性母细胞，生长细胞

axiol -，**ax** -，**axo** - 轴 **axio**buccal a. 轴颊的／**axio**linguogingival a. 轴舌龈的

axill（**o**）- 腋，腋窝 **axillo**popliteal a. 腋腘动脉的

azot（**o**）- 尿素，氮 **azot**emia n. 氮（质）血症

bacill（**o**）-，**bacili** - 杆菌 **Bacill**aceae n. 芽胞杆菌科

bacteri（**o**）- 细菌，菌 **bacteri**cidin／**bacteri**ocidin n. 杀（细）菌素

balan（**o**）- 阴茎头，龟头 **balano**posthitis n. 龟头包皮炎

balantid - 小袋虫 **balantid**iosis n. 小袋虫病

ball－冲击 **ball**istocardiogram *n.* 心冲击（描记）图／ball *n.* 球,团块

bar(o)－压力;重量 **baro**receptor *n.* 压力感受器

bare－(赤)裸的,(暴)露的 **bare**foot doctor 赤脚医生

barbit－巴比妥 **barbit**uism *n.* 巴比妥中毒

bary－重的,沉重;困难;迟钝 **bary**glossia *n.* 言语拙笨

bartholin(o)－前庭大腺 **bartholin**itis *n.* 前庭大腺炎

bas(o)－,basi(o)－底,基底（**baso**lateral 基底外侧的）basad *a.* 向基底的

bas(o)－碱,碱性（**baso**cyte 嗜碱粒细胞）**baso**cytosis *n.* 嗜碱粒细胞增多症

bat－打击 **bat**tery *n.* 电池(组)

batho－,bathy－深,底 **batho**morphic *a.* 凹眼的;近视眼的

bathy－,batho－深,底 **bathy**pnea *n.* 深呼吸

be－表示"全部,到处;充分,过度;包围,看作" **be**fall *v.* 发生／**be**numb *v.* 使麻木／**be**set *v.* 困挠;between prep. 在……之间／beyond *prep.* 在……那边

be－变动词（**be**friend 把……当作朋友）**be**reave *v.* 使丧失(亲人等)

bed－床 **bed**rid(den) *a.* 卧床不起的

bene－好 **bene**ficence *n.* 善行,有利／benign／benignant *a.* 良性的

benzyl－苯甲基,苄基 **benzyl**idene *n.* 苯亚甲基

berylli－铍 **berylli**osis *n.* 铍中毒（铍(Be)4 号元素）

bi－二,两,双;二倍 **bi**nucleate *a.* 双核的

bili－胆汁 **bili**rubin *n.* 胆红素

bilirubin(o)－胆红素 **bilirubin**uria *n.* 胆红素尿

bilharzi－血吸虫 **bilharzi**osis 裂体吸虫病,血吸虫病

bin－,bi－双的;成对的 **bi**molecular *a.* 双分子的

bio－生命,生物,生 **bio**assay *n.* 生物测定,生物测试

blenn－;blenno－黏液 **blenn**adenitis *n.* 黏液腺炎

blenno－;blenn－黏液 **blenno**chesia *n.* 黏液性腹泻

blast－胚(母)细胞 **blast**ema (*pl.* blastemata) *n.* 胚基,芽基

blephar(o)－眼睑,睫 **blephar**orrhaphy *n.* 眼睑缘缝合术

bol(o)－投,掷 **bol**ometer *n.* 放射线热测定器,辐射热计;心搏力计

bor－硼 **bor**ate *n.* 硼酸盐

brachi(o)－上臂 **brachi**al *a.* 臂的,肱的／**brachio**gram *n.* 肱动脉脉搏图

brachy－,brach－短 **brachy**therapy *n.* 近距离放射治疗

brady－徐缓,迟钝 **brady**cardia *n.* 心动过缓

brain－脑 **brain**stem *n.* 脑干

branchio－,branchi－鳃 **branchio**ma *n.* 鳃原瘤

breath－呼吸 **breath**－sounds 呼吸音

breed – 生殖 **breed**ing *n.* 繁殖,滋生 / ~, sib 近亲繁殖

brenz – 焦,焦性 **brenz**catechinuria *n.* 焦儿茶酚尿

brepho – 胚胎;新生儿 **brepho**trophic *a.* 婴儿营养的

brevi – 短 **brevi**type *n.* 肥短型

brom – 溴 **brom**oacetone *n.* 溴丙酮(毒气)

brom – 臭 **brom**hidrosis *n.* 臭汗(症),腋臭

bronch(o) – 支气管 **bronch**adenitis *n.* 支气管淋巴结炎

bronchi(o) – 支气管 **bronchi**adenoscirrhus *n.* 支气管淋巴结硬化

bronchiol(o) – 细支气管 **bronchiol**itis *n.* 细支气管炎,毛细支气管炎

brucell – 布鲁菌 **brucell**emia *n.* 波状热,布鲁杆菌病

bucc(o) – 颊 **bucc**inator *n.* 颊肌

bul – 意志 **bul**imia *n.* 善饥癖,暴食症,食欲过盛

bulb(o) – 球 **bulb**oatrial *a.* 心球心房的(胚胎期心脏的原始结构)

bunion(o) – 拇囊炎 **bunion**ectomy *n.* 拇囊炎切除术

burs(o) – 囊,黏液囊 **burs**a(*pl.* bursae)*n.* 囊,黏液囊;伞(昆虫)

by – 旁路,分流术,在旁边 **by**pass *n.* 分路,旁路;分流(自然或手术)

byss – 丝 **byss**aceous *a.* 麻丝性的

byssin(o) – 棉尘(如 **byssin**osis 棉尘症) **byssin**otic *a.* 棉尘肺的 *n.* 棉尘肺患者

cac(o) –, **cac** – 恶,有病 **caco**demonomania *n.* 魔附忘想,凭魔妄想 / **cac**hexy *n.* 恶病质

cad –, **cid** –, **cas** – 落 ac**cid**ent *n.* 事故 / **cas**ual *a.* 偶然的

calcane(o) – 跟骨,足跟 **calcaneo**apophysitis *n.* 跟骨突炎

calci –, **calco** – 钙的,钙盐的 **calci**uria *n.* 钙尿 / **calco**spherite *n.* 钙球

calc(o) – 钙 **calc**ulus(*pl.* calculi)*n.* 结石,石

calcul – 计算 **calcul**ator *n.* 计算者;计数器

cali(o) – 盏,盂,萼 **cali**ceal *a.* 盏的,杯状体的;(花)萼的

calic(o) – 盏,盂,萼 **calic**ectasis *n.* 肾盏扩张

call(o) – 胼胝 **call**ositas *n.* 胼胝;骨痂

calor – 热 **calor**adiance *n.* 热辐射(线)

camphor – 樟脑 **camphor**ism *n.* 樟脑中毒

cancer – 癌 **cancer**emia *n.* 癌(细胞)血症

cand – 念珠菌 **cand**icidin *n.* 杀念珠菌素

canth – 眦 **canth**itis *n.* 眦炎

cap –, **capt** – 拿住;抓住 **cap**istration *n.* 包茎 / **capt**ure *v.* 捕获

capillar(o) – 毛细血管 **capillaro**pathy *n.* 毛细管病

capit(*pl.* capita) – 头 **capit**atum *n.* 头状骨 / **capit**opedal *n.* 头足(的)

capn(o) – 二氧化碳;烟,煤烟状的 **capno**hepatography *n.* 二氧化碳肝脏造影(术),肝二氧化碳充气照相术

capri – 山羊 **capri**loquism *n.* 羊(鸣)音

capsul – 囊 **capsul**a（*pl.* capsulae）*n.* 囊,被膜;胶囊(剂);荚膜

carb(o) – 碳 **carbo**hemia *n.* 碳酸血症

carboxyl – 羧基 **carboxyl**ase *n.* 羧(化)酶

carbohydr – 糖 **carbohydr**ate *n.* 碳水化合物,糖类

carb(o) – 碳水化合物 **carbo**hemia *n.* 碳酸血症,二氧化碳血症

carcin(o) – 癌 **carcin**elcosis *n.* 恶性溃疡,癌性溃疡 / **carcino**genesis *n.* 致癌作用,癌发生

cardio – ; **cardia** 心,心脏的;贲门的 **cardio**cele *n.* 心脏突出(心脏膈疝或创口疝) / **cardio**cinetic *a.* 促心动的 *n.* 强心药(剂)

cartilage – 软骨 **cartilag**in *n.* 软骨素原

cari – 龋 **car**ies *n.* 龋;骨疡;骨疽

carn – 肉 **carn**ation *n.* 肉色,天然肉色

carot – 胡萝卜 **carot**enemia *n.* 胡萝卜素血(症)

carp(o) – 腕骨,手腕 **carp**itis *n.* 腕关节炎; **carpo**carpal *a.* 腕腕的(腕骨两部分的,尤指两腕骨间关节的)

carunc – 阜 **carunc**ula（*pl.* ~ e）*n.* 小阜,肉阜

case – 铬 **case**ation *n.* 干酪性坏死,干酪化（case *n.* 情况;病例;病人;讼案;箱,盒 *v.* 装箱）

cata – 下,向下,在下;依照,照;对抗 **cata**genetic *a.* 退化的 / **cata**bolite *n.* 分解代谢产物

catal – 过氧化氢 **catal**ase *n.* 过氧化氢酶

cathar – 泻 **cathar**sis *n.* 导泻;精神发泄

catheter – 导管 **catheter**ization *n.* 导管插入(术)

caud(o) – 尾,身体最下端 **caud**ad *a.* 向尾的 / **caud**ate *a.* 有尾的

caus(o) – 烧灼,燃烧 **caus**us *n.* 剧热

cauter(o) – 热,燃烧 **cauter**ization *n.* 烙术,烧灼术

cav – 凹 **cav**erniloquy *n.* 空洞语音

cavern – 空洞 **cavern**ous *a.* 空洞的;海绵状的

cec(o) – 盲(肠) **ceco**colic *a.* 盲(肠)结肠的 / **ceco**colon *n.* 盲(肠)结肠

ced, ceed, cess 走 ac**ced**e *v.* 允诺;同意 / ex**ceed** *v.* 比……大 / pro**cess** *n.* 经过,程序,进展

celio – ; **coelio** – ; **coeli** – ; **celi** – 腹,腹腔 **celio**centesis *n.* 腹腔穿刺术

cellul(o) – 细胞;小房 **cellul**ofibrous *a.* 细胞与纤维的

cement – 牙骨质 **cement**oma *n.* 牙骨质瘤

cente – 穿刺 **cente**sis *n.* 穿刺术

cen(o) – 新;空;共同特性或特征 **ceno**psychic *a.* 精神新发展的,精神发展最新表现的

cent – 百 **cent**enarian *n.* 百岁(代)老人

centi – 厘,百分 **centi**bar *n.* 厘巴(气压单位)

centr(o) – 中心,中央;中枢 **centro**cecal *a.* 中心盲点的(属于中央黄斑区和盲点的)

cephal(o) – ; **cephalo** – 头 **cephalo**caudal *a.* 从头至尾的 / **cephalo**dynia, cephalgia/cephalalea n. 头痛

cept 拿住；抓住 acceptance n. 接受；答应；承若

ceptor 感受器；受体 chemical ceptor 化学感受器

cerc(o) - 尾 cercosporin n. 尾孢菌素

cerebell(o) - 小脑 cerebellopontile a. 小脑脑桥的

cerebr(o) - 大脑 cerebralism n. 大脑中心学说 / cerebrocentric a. 大脑中枢的

cerebroid a. 脑（质）样的 / cerebrology n. 脑学

cern 分离 concern v. 与……有关，忧虑

cert - 确定 certain a. 确定的；深信的；有把握的

cerumen(o) - 耵聍，耳垢 ceruminosis n. 耵聍分泌过多（e→i 音变）

cervic(o) - 颈 cervicicardiac a. 颈心的

cervic(o) - 颈；子宫颈 cervicobrachialgia n. 颈臂痛

cess - 终止，停止 cessation n. 终止，断绝 / cess - pipe 下水管

chancr - 下疳 chancroid n. 软下疳

cheil - 唇 cheilectropion n. 唇外翻

cheilo - ；chilo - ；cheil - 唇 cheilognatho-palatoschisis n. 唇颌腭裂（畸形）

cheiro - ；cheir - 手 cheiromegaly n. 巨手

chemi - 化学的 chemiosmosis n. 化学渗透作用

chem(o) - 药，化学药品 chemobiotic n. 化学抗菌素（化学制剂和抗菌素的联合应用）

chemic(o) - ；chemi - ；chem(o) - 化学

的 chemicogenesis n. 化学发生（用化学物质刺激卵子发育）

cheir - 手 cheiragra n. 手痛风

chin - 颏 chincap n. 颏兜

chlor(o) - ；chloro - 氯；绿 chloroacetal-dehyde n. 氯乙醛

chlorhydr(o) - 盐酸 chlorhydria n.（胃）盐酸过多；胃酸过多症

chol(e) - ；cholo - 胆，胆汁 cholelith 胆石

cholangi(o) - 胆道的；胆管 cholangitis n. 胆管炎

cholangiol - 毛细胆管 cholangiole n. 毛细胆管 / cholangiolitis n. 胆小管炎

choledoch(o) - 胆总管 choledochitis n. 胆总管炎

cholecyst(o) - 胆囊 cholecystostomy n. 胆囊造口术

choler - 霍乱 choleragen n. 霍乱肠毒（菌）素，霍乱原

cholesterol(o) - 胆固醇 cholesteroderma n. 黄肤，皮肤变黄

chondri - ；chondr(o) - 软骨 chondrifica-tion n. 软骨化，软骨形成

chondro - ；chondr - ；chondri - ；chon-drio - 软骨 chondrolipoma n. 软骨脂瘤

chondri(o) - 粒，颗粒；软骨 chondrioki-nesis n. 线粒体分裂 / chondriome n. 线粒体系

chor - 绒毛膜 chorionepithelioma n. 绒毛膜上皮癌

chordo - 索，带 chordoblastoma n. 成脊索细胞瘤

chore(o) – 舞蹈 **chore**a *n.* 舞蹈病

chori(o) – 绒毛膜的 **chorio**blastosis *n.* 绒
（毛）膜增殖

chorio(n) – 绒毛膜 **chorio**plaque *n.* 真皮
斑（一种多核巨细胞，见于皮肤细胞浸
润）

choroid(o) – ;choroid – 脉络膜（眼）**cho-
roido**cyclitis *n.* 脉络膜睫状体炎

chromaffin 嗜铬的 **chromaffin**oma *n.* 嗜铬
细胞瘤,副神经节瘤

chromo – ;chrom – ;chromato – 色,颜色
chromatography *n.* 色谱法 ／ **chro-
mo**blast *n.* 成色素细胞 ／ **chromi**dial *a.*
核外染色的

chron（o） – 时 **chrono**tropic *a.* 变时
（性）的

chylo – ;chyl – 乳糜 **chylo**cyst *n.* 乳糜囊
肿,乳糜池 ／ **chylo**thorax *n.* 乳糜胸

chym(o) – 倾倒;食糜 **chymo**sin *n.* 凝乳
酶（水解酶类）

chryso – 金 **chryso**derma *n.* 金沉着性皮
变色

cib(o) – 食物 **cib**ation *v.* 摄食

cid, cis 切割 de**cid**ed *a.* 确切的;ex**cise** *v.*
切除

cili(o) – 睫 **cilio**tomy *n.* 睫状神经切断术

cinchon – 金鸡纳 **cinchon**ism *n.* 金鸡纳
中毒

cingul – 带;扣带 **cingul**ectomy *n.* 扣带回
切除术

cinesi – 运动 **cinesi**esthesiometer *n.* 肌动觉
测量器

circul – 圆;环 **circle** *n.* 圆;圆形物 ／ **cir-
cul**atory *a.* 循环的

cineto – ;kineto – 运动 **cineto**graphy *n.* 运
动描记法

circum – 周（围）,环 **circum**cision *n.* 包皮
环切术

cirso – 静脉曲张,曲张静脉 **cirso**mphalos
n. 脐周围静脉曲张

cirrh(o) – 橙黄色 **cirrho**nosus *n.*（胎儿）
胸腹膜黄变病

cis – 在同侧,在近侧,顺（位）**cis** – action
n. 顺式作用

cis(o) 切割,杀 **ciso**rdinol *n.* 珠氯噻醇（硫
杂蒽类抗精神失常药）

cit 召唤;刺激 ex**cite** *v.* 激动;in**cite** *v.* 激
励;煽动（内心刺激引起）／ re**cite** *v.* 背
诵;详述

claim , clam 叫喊 ac**clam**ation *n.* 同意;欢
呼;喝彩 ／ **claim** *v.* 承认所有权;宣言;需要

citr(o) – 枸橼酸,柠檬酸 **citro**genase *n.* 柠
檬酸合酶

class – 纲（分类）;级,组 **class**ification *n.*
分类

clast(o) – 裂 **clasto**genesis *n.* 断裂作用,
染色体异常诱发

clavicl(o) – 锁骨 **clavic**otomy *n.* 锁骨切断
术 ／ clavicular *a.* 锁骨的

claw – 爪 **claw**foot *n.* 爪形足,弓形足 ／
clawhand *n.* 爪形手

cleid – 锁骨 **cleid**agra *n.* 锁骨痛风

cleid(o) – 锁骨 **cleido**costal *a.* 锁骨肋
骨的

clinic – 临床 clinician n. 临床医师

clitor（o）– 阴蒂 clitoromegaly n. 阴蒂增大

cliv – 斜坡 clivis n. 小脑山坡；坡，山坡

clon – 阵挛 clonicity n. 阵挛性

clon – 克隆 clone n. 克隆，无性繁殖系

clonorch – 睾吸虫 clonorchiosis n. 支睾吸虫病

club – 杵 clubbed – finger 杵状指

close，clud，clus 关闭 close v. 关闭 a. 接近的，不公开的，严密的 / exclude v. 排除 / inclusive a. 包括的；包括一切的

cnid（o）– 荨麻，荨麻样 cnidosis n. 荨麻疹

co –（col –，com –，con –，cor –）（加在名词前）表示"共同，一起" coacervation n. 凝聚 / collect v. 聚集 / compatible a. 协调的，美容的 / connate a.（inborn；congenital）先天的，天生的

coagul（o）– 凝块，血块 coagulation n. 凝结，凝固；（血）凝固

coccidioid – 球孢子菌 coccidioidal a. 球孢子菌的

cocco –；cocc –；cocci – 球菌；浆果 coccobacteria / coccus（pl. cocci）n. 球菌 / coccobacillus（pl. coccobacilli）n. 球杆菌

coccyg（o）– 尾骨 coccygeal a. 尾骨的

coel（o）– 腔，穴，孔 coelarium n. 体腔膜，间皮，体腔上皮 / coelom n. 体腔 / celiac / coeliac a. 腹的，腹腔的

cochle（o）– 耳蜗 cochlea n. 蜗；耳蜗

cocto – 煮沸；加热（破坏）coctoantigen n. 加热抗原（经热处理的抗原）

coe –，ce – 共同，共存，协同 coefficient n. 系数，参数

coen（o）– 共同特征 coenoblast n. 共通胚膜，原始胚膜

coin（o）– 共同特征 cointegrant n. 共同体

co –（col –，com –，con –，cor –）同，合，共同 collector n. 收集器；college n. 学院

col，cult 耕种；培植 colonialist n. 殖民者；culture n. 文明；文化

coll – 胶体 collagenosis n. 胶原病

collagen – 胶原 collagenase n. 胶原酶

col（o）– 结肠 colipuncture n. 结肠穿刺术

colp –；kysth（o）– 阴道，鞘 colpocystitis n. 阴道膀胱炎

coll（a）– 黏合，结合 collectin n. 胶原凝素

colon（o）– 结肠 colonopathy n. 结肠病

colp（o）–；kolp（o）– 阴道 colpatresia n. 阴道闭锁 / colpocele n. 阴道疝；阴道脱垂

comat（o）– 昏迷 comatose a. 昏迷的

comi（o）– 关怀，照顾 comitans（pl. comitantes）n. 伴行；并行

com – 同，共同；合 commasculation n. 男子同性恋

con – 圆锥；视锥；合，同；灰尘；虱卵，蚤卵 concentric a. 同心的，共心的，同轴的

condylo –；condyl – 髁 condyloid a. 髁状的（注意：condyloma 湿疣）

coni（o）– 灰尘，碎屑 coniasis n. 胆沙病

conjunctiv（**o**）– 结膜 **conjunctivo**dacryo-cystostomy *n.* 结膜泪囊吻合术

con（**o**）– 锥体的,锥状的 **con**oides *n.* 单尖牙

contra –, **contro** –, **counter** – 反,抗,逆 **contra**ception *n.* 节（制生）育,避孕 / **contro**versy *n.* 争论 / **counter**balance *n.* 平衡力

copr（**o**）–, **copr** –, **kopr** –, **kopro** – 粪 **copro**phagia *n.* 食粪癖

cor, **cour**, **cord** "心" **accor**d *v.* 相符,一致 / **cord**ial *a.* 诚恳的;有兴奋作用的 / en**cour**age *v.* 鼓励

coraco – 喙,喙突 **coraco**humeral *a.* 喙肱的,喙突肱骨的

cord – 束,索,带 testis **cord**s *n.* 睾丸索 / **cord**ectomy *n.* 声带切除术

core –, **coro** –, **kore** – 瞳孔 **core**clisis *n.* 瞳孔闭合,虹膜嵌顿术 / **coro**diastasis *n.* 瞳孔扩大

corn – 角;鸡眼;谷物 **corn**cob *n.* 玉米棒子（穗轴）

corne（**o**）– 角膜 **corne**itis *n.* 角膜炎

coron（**o**）– 中心,冠 **coron**aviridae *n.* 冠状病毒科 / **coron**avirus *n.* 冠状病毒

corpor（**o**）– 体 **corp**us luteum 黄体

cortici（**o**）– 皮质的;外层 **cortici**petal *a.* 向皮质的,向皮层的

cost（**o**）– 肋,肋骨 **costo**chondral *a.* 肋骨（肋）软骨的

counter – 反,抗衡 **counter**action *n.* 对抗作用,反作用 / **counter**balance *n.* 等衡,抗衡

cover 遮蔽 dis**cover**y *n.* 发现;揭示;发现物

crani（**o**）– 颅 **crani**ofacial *a.* 颅面的 / **crani**ostosis *n.* 颅缝早闭,(先天性)颅缝骨化

cras（**o**）– 混合;急躁的 **cras**samentum *n.* 凝块;半凝之血 / **cras**s *a.* 极度的,非常的,彻底的,粗糙的,愚钝的

cras – 明天 **cras**tinus *n.* 明天

creat – 肌酸 **creat**inemia *n.* 肌酸血症

creat（**o**）– 肉 **creat**oxicon *n.* 肉毒素

cret, **crim** 分离 dis**crim**ination *n.* 辨别能力 / se**cret**e *v.* 隐蔽

crico – 环状 **crico**arytenoid *a.* 环杓（软骨）的

crin（**o**）– 分泌 **crin**ogenic *a.* 促分泌的

cry（**o**）–, **crym**（**o**）寒冷,冷 **cryo**analgesia *n.* 冷止痛 / **crymo**dynia *n.* 冷痛觉

cymbo – 凹,舟形 **cymbo**cephaly *n.* 舟状头（畸形）

cyn –; **cyno** – 犬,狗;似犬的 **cyn**iatria *n.* 犬医学(为兽医学的一个分支)

cry（**o**）– 冷 **cryo**damage *n.* 冷冻损伤

crypt（**o**）– 隐,隐藏,隐窝 **crypto**biosis *n.* 隐生现象(测不出代谢活动的芽胞休眠阶段)

crys – 晶体,结晶 **crys**tal 晶体

cubit – 肘 **cubit**us *n.* 肘;前臂 / **cubi**tocarpal *a.* 尺腕的

culd（**o**）– 凹陷 **culdo**centesis *n.* 后穹窿穿刺术

cune(o)－楔，楔骨 cuneus(*pl.* cunei)楔叶(大脑)

cup－拿住；抓住 occupy *v.* 居住；占领；占用

cur(a)，curat－留心；管理；医治 accuracy *n.* 正确性；accurate *a.* 准确的

cur，curs，cours－流行，走 concur *v.* 意见一致；同时发生

curet－刮匙，刮器 curettage *n.* 刮除术

curr－，curs－跑；流 current *n.* 流；电流／abnerval current 离神经电流

cutane(o)－皮 cutaneomucosal *a.* 皮(肤)黏膜的／cutaneous *a.* 皮肤的

cusp－尖 cuspad *n.* 向牙尖

cyan(o)－蓝，青紫，绀；氰 cyanoderma *n.* 发绀，青紫／cyanochroia *n.* 发绀，青紫

cycl(o)－环，圆形；睫状体(眼) cyclencephalus *n.* (大脑)两半球并合畸胎，并脑畸形

cyes－妊娠 cyesedema *n.* 妊娠水肿

cypho－，kypho－驼背 cyphosis *n.* 脊柱后凸，驼背

cyrto－弯，曲，凸 cyrtocoryphus *n.* 颅顶凸出者

cyst(o)－囊，囊肿；膀胱 cystadenoma *n.* 囊腺瘤

cyt(o)－膀胱 cystolith *n.* 膀胱结石

cyt－胞苷 Cytosar－U 阿糖胞苷

d－，dextr(o)－右旋的 dextrocardia *a.* 右位心

dacry(o)－泪 dacryoadenalgia *n.* 泪腺痛

dacryoaden(o)－泪腺 dacryoadenectomy *n.* 泪腺切除术

dacryocyst(o)－泪囊 dacryocystitis *n.* 泪囊炎

dactyl(o)－指，趾 dactylophasia *n.* 手语

de－脱，去，除，离，解除，下 deactivation *n.* 灭活(作用)；去活性

de－(用于加强语气)表示"完全，十分" deplete *v.* 用尽；detest *v.* 痛恨

de－，dis－，un－相反动作 decalvant *a.* 除毛的，脱发的

dec－，deka－十 decade *n.* 十个合成的一组；十年

deca－十，癸(10¹) decacurie *n.* 10 居里(旧放射能单位)

deci－十分之一，分 decile *n.* 十分位值，十分位数

decidu－蜕膜 deciduosis *n.* 蜕膜病(蜕膜组织或类似妊娠期子宫内膜组织异位存在)

dehydro－脱氢，去氢 dehydrobilirubin *n.* 脱氢胆红素，胆绿素

dem(o)－人种 demography *n.* 人口学，人口统计学

demi－半 demilune *n.* 半月形，新月(细胞) *a.* 新月形的

dendr(o)－树突 dendrodendritic *a.* 树突－树突的(一树突终止于另一树突的，突触联系)

dens－牙 dens(*pl.* dentes) *n.* 牙，齿；齿突

dens－浓密 densitometry *n.* 密度测定法

dent－牙，齿 dentagra *n.* 拔牙钳；牙痛

denta－牙，齿 dentalgia *n.* 牙痛

denti - 牙,齿 **denti**ne *n.* 牙本质

dento - 牙,齿 **dento**alveolar *a.* 牙槽的

deoxy - ;desoxy - 脱氧,去氧 **deoxy**adeno-
sine *n.* 脱氧腺苷

der - ;dero - 颈 **der**adenitis *n.* 颈部腺炎

derm(o) - 皮肤 **derm**abrader *n.* 擦皮器
(如钢丝刷、砂纸锉)

derma - , dermato - , dermat - ,
dermo - 皮,皮肤 **derma**brasion *n.* 皮肤
磨削术,皮肤磨平术

dermat - 皮,皮肤 **dermat**algia *n.* 皮痛

dermato - 皮,皮肤 **dermato**chalasis *n.* 皮
肤松弛

dero - ;der - 颈 **dero**didymus *n.* 双头畸形

desicc(o) - 干燥 **desicc**ator *n.* 干燥器,保
干器

de(s) - 解,除,脱,去 **des**truction *n.* 毁
灭/ **des**udation *n.* 出汗过多

desmo - ; desm - 带,韧带,纤维
desmoplasia *n.* 促结缔组织增生

desoxy - ; deoxy - 脱氧 **deoxy**adenosine
(dA) *n.* 脱氧腺苷

deutero - ; deuto - 第二,次,亚 **deute-
ro**hemophilia *n.* 亚血友病

dextr(o) - 右,右旋 **dextro**phoria *n.* 右隐
斜视

di - 二,两,双 **di**acetate *n.* 乙酰乙酸盐,二
醋酸盐

dia - 透过,通过,横过;分离,间,全 **dia**d-
ermic *a.* 经皮的,透皮的;二胚层胚盘的,
间胚盘的

diabet - 糖尿病 **diabeto**phobia *n.* 糖尿病
恐怖,糖尿病恐惧症

diaphor(o) - 汗 **diaphor**esis *n.* 出汗,
发汗

diaphragm - 隔膜 **diapharagm** *n.* 膈;隔
膜 / **diaphragm**algia *n.* 膈痛

diast - 淀粉 **diast**ase *n.* 淀粉酶

diazo - 重氮基 **diazo**benzene *n.* 重氮苯

dic - ; dict - 说 **dic**tate *v.* 口述;命令 /
dictionary *n.* 词典,字典

didym - 睾丸 **didym**us *n.* 睾丸;联胎(含有
对称联体双胎的胎儿)

diet - 饮食 **diet**ary *n.* 食谱;饮食的 / bal-
anced dietary 平衡食谱

digest - 消化 **digest**ion *n.* 消化;蒸煮

digital - 洋地黄 **digital**ism *n.* 洋地黄中毒

digitate - 指状(突)的 **digita**tio(*pl.* digita-
tiones) *n.* 指状突

dif - 否定,分开,相反 **dif**ferentiation *n.* 鉴
别,区别;分化(作用);歧化(形态学或
化学异质性增加) / **dif**ficult *a.* 困难的,
艰难的

dilate - 扩张 **dilata**tion *n.* 扩张;扩张术

diphther - 白喉 **diphth**amide *n.* 白喉酰胺

diphyllobothr - 裂头绦虫 **diphyllobothr**ia-
sis *n.* 裂头绦虫病

dipl(o) - 双,两,两倍,重 **diplo**bacillus
(*pl.* diplobacilli) *n.* 双杆菌

diverticul - 憩室 **diverticul**um (*pl.* diver-
ticula) *n.* 憩室,膨部,支囊

dips(o) - 渴 **dips**osis *n.* 善渴,烦渴;**dip-
so**therapy *n.* 节饮疗法,限饮疗法

dis - 分,离;二,两,双;否定 **dis**accharide

n. 二塘；**dis**ability *n.* 残疾，失能，残废

disorder – 病症；（功能）紊乱，障碍 im-pulse control **disorder**s 冲动控制障碍

dist(o) – 远离，远，远侧；距离 **disto**buccal *a.* 远中颊的（牙）

dolich(o) – 长 **dolicho**cephalia *n.* 长头

dors(o) – 背，背侧 **dorso**dynia *n.* 背痛

dorsi – 背，背侧 **dorsi**column *n.* 脊髓后柱

drain – 引导；引流 **drain**age *n.* 引流（法），导液（法）；排水（设备）

drom(o) – 传导；走，行 **dromo**mania *n.* 漫游症，流浪癖

duc 引导 con**duc**t *n.* 行为 *v.* 举止 / de**duc**e *v.* 推论，演绎

duct(o) 管；引导，支持 **duct**us（*pl.* ductus，单复数相同）*n.* 管，导管 / **duct**ule *n.* 小管道

duoden(o) – 十二指肠 **duodeno**cholange-itis *n.* 十二指肠胆管炎

dur(a) –，**durat** – 坚固 **dura**bility *n.* 耐久性 / **dura**tion *n.* 持久的时间

dur(o) – 硬膜 **duro**sarcoma *n.* 硬脑（脊）膜肉瘤，脑（脊）膜瘤

dynam(o) – 力，动力 **dynam**ogenesis *n.* 动力发生 / **dynamo**metry *n.* 肌力测定法

dys – 坏，不良，异常，困难，障碍，不足 **dys**acousia *n.* 听觉不良，听音不适

e – 出；除，摘，离；从 **e**bonation *n.* 碎骨片清除术

ear – 耳 **ear**ache *n.* 耳痛

ec – 外，在……外边 **ec**centrochondroplasia

n. 离心性软骨发育不良，离心性骨软骨发育不良

echino – 棘，刺 **echino**coccosis *n.* 刺球幼病（包虫病）

echo – 回声 **echo**cardiogram *n.* 超声心动图，心回波图

echo – 模仿 **echo**graphia *n.* 模仿书写（一种失写症，只能抄写不能表达出字）

ectas – 扩张 **ectas**ia *n.* 扩张，膨胀

ecto – 外 **ecto**antigen *n.* 体外抗原，菌表抗原

ectr(o) – 先天性缺损 **ectro**dactyly *n.* 缺趾，少趾

edem – 水肿 **edem**atization *n.* 水肿形成

ef – 出，外，除去 **ef**ferent *a.* 输出的，传出的，离心的

eka – 准（元素）（按元素周期表推断应有但尚未发现的元素）；第一 **eka** – iridium 类铱，准铱

elast(o) – 弹性 **elasto**gel *n.* 弹性凝胶

electr(o) – 电 **electro**biology *n.* 生物电学

eleo – 油 **eleo**pathy *n.* 脂肪性（水）肿病，脂质浮肿病

elytro – 阴道；鞘 **elytro**plasty *n.* 阴道成形术

em –，**en** – 内，内部；放进；使变成 **em**bed *v.* 包埋；植入 / **en**rich *v.* 使丰富，使肥沃 / **en**velope *n.* 封皮，包裹

embol – 栓子 **embol**ism *n.* 栓塞

embry – 胚胎 **embry**oma *n.* 胚（组织）瘤

emes – 呕吐 **emes**ia *n.* 呕吐

emet – 呕吐 **emet**atrophia *n.* 吐瘦（因持续

呕吐所致消瘦）

emuls – 乳 **emuls**ification *n.* 乳化作用

emmetr（o） – 正 **emmetr**opia *n.* 屈光正常，正视眼

em – ，**en** – 内，内部；变动词（**en**rich 使丰富）**em**barrass *v.* 使窘迫，阻碍

encephal（o） – 脑 **encephalo**pathy *n.* 脑病

end – 内 **end**angic *a.* 血管内的

endo – 内，在……里面 **endo**carditis *n.* 心内膜炎

enter（o） – 肠（多指小肠）**entero**anastomosis *n.* 肠吻合术

enterobi – 蛲虫 **enterobi**asis *n.* 蛲虫病

ento – 内，在内 **ento**chondrostosis *n.* 软骨内成骨

entomo – 昆虫 **entomo**logist *n.* 昆虫学家

eosin（o） – 红，伊红，曙红 **eosino**cyte *n.* 嗜酸性细胞，嗜酸性粒细胞

ep – 上；旁；表 **ep**iblast *n.* 外胚层 / **ep**ibulbar *a.* 眼球上的

ependym – 室管膜 **ependym**oastrocytoma *n.* 室管膜星形细胞瘤

ephedr – 麻黄 **ephedr**ine *n.* 麻黄碱，麻黄素

epi – ；**ep** – （在）上，在外，在表，在周围 **epi**canthus *n.* 内眦赘皮

epidem – 流行病 **epidem**iology *n.* 流行病学

epidermo – 表皮 **epidermo**dysplasia *n.* 表皮发育不良

epididym（o） – 附睾 **epididymo**deferentectomy *n.* 附睾输精管切除术

epiglott（o） – 会厌 **epiglott**idectomy *n.* 会厌切除术

epiplo – 网膜 **epiplo**enterocele *n.* 网膜小肠疝

episi（o） – 阴户（女性外阴）**episio**perineorrhaphy *n.* 外阴会阴缝合术

epitheli（o） – 皮肤；上皮 **epithelio**genetic *a.* 上皮增殖的

endo – 内 **endo**phthalmos *n.* 眼球内陷

equ – 相等的 **equ**ality *n.* 相等

equin（o） – 马 **equino**valgus *n.* 马蹄外翻足 / **equino**varus *n.* 马蹄内翻足

ereuth – ；**eryth** – 红 **eryth**roid *a.* 红色的，红细胞系的

ereuth（o） – ；**eryth（o）** – 红 **erythro**poiesis *n.* 红细胞生成

erg（o） – 工作，力；动力 **ergo**genic *a.* 生力的，功能增进的

erg（o） – 麦角 **ergo**metrine *n.* 麦角新碱，麦角托辛

erysipel – 丹毒 **erysipelo**coccus *n.* 丹毒球菌

erythem（o） – 充血，发红 **erythemo**genic *a.* 引起红斑的

erythr（o） – 红 **erythr**emia *n.* 红细胞增多

es – 出自；脱离；除去 **es**cape *v.* 逃走，免除

eso – 在内，向内 **eso**cataphoria *n.* 内下隐斜视

esophag（o） – 食管 **esophago**logy *n.* 食管病学

ester – 脂 **ester**ase *n.* 脂酶

esthesi(o) – 感觉 esthesioblast *n.* 成神经细胞 / esthesia *n.* 感觉

esthet – 感觉的；美的 esthetic *a.* 感觉的；美的 / esthetics *n.* 美学

estr(o) – 女性，雌 estrogen *n.* 雌激素

ethi – 乙炔基 ethinyl – testosterone *n.* 乙炔睾酮

ethm(o) – 筛骨 ethmosphenoid *n.* / *a.* 筛蝶骨(的)

ethn – 人种 ethnobiology *n.* 人种生物学

ethyl – 乙基 ethylnorsuprarenin *n.* 乙基去甲肾上腺素

eti(o) – 引起，成为……的原因；病因 etiological *a.* 病因学的，病原学的

eu – 好，正常 eupiesia *n.* 压力正常；血压正常 / eupnea *n.* 呼吸正常，平静呼吸

eury – 阔，扩张 eurycranial *a.* 阔头的

ex – 外，离，从，除 exacrinous *a.* 外分泌的

ex –，ultra –，out – 外，出 ultrabrachyce-phaly *n.* 超短头(畸形) / outlet *n.* 出口

exanthemat(o) – 疹 exanthematology *n.* 疹病学

exo – 出自；脱离；除去 exonerate *v.* 免除

extra –，extro – 向外，超越 extract *v.* 抽出，摘录 / extroversion *n.* 外翻；外倾

eye – 眼 eyeground *n.* 眼底

fab – 说 fable (*pl.* ~s) *n.* 寓言；传说 / fabrication *n.* 虚谈症，虚构症

fac，fact，fect，fic 做 deficiency *n.* 缺乏 / defect *n.* 缺点 / efficiency *n.* 有效性

facio – 面 faciocephalagia *n.* 面颅神经痛

fasci(o) – 筋膜 fasciaplasty *n.* 筋膜成形术

fasciol – 片吸虫 fascioliasis *n.* 片吸虫病

febr – 热 febricity *n.* 发热 / febricula *n.* 轻热

fec – 粪 feces (*pl.*) *n.* 粪便

fem – 雌 femininity *n.* 女子本性，女性，女子气

femor(o) – 股 femorocele *n.* 股疝

fenestr – 窗 fenestra (*pl.* ~e) 窗 / fenestration *n.* 开窗术；穿孔，穿通

fer 携带；拿取 conference *n.* 讨论 / defer *v.* 延迟

ferm – 发酵 fermentable *a.* 可发酵的

ferr – 铁 ferrated *a.* 含铁的

ferri – 三价铁 ferrihemoglobin *n.* 高铁血红蛋白

ferro – 二价铁 ferrosoferric *a.* 亚铁高铁的

fert – 生育 fertility *n.* 能育(性)(植物) / 生育率 / fertilization *n.* 受精

ferv – 热 fervescence *n.* 发热，体温升高

fet – 臭 fetid *a.* 恶臭的 / feticide *n.* 杀胎，堕胎

fiber – 纤维 fibercolonoscope *n.* 纤维结肠镜

fibr(o) – 纤维 fibroadenia *n.* 腺纤维化(班替病的脾内病理变化)

fibrin(o) 纤维蛋白 fibrinocelluar *a.* 纤维蛋白细胞的

fibros(o) – 纤维结缔组织 fibrosclerosis *n.* 纤维硬化

fic – 做作 fickle *a.* 易变的，无常的 /

fiction *n.* 虚构;小说

fil – 丝 filum(*pl.* fila) *n.* 丝 / **fil**ament *n.* 丝,丝极((acrosomal filament 顶体丝(精子的))

fil – 丝虫 **fil**ariasis *n.* 丝虫病

filtr – 渗透 **filtr**ation *n.* 过滤,滤过;滤光(作用)

fimbr – 伞 **fimbr**iated *a.* 伞状的

fin(i), **finit** 结果;界限 de**fin**e *v.* 下定义

firm, **firma**, **firmat** 巩固;确定 af**firm** *v.* 肯定,断言 / af**firm**ation *n.* 肯定,断言; in**firm**ity *n.* 体弱

fiss – 裂 **fiss**ure *n.* 裂,裂隙,裂纹 / **fiss**ures of the liver 肝裂

fix 固定;安装 af**fix**ation *n.* 附加 / fix *v.* 使固定;专心于;吸引;决定;安排,预备;整顿

femto – 毫沙,毫微微(10⁻¹⁵) **femto**curie *n.* 飞居里,毫微微居里(辐射活性单位)

fend 打 de**fend** *v.* 保护;辩护

fibul(o) – 腓骨 **fibulo**calcaneal *a.* 腓跟的

ferro – 亚铁化合物,低铁化合物 **ferro**soferric *a.* 亚铁高铁的

flagell – 鞭毛 **flagell**um(*pl.* flagella) *n.* 鞭毛(原虫),鞭节(昆虫)

flam – 燃烧 **flam**e *n.* 火焰 / flamespots 火焰状出血点

flat – 气体 **flat**us *n.* 肠胃气;屁

flav(o) – 黄 **flavo**enzyme *n.* 黄素酶

flect, **flex** 曲折 de**flect** *v.* (使)偏斜;flex *v.* 弯曲

flex(o) – 弯曲 **flex**orplasty *n.* 屈肌成形(术)

floccul – 絮 **floccul**us(*pl.* flocculi) *n.* 絮片,絮状物;绒球

flu, **flux** 流 af**flux** *n.* 流入 / re**flu**ence *n.* 回流

fluor(o) – 荧光 **fluoro**photometry *n.* 荧光光度测定法

fluco – 氟 **fluco**nazole *n.* 氟康唑(抗真菌药)

foc – 焦点 **foc**us(*pl.* foci) *n.* 焦点,聚光点;(病)灶

foli – 叶 **foli**um(*pl.* folia)叶形线 *n.* 叶 / **foli**ole *n.* 小叶

follicul(o) – 滤泡,小囊;卵泡 **follicul**itis *n.* 滤泡炎;毛囊炎

font – 囟门 **font**iculus(*pl.* fonticuli) *n.* 囟,囟门

for – 孔 **for**amen(*pl.* foramina) *n.* 孔

forc – 力 **forc**e *n.* 力;势 / bite force 咬合力,咀嚼力

fore – 先,前,预 **fore**arm *n.* 前臂;**fore**bode *v.* 先兆,预兆 / **fore**word *n.* 前言

fore –, **pre** –, **pro** – 前(表示空间概念的) **fore**brain *n.* 前脑

fore –, **pre** –, **pro** –, **ex** –, **ante** – 前(表示时间概念的) **fore**word *n.* 序言 **pro**log(ue) *n.* 序言,开端

form(a), **format** 形状 con**forma**tion *n.* 构造;结构;form *n.* 形状

form – 蚂蚁 **form**icant *a.* 蚁行样的

formal – 甲醛 **formal**dehyde *n.* 甲醛

fort – 要塞,堡垒 **fort**e *n.* 长处,特长,优点

found – 底 **found**ation *n.* 基础

fove – 凹 **fove**a(*pl*. ~e／~s) *n*. 凹

fract – 折 **fract**ure *n*. 骨折；折断

frag – 折 **frag**ment *n*. 碎片，断片；分段

fren – 系带 **fren**um(*pl*. frena) *n*. 系带／
~ of labia 阴唇系带／frenum labiorum
唇系带／frenum linguae 舌系带

fricat – ，**frict** – 磨 **fricat**ive *n*.／*a*. 摩擦音；
摩擦的，由摩擦产生的／**frict**ion *n*. 摩擦
（力），擦热皮肤

frig – 冷 **frig**idity *n*. 寒冷；冷淡；性冷淡

front – 额 **front**omalar *a*. 额颧（骨）的；额
颊的

fruct – 果糖 **fruct**osuria *n*. 果糖尿

fum – 烟 **fum**idil *n*. 烟曲霉素（抗阿米巴病
药）

funct – 做；功能；机能 **funct**ionary *n*. 工作
人员；官员

fund – 底 **fund**ament *n*. 基底，基础；原基；
臀部

fung(i) – 真菌，霉菌，蕈 **fung**icidal *a*. 杀
真菌的，杀霉菌的

funicul – 精索；脐带 **funicul**us(*pl*. funicu-
li) *n*. 索；精索；脐带

furc(o) – 叉，分支 **furc**ocercous *a*. 有叉
尾的

furfur – 糠 **furfur**(*pl*. furfures) *n*. 糠，麸；
皮屑，头屑／**furfur**ylamine *n*. 糠胺

furunc – 疖 **furunc**ulus(*pl*. furunculi) *n*. 疖

fusi – 梭；梭形物 **fusi**us(*pl*. fusi) *n*. 梭；梭
形物／**fusi**form *a*. 梭形的，梭状的

galact(o) – 乳，乳液 **galact**otrophy *n*. 乳营
养法

gall – 栲子的，五倍子的，没食子的 **gall**ic
a.（正，三价）镓的；栲子的，五倍子的

galvan(o) – 电 **galvan**otherapy *n*. 直流电
疗法，羚疗法

gam – ，**gamo** – 婚配；两性交合 **gam**etan-
gium *n*. 配子囊

gameto – 配子 **gameto**blast *n*. 子孢子，镰
刀状体

gamo – 婚配；性，两性交合 **gamo**phagia *n*.
配子消失

gangli – 神经节 **gangli**form *a*. 神经节状的

ganglio – 神经节 **ganglio**cytoma *n*. 神经节
细胞瘤

gangren(o) – 坏疽 **gangren**osis *n*. 坏疽
（病）

gastr(o) – 胃；腹侧 **gastr**optosis *n*. 胃下垂

gastro – ；**gaster** – ；**gastr** – 胃；腹侧 **gas-
tro**tome *n*. 胃刀

ge – 土，地 **ge**odynamics *n*. 地球动力学

geisom – ；**geison** 眉；眉弓 **geison**, **geisom**a
n. 眉；眉弓

gel – 凝胶 **gel**atum *n*. 凝胶，胶冻

gem – 双 **gem**el *a*. 成对的；双生的／
gemellus *n*. 孖肌

gemm – 芽 **gemm**angioma *n*. 胚芽血管瘤

gene – 基因；遗传因子 **gene**tic *a*. 创始的；
遗传（学）的；生殖的／~s *n*. 遗传学

genio – 颏 **genio**cheiloplasty *n*. 颏唇成形术

genetic 生殖的；遗传的 **genetic**s *n*. 遗传
学；**genetic**ist *n*. 遗传学家

genito – 生殖（器）**genito**crural *a*. 生殖
股的

geno - 生殖;性;种族;基因 **geno**constitu-tion *n.* 遗传性体质

geni - 颏 **geni**al *a.* 颏的;亲切的;温和的

genicul - 膝 **genicul**um（*pl.* genicula） *n.* 膝,小膝

genu - 膝 **genu**(*pl.* genua) *n.* 膝

geny - 颌,颊 **geny**antritis *n.* 上颌窦炎

geo - 土;地 **geo**biology *n.* 陆地生物学

ger(o) - 老人 **gero**komy *n.* 老年摄生法,老年保健

gero - ;**geronto** - 老人 **gero**dontist *n.* 老年牙医师

geronto - ;**gero** - 老人 **geronto**logy *n.* 老年学

giga - 吉(咖)(10^9,符号为 G) **giga**ntism *n.* 巨人症,巨大发育

gigant(o) - 巨,巨大 **giganto**blast *n.* 巨大有核红细胞

gest(o) - ,**gester(o)** - 妊娠 **gesto**sis(*pl.* gestoses） *n.* 妊娠中毒

gingiv(o) - 牙龈 **gingivo**glossitis *n.* 龈舌炎

gland - 腺 **gland**ula *n.* 腺

glauc(o) - 灰色 **glauco**ma *n.* 青光眼

gli(o) - 胶,神经胶质(神经系统的支持组织) **glio**blastoma *n.* 成胶质细胞瘤,恶性胶质瘤,胶质母细胞瘤

glob - 球 **glob**ulus（*pl.* globuli） *n.* 小体;球剂

globulin - 球蛋白 αlpha **globulin**s α - 球蛋白

glomerul(o) - 血管小球,肾小球 **glomer**ulonephritis *n.* 肾小球肾炎

gloss - ;**glosso** - 舌 **gloss**agra *n.* 痛风性舌痛

glosso - ;**gloss** - 舌 **glosso**cele *n.* 巨舌,大舌病

glott - 声门 **glott**is(*pl.* glottides) *n.* 声门

glott - 舌 **glott**itis *n.* 舌炎

gluc(o) - 甘,甜,葡(萄)糖 **gluco**genesis *n.* 生糖(作用)

glyc(o) - 甘,甜,葡(萄)糖 **glyco**lipid *n.* 糖脂

glycogen(o) - 糖原,动物淀粉 **glycoge**nolysis *n.* 糖原分解

glycos(o) - 葡萄糖,糖 **glycos**ylation *n.* 糖基化(作用)

glut - 臀 **glut**eus(*pl.* glutei) *n.* 臀肌

glut - 谷 **glut**elin *n.* 谷蛋白

glut - 吞咽 **glut**ton *n.* 贪食者

glutin - 凝集 **glutin**ous *a.* 粘的,胶质的

glycer - 甘油 **glycer**ide *n.* 甘油酯

glycin - 甘氨酸 **glycin**emia *n.* 甘氨酸血症

gn - 知道 **gn**ome *n.* 格言

gnatho - ;**gnath** - 颌 **gnatho**logy *n.* 颌学,颌力学(有关咬合器官之科学)

gon - 种子,精液;膝 **gon**acratia *n.* 遗精,精溢

gon - 淋病 **gon**ococcemia *n.* 淋球菌(菌)血症

gonad(o) - 性腺 **gonad**okinetic *a.* 促性腺(活动)的

goni(o) - 角 **gon**ion(*pl.* gonia) *n.* 下颌角点

gono – 种子,精液;性的,生殖的 **gono**poi-esis *n.* 精液生成,精液分泌;**gono**cele *n.* 精液囊肿 / **gono**toxin *n.* 淋菌毒素

gnos(o) – 直觉 **gnos**ia *n.* 认识,感知; **gnos**is *n.* 感悟

gony – 膝 **gony**campsis *n.* 膝弯曲

grad –,**gress** – 步行 a**gress**ive *a.* 口角的;攻击性的;有闯劲的

gree –,**grat** – 愉快的;满足的 a**gree** *v.* 同意,一致 / **grat**eful *a.* 感激的,令人愉快的

grad – 走;刻度 **grad**atory *a.* 适于步行的 / **grad**ient *n.* 阶度;梯度;陡度

graft – 移植 **graft** *n.* 移植物,移植片 / full – thickness **graft** 全层皮肤移植片

gram – 克 **gram** *n.* 克(重量单位) = **gram**me

gram 刻画,图像 dia**gram** *n.* 图表

granul(o) – 颗粒(状),粒 **granulo**corpus-cle *n.* 颗粒小体

granul(o) – 肉芽 **granulo**ma *n.* 肉芽肿,肉芽瘤

grapho – 书写 **grapho**analysis *n.* 笔迹分析,书写分析,写字式精神分析

grav – 重 **grav**e *n.* 坟墓;地窖 *a.* 重大的;严肃的

gravid(o) – 妊娠 **gravid**arum *n.* 妊娠

greg – 聚集 **greg**aloid *a.* 集合样的,簇聚的

gress – 走 **gress**ion *n.* 移位(牙)

guan – 鸟嘌呤 **guan**ase *n.* 鸟嘌呤(脱氨)酶

gurg – 流 **gurg**ling *n.* 咕噜声,气过水声

gust – 味觉 **gust**ation *n.* 味觉,尝味

gut – 肠 **gut**(*pl.*)内脏;肠;肠线;香肠 / **gut**(*pl.*)内容;实质 / cat**gut** *n.* 肠线 / blind **gut** *n.* 盲肠 / ribbon **gut** *n.* 肠线

gumnas – 体育 **gymnas**tics *n.* 体操 / **gym-nas**ium *n.* 体育馆;运动场

gynec(o) – 妇女,女性 **gyneco**logy *n.* 妇科学

gyno – 女性 **gyno**gamon *n.* 雌配素,雌(性交)配素

gyr – 脑回 **gyr**us(*pl.* gyri) *n.* 脑回,回 / **gyro**spasm *n.* (头)回旋痉挛

habit – 习惯,癖,瘾;体型,型 **habit**uation *n.* 习惯(作用),习惯化;成瘾 / full hab-it 中风体型,卒中体型

habit –,**hibit** – 拿,把持 **habit** *n.* 习惯 / pro**hibit** *v.* 禁止

haem –,**haema** –,**hem** –,**hemo** – 血 **haem**orrhagia *n.* 出血

haema – 血 **haema**tin *n.* 正铁血红素

haemo –;**hemo** – 血 **hemo**globin *n.* 血红蛋白

hal(o) – 盐 **halo**bacterium(*pl.* halobacte-ria) *n.* 嗜盐菌

hal – 卤素 **hal**ide *n.* 卤化物 / silver halide 卤化银

hal – 臭 **hal**itosis *n.* 口臭

hal – 呼吸 **hal**itus *n.* 呼气,哈气

ham – 钩 **ham**ulus(*pl.* hamuli) *n.* 钩

hapl – 单 **haplo**pathy *n.* 单纯病(无合并症的疾病)

hapt – 接触,结合 **hapto**dysphoria *n.* 不愉

快触觉／**hapto**globin *n.* 结合珠蛋白(旧名触珠蛋白,能与游离血红蛋白结合)

hallucin(o)-幻觉 **hallucin**ation *n.* 幻觉

head-头 **head**ache *n.* 头痛

helc-溃疡 **helco**logy *n.* 溃疡学

heli(o)-日光,日 **helio**nosus *n.* 日射病(中暑)

helix-螺旋 **helix** *n.* 耳轮;螺旋结构,螺旋线

helminth-蠕虫 **helminth**iasis *n.* 蠕虫病

helco-, **helc**-溃疡 **helco**ma *n.* 角膜溃疡

hecto-百 **hecto**gram *n.* 百克

helio-日光,日 **helio**aerotherapy *n.* 日光空气疗法

helo-甲,爪;钉,钉胼 **helo**ma *n.* 鸡眼,钉胼

hem(o)-血 **hemo**globin *n.* 血红蛋白

hemat-血 **hemat**oma *n.* 血肿

hemi-半,单侧,偏侧 **hemi**ablepsia *n.* 偏盲

hemoglobin(o)-血红蛋白 **hemoglobin**ated *a.* 含血红蛋白的

hepat(o)-, **hepat**-肝 **hepat**algia *n.* 肝痛／**hepato**lienomegaly *n.* 肝脾肿大

hepatico-肝管;肝 **hepatico**choledochostomy *n.* 肝管胆总管吻合术

hepta-, **hept**-七,庚 **hepta**chromic *a.* 七色的,全色的

hered-遗传 **hered**ity *n.* 遗传;传统

herni(o)-疝 **herni**ated *a.* 成疝的／**hernio**enterotomy *n.* 疝(切开及)肠切开术

herpet(o)-疱疹;蛇或爬行动物 **herpe**tologist *n.* 爬虫动物学家(研究两栖、爬行类动物的科学家)

hetero-, **heter**-异,不同,杂 **hetero**adenoma *n.* 异型腺瘤／**hetero**antigen *n.* 异种抗原

hex-, **hexa**-六,己 **hexa**chromic *a.* 六色的／**hexa**dactylia *n.* 六指(趾)(畸形);**hex**enol *n.* 己烯醇

hidr(o)-汗,汗腺 **hidr**adenitis *n.* 汗腺炎

hier-, **hiero**-骶骨 **hier**algia *n.* 骶骨痛

hipp(o)-马 **hippo**campal *a.* 海马的

histi(o)-组织 **histio**cytoma *n.* 组织细胞瘤

hist(o)-组织 **histo**blast *n.* 成组织细胞

holo-全部,完全 **holo**antigen *n.* 完全抗原

home(o)-相同;相等;不变 **home**ochrome *a.* 同染色的／**homeo**graft *n.* 同种移植物

homoio-相同;相等;不变 **homoio**podal *a.* 同突的(神经元)

homo-相同,同种 **homo**allele *n.* 同型等位基因

homoe(o)-相同;相似;相等 **homoe**rotic *a.* 同性恋的

hormon(o)-激素 **hormono**poietic *a.* 激素生成的

hum-湿 **hum**idity *n.* 湿气;湿度

hum-土地,人 **hum**an *a.* 人类的／in**hum**e *v.* 埋葬

humer(o)-肱骨 **humero**radial *a.* 肱桡的

humor-体液 **humor**alism *n.* 体液学说

hyal(o) - 透明;玻璃样 **hyalo**enchondroma n. 透明软骨瘤

hydatid - 棘球蚴 **hydatido**cele n. 阴囊棘球蚴瘤

hydr - 水;氢 **hydro**nephrosis n. 肾盂积水 / **hydr**ic a. 氢的,含氢的

hydrargyr - 汞 **hydrargyr**osis n. 汞中毒,水银中毒

hydrochlor - 盐酸 **hydrochlor**ate n. 盐酸盐 / **hydrochlor**ic acid 盐酸

hydro - , **hydr** - 氢化的,氢的;水 **hydr**encephalocele n. 积水性脑突出

hygro - 湿 **hygro**cele n. 水肿;阴囊水肿

hydroxy - 羟基 **hydroxo**cobalamin n. 羟钴胺(素),维生素 B$_{12a}$具有长效造血作用

hygien - 卫生 **hygien**ics n. 卫生学 / **hygio**genesis n. 保健机理

hymen - 处女膜 **hymen**itis n. 处女膜炎

hygr(o) - 湿 **hygro**blepharic a. 润睑的 / **hygro**cele n. 水肿;阴囊水肿

hyper - 过多,超过,上,高,重,过度 **hyper**calcemia n. 血钙过多,高钙血症 / **hyper**tension n. 高血压,血压过高;张力过强,压力过高

hypn(o) - 睡眠,催眠 **hypno**sophy n. 睡眠学

hypo - 下面,次等,缺乏,不足,过少,减退 **hypo**glossal a. 舌下的 / **hypo**tension n. 低血压,血压过低;压力过低

hypophys(o) - 垂体腺 **hypophys**ectomy n. 垂体切除术

hypsi - 高 **hypsi**brachycephalic a. 高阔头的

hypso - 高 **hypso**dont a. 高冠牙的

hyster(o) - 子宫;癔病 **hyster**ectomy n. 子宫切除术 / **hyster**ia n. 癔症,歇斯底里

iatr(o) - 医师;医学 **iatro**chemist n. 化学医学家

ichthy(o) - 干燥,鳞屑 **ichthyo**sis n. 鱼鳞病

icter(o) - 黄疸 **icter**ic hepatitis n. 黄疸型肝炎

ide(o) - 意想 **ideo**muscular a. 意想性肌动作的;肌本身的(收缩)

idio - 自体,自发,自生 **idio**blast n. 细胞原体,生原体

il - 无,不 **il**legible a. 无法辨读的;不清楚的

ile(o) - 回肠 **ile**ocecal a. 回盲肠的

ili(o) - 髂,髂骨 **ilio**coccygeal a. 髂尾骨的

im - , **in** - 否定;在内;向上 **im**balance n. 不平衡,失调 / **im**agination n. 想象

im - (**in** - , **en** -), **intro** - , **under** - 内 **im**bed v. 嵌入 / **im**aginative a. 赋予想象力的

imido - 亚氨基 **imido**diphosphate n. 亚氨二磷酸盐

imino - 亚氨基 **imino**glycinuria n. 亚氨基甘氨酸尿

immun(o) - 免疫,预防,保护 **immun**ity n. 免疫(力),免疫性 / **immuno**genetics n. 免疫遗传学

in - 在内,内;否定;加强 **in**born a. 先天的,生来的 / **in**bred line n. 近亲系,纯系

in –（il –，im –，ir –），non – 可作纯否定前缀 impotence，impotency，impotentia *n.* 阳痿；无能力 / impurity *n.* 不纯；杂质 / inacidity *n.* 无酸 / inactivate *n.* 灭活，使不活动

incis(o) – 切 incisolabial *a.* 切唇的（指前牙的切面和唇面的）

incud – 砧骨 incudostapedial *a.* 砧镫（骨）的

indican – 尿蓝母 indicanorachia *n.* 尿蓝母脑脊液

indicate – 指示；象征；指征；适应证 indication *n.* 指示；象征；指征；适应证

indo – 吲哚 indolaceturia *n.* 吲哚乙酸尿 / indole *n.* 吲哚，靛基质

infant – 婴儿 infanticulture *n.* 育儿法

infra – 下，外，变性，下部 infracardiac *a.* 心下的

infundibul – 漏斗 infundibuloma *n.*（下丘脑）漏斗瘤

inguin(o) – 腹股沟 inguinodynia *n.* 腹股沟痛

ino – 肌 inomyoma *n.* 纤维肌瘤 / inosine *n.* 肌苷，次黄（嘌呤核）苷

inocul – 接种 inoculation *n.* 接种；预防注射；（细菌等的）移植

insulin(o) – 胰岛素 insulinemia *n.* 胰岛素血（症）

inter – 在……之间，相互，中间 interaction *n.* 相互作用，交互作用 / interconnect *v.* 相互作用

inter –，med – 中间 interradicular *a.* 根间

的 / median *a.* 中间的；中位数的 *n.* 中部；正中动脉（或静脉、神经等）

intestine – 肠 intestinum *n.* 肠 / ~ caecum 盲肠；~ crassum 大肠；~ ileum 回肠

intra – 内，在内 intracellular *a.* 细胞内的

intro – 入内，在内 introducer *n.* 导引器，插管导引器 / intromission *n.* 插入

iod(o) – 碘 iodism，iodismus *n.* 碘中毒

ion(o) – 离子；漂移，移动 ion – exchange *n.* 离子交换

irid(o) – 虹膜 iridoconstrictor *n.* 虹膜收缩肌

irrit – 刺激 irritation *n.* 刺激（作用）；兴奋 / cerebral irritation 大脑刺激；direct，直接刺激 irritation；functional irritation 功能性刺激

ipsi – 相同的 ipsilateral *a.* 同侧的

ir – 使……不，非 irrecoverable *a.* 医治不好的

ir，is，it "去；路程" circuit *n.* 巡回，周游，电路 / issue *v.* 出来，发出，出版，发行，演出；iteration *n.* 反复说

irid(o) – 虹膜 iridaemia *n.* 虹膜出血 / iridoavulsion *n.* 虹膜撕脱

iso – 相等，均等；同族，同种；异构 isoallele *n.* 同等位基因

isch(o) 退缩，抑制 ischogyria *n.* 脑回萎小

ischi(o) – 髋骨，坐骨 ischiococcygeal *a.* 坐骨尾骨的

isthm – 峡 isthmus *n.* 地峡 / isthmectomy *n.* 峡部切除术（甲状腺）

ixod – 硬蜱 ixodiasis *n.* 蜱病

jaund(o) – 黄疸 jaundice *n.* 黄疸

jejun(o) – 空肠 jejunitis *n.* 空肠炎

join, junct 连接 conjoin *v.* 结合,联合 / conjunction *n.* 结合;连接;同时发生;连接词

jud, jur, jus 法律;正义;判断 adjust *v.* 调节,调整 / judgement *n.* 见识,判断力,审判

jug(o) – 颧 jugomaxillary *a.* 颧上颌(骨)的

jure 发誓;起誓 adjure *v.* 恳求

just – 调节;公正;合理 justice *n.* 公正(道,平)

justo / 正,正常 justo major 大于正常 / justo minor 小于正常

kain(o) – 新 kainogenesis *n.* 新发生

kak – 不良,有病 kakke *n.* 脚气(病),同 beriberi

kal(i) – 钾 kaliemia *n.* 高钾血(症) / kaliopenia *n.* 低钾血(症)

kall – 激肽 kallikrein. *n.* 激肽释放酶

karyo – ;caryo – 核 karyogamy *n.* 核配合,核融合 / karyogenetics *n.* 核遗传学

kat – ;kata – 下,向下,在下;依,照;对抗 katadidymus *n.* 下身联胎(双上身单下身联胎)

kary(o) – 核 karyolysis *n.* (细胞)核溶解

ken(o) – 空,空间 kentrokinesis *n.* 中枢性运动

kephal(o) – ;cephal(o) – 头 cephalalgia *n.* 头痛

kerat(o) – 角质;角膜 keratinous *a.* 角质的,角蛋白的 / keratitis *n.* 角膜炎

kern – 神经核团 kernel *n.* 核仁 / kernicterus *n.* 脑核性黄疸

ket(o) – 酮(基)ketone body *n.* 酮体

keton(o) – 酮,丙酮 ketonuria *n.* 酮尿(症)

kilo – 千 kilocalorie *n.* 千卡,大卡

kin 激 kinase *n.* 激酶

kines(o) – 运动,活动 kinesthesia *n.* (心)动觉

kinesi(o) – 运动,动力 kinesitherapy *n.* 运动疗法 / kinesiology *n.* 运动机能学

kinet(o) – ;cineto – 运动 kinetocardiography *n.* 心振动描记术

kin(o) – 动,运动 kinology *n.* 运动学

kion(o) – ;cion – 悬雍垂 kiotome *n.* 悬雍垂刀 / kiotomy *n.* 悬雍垂部分切除术 / cionectomy *n.* 悬雍垂切除术

klept(o) – 偷窃 kleptolagnia *n.* 偷窃性色情狂

koil(o) – 凹,洼 koilocyte *n.* 凹细胞,中空细胞 / koilocytosis *n.* 凹细胞症

kolp(o) – ,colpo – 阴道 kolpectasis;colpectasis *n.* 阴道扩张

kopr(o) – ,kopro – ,copr – ,copro – 粪 koprosterin *n.* 粪甾醇,粪甾烷醇

kore – ,core – ,cor(o) – 瞳孔 koroscopy *n.* 瞳孔检影法

krymo – ,crymo – 寒冷,冷 krymotherapy *n.* 冷疗法

kryo – ,cryo – 冷 kryoscopy,cryoscopy *n.* (溶液)冰点测定法

krypt(o) – ,crypt(o) – 隐,隐窝 kryp-

*to*mnesic *a.* 潜隐记忆的,潜在记忆的

kym 波 **kymo**gram *n.* 记波(纹)图

kyph(o) – 脊柱后凸,驼背 **kypho**sis *n.* 脊柱后凸,驼背

labi(o) – 唇 **labio**logy *n.* 唇运动学,唇学

labo(u)r, labo(u)rat 工作 col**labor**ate *v.* 合作 / e**labor**ate *a.* / *v.* 精心制作(的)

labyrinth – 迷路 **labyrinth**ectomy *n.* 迷路切除术

lacrim(o) – 泪,泪管,泪小管 **lacrim**ation *n.* 流泪

lact(o) – 乳,乳酸 **lacto**bacillin *n.* 乳(酸)杆菌素

lal(o) – 言语 **lalo**gnosis *n.* 言语理解

lamin(o) – 椎板,层 **lamin**agraphy *n.* 体层照相术,断层照相术

lapar(o) – 腹壁;腹;肋腹 **laparo**cholecystotomy *n.* 剖腹胆囊造口术

laps – 落 **laps**us *n.* 下垂,滑落;失误 / ~calami 笔误;~linguae 失言

laryng(o) – 喉 **laryngo**carcinoma *n.* 喉癌

lat 持;携带 col**lat**e *v.* 详细比较,校对

later(o) – 侧,旁 **latero**cervical *a.* 颈旁的

lax – 松弛 **lax**ation *n.* 排粪;松弛

lecithin – 卵磷脂 **lecithin**ase *n.* 卵磷脂酶

lect, leg, lig 采集;通读 col**lect** *v.* 收集,搜集 / col**leg**e *n.* 学院,学会,社团 / intel**lig**ence *n.* 智力,消息,情报

leio – 平滑 **leio**myoma *n.* 平滑肌瘤

leiomy(o) – 平滑肌 **leiomyo**fibroma *n.* 平滑肌纤维瘤

leishman – 利什曼原虫 **leishman**ia *n.* 利什曼原虫

lept(o) – 细,薄,狭,软 **lepto**cephaly *n.* 狭颅症 / **lepto**cyte *n.* 薄红细胞 / **lepto**dontous *a.* 细长牙的 / **lepto**meningeal *a.* 柔脑(脊)膜的

lepr(o) – 麻风 **lepro**sarium *n.* 麻风病院

leptospir – 钩端螺旋体 **leptospiro**lysin *n.* 钩端螺旋体溶素

lepid(o) – 鳞,鳞屑 **lepido**plastic *a.* 形成鳞屑的

lept(o) – 细,薄,狭,软 **lepto**cephalia *n.* 狭长头畸形

leth(o) – 死 **letho**logica *n.* 词性遗忘,用字健忘

leuc(o) – 白 **leuco**cyte *n.* 白细胞

leuk(o) –, **leuc(o)** – 白(细胞)**leuk**anemia *n.* 白血病性贫血

lev(o) – 左,向左;左旋 **levo**cardia *n.* 左位心

lev – 升 **lev**ator *n.* 提肌;起子

lev – 轻 **lev**itation *n.* 漂浮感;为严重烧伤病人设置的支持系统

levul – 果糖 **levulo**san *n.* 果聚糖

lex(o) – 话语 **lex**icology *n.* 词汇学 / **lex**icon *n.* 词典,字典

lichen – 苔癣;地衣 **lichen**iasis *n.* 苔癣病,苔癣形成

lien(o) – 脾 **lieno**renal *a.* 脾肾的

lig – 扎 **lig**ation *n.* 结扎(法)

ligament(o) – 韧带 **ligament**ous *a.* 韧带的

limin – 界线;阈值 **limin**al *a.* 阈的,阈限的

limit – 限度,限制,极限 **limit**ation *n.* 限界,限制,限度

lingu(**o**) – 舌 **linguo**gingival *a.* 舌龈的

lio – , **leio** – 平滑 **lio**myofibroma *n.* 平滑肌纤维瘤

lip(**o**) – , **leip**(**o**) – 脂肪,脂质 **lip**uria *n.* 脂肪尿 / **lipo**idosis *n.* 类脂沉积(症)

liqu – 液体 **liqu**efactive *a.* 液化的

lith(**o**) – 石;结石 **litho**cenosis *n.* 碎石清除术

lith – 尿酸 **lith**uria *n.* 尿酸(盐)尿

lob(**o**) – 叶 **lobo**se *a.* 有叶的,叶状的

loc(**a**) – , **locat** – 放置;位置 allo**cation** *n.* 分配,所分配的事物 / **loc**al *a.* / *n.* 局部的,本地的,本地人

log(**o**) – 词,言语;……学 **logo**clonia *n.* 言语痉挛,痉语(症)

lord(**o**) – 曲线,前凸 **lordo**sis *n.* 脊柱前凸

loph(**o**) – 脊;丛 **lopho**dont *a.* 脊牙型的(啮齿动物)

lumb(**o**) – 腰,腰部;腰椎 **lumbo**sacral *a.* 腰骶的

lumin – 光 **lumi**chrome *n.* 光色素,二甲基咯嗪

lus – 光 **lus**tre / **lus**ter *n.* 光泽;光彩;釉;五年时间

lute(**o**) – 黄,黄体 **lute**inoma *n.* 黄体瘤

lux(**o**) – 滑动 **lux**ation *n.* 脱位,脱臼

lymph(**o**) – 淋巴 **lympho**cytoblast *n.* 原始淋巴细胞

lymphaden(**o**) – 淋巴腺(结) **lymphaden**oma *n.* 淋巴(组织)瘤

lymphangi(**o**) – 淋巴管 **lymphangio**endothelioma *n.* 淋巴管内皮瘤

lyo – 溶解 **lyo**gel *n.* 水凝胶,多液凝胶

lys(**o**) – 溶解,分解 **lys**ocythin *n.* 溶细胞素

lyss(**o**) – 狂犬病的 **lysso**dexis *n.* 狂犬咬伤 / lytta *n.* 狂犬病

macro – , **mega** – 大,巨 **macro**mastia *n.* 巨乳房

macul – 斑 **macul**ae *n.* 乳色斑,腱样斑

magnes – 镁 **magnes**ium *n.* 镁(符号 Mg ,12 号元素)

mal – 坏,恶,不良,恶性 **mal**absorption *n.* 吸收障碍

mal – , **mis** – 坏 **mal**ignancy *n.* 恶性

malac(**o**) – 软,软化 **malaco**gaster *n.* 胃软化

malleol(**o**) – 踝的 **malleol**us *n.* 踝

malle – 锤,槌 **malle**us *n.* (耳)锤骨;(马)鼻疽

malt – 麦芽 **malt**ase *n.* 麦芽糖酶

mamill – 乳头 **mamill**a *n.* 乳头

mammill – 乳头 **mammill**a *n.* 乳头

mamm(**o**) – 乳腺,乳房 **mammo**genesis *n.* 乳腺发育

man – 疯狂 **man**ia *n.* 躁狂症;狂热

man – **main** – **manu** – 手 **man**age *v.* 控制,完成,使用 / **main**tenance *n.* 保养,维护 / **manu**mission *n.* 释放

mandibul(**o**) – 下颌骨 **mandibul**a（*pl.* mandibulae）*n.* 下颌骨

manipul – 操作 **manipul**ation *n.* 操作

（法）；推拿（术）；护理

mann – 甘露糖 **manno**pyranose *n.* 甘露吡喃糖,甘露糖

masc – 雄 **masc**ulinism *n.* 女子男征,女子男性化

mast(o) – 乳房,乳突 **masto**pexy *n.* 乳房固定术 ／ **masto**iditis *n.* 乳突炎

mastoid(o) – 乳突（颞骨）**mastoid** process 乳突 ／ styloid process 茎突

matur – 成熟 **matur**ase *n.* 成熟酶 ／ **matur**ate *v.* 成熟；化脓

maxill(o) – 上颌骨 **maxilla**（*pl.* ~s or ~e）*n.* 上颌骨

mazo(o) 乳房 **mazo**pexy *n.* 乳房固定术

meat(o) – 管,导管（开口）**meato**rrhaphy *n.* 尿道口缝合术

mechan(o) – 机械 **mechan**ism *n.* 机理,原理,机制；机构；机械论

med – 中间 **med**ianus *n.* 正中的

medic(o) – 医药学；内科学；药学 **medico**chirurgic；**medico**chirurgical *a.* 内外科的

medi(o) – ；**medi** – 中央,中部,中层 **medio**dorsal *a.* 背中部的

mediastin(o) – 纵膈 **mediastin**itis *n.* 纵隔炎

medull(o) – 髓,髓质；骨髓；脊髓；神经管 **medullo**blastoma *n.* 成神经管细胞瘤

mega – ；**megalo** – ；**makr(o)** – 大,巨,兆；强 **mega**rectum *n.* 巨直肠,直肠扩张

megal(o) – 特大,异常扩大 **megalo**blast *n.* 巨成红血细胞

meio – ；**mio** – 减少,不足,减缩 **meio**sis *n.* 减数分裂,成熟分裂

melan(o) – 黑,黑素 **melano**acanthoma *n.* 黑素棘皮瘤

meli – 蜂蜜 **meli**ssotherapy *n.* 蜂毒疗法

melit(o) – 密,糖 **melito**se *n.* 蜜三糖,棉子糖

mel(o) – 肢,翼；颊 **melo**melus *n.* 赘肢骑胎 ／ **melo**ncus *n.* 颊瘤

membr – 膜 **membr**ane（*pl.* ~e）*n.* 膜

mening – 脑膜,脑脊膜 **mening**itis *n.* 脑（脊）膜炎

mening(o) – 脑膜,脊髓膜 **meningo**arteritis *n.* 脑膜动脉炎

meninx – 脑脊膜 **meninx**（*pl.* meninges）*n.* 脑（脊）膜

meniscal – 半月板的 **meniscus**（*pl.* menisci）*n.* 半月板；弯月面,新月面

men(o) – 月经；行经 **meno**lipsis *n.* 停经

menstru – 月经 **menstru**ation *n.* 月经,行经

ment(o) – 颏 **mento**hyoid *a.* 颏舌骨的

ment(o) – 精神意志 **ment**ality *n.* 智脑力,心理状态,精神作用,情绪

mer(o) – 部分,局部；股,大腿 **mero**anencephaly *n.* 部分无脑（畸形）

mercapt – 硫 **mercapt**ide *n.* 硫醇盐

mercur – 汞 **mercur**y *n.*（符号 Hg,80 号元素）水银

mesi(o) – 近中 **mesio**buccal *a.* 近中颊（侧）的

mes – 系膜 **mes**ocolon *n.* 结肠系膜

mesh – 网眼,孔;网 meshwork n. 网络;网;网状组织

meso – 中间的;中位的;内消旋(化学结构特性)mesothelium n. 间皮

mesenter – 肠系膜 mesentery n. 肠系膜

meta – 改变;旁,次;间位,偏位(化学)metamorphopsia n. 视物变形症

metacarp(o) – 掌骨 metacarpectomy n. 掌骨切除术

metatars(o) – 足跖;跖骨 metatarsophalangeal a. 跖趾的

meter 测量 thermemeter n. 温度计

meth – 甲基 methacrylate n. 甲基丙烯酸酯;甲基丙烯酸树脂

methyl – 甲基 methylacetoacetic acid n. 甲基乙酰乙酸

metr(o) – 子宫 metrocarcinoma n. 子宫癌

metri(o) – 子宫 metritis n. 子宫炎

mi(o) –, meio – 较小,较少,不足;减缩 miocardia n. 心收缩

micro – 小,细,微;用于度量衡为百万分之一(10^{-6})microanalysis n. 微量分析

micro –, mini – 小,微 microblepharia n. 小(眼)脸 / microcell n. 微细胞

micro – 表示"微,小"microscope n. 显微镜

mid – 中 midaxilla n. 腋窝中点,腋中

migr – 游走 migration n. 迁移,移行;游走(白细胞)

mikr(o) – 小,细,微 mikron; micron n. 微米 / diminution n. 减少,缩小

mili – 粟粒 miliaria n. 粟疹,痱子

milli – 毫,千分之一 milliampere n. 毫安(培)

millimicr(o) – 毫微,纤(10^{-9})millimicrocurie n. 毫微居里(10^{-9}居里)

mini –, min – 非常小的,小型的,小型物的 minicell n. 小细胞,微细胞

mis(o) – 厌恶,憎恨 misogamy n. 厌婚症 / misuse n. 误用,滥用

miss –, mit – 送;派 amiss a. / ad. 差错的(地)/ admit v. 承认,让进入

mit(o) – 丝,线 mitochondrion（pl. mitochondria）n. 线粒体

mnem – 记忆的 mnemonics n. 记忆术

mogi – 困难 mogilalia n. 出语困难,口吃

moll – 软 molluscum n. 软疣

mon(o) – 单,一个 monaural a. 单耳的

monili – 念珠菌 moniliosis n. 念珠菌病

morb – 病 morbus n.（疾）病 / morbidity n. 发病率

morbill – 麻疹 morbilli n. 麻疹

morph(o) – 形,形态 morphovar n. 形态变型 / morphallaxis n. 变形再生

morphine – 吗啡 morphinism n. 吗啡瘾,吗啡中毒

mort(o) – 死亡 mortification n. 坏疽

mount 山 mountain n. 巨大之物;山;高山

mot, mov 移动;运动 demote v. 降级 / move v. 改变位置,提议,进步,前进

muc(o) – 黏液;黏膜 muciferous a. 分泌黏液的,生黏液的

mucos(o) – 黏膜 mucosanguineous a. 黏

液血性的

multi – 多,多数 **multi**form *a.* 多形的

multi –, **poly** – 多 **multi**locular *a.* 多腔的,多房的 / **poly**arthric *a.* 多关节的

mur – 壁 **mur**al *a.* 壁的 / **mur**amic acid 胞壁酸(细菌细胞壁的组成部分)

muscul – 肌肉 **muscul**us (*pl.* musculi) *n.* 肌

mut(**a**)基因改变 **muta**tor *n.* 增变因子;增变株

mutagen(**o**) – 诱变剂,致突变原 **muta**genesis *n.* 诱变,引起突变

my(**o**) – 肌,肌肉 **myo**fibroblast *n.* 成肌纤维细胞

myc(**o**) – 霉菌 **myc**ete *n.* 霉菌,真菌

mycet(**o**) – 霉菌 **myceto**genic *a.* 霉菌所致的,霉菌原的

mycter(**o**) – 鼻腔的 **myctero**xerosis *n.* 鼻腔干燥

mydr(**o**) – 宽广 **mydr**iasis *n.* 瞳孔开大,瞳孔散大,瞳孔扩大

myel(**o**) – 髓,脊髓 **myelo**pathy *n.* 脊髓病 / **myel**itis *n.* 脊髓炎;骨髓炎 / **mye-lo**ma *n.* 骨髓瘤 / **myelo**malacia *n.* 脊髓软化

myelin – 髓鞘 **myelin**ated *a.* 有髓(鞘)的

myk(**o**) – 真菌,霉菌 **myk**ol *n.* 真菌醇

myocardi(**o**) – 心肌 **myocard**itis *n.* 心肌炎

my(**o**) – 肌 **myo**cardiac *a.* 心肌的 / **myo**fibroblast *n.* 成肌纤维细胞

myom(**o**) – 肌肉肿瘤 **myom**agenesis *n.* 肌瘤形成,肌瘤发生

myon – 肌,肌单位 **myon**euroma *n.* 肌神经瘤

myos(**o**) – 肌肉 **myos**alpinx *n.* 输卵管肌层

myring(**o**) – 鼓膜 **myringo**plasty *n.* 鼓膜成形术

myx(**o**) – 黏液 **myxo**ma(*pl.* ~s / myxomata) *n.* 黏液瘤

n –, **ne** –, **neg** –, **non** – 表示"非,无,不重要" **neg**ative *a.* 阴性的;**ne**ver *ad.* 从来没有;**neg**ligible *a.* 忽略的

nann(**o**) – 矮,小;毫微,纳(诺)(10^{-9}) **Nanno**monas *n.* 锥虫之亚属(包括刚果锥虫、两形锥虫和凹形锥虫)

nan(**o**) – 矮,小;毫微,纳(诺)(10^{-9}) **nan**ism *n.* 矮小,侏儒症

narc(**o**) – 麻木;木僵;睡眠;麻醉 **nar-co**sis *n.* 麻醉

nas(**o**) – 鼻 **naso**pharyngeal *a.* 鼻咽的

nat(**i**)生,分娩 **nati**mortality *n.* 死产率

nasc –, **nat** – 生 **nat**al *a.* 初生的,诞生的 / **nat**ion *n.* 国家,民族 / re**nasc**ent *a.* 再生的,复活的

nat – 分娩 **nat**al *a.* 分娩的;生产的;臀的 / **nat**ality *n.* 出生率

natr(**o**) – 钠 **natr**uresis *n.* 尿钠排泄

necator – 板口线虫 **necator**iasis *n.* 板口线虫病

necr(**o**) –, **nekr**(**o**) – 坏死;尸体 **necro**lysis *n.* 坏死溶解

nect, **nex**(**t**)连接 an**nex**ation *n.* 附加物,

并吞／con**nect** v. 连接,连结

nemat – 线状物的;线虫的 **nemat**ization n. 线虫感染

neo – 新 **neo**adjuvant n. 新辅助治疗

nephel(**o**) – 混浊;云;雾 **nephelo**meter n. 散射浊度计,比浊计

nephr(**o**) – 肾 **nephro**sclerosis n. 肾硬化

nerv – 神经 **nerv**e – cell n. 神经细胞,神经元

neur – 神经 **neur**agmia n. 神经撕除术(撕裂神经干)

neur(**o**) – 与神经或神经系统有关 **neuro**allergy n. 神经变(态反)应(性)

neurilemm – 神经鞘 **neurilemm**oma n. 神经鞘瘤／**neuri**noma n. 神经鞘瘤

neuron – 神经元;轴索;脑脊髓轴(罕用) afferent **neuron**s 传入神经元／efferent **neuron**s 传出神经元

neutr(**o**) – 中性 **neutro**philia n. 中性白(粒)细胞增多(症)

nev(**o**) – 痣,胎痣 **nevo**blast n. 成痣细胞

nicot – 烟酸 **nicot**inate n. 烟酸盐,尼克酸

nid(**o**) – 巢 **nido**gen n. 巢蛋白

nidi 巢,核;病灶 **nid**us(pl. **nidi**) n. 巢,核;病灶

nitroso – 亚硝基 **nitroso**bacteria n. 亚硝化菌

noci – 伤害 **noci**ception n. 伤害感觉

noct(**i**)夜 **noct**ambulation n. 梦行(症)

node – 结,结节;霉菌的根样膨大(为根茎发生处)**nodo**sity n. 结节性,结节状;结(节)

nomen – 名称,名词 **nomen**(pl. nomina)n 名称,名词

non – 非,无,不 **non**antigenic a. 无抗原性的

nor – 正(链);去甲 **nor**mal a. 正常的,标准的;当量的,规度的(溶液)／**nor**adrenaline n. 去甲肾上腺素,降肾上腺素(旧名正肾上腺素)

norm(**o**) – 正常,标准,常规,通常 **normo**calcemia n. 正常钙血

nos(**o**) – 疾病 **noso**comium n. 医院／**noso**genesis n. 发病机理,病的发生

not(**o**) – 背 **not**algia n. 背痛

nounce, **nunci** 宣称 e**nunci**ation n. 阐明,表明／pro**noun**ce v. 宣布,宣称,断定

nucle(**o**) – 核,核素 **nucleo**keratin n. 核角蛋白

nulli – 无 **nulli**parity n. 未经产(妇)

nutr – 营养 **nutr**iment n. 营养品

nyct(**o**) – 夜,黑暗 **nycto**hemeral a. 昼夜的

nymph – 小阴唇 **nympho**ncus n. 小阴唇肿胀

o(**o**) – 卵 **oo**sphere n. 卵球,大孢子

ob – , **oc** – 反对,在前,等 **ob**solete a. 已废弃的;不发育的 n. 被废弃的事物／**oc**cupancy n. 占有;居住

obes(**o**) – 肥胖 **obes**ity n. 肥胖症／**obeso**genous a. 致肥胖的

oblique – 斜 **obliqu**ity n. 倾斜,斜度

occipit(**o**) – 枕骨 **occipito**anterior n. 枕前位(胎位)

ochr – 黄 **ochro**nosis *n.* 褐黄病

octa –，**oct** – 八，辛 **octa**mylose *n.* 八聚淀粉糖 / **octa**ne *n.* 辛烷 / **octo**genarian *n.* 八旬（代）老人

ocul（o） – 眼 **oculo**cutaneous *a.* 眼（与）皮肤的 / **ocular**mucocutaneous *a.* 眼 – 黏膜 – 皮肤的

odont（o） – 牙，齿 **odont**orthosis *n.* 正牙法，正牙术

odor – 气味 **odor**ant *a.* 有气味的（能刺激嗅觉的任何物质）

odyn（o） – 痛 **odyno**phagia *n.* 吞咽痛

oe – 离去，除去；无；外面 **oe**dipism；edipism *n.* 眼自伤

ole（o） – 油 **oleo**ma *n.* 石蜡瘤

olecran（o） – 鹰嘴肘部 **olecran**al *a.* 鹰嘴的 / **olecran**arthritis *n.* 肘关节炎

olig（o） – 小；少；微，缺乏；低，寡 **oligo**akisuria *n.* 尿次（数）减少 / **oligo**menorrhea *n.* 月经稀发

oment – 网膜 **oment**um（*pl.* **oment**a）*n.* 网膜 / **oment**umectomy *n.* 网膜切除术

omni –，**pan** – 全 **omni**potence *n.* 全能 / **pan**atrophy *n.* 全身萎缩

om（o） – 肩 **omo**clavicular *a.* 肩锁的 / **om**algia *n.* 肩痛

omphal（o） – 脐 **omphalo**genesis *n.* 脐形成

onch（o） –，**onchocerc** – 钩 **onchocerc**iasis *n.* 盘尾丝虫病

onomat – 名 **onomato**mania *n.* 称名癖（强迫性名词追想）

onc（o） – 肿瘤 **onco**gen *n.* 致癌物（质）/ **onco**gene *n.* 癌基因

oneir – 梦 **oneiro**analysis *n.* 梦态（精神）分析 / **oneiro**gmus *n.* 梦遗

ont – 个体 **ont**ogeny *n.* 个体发生，个体发育

onych（o） – 甲 **onycho**mycosis *n.* 甲真菌病，甲癣

oo – 卵，蛋 **oo**blast *n.* 成卵细胞（最终发育为卵细胞的初级细胞）

oper – 做 **oper**ation *n.* 手术

oophor（o） – 卵巢 **oophor**algia *n.* 卵巢痛

ophthalm（o） – 眼 **ophthalmo**ptosis *n.* 眼球突出

opisth（o） – 向后，后 **opistho**cheilia *n.* 唇后缩

ops – 视 **ops**in *n.* 视蛋白

opson – 调理素 **opson**e *n.* 调理素 / **opson**ification *n.* 调理素作用

opt（o） – 可见，视 **opto**chiasmic *a.* 视交叉的 / **opto**metry *n.* 视力测定法，验光（法）

optic（o） – 眼的，视力的 **optic**ianry *n.* 眼科光学

orb – 球，环；眼球 **orb**icularis *n.* 轮匝肌

orbit – 眼眶 **orbit**a（*pl.* ～e）*n.* 眶

orchi（o） – 睾丸 **orchi**dalgia *n.* 睾丸痛 / **orchi**chorea *n.* 睾丸颤搐 / **orch**itis *n.* 睾丸炎

orchid（o） – 睾丸 **orchido**meter *n.* 睾丸测量器 / **orchido**ncus *n.* 睾丸瘤

ord – 规则；规律 co**ord**ination *n.* 平等，同

等／disorder n. 无秩序,混乱,身心不适

oro – 口;血清 **oro**nasal a. 口鼻的／**oro**ti-caciduria n. 乳清酸尿

organ(o) – 器官,有机 **organ**ization n. 组织;编制;团体;有机体

ori – 起源 **ori**gin n. 起始,起端,起源;复制起始点

ornith – 鸟 **ornith**inemia n. 鸟氨酸血症

orth(o) – 直的,正的 **ortho**gnathia n. 正颌学

os – 口 **os**(pl. ora) n. 口

os – 骨 **os**(pl. ossa)骨 ossa carpi 腕骨

osch(o) –,**osch(e)** – 阴囊 **osche**ocele n. 阴囊瘤;阴囊肿大;阴囊疝

oscill(o) – 振动,震动,摆动 **oscillo**graph n. 示波器

osm – 嗅觉 **osm**ics n. 嗅觉学／**osm**idrosis n. 臭汗,腋臭

osmi – 饿的 **osmi**fication n. 饿处理

osmos – 渗透 **osmos**ology n. 渗透学

osphresi(o) – 嗅,嗅觉 **osphresio**logy n. 嗅觉学

osse(o) – 骨 **osseo**cartilaginous a. 骨软骨的

ossicul(o) – 听小骨 **ossicul**um(pl. ossicula) n. 小骨

oste(o) – 骨 **osteo**chondrous a. 骨软骨的

ot(o) – 耳 **oto**blennorrhea n. 耳黏液溢

out – 超过,过度;出,向外,在外;远 **out**put n. 排出量,输出量;排出物

ov(o) –,**ovi** – 卵,蛋 **ov**alocyte n. 卵圆红细胞;**ovi**ducal a. 输卵管的

ovari(o) – 卵巢 **ovario**pexy n. 卵巢固定术

over – 过度,过分,翻转,在……之上 **over**compensation n. 代偿过度

over –,**super** –,**up** – 上 **super**temporal a. 颞上的;**up**stream n. 上游

ovul(o) – 卵,蛋,黄 **ovul**ation n. 排卵

oxal – 草酸 **oxal**ate n. 草酸盐／calcium oxalate 草酸钙

ox – 尖,敏捷;酸;氧化,氧代 **ox**ide n. 氧化物／**ox**idize v. 氧化／ox(pl. oxen)牛,公牛

oxid – 氧 **oxid**e n. 氧化物／**oxid**ization n. 氧化(作用)

oxo – 酮(基)**oxo**nemia n. 丙酮血(症)

oxy – 尖锐,锐敏;氧化,氧(有时用羟)**oxy**acoia n. 听觉过敏

oxytoc – 分娩 **oxytoc**ia n. 急速分娩

oxyur – 尖尾线虫 **oxyur**id n. 蛲虫／**Oxyur**is n. 尖尾线虫属

ov – 卵 **ov**um(pl. ova) n. 卵,卵细胞／**ov**alocyte n. 卵形红细胞

ovary(o) – 卵巢 **ovari**ocele n. 卵巢疝／**ovari**ocyesis n. 卵巢妊娠

oz – 臭 **oz**enous a. 臭鼻的／**oz**one n. 臭氧

pac –,**pass** – 行走;通过 by**pass** n. 旁道,旁路／**pac**e n. 步,不速

pachy – 重,厚,肥,粗 **pachy**blepharon n. 睑缘肥厚

pact – 固定;合同;条约 **pact** n. 固定;合同;条约

paed(o) – 儿童 **paedo**philia n. 恋童癖

palat(o) - 腭 **palato**gnathous *n.* 腭裂的

pale(o) - 老,古,旧 **paleo**botany *n.* 古植物学

palp - 接触 **palp**ation *n.* 触诊

papill(o) - 乳头,视神经乳头 **papill**edema *n.* 视神经乳头水肿 / **papill**oma *n.* 乳头(状)瘤

palin - 重复;向后 **palin**dromia *n.* 复发,再发

pall - 白 **pall**or *n.* 苍白 / **pall**id *a.* 苍白的

palpebr(o) - 眼睑 **palpebr**alis *n.* 上睑提肌

pan(t) - 全,总,泛 **pan**acea *n.* 万应药(古代药名);万灵药(普通灵验的药) / **pant**omography *n.* 全断层摄影的

pancreatic(o) - 胰的,胰管的 **pancreat-ic**oduodenal *a.* 胰十二指肠的

pannicul - 膜 **pannicul**us (*pl.* panniculi) *n.* 膜

papill - 乳头 **papill**a (*pl.* ~ e) *n.* 乳头 / nervous papillae 神经乳头

par - 对(位);副,仲;类,拟;旁,周;倒错;错乱,异常 **par**tiality *n.* 片面性,偏爱 / parabulia *n.* 意志倒错

para - 近;旁;分;半;副;错乱;沿;有机化合物的对位 **para**cardiac *a.* 心旁的 / **para**cellulose *n.* 副纤维素(植物)

parathyroid(o) - 甲状旁腺 **parathy-roid**oma *n.* 甲状旁腺瘤

paraffin - 石蜡 **paraffin**oma *n.* 石蜡瘤(长期持续受到石蜡刺激引起的慢性肉芽肿)

parasit - 寄生虫 **parasit**emia *n.* 寄生物血症

parenchym - 实质 **parenchym**atous *a.* 实质的,主质的;薄壁组织的

pariet - 壁 paries (*pl.* **pariet**es) *n.* 壁 / **pariet**al plaura 壁胸膜

parotid - 腮腺 **parotid**osclerosis *n.* 腮腺硬化

parturi - 分娩 **parturi**tion *n.* 分娩,生产

part - 分离;部分 de**part** *v.* 离开 / **part**ial-ly *ad.* 部分地 / **part**icularly *ad.* 显著地

pass - 通过 **pass**age *n.* 道,通道;通过(法);(大小便)排出;(细胞)传代

pat - 忍 **pat**ient *a.* 忍耐的;坚韧的;*n.* 病人 / **pat**ience *n.* 忍耐

patell - 髌骨 **patell**ectomy *n.* 髌骨切除术

patell(o) - 髌骨 **patell**ofemoral *a.* 髌股的

path(o) - 病理;病 **path**oanatomy *n.* 病理解剖学

path - 情感 **path**os *n.* 怜悯;悲哀;精神痛苦

pector(o) - 胸 **pector**algia *n.* 胸痛 / **pec-tor**al *a.* 胸的

ped(o) - ,paed(o) - 与儿童有关的 **pe-do**dontia *n.* 儿童牙科学

pedi - 足,脚 **pedi**algia *n.* 足底痛,足神经痛 / **pedi**cure *n.* 足医,脚病治疗;修脚指甲

pedicul - 虱 **pedicul**osis *n.* 虱病 / **pe-dicul**us *n.* 虱(属)

pellagr - 糙皮 **pellagr**a *n.* 糙皮病,陪拉格,蜀黍红斑

pel(o) – 泥 Pelobiontida n. 泥生目(一种生活在土壤和水中的类阿米巴原虫)

pel – , puls – 逐使;推动 compel v. 强迫;迫使 / impulse n. 推动,冲动

pelv(i) – 髋骨;骨盆;肾盂 pelvisacral a. 骨盆骶骨的 / pelviureteral a. 肾盂输尿管的

pemphig – 天疱疮 pemphigoid a. 天疱疮样的;n. 类天疱疮

pend(o) – 悬挂 pendelluft n. 钟摆样呼吸(导致肺死腔增大)

pen – , pent – ;penta – 五 penfluridol n. 五氟利多(抗精神病药) / pentacyclic a. 五环的

pend – , pens – 悬挂;称量;支付 pending a. 悬空的;未决的;紧迫的 / appendix n. 附录 / dispensation n. 分配 / pension n. 抚恤金;养老金

penicill – 青霉素 penicillin n. 青霉素 / penicillinase n. 青霉素酶

penta – 五,戊 pentaerythritol n. 季戊四醇

peps – 消化 pepsin n. 胃蛋白酶 / pepsinogen n. 胃蛋白酶原

pept – 肽 peptide n. 肽 / peptidase n. 肽酶

per – 过,高,超,经,通;极,甚,横穿 peracetate n. 过醋酸盐 / perspire v. 出汗,流汗

peri – 周,周围 perirenal a. 肾周的

pericement – 牙周膜 pericementitis n. 牙周膜炎

perine(o) – 会阴 perineocele n. 会阴疝

perit – 环 peritomy n. 球结膜环状切开术;包皮环切术

peritone(o) – 腹膜 peritoneovenous n. 腹(膜)腔静脉的

person – 人 personalistics n. 人格论 / personality n. 人格,个性

pero – 残缺,不全 perobrachius n. 臂不全畸胎 / perochirus n. 手不全畸胎

perone(o) – 腓骨 peroneotibial a. 胫腓骨的

pet – , petit – 请求;追求 appetite n. 食欲;胃口 / compete v. 竞争;比赛

petr – 石 petrifaction n. 石化;僵化 / petrify v. 石化;僵化;发呆

phac(o) – 晶体,透镜;斑痣 phacoscotasmus n. 晶状体混浊

phag(o) – 进餐;吞咽;吞噬 phagocaryosis n. 核吞噬作用

phak(o) – 晶体,透镜;斑痣 phakoerysis n. 晶状体吸除术

phalang(o) – 指骨,趾骨 phalanx (pl. phalanges) n. 指(趾)骨

phall(o) – 阴茎 phallocrypsis n. 阴茎退缩

phar – ;pharm – ;pharmac(o) – 药,药物;药学,药理 pharmacology n. 药理学

pharmaceut(o) – 药,药物;药学,药理 / pharmaceutics n. 药剂学;制剂

pharyng(o) – 咽 pharyngismus n. 咽痉挛

phase – 期;相(时相,位相)alpha phase 动情期(卵巢周期) / puberal phase n. 青春期

phe（o） – , **pha（o）** – 褐色；暗，阴部 **pheo**chrome *a.* 嗜铬的

phen – 苯（基）**phen**acetin *n.* 非那西丁，乙酰对氨苯乙醚

pheno – 显示，表现；苯酚，苯基 **pheno**menon（*pl.* phenomena）*n.* 现象

phenol – 酚基 **phenol**ase *n.* 酚酶 / **Pheno**lax *n.* 酚酞（导泻药）

phenoxy – 苯氧基 **phenoxy**ethanol *n.* 苯氧乙醇（消毒防腐剂）

phil（o） – 爱好，嗜 **phil**iater *n.* 医学爱好者

phim（o） – 口套 **phimo**sis *n.* 包茎

phleb（o） – 静脉 **phlebo**clysis *n.* 静脉输液法

phlog（o） – 炎 **phlogo**gen *n.* 致炎（物）质；**phlogo**therapy *n.* 非特异疗法

phlycten – 疱 **phlycten**ula（*pl.* ~ e）*n.* 小（水）疱

phob（o） – 恐怖 **phobo**phobia *n.* 恐怖恐怖（对自己的恐怖感到恐怖），恐恐怖症

phon（o） – 音，声 **phon**etics *n.* 语音学

phoro – 携带，传播，隐斜视 **phoro**metry *n.* 隐斜测量（法）

phosph – 磷酸 **phosph**atase *n.* 磷酸酶

phot（o） – 光，照 **photo**allergy *n.* 光过敏；**photo**graphy *n.* 摄影术

phras – 说 **phras**e *n.* 短语；措词；格言 / **phras**eology *n.* 措辞；成语集

phren（o） – 膈；精神，意志 **phren**iclasia *n.* 膈神经压轧术

phren（o） – 脑 **phreno**sterol *n.* 脑甾醇 /

phrenology *n.* 颅相学

phthi – 阴虱 **phthi**riasis *n.* 虱病

phyco – 藻 **phyco**bilin *n.* 藻胆素

phyle – 门 **phyl**um（*pl.* phyla）*n.* 门（生物分类）

phyll – 叶 **phyll**idea 吸叶（绦虫）/ **phyll**iform *n.* 叶形（的）

phys – 气体 **phys**aliform *n.* 气泡样的 / **phys**aliphore *n.* 空泡细胞

physi（o） – 自然，生理；功能 **physi**cal *a.* 身体的，体格的；自然的，物理的

physo – 气，空气 **physo**hematometra *n.* 子宫积血气

phyt（o） – 疣；菌；植物 **phyto**mastigophorean *n.* 植鞭毛虫

pico – 皮（计量单位），微微（10^{-12}）**pico**gram *n.* 皮克，微微克（10^{-12}克）

picr（o） – 苦 **picro**crocin *n.* 番红花苦素

pigment – 色素，色料 **pigmento**phage *n.* 噬色细胞

pil（o） – , **pili** – 毛发 **pil**ial *a.* 毛发的 / **pil**osity *n.* 多毛，多发

pimel（o） – 脂肪 **pimel**orrhea *n.* 皮脂溢

pineal（o） – 松果体 **pinealo**pathy *n.* 松果体病

piper – 胡椒 **Piper** *n.* 胡椒属（另：piper *n.* 吹奏人；管道工）

pituitar（o） – 脑垂体腺 **pituitar**ism *n.* 垂体功能障碍

place – 地方 **place**able *a.* 确定位置的 / **place**less *a.* 没有确定位置的

placent – 胎盘 **placent**a（*pl.* ~ s or ~ e）

n. 胎盘

plano – ; **plan –** 走，游动；平，扁平 **pla-nococcus** n. 动性球菌属，游动球菌属 / **planoconcave** n. 平凹的

plant（a）– , **plantat –** 种植 im**plant** v. 灌输，注入 / trans**plant** v. 移植，迁走

plant – 植物；工厂，车间 **plant**ain n. 车前草

plant – 跖骨 **plant**aris n. / a. 跖肌；跖的，足底的

plas（o）– 发育；生成 **plas**m n. 血浆

plasm – 浆质 **plasma** n. 血浆，淋巴液；原生质 / **plasma**cyte n. 浆细胞

plast – 形状 **plast**ic a. 可塑造的；整形的 n. 塑料；(~s)整形外科

platy – 阔，扁平 **platy**celous a. 平凹型的

ple（o）– 多，过多；更多，增多 **ple**ocaryo-cyte n. 多核细胞

pleg – 麻痹 **pleg**isol n. 心脏麻痹溶液（含钠、钾、镁、钙和氯化物）

plei（o）– 多 **plei**otropic a. 多效性的（基因）

pless – 叩诊 **pless**esthesia n. 触叩诊 / **ples**sor n. 叩诊槌

plet – 填充；装满 com**plet**e a. / v. 完全（的）；彻底的

pleur – 胸膜 **pleur**algia n. 胸膜痛

pleuro – 胸膜；肋；体侧 **pleuro**bronchitis n. 胸膜支气管炎 / **pleuro**thotonos n. 侧弓反张

plex（o）– 丛；神经丛 **plex**iform a. 丛状的 / **plex**al a. 丛的 / **plex**opathy n. 神经丛疾病

plex – 叩诊 **plex**ometer n. 叩诊板；透皮玻片

pneo – 呼吸 **pneo**dynamics n. 呼吸动力学

pneum（o）– 肺，气，气体；呼吸 **pneu-mo**coccus n. 肺炎球菌 / **pneumo**nia n. 肺炎（传统上使用此词，而少用 pneu-monitis）

pod（o）– 足，脚 **pod**agra n. （足）痛风

poikil（o）– 使成杂色；可变的，不规则的 **poikilo**carynosis n. 异形细胞形成

poison – 毒 **poison**ing n. 中毒 acidpoisoning 酸（类）中毒

pol（o）– 极 **pol**arity n. 极性；极性现象

poli（o）– 灰质 **polio**myelopathy n. 脊髓灰质病

plic – 折 **plic**ation n. 折叠术

poli（o）– 灰质 **polio**dystrophia n. （脑）灰质营养不良

poly – 多（数），聚（合） **poly**acrylamide n. 聚丙烯酰胺 / **poly**adenoma n. 多腺瘤

polyp（o）– 息肉 **polyp**ectomy n. 息肉切除术 / **polyp**osis n. 息肉病

pon, pos, posit 放置 com**pos**e v. 组成，构成，著作；com**posit**ion n. 著作，作品

pont（o）– 桥脑 **ponto**bulbia n. 脑桥延髓空洞症

por（o）–[1] 管，通道；孔，门 **poro**keratotic n. 汗孔角化病的

por（o）–[2] 痂；石 **poro**sis n. 骨痂形成；空洞形成 / **poro**ma n. 汗孔硬结

port – 门；搬运；携带 ex**port** v. 出口 / im-

port *v.* 进口,表明,说明

porphyrin – 卟啉 **porphyrin**uria *n.* 卟啉尿

pos – 位置 **pos**ition *n.* 位置,体位;胎位 / ~ of bleeding 出血部位

post – 在⋯⋯之后,后 **post**cibal *a.* 餐后,饭后

post – ,**re** – ,**step** – 后 **post**commissure *n.* (大脑)后连合 / **re**organize *v.* 改组;整顿;再生 / **step**father *n.* 继父

posth – 包皮 **posth**olith *n.* 包皮垢石 / **posth**itis *n.* 包皮炎

poster(**o**) – 在后,后部 **postero**anterior *n.* 后前(位)的

pot – 后 **pot**ency *n.* 发育力(胚胎);效能,效力;性交能力

pract – 做 **pract**ice *n.* 实践;实行;熟练;惯例;开业

prax – 运动;行为 **prax**iology *n.* 行为学

prae – ;**pre** – 在⋯⋯前,预先 **prae**cordia *n.* 心前区 / **prae**cox *n.* 早发的

pregn – 妊娠 **pregn**ancy *n.* 怀孕期;充满 / **pregn**ant *a.* 怀孕的;意义深长的

pre – 在⋯⋯前,预先 **pre**cancer *n.* 初癌,前期癌 / **pre**operative *a.* 手术前的

prehend,**pris** 抓取;拿 ap**prehend** *v.* 了解,捉拿 / inter**pret** *v.* 解释,说明

presby(**o**) – 老,老年 **presby**acusis *n.* 老年聋

press 压 com**press** *v.* 压缩;扼要叙述

primi – 第一 **primi**gravida *n.* 初孕妇

print – 印,刷 **print**able *a.* 可印刷(刊印)的,引得出的,适于出版的

pro – 前,原;向前 **pro**accelerin *n.* 前加速因子,(凝血)第五因子 / **pro**dromus (*pl.* prodromi) *n.* 前驱症状

pro – 支持,向前,在前 **pro**be *n.* 探子,探针,探头 *v.* 用探针探测;彻底调查

prob – ,**prov** – 试验;证明 im**prov**ement *n.* 改良,进步,改良的事物 / **prob**lem *n.* 难题

proct(**o**) – 肛门;直肠 **proct**atresia *n.* 肛门闭锁 / **procto**colpoplasty *n.* 直肠阴道瘘成形术

pron – 旋前的;俯的,伏的 **pron**ate *v.* 旋前;俯卧,伏卧

pros – 前,原;向前 **pros**tate *n.* 前列腺

prosop(**o**) – 面,面部 **prosopo**spasm *n.* 面肌痉挛

prostat(**o**) – 前列腺 **prostato**graphy *n.* 前列腺摄影术

proto – ;**prot** – 原,原始;初,第一 **prot**aminase *n.* 精蛋白酶 / **proto**caryon *n.* 原核,初核

prote(**o**) – 蛋白(质) **prote**asome *n.* 蛋白酶体

proxim(**o**) – 近,靠近 **proxim**al *a.* 接近的,邻近的

prurit(**o**) – 瘙痒 **pruri**go *n.* 痒疹;**pruri**tic *a.* 瘙痒的

psamm – 沙 **psammo**carcinoma *n.* 沙癌 / **psammo**ma *n.* 沙样癌

pseud – ,**pseudo** – 假,伪,拟 **pseudo**coelom *n.* 假体腔 / **pseud**arthrosis *n.* 假关节

psych(**o**) – 精神,心理 **psych**ology *n.* 心

理学

pteryg – 翼 **pteryg**ium *n.* 翼状胬肉 / **pterion** *n.* 翼点

ptyal – 唾液 **ptyal**in *n.* 唾液淀粉酶 / **ptyalism** *n.* 唾液分泌过多

pub(o) – 耻骨 **pub**is（*pl.* pubes）*n.* 耻骨

pud – 阴部 **pud**endum（*pl.* pudenda）*n.* 阴部

puerper – 分娩 **puerper**ium *n.* 产褥期,产后期

pulmo – , **pulmon(o)** – 肺 **pulmo**aortic *a.* 肺（与）主动脉的

pulp – 髓 **pulp**itis *n.* 牙髓炎 / **pulp**y *a.* 髓样的,软的

pupill(o) – 瞳孔 **pupill**a（*pl.* pupillae）*n.* 瞳孔

purul(o) – 脓 **purul**ency *n.* 脓性,化脓
puls – 搏动,推动 **puls**eless *a.* 无脉的 / **puls**ion *n.* 推出,压出

punct – 点 **punct**um（*pl.* puncta）*n.* 点,尖 / **punct**ure *n.* / *v.* 刺;穿刺

puric – 脓的;嘌呤的 **puri**nase *n.* 嘌呤酶 / **pur**ulence *n.* 脓性,脓,化脓

pur – 脓 **pur**ulency *n.* 化脓;脓液 / **pur**ulent *a.* 化脓的

pus – 脓 **pus**tula（*pl.* ~ e）*n.* 脓疱 / **pus**tule *n.* 脓疱

put(a) , **putat** – 计算;考虑 dis**put**able *a.* 引起争论的;com**put**er *n.* 计算机

putre – 脓 **putre**faction *n.* 腐败,腐化;化脓 / **putr**id *a.* 腐烂的;堕落的

py(o) – 脓 **pyo**genin *n.* 脓细胞素（脓细胞内的化合物）/ **pyo**thorax *n.* 脓胸

pyel(o) – 肾盂 **pyel**ectasia *n.* 肾盂扩张

pykno – 致密,浓缩;快速 **pykno**cardia *n.* 心搏过速,心动过速

pyle – 静脉;与门静脉有关的 **pyle**ophlebitis *n.* 门静脉炎

pylor(o) – 幽 **pylor**istenosis *n.* 幽门狭窄

pyr(o) – 火,热;焦,焦性 **pyro**gen *n.* 致热原

pyramid – 锥体;金字塔 **pyramid**alis *n.* 锥状肌

pyrazin – 吡嗪 **pyrazin**amide *n.* 吡嗪酰胺

pyrazon – 唑酮 **pyrazo**furin *n.* 吡唑呋喃菌素

pyridox – 吡哆 **pyridox**al *n.* 吡哆醛 / **pyridox**amine *n.* 吡哆胺

pyrim – 嘧啶 **pyrim**ethamine *n.* 乙胺嘧啶,息疟定

pyridin – 吡啶 **pyridin**e *n.* 吡啶;与正常吡啶类似物质中的任一种

pyret(o) – 火,热 **pyreto**genesia；pyretogenesis *n.* 热发生,发热

pyrex(o) – 火,热 **pyrex**iogenic *a.* 致热的;**pyrex**y / **pyrex**ia *n.* 发热

pyruv – 丙酮酸 **pyruv**emia *n.* 丙酮酸血症 / **pyruv**ate *n.* 丙酮酸盐

quadrant – 四分体;象限 **quadrant**al *a.* 四分体的;象限的

quadri – , **quart** – 四,四倍 **quadri**ceps *n.* 四头肌 *a.* 四头肌的

quat – 四 **quat**ernary *a.* 四元的;第四的;季的 *n.* 四个一组的东四

quin – 喹啉 **quin**aldic acid 喹哪啶酸 / quinaldinic acid 喹啉酸

quir，quest – 求取，质问 ac**quir**e v. 获得，得到；quest n. 寻求

quinon – 醌 **quino**protein n. 醌蛋白 / **quino**mycin n. 醌霉素

rachio – ；**rachi** – 脊柱 **rachio**campsis n. 脊柱弯曲

radi(o) – 放射，辐射；桡骨 **radio**sensibility n. 放射敏感性

radicul(o) – 神经根 **radicul**algia n. 神经根痛

ras – 磨 **ras**ion n. 锉刮，锉磨（药物）/ **ras**patory n. 骨锉，骨刮

re – 再，复，反，回，后 **re**ablement n. 康复；复原，恢复 / **re**absorb v. 重吸收

rect(o) – 直肠 **rect**um n. 直肠 / **rect**us n. 直的；直肌

reg – ，**rect** – 划直线；引导；治理 cor**rect** a. 正确的，对的 v. 改正，修正 / **reg**ular a. 整齐的，对称的，有规律的

regul – 规律 **regul**ar a. 有规律的；定时的 / **regul**arity n. 规律性；匀称；正规；定期

relax – 松弛；舒张 **relax**ant a. / n. 迟缓的；弛缓药 / **relax**in n. 弛缓素，松弛肽

ren(o) – 肾脏 **ren**ocortical a. 肾皮质的

rest – 休息；睡眠 **rest**less a. 不安定的；得不到休息的 / **rest**oration n. 恢复；复位；修补

reticul(o) – 网，网状结构 **reticulo**cytopenia n. 网状细胞减少 / **reticulo**cytosis n. 网状细胞增多

retin(o) – 视网膜 **retino**schisis n. 视网膜劈裂症

retro – （在）后，向后，逆行，逆向 **retro**anteroamnesia n. 颠倒遗忘

rhabd(o) – 杆状的；杆 **rhabdo**cyte n. 杆（状）核细胞，晚幼粒细胞

rhbadomy(o) – 横纹肌 **rhabdomyo**lysis n. 横纹肌溶解；**rhabdo**sphincter n. 横纹（肌）括约肌

rheumat(o) – 水流（关节内）**rheumat**algia n. 风湿痛

rhin – ，**rhino** – 鼻 **rhin**allergosis n. 过敏性鼻炎

rhino – ，**rhin** – 鼻 **rhino**cephalus n. 喙状鼻畸胎

rhiz – 根 **rhizo**ma n. 根茎 / **rhizo**id a. 根样的；假根

rhod – 玫瑰，蔷薇，红 **rhodo**flavin n. 红核黄素 / **rhodo**psin n. 视紫质

rhomb – 菱形，斜方形 **rhomb**oid n. 长菱形，长斜方形

rhythm – 节律，心律 **rhythm**icity n. 节律性 / **rhythm**ical a. 节律的

rhytid(o) – 皱纹，皱缩 **rhytid**ectomy n. 皱纹切除术；**rhytido**sis n. 角膜皱缩（濒死现象）

rib – 核糖 **ribo**nuclease n. 核糖核酸酶 / **ribo**nucleic acid 核糖核酸

rig – 硬 **rig**idity n. 强直，僵硬 / **rig**or n. 寒战；强直，僵硬

roentgen(o) – X 线，伦琴射线（德物理学家 1845 – 1923）**roentgen**ologist n. X 线

学家,X 线专科医师

rot – 转 **rot**atory *a.* 旋转的,转动的 / **ro-texion** *n.* 转屈

rub – 红 **Rub**idomycin *n.* 红比霉素,柔红霉素(抗肿瘤药)

rupt – 破裂 **rupt**ure *n.* 破裂;绝交

rupture – 破裂;疝 cardiorrhexis,cardio**rupture** *n.* 心脏破裂

sacchar – 糖 **sacchar**ify *n.* 糖化 / **sacchar**ide *n.* 糖,糖类

sacr(o) – 骶(骨)**sacro**spinous ligament 骶棘韧带

salicyl – 水杨酸 **salicyl**ate *n.* 水杨酸盐 / **salicyl**ism *n.* 水杨酸中毒

saliv – 唾液 **saliv**ary *a.*(分泌)唾液的 / **saliv**ator *n.* 催涎药

sal – , **sil** – , **sult** – 跳 **sal**ly *n.* 突围 / re**sult** *v.* 发生,起因于,导致 *n.* 结果,效果

salping(o) – 管;输卵管;咽鼓管 **salpingo**cele *n.* 输卵管疝

sangui – 血 **sangui**fication *n.* 血液生成,血液化

sapr – 腐烂 **sapr**emia *n.* 腐血症,脓毒中毒 / **sapr**ophyte *n.* 腐生物

sarc(o) – 肌,肉 **sarco**blast *n.* 原始(成)肌细胞(发育为肌细胞的原始细胞)

satur – 满 **satur**ation *n.* 饱和(状态);浸透;浸润

scabi – 疥螨 **scabi**es *n.* 疥疮 / **scabi**cide *n.* 抗疥螨剂;杀疥螨药

scale – 鳞屑;剥刮 **scal**ing *n.* 刮牙术,洁治

术 / adhesive **scale** 黏性鳞屑

scalen – 斜角肌的,不等边三角形的 **scalen**us *n.* 斜角肌;不等边三角形

scat(o) – ; **skato** – 粪,粪质 **scato**logy *n.* 粪便学

scapul(o) – 肩胛 **scapulo**dynia *n.* 肩(胛)痛

scend 登 a**scend** *v.* 登高,上升 / de**scend** *v.* 下来,下去,遗传,传代

schist(o) – 裂,分裂 **schisto**celia *n.* 腹裂畸形

schiz(o) – 裂,分裂 **schizo**affective *n.* 分裂情感性(的)

scia – , **skia** – 影(尤指 X 线的)**scia**gram *n.* X 线(照)片

sciat – 坐骨 **sciat**ica *n.* 坐骨神经痛 / **sciat**ic *a.* 坐骨的

scien – 知,晓 con**scien**ce *n.* 良心 / **scien**ce *n.* 科学

scint(i) – 闪烁,闪光 **scinti**angiocardiography *n.* 闪烁心血管造影术

scirrh(o) – 硬,硬癌的 **scirrh**oid *a.* 硬癌样的 / **scirrh**oma *n.* 硬癌

sciss – 切 **sciss**ion *n.* 切断;分裂 / **sciss**or *v.* 剪断;删除 *n.*(*pl.*)剪刀

scler(o) – 巩膜;硬化 **sclero**centesis *n.* 巩膜穿刺术 / **sclero**atrophic *a.* 硬化萎缩的

scoli(o) – 弯曲 **scoli**okyphosis *n.* 脊柱后侧凸

scop – 看 **scop**e *n.* 范围;眼界;观察仪器 / **scop**arius *n.* 金雀花

scrib – , **script** – 写 a**scrib**able *a.* 可归因

于……的 / pre**script** *n.* 规则,命令

scot（**o**）– 暗,盲 **scoto**ma *n.* 暗点,盲点; 精神盲点

scroful – 淋巴结核 **scroful**a *n.* 淋巴结核; 瘰疬 / **scroful**ous *a.* 淋巴结核的

se – 分开,离开,区别开 **se**ction *n.* 切开 （术）;切（断）面,切片;节;组（生物分类中属于亚属）/ **se**crete *v.* 分泌,隐藏

seb（**o**）– 脂,皮脂 **seb**iagogic *a.* 促皮脂的,生皮脂的

sebace（**o**）– 脂,皮脂 **sebace**ofollicular *a.* 皮脂毛囊的

sec –, **seg** –, **sex** – 切割 bi**sect** *v.* 切成两半 / **seg**ment *n.* 切开的部分,区分,节; sex *n.* 性别（男,女）

sect（**o**）– 切,截断 **sect**ion（*pl.* sections）*n.* 切开（术）;切片;节

sed – 坐;离开 **sed**entary *a.* 坐着的;静止的 / **sed**ative *a.* 镇静的;止痛的 尿 *n.* 镇静剂;止痛药 / **sed**entaria ossa 坐位骨 （指坐骨及尾骨）

seg – 切 **seg**ment *n.* 部分;切片;段;节;弓形 *v.* 分割;分裂 / **seg**mentum（*pl.* segmenta）*n.* 节,段

semei – 症状 **semei**ology *n.* 症状学 / **semei**otic *a.* 有关症状或体征的

semi – 半,部分,在中间 **semi**conscious *a.* 半清醒的 / **seme**ster *n.* 半年,一学期

semi –, **hemi** – 半 **hemi**chorea *n.* 偏身舞蹈病 / **semi**canalis（*pl.* semicanales）*n.* 半管

semin – 精液 **semin**ation *n* 授精 / **se**-**min**uria *n.* 精液尿

semin（**i**）– 精子,种子 **semino**ma *n.* 精原细胞瘤

sen – 存在 **sen**ile *a.* 衰老的;老年期的 / **sen**ility *n.* 衰老 / **sen**ior *a.* 年长的;前辈的;高年级的 *n.* 长者;上级;高年级

sens – 感觉 **sens**uous *a.* 感官方面的;激发美感的 / sentience, sentiency *n.* 知觉能力;感觉 / in**sens**ible *a.* 不省人事的

sent – 感觉 **sent**iment *n.* 思想感情;情绪;观点 / in**sens**itive *a.* 感觉迟钝

self – 独立 **self**ish *a.* 自私自利的; **self**less *a.* 无私的,忘我的

seps（**o**）– 感染 **seps**is（*pl.* sepses）*n.* 脓毒病,脓毒症

sept – 腐败 **sept**ic（a）emia *n.* 败血病 / **sept**icopyemia *n.* 脓毒败血病

septate – 有隔,分隔的 **sept**ation *n.* 分隔; **septato**me, **septoto**me *n.* 鼻中隔刀

sequestr – 死骨 **sequestro**tomy *n.* 死骨切除术 / **sequestr**um *n.* 死骨片

sequ –, **secut** – 跟随;接连发生 conse-**qu**ence *n.* 后果,影响,重要性 / conse-**qu**ent *a.* 由……引起的

seri –, **sert** – 结合;加入 as**sert** *v.* 维护,辩护,宣称 / **seri**es *n.* 系列

sero –; **ser** – 浆液;血清 **sero**albuminuria *n.* 血清白蛋白尿

serv（**a**）–, **servat** – 守护 con**serv**ation *n.* 保护;保存

sess – 稳的;无的 **sess**ile *a.* 无柄的,无蒂的;固着的 / **sess**ion *n.* 会议;会期;学期

sex – 性 **sex**ual *a.* 性别的;性欲的 / **sexual**ity *n.* 性别;性欲

short – 短 **short**en *v.* 弄短;减少 / **short**ness of breath 呼吸浅促,气促

sial(o) – 唾液 **sial**adenoncus *n.* 涎腺瘤

sialaden(o) – 唾腺 **sialadeno**pathy *n.* 涎腺病

sib – 同胞(兄弟姐妹);血亲,后裔 **sib**ship *n.* 血缘关系;血族关系;同胞群

siccant – 干燥的,收湿的 **siccat**ive *a.* / *n.* 干燥的,收湿的;脱水剂,干燥剂

sick – 有病的,恶心的,厌恶的 **sick**lemia *n.* 镰状细胞性贫血

sid, **sed**, **sess** 坐 as**sid**uity *n.* 专心致志 / ob**sess**ion *n.* 困扰 / pre**sid**e *v.* 主持

sider(o) – 铁 **sider**oblast *n.* 铁粒幼红细胞

sigmoid(o) – 乙状结肠 **sigmoido**pexy *n.* 乙状结肠固定术

sign –, **signat** – 标记 **sign** *n.* / *v.* 符号,信号,手势 / **signat**ure *n.* 签字

silic(o) – 硅,矽 **silic**ification *n.* 硅化(作用)

simil – 相似 **simil**ar *a.* 相似的 / **simil**arity *n.* 相似 / **simil**e *n.* 直喻

sino – 窦 **sino**atrial *a.* 窦房的

sinus(o) – 窦 **sinus**(*pl.* sinuses) *n.* 窦(解剖);窦道,窦(脓液流出的管道)

sist, **st**, **sta**, **stance**, **stat**, **stit** 安置;站立 as**sist**ant *n.* 助手,助理;circum**stance** *n.* 情况,环境 / con**sist** *v.* 由……组成 / con**stant** *a.* 经常的 *n.* 常数,衡量 / con-

trast *v.* 比较,对比 / in**stit**ute *v.* 设立,制定

sinistr – 左 **sinistr**ality *n.* 左利,甚用左侧器官 / **sinistr**ocardia *n.* 左位心,心左移

skato –; **scato** – 粪;粪质 **skato**phagy, **scato**phagy *n.* 食粪癖

skelet – 骨 **skelet**on *n.* 骨骼;骨架;脉络;梗概 / **skelet**al *a.* 骨骼的

skia – 影;X 线 **skia**gram, **skia**graph *n.* X 线(照)片 / **skia**graphy *n.* X 线摄影术

soci(a), **sociat**, **socio** 联合;社会 as**soci**ation *n.* 协会,联盟,联想;dis**sociat**e *v.* 分离,与……无关 / **soci**ety *n.* 社会,团体,社团,友谊

sol – 太阳 **sol**ar *a.* 太阳的;腹腔(神经)丛的 / **sol**arium *n.* 日光浴

solv –, **solut** – 解开;溶解 **solv**e *v.* 解决 / **solut**ion *n.* 溶液

somat(o) – 躯体,体 **somato**ceptor *n.* 体(壁)感受器

somn(o) – 睡眠 **somn**iferous *a.* 催眠的

sopor – 睡眠 **sopor** *n.* 甜睡 / **sopor**ific *a.* 甜睡的;催睡的 *n.* 安眠药

solid – 固体 **solid**arity *n.* 团结;休戚相关 / **solid**ify *v.* 使团结;使凝固 / **solid**ity *n.* 固体;坚固;硬度

solut – 分解 **solut**e *n.* 溶质 / **solut**ion *n.* 解决;溶解;溶液

solv – 分解 **solv**e *v.* 解释;解决 / **solv**ency *n.* 溶解质;溶解力

son(o) – 声音 **son**itus *n.* 耳鸣

sorb –, **sorpt** – 吸收 ab**sorb** *v.* 吸收,吸

引……的注意力 / **resorp**tion *n.* 再吸收

sorb - 山梨醇 **sorb**in *n.* 山梨糖 / **sorb**in-ose *n.* 山梨糖 / **sorb**it *n.* 山梨糖醇

sound - 声音;稳健 **sound**ing *a.* 响亮的;夸大的 *n.* 探测;探通术 / **sound**ly *ad.* 完全地;稳健地;正确地

space - 区;隙;空间 **spac**ious *a.* 广阔的;宽裕的

spargan - 裂头蚴 **spargan**um(*pl.* spargana)*n.* 裂头蚴

span(o) - 稀少;减少;过少 **span**opnea *n.* 呼吸减少

spasm(o) - 痉挛 **spasmo**philia *n.* 痉挛素质

spast - 痉挛 **spast**ic *a.* 痉挛的;强直的;僵硬的 / **spast**icity *n.* 痉挛状态,强直(状态)

spec - 特别 **spec**ific *a.* 特有的;明确的;种的;有特效的

spect(a) - ,**spectat** - 看 **spect**ator *n.* 旁观者

spectr - 光谱 **spectr**um(*pl.* spectra/ ~ s)*n.* 系列;范围;光谱

spir - 呼吸 ex**spir**ation *n.* 呼出,终止 / re**spir**e *v.* 呼吸

sperm(o) - ,**spermat(o)** - 种子;精子;精细胞 **spermato**cyte *n.* 精母细胞

sphen(o) - 楔形,蝶骨 **spheno**ccipital *n.* 蝶枕(骨)的

spher(o) - 球,球体 **sphero**cephalus *n.* 球形头畸胎

sphincter(o) - 括约肌 **sphinctero**scope *n.* 肛门括约肌镜 / **sphinctero**scopy *n.* 肛门括约肌镜检查

sphygm(o) - 脉,脉搏 **sphygmo**cardiogram *n.* 心动脉搏图

spin - 脊柱 **spin**al *a.* 脊柱的;脊髓的;棘状突起的 / **spin**e *n.* 脊骨,脊柱;棘

spir(o) - 螺旋;呼吸 **spiro**bacteria *n.* 螺旋菌 / **spiro**graph *n.* 呼吸描记器

spirochet - 螺旋体 **spirocheto**sis *n.* 螺旋体病 / **spirocheto**lysin *n.* 溶螺旋体素

splanchn(o) - 内脏;内脏神经 **splanchn**ectopia *n.* 内脏异位

splen(o) - 脾 **splen**atrophy *n.* 脾萎缩

spondyl(o) - 脊柱,脊椎 **spondyl**optosis *n.* 脊柱前移

spongi(o) - 海绵;海绵状的 **spongio**blast *n.* 成胶质细胞瘤,胶质母细胞;无轴索细胞

spor(o) - 孢子,芽孢 **sporo**agglutination *n.* 孢子凝集(作用)

spring(o) - 管,瘘,洞 **spring**e *n.* 圈套,陷阱 *v.* 设圈套,设陷阱 / **spring**let *n.* 小泉(河,溪)

squam(o) - 鳞,鳞屑 **squamo**zygomatic *a.* 颞鳞颧部的

stain - 染色 **stain**less *a.* 没有污点的;纯洁的;不锈的

staped(o) - 镫骨的 **staped**iolysis *n.* 镫骨松动术

staphyl(o) - 葡萄;悬雍垂 **staphyl**ematoma *n.* 悬雍垂血肿 / **staphyl**ine *a.* 葡萄(串)状的;悬雍垂的 / **staphylo**coccus *n.* 葡萄球菌

stas – 站;停滞;郁积 **stas**is *n.* 停滞;郁积

stat – 站 **stat**ion *n.* 车站;岗位;身份;姿势;位置;产位;救护车 *v.* 驻扎;配备

stear – 硬脂 **stear**ate *n.* 硬脂酸盐 / **stear**in, **stear**ine *n.* 硬脂(精)

steat(o) –, **stearo** – 脂肪,皮脂 **steat**ogenous *a.* 产生脂肪的

sten(o) – 狭窄,狭小 **steno**cephalia *n.* 头狭窄 / **steno**coriasis *n.* 瞳孔缩小

step – 后 **step**father *n.* 继父

sterc(o) – 粪 **sterco**bilin *n.* 粪胆素

stere(o) – 固体,实体;三维的 **stereo**anesthesia *n.* 实体觉缺失

steril – 不育 **steril**e *a.* 不生育的;不结果实的;无菌的

stern(o) – 胸骨 **sterno**clavicular *a.* 胸锁的

steth(o) – 胸 **stetho**meter *n.* 胸围计,胸廓张度计

still – 滴 **still**igout *n.* 点滴管 / **still**icidium *n.* 滴流;泪溢

stinct, sting 刺,刺激 di**stinct**ion *n.* 区分,区别,卓越,荣誉 / **sting** *v.* 刺痛,螫针 / **stitch** *v.* 缝合 *n.* 针脚,剧痛

stimul – 刺激 **stimul**us(*pl.* stimuli) *n.* 刺激(物);促进因素

stomach – *n.* 胃;腹部;胃口;欲望;忍受 *v.* 津津有味地吃;消化;忍受 / **stomach**ic *a.* 胃的 *n.* 健胃药

stom(o) – 口,口腔 **stom**acace *n.* 溃疡性口炎,急性坏死性龈炎

stomat(o) – 口,口腔 **stomat**ocace *n.* 溃疡性口炎

stor – 藏 **stor**e *n.* 贮藏;(*pl.*)出藏品;仓库;店铺 *a.* 储存的;现成的 *v.* 贮藏;供应

strain – 拉 **strain** *v.* 拉紧;强制;扭伤;滤 *n.* 拉紧;张力;过度使用;扭伤;血缘;种系;菌株 / **strain**er *n.* 滤器;滤网

strangul – 扼 **strangul**ate *v.* 勒死;窒息;狭窄(血脉等);抑制 / **strang**ury *n.* 痛性尿淋沥

strat – 层 **strat**ify *v.* 分层 / **strat**um(*pl.* strata) *n.* 层;地层;阶层

strept(o) – 扭链;链球菌 **strepto**angina *n.* 链球菌性咽峡炎

stress – 压力 **stress** *n.* 压力;压迫;应激反应;紧张(状态);重点;重音;强调 *v.* 强调;重读;压 / **stretch** *n.* / *v.* 伸展;牵张;曲解;滥用

strict – 拉;紧密的 **strict**ure *n.* 狭窄;(*pl.*)谴责 / **strict**urotomy *n.* 狭窄切开术

strongyloid – 类圆线虫 **strongyloid**iasis *n.* 圆线虫病 / **strongyloid**osis *n.* 类圆线虫病

stropho – 扭、歪、斜 **stropho**cephalus *n.* 扭头畸胎 / **stropho**cephaly *n.* 扭头(畸形)

stru, strere, struct 结构;建造 con**struct** *v.* 建造;ab**stru**se *a.* 难懂的

styl(o) – 茎突,茎状;柱 **stylo**hyoid, **stylo**hyal *n.* 茎突舌骨的

sub –, **suc** –, **suf** –, **sup** –, **sur** – 等辅音重复表示在……下面;次要 **sub**urethral *a.* 尿道下的 / **suf**fer *v.* 遭受;经历;患病;容忍 / **sup**ple *a.* 柔软的;顺从的;易

适应的 / **sur**rogate *n.* 代理人;代用品

sub – 在……下,下,不足,不全;次,亚(化学) **sub**mucous *a.* 黏膜下的;**sub**nitrate *n.* 次硝酸盐;**sub**cellular *a.* 亚细胞的

sub – , **under** – 下 **sub**clavius *n.* 锁骨下肌 / **under**foot *ad.* 在脚下;碍事

submaxill(o) – 下颌骨 **submaxill**aritis *n.* 颌下腺炎

suc – 下;离;近乎 **suc**ceed *v.* 接替;继;成功 / **sub**side *v.* 退去,下沉;**suf**fer *v.* 受痛苦,遭受,忍耐 / **sup**pose *v.* 推测,想象

sucr – 蔗糖 **sucr**ase *n.* 蔗糖酶,转化酶 / **sucr**ose *n.* 蔗糖

sudor – 汗 **sudor**ific *a.* 发汗的 *n.* 发汗剂

sulf – 硫 **sulf**oacid *n.* 硫代酸;磺酸 / **sulf**ate *n.* 硫酸盐

sulf – 磺胺 **sulf**adiazine *n.* 磺胺嘧啶 / **sulf**adoxine *n.* 周效磺胺(长效磺胺药)

sulph – 硫,磺基 **sulph**emoglobinemia *n.* 硫化血红蛋白血症

sulfhydr – 巯基,硫氢基 **sulfhydr**ate *n.* 氢硫化物 / **sulfhydr**yl *n.* 巯基,硫氢基

sult – 跳 **sult**ry *a.* 闷热的;易激动的;(能)激起性欲的

surg – 外科 **surg**eon *n.* 外科医生;军医 / **surg**ery *n.* 外科(学);外科手术

sum 拿,取 con**sum**ptive *a.* 患肺病的 / re**sum**ption *n.* 恢复

super – 超级,超过,过度;上,在……上 **super**abduction *n.* 外展过度 / **super**ficial *a.* 表面的,表皮的

super – , **out** – , **extra** – 超出 **super**acute *a.* 超急性的

supra – 超……,上,在上 **supra**lbal *a.* 白质上的(脑)

sur – 超;外加;在……上 **sur**pass *v.* 超越 / **sur**prise *n.* 惊奇,意外

sure – 确定 **sure** *a.* 确信的;可靠的

syl – 共同,同时 **syl**labus(*pl.* syllabi / syllabuses) *n.* 摘要;提纲;教学大纲

sympath(o) – 交感神经 **sympath**etic *a.* 同情的;交感的;共振的 *n.* 交感神经 / **sympath**olytic *a.* 抗交感(神经)的 *n.* 抗交感神经药 / **sympath**omimetic *a.* 拟交感神经的 *n.* 拟交感神经药

symptom – 症状 **symptom**atology *n.* 症状学 / **symptom** complex *n.* 综合症状

sym – 共同,相同,接合;连,联 **sym**physis *n.* 联合(为软骨关节的一种类型)

syn – 共同,相同,接合;连,联 **syn**clonus *n.* 共同阵挛;共同阵挛病

syncop(o) – 切段;缩短;晕厥 **syncop**ic *a.* 晕厥的

syndesm(o) – 韧带;结缔组织 **syndesm**ology *n.* 韧带学

synov(o) – 滑液;滑膜;腱鞘 **synov**ialis *a.* 滑膜的

syphil(o) – 梅毒 **syphil**oderm *n.* 皮肤梅毒 / **syphil**is *n.* 梅毒

syring – 管 **syring**itis *n.* 咽鼓管炎 / syrinx *n.* 瘘管;鸣管(鸟类)

sys – , **sy** – 共同;同时 **sys**tem *n.* 系统 / **sy**mptom *n.* 症状,征兆

systol – 收缩 **systol**e *n.* 收缩 / **systol**ic *a.*

收缩期的

tachy – 速，快速 **tachy**cardia n. 心动过速，心搏过速

taenia – 绦虫；带 **taenia**cide a. 杀绦虫的 n. 杀绦虫剂

tard – 迟 **tard**iness n. 缓慢；迟延 / **tard**y a. 缓慢的；迟到的；勉强的 / **tard**ocillin n. 长效西林；苄星青霉素

tars(o) – 跗骨（足和小腿间的 7 块小骨）**tars**omegaly n. 巨跟骨，跟骨增大

tain，**ten**，**tin** 拿住；保有；保持 abs**tain** v. 禁绝，戒除 / abs**ten**tion n. 禁戒 / abs**ti**nence n. 禁欲 / con**ten**t n. 内容，容纳

tauro – ；**taur** – 牛 **tauro**cholaemia n. 牛磺胆酸血症

taut(o) – 相同 **tauto**meral a. 同侧的

tax(o) – 趋向，向性；回复，整复 **taxo**nomy n. 分类学

tect(o) – 顶盖 **tecto**nic a. 整形的，成形的；构造的 / **tecto**rial a. 覆膜的，顶盖的 / **tecto**logy n. 组织构造学

teg – 顶盖 **teg**men(pl. tegmina) n. 盖 / **tegmen**tum(pl. tegmenta) n. 盖，被盖；大脑脚盖；中脑盖

tel(o) – 完全 **telo**tism n. 功能完整；阴茎勃起

tele – 终，末；远距 **tele**kinesis n. 远距运动，感应远动 / **tele**omitosis n. 终期分裂 / **tele**canthus n. 内眦距过远（症），远距眦

telo – 末，终，端 **telo**gen n. 毛发生长终期 / **telo**phase n. 末期，终期 / **telo**cinesia n. 末期，终期（有丝分裂第四期）

temper – 节制 **temper**ance n. 节制（饮食）；节欲；戒酒

tempor – 颞 **tempor**le n. 颞部，太阳穴；庙宇；教堂 / **tempor**al a. 颞的；短暂的；世俗的

tend – ，**tens** – ，**tent** – 延伸 at**tent**ive a. 护理的；为别人服务的 / dis**tend** v. 扩张，膨胀 / in**tens**e a. 强烈的，剧烈的 / **tend** v. 趋向，走向，护理，管理

ten – 线 **ten**ia n. 绦虫；带 / **ten**iacide a. / n. 杀绦虫的；杀绦虫剂

ten(o) – ，**tenonto** – 腱 **teno**desis n. 腱固定术 / **tenonto**myotomy n.（部分）腱肌切除术

tendo – 腱 **tendo**n(pl. tendons) n. 腱

tenonto – 腱 **tenonto**myoplasty n. 腱肌成形术

tens – 拉，压 **tens**ion n. 张力；紧张 / **tens**or n. 张肌 / **tens**ity n. 紧张度

ter – 三次，三倍 **ter**molecular a. 三分子的 / **ter**nary a. 第三的；三元的

terat(o) – 畸形；畸胎 **terato**blastoma n. 畸胎瘤

termin(a) – ，**terminat** – 限定；界限 de**terminat**e a. 有限的，确定的 / **termin**al a. 末端的，终点的，晚期的

test – 证明；证实 at**test** v. 证明，为……作证

test(o) – 睾丸 **testo**sterone n. 睾丸酮

tetan – 破伤风 **tetan**ine n. 破伤风菌毒 / **tetan**oid a. 破伤风样的；颈直样的

tetra – 四，丁 **Tetra**coccus n. 四联球菌属

thalam（o）－丘脑,视丘 **thalam**us *n.* 丘脑

thalass（o）－海 **thalass**emia *n.* 地中海贫血,库利贫血

thall－芽;枝;铊 **thall**ium *n.* 铊（T₁,81 号元素）

the（o）－放置,安置 **theo**rem *n.* 定理;原理 / **the**rapy *n.* 治疗（法）

thec（o）－膜,鞘 **thec**a（*pl.* thecae）*n.* 膜,鞘

thele－;**thel**（o）－乳头;乳头状 **thel**orrhagia *n.* 乳头出血

theli（o）－皮 **theli**olymphocyte *n.* 皮内淋巴细胞

thermo－;**therm**－热,温 **thermo**penetration *n.* 透热法

therapeut（o）－疗法,治疗 **therapeut**ic（al）*a.* 治疗（学）的

thi－硫 **thi**ambutosine *n.* 丁氨苯硫脲 / **thi**amin（e）*n.* 硫氨,维生素 B1

thorac（o）－胸 **thoraco**pagus *n.* 胸部联胎

thromb（o）－血栓 **thrombo**angitis *n.* 血栓性血管炎,血栓性脉管炎

thromb（o）－血小板 **thrombo**penia *n.* 血小板减少（症） / **thrombo**cytosis *n.* 血小板增多

thym（o）－胸腺;精神,情感 **thym**oma *n.* 胸腺瘤 / **thym**ergasia *n.* 情感性精神病

thyre（o）－甲状腺;屏蔽 **thyre**oid *n.* 甲状腺 *a.* 甲状腺的

thyro－甲状腺,甲状 **thyro**toxicosis *n.* 甲状腺毒症

thyroid（o）－甲状的;甲状腺 **thyroid**itis *n.* 甲状腺炎

tibi（o）－胫骨 **tibi**a *n.* 胫骨 / **tibi**ad *a.* 向胫侧的

tinct－酊,酊剂 **tinct**ura *n.* 酊,酊剂 / **tinct**uration *n.* 酊剂制备

toc（o）－分娩,产,生育 **toco**pherol *n.* 生育酚（维生素 E）

toler－忍 **toler**ance *n.* 忍受;耐受性 / **toler**ate *v.* 忍受;宽恕;默认;有耐（药）力

tom（o）－截断,切割 **tomo**gram *n.* X 线体层照片,X 线断层照片

tonic－紧张的;强直的;强壮的;补的 **tonic**ity *n.* 紧张性;强壮

tono－紧张,张力,强直,伸展 **tono**meter *n.* 眼压计;张力计

tonsill－扁桃体 **tonsill**a（*pl.* ～ e）*n.* 扁桃体

tonsillo－扁桃腺 **tonsillo**adenoidectomy *n.* 扁桃体增殖腺切除术

top（o）－地方,局部,部位 **topo**graphy *n.* 局部解剖学;地志;地形（学）

tox（o）－毒,毒素,毒物 **tox**emic *a.* 毒血症的

toxic（o）－有毒的,毒物的 **toxic**ation *n.* 中毒

toxin－毒素 **toxin**um *n.* 毒素 anti**toxin** *n.* 抗毒素

toxocar－弓蛔虫 **toxocar**iasis *n.* 弓蛔虫病 / **toxocar**al *a.* 弓蛔虫的

tra－,**tran**－,**trans**－横过;贯通;超越;转移 **trans**action *n.* 处理,执行;**trans**fer *v.* 转移,移动 / **trans**plant *v.* 移植,

迁移 / **trans**verse *a.* 横断的

tract – 拉；抽 abs**tract** *a.* 抽象的 *n.* 摘要 / con**tract**ion *n.* 收缩 / re**tract**ion *n.* 撤回，缩进

trache(**o**) – 气管 **tracheo**bronchial *a.* 气管支气管的

trachel(**o**) – 颈，项 **trachel**ism *n.* 颈肌痉挛 / **trachel**itis *n.* 子宫颈炎

trache(**o**) – 气管 **tracheo**bronchial *a.* 气管支气管的

tract 束；道（数个器官连续组合，共同完成一项功能如呼吸道）bulbar **tract**s 延髓束 / urinary **tract**s *n.* 泌尿道

trag – 耳 **trag**us(*pl.* tragi) *n.* 耳屏；耳毛；耳珠 / **trag**ion *n.* 耳屏点

trapez – 斜方形 **trapez**ium *n.* 梯形；不规则四边形；大多角骨 / **trapez**ius *n.* 斜方肌

trauma – 创伤 **trauma**(*pl.* ~ s / trauma-ta) *n.* 创伤；外伤 / **trauma**tism *n.* 创伤（病）；外伤（病）；创口

traumato – 创伤，外伤 **traumato**genic *a.* 创伤（源）性的；造成创伤的

trans – 横过，越过；变换，改变；转移 **trans**cend *v.* 超越；胜过

trans – , **dia** – , **per** – 横穿 **trans**action *n.* 横切；横断 / **dia**gram *n.* 图解 / **per**forate *v.* 穿孔；穿刺

trepo – 旋转；转动 **trep**an *n.* 环锯；**treph**ine *n.* 环钻；环锯

treponem – 密螺旋体 **treponem**a *n.* 密螺旋体 / **treponem**iasis *n.* 密螺旋体病，梅毒

tri – 三，三次 **tri**angle *n.* 三角，三角形

trib – , **tribut** – 交给 at**trib**utable *a.* 可归因于……的；con**trib**ute *v.* 贡献，有助于，投稿

trich(**o**) – 毛，发 **trich**itis *n.* 毛球炎 / **tri-cho**cephaliasis *n.* 鞭虫病 / **tricho**cephalo-sis *n.* 鞭虫病

trigon(**o**) – 膀胱三角区 **trigon**itis *n.* 膀胱三角炎

trit – 磨 **trit**urate *v.* 研成粉；咀嚼 *n.* 磨碎物；研制剂 / **trit**urable *a.* 可研制的，可研磨的

troch – 转 **troch**lea *n.* 滑车 / **troch**lear *a.* 滑车的

troph(**o**) – 营养；向……性，亲……性，趋向性，亲和性 **tropho**cyte *n.* 滋养细胞 / **tropho**blast *n.* 滋养层

tropo – 变化 **tropo**meter *n.* 旋转器（计）

trunc – 躯干 **trunc**us(*pl.* trunci) *n.* 躯干，干 / **trunk** *n.* 树干；躯干；神经干；干线；皮箱

trypan – 锥虫 **trypano**somiasis *n.* 锥虫病 / **trypano**some *n.* 锥虫

tubercul – 结节 **tubercul**um(*pl.* tubercu-la) *n.* 结节

tubercul – 结核结节 **tubercul**in *n.* 结核菌素 / **tubercul**osis *n.* 结核病

tubul – 管 **tubul**us(*pl.* tubuli) *n.* 小管，细管 / **tubul**ar *a.* 管（状）的；有管的

tum – 肿，瘤 **tum**efaction *n.* 肿胀，肿大 / **tumo**(u)r *n.* 肿大；肿瘤；赘生物

tum −，**turb** − 纷乱 dis**turb** *v.* 扰乱 ／ **turb**ulent *a.* 骚乱的；狂暴的

turbin − 鼻甲 **turbin**ate *n.* 鼻甲 ／ **turbin**ectomy *n.* 鼻甲切除术

tuss − 咳嗽 **tuss**icula *n.* 轻咳 ／ **tuss**iculation *n.* 干咳，烦咳 ／ **tuss**igenic *a.* 引起咳嗽的

tw − 纠缠；二 be**tw**een *prep.* 在……之间 ／ **tw**eezers *n.* 镊子；**tw**ice *ad.* 两次

typh − 伤寒 **typh**oid *a.* ／ *n.* 伤寒（的）／ **typh**us *n.* 斑疹伤寒

typhlo − 盲肠；盲 **typhlo**stomy *n.* 盲肠造口术 ／ **typhlo**sis *n.* 盲，视觉缺失

tympan(o) − 鼓室；鼓膜 **tympan**y *n.* 鼓音 ／ **tympan**ic *a.* 鼓（面）的；鼓室的

tyr − 酪 **tyr**osamine *n.* 酪氨 ／ **tyr**osinase *n.* 酪氨酸酶

ulcer − 溃疡；弊病 **ulcer**ation *n.* 溃疡形成 ／ **ulc**us(*pl.* **ulc**era) *n.* 溃疡

uln − 尺骨 **uln**a(*pl.* ~ e ／ ~ s) *n.* 尺骨 ／ **uln**ad *a.* 向尺侧 ／ **uln**en *a.* 尺骨的

ulo −，**ule** − 瘢痕；龈 **ulo**rrhagia *n.* 龈出血

ultra − 极端；超出，超过，以外 **ultra**filter *n.* 超滤器

umbilic(o) − 脐 **umbili**cation *n.* 成脐形，凹陷

ungu(o) − 甲 **ungu**is(*pl.* ungues) *n.* 指（趾）甲；眼前房积脓

un − 不，无，非，没有；打开，解开，弄出；相反动作 **un**furl *v.* 打开；显露；**un**freeze *v.* 解冻 ／ **un**fit *a.* 不合适的；无能力的；不健全的

unc − 钩 **unc**iform *a.* 钩形的；钩骨的 *n.* 钩骨 ／ **unc**inariasis *n.* 钩虫病

uni − 单，一 **uni**que *a.* 唯一的；无比的 ／ **uni**son *n.* 一致；调和

under − 在……下，在……之内；不足；副手 **under**lying *a.* 潜在的，表面下的 ／ **under**wear *n.* 内衣 **under**state *v.* 谨慎的陈述；少说

up − 向上 ；在上 **up**per *a.* 上面的；较高的；上级的 ／ **up**raise *v.* 举起；提高

urano − 上颌，腭；天空 **urano**plegia *n.* 软腭麻痹

uro − 尿，尿道 **uro**logist *n.* 泌尿科医师

ureter(o) − 输尿管 **uretero**stomy *n.* 输尿管造口术

urethro − 尿道 **urethro**cele *n.* 尿道突出；尿道憩室

uracil − 尿嘧啶 **uracil** *n.* 尿嘧啶，二氧嘧啶

uranisc(o) − 上颚，腭 **uranisco**chasma *n.* 腭裂 ／ **uranisco**lalia *n.* 腭裂语音

urano − 上颚，腭 **urano**coloboma *n.* 腭裂 ／ **urano**plasty *n.* 腭裂成形术 ／ **urano**plegia *n.* 软腭麻痹 ／ **urano**staphyloplasty *n.* 软硬腭成形术，腭悬雍垂成形术

ureter − 输尿管 **ureter**itis *n.* 输尿管炎 ／ **uretero**cele *n.* 输尿管脱垂；输尿管疝

urethr − 尿道 **urethr**a *n.* 尿道 ／ **urethr**itis *n.* 尿道炎 ／ **urethro**cele *n.* 尿道突出；尿道憩室

uric − 尿酸 **uric**emia *n.* 尿酸血症 ／ **uri**colysis *n.* 尿酸分解（作用）／ **uri**esthesis *n.* 排尿感觉

uridine – 尿苷,尿嘧啶核苷 **urid**ylate *n.* 尿苷酸盐 / **urid**rosis *n.* 尿汗症

urin – 尿 **urin**e *n.* 尿 / **urin**emia *n.* 尿毒症 / **urin**ologist *n.* 泌尿科医师

uron(o) – ;**uro** – 尿 **uro**rrhagia *n.* 多尿

use – 使用 **use**ful *a.* 有助的;有效的;能干的

uter(o) – 子宫 **uter**ogestation *n.* 子宫妊娠;足月妊娠

uve(o) – 葡萄膜,眼色素层 **uve**a *n* 眼色素层,葡萄膜 / **uve**itis *n.* 眼色素层炎,葡萄膜炎

uvul(o) – 悬雍垂 **uvul**a *n.* 悬雍垂,小舌 / **uvul**ar *a.* 悬雍垂的

vac – 空 **vac**ancy *n.* 空白;空房间 / **vac**ant *a.* 空间的;空白的 / **vac**ate *v.* 空出;解除;取消

vaccin – 疫苗 **vaccin**e *a.* 牛痘的;疫苗的 *n.* 牛痘苗;疫苗 / **vaccin**ostyle *n.* 种痘针

vag(o) – 迷走神经 **vag**us *n.* 迷走神经;**vag**itis *n.* 迷走神经炎 / **vago**tomy *n.* 迷走神经切除术

vagin(o) – 阴道 **vagin**a(*pl.* vaginae)*n.* 鞘;阴道 / **vagin**ismus *n.* 阴道痉挛

valo – 有利;价值 **eval**uate *v.* 评价,估计 / **val**ueless *a.* 无价值的,无用的

valv(o) – 瓣膜 **valv**e *n.* 阀,活门;瓣膜

valvul(o) – 瓣膜 **valvul**itis *n.* 瓣膜炎

vapor – 蒸汽 **vapor**ization *n.* 蒸汽;蒸汽疗法 / **vapor**izer *n.* 汽化器,喷雾器

var – 变种(生物);种类,品种(生物)**va**riance *n.* 变化;不一致;争论 / **var**iant *a.* 不同的;变异的 *n.* 异体;变体

varic(o) – 静脉曲张 **varic**ocele *n.* 静脉曲张 / **varic**osclerosation *n.* 曲张静脉硬化疗法

varicell – 水痘 **varicell**a *n.* 水痘 / **varicell**ation *n.* 水痘接种 / **varicell**oid *a.* 水痘样的

variol – 天花 **variol**a *n.* 天花;痘疮 / **variol**oid *n.* 轻型天花,变形痘 *a.* 天花样的

vas(o) – 导管;输精管 **vaso**epididymography *n.* 输精管附睾造影术

vas(o) – 血管 **vaso**dilatation *n.* 血管舒张 / **vaso**dilatin *n.* 血管舒张素

vascul(o) – 血管 **vascul**ar *a.* 血管的 / **vascul**arity *n.* 血管供应,多血管(状态)

ven –,**vent** – 走来;发生 inter**ven**e *v.* 在……时间发生,干涉;in**vent** *v.* 发明,创造

ven(o) – 静脉 **ven**epuncture *n.* 静脉穿刺术

vener(o) – 性交的 **vener**eal *a.* 性交的;性病的 / **vener**eologist *n.* 性病学家

venter – 腹 **venter** *n.* 肌腹;腹,胃;空(凹)腔 **venter** anterior 前腹(指肌的)/ **ven**trad *a.* 向腹侧,向前 / ventral *a.* 腹的;腹侧的,前侧的

ventri –,**ventr(o)** – 腹,腹侧,前 **ventr**alward *n.* 腹向,向腹侧 / **ventr**alis *a.* 腹的;腹侧的,前侧的

ventricul(o) – 室(心室等)**ventricul**ar *a.* 心室的 / **ventricul**itis *n.* 脑室炎

venul(o) – 小静脉 **venul**a(*pl.* ～e) *n.* 小静脉 / **venul**itis *n.* 小静脉炎

verg – 转 **verg**ence *n.*（光）聚散度；（眼）转向的 / **verg**ens deorsum（眼）下转的

verm – 蠕虫 **verm**icide *n.* 杀蠕虫药，杀肠虫药 / **verm**ifuge *n.* 驱蠕虫药 *a.* 驱蠕虫的

verruc – 疣 **verruc**a(*pl.* ～e) *n.* 疣 / **verruc**arine *n.* 疣孢菌素

vers –，**vert** – 转动 ad**vers**e *a.* 不利的 / a**vert** *v.* 避开，避免 / **vers**ion *n.* 转动；器官转位；子宫倾斜；转胎位术；共轭旋转（眼科）

vert – 转 **vert**igo *n.* 头晕，眼花 / **vert**iginous *a.* 眩晕的

vertebr(o) – 椎骨，脊柱 **vertebr**ate *a.* 有脊柱的 *n.* 脊柱动物

vertic – 顶点 **vert**ex(*pl.* vertices) *n.* 顶点；头顶 / **vertic**al *a.* 垂直的；顶点的；头顶的 *n.* 垂直线，垂直面

vesic(o) – 膀胱；囊，泡；水疱 **vesic**ulation *n.* 水泡形成，气泡 / **vesic**a(*pl.* ～e) *n.* 膀胱；囊；泡

vesicul(o) – 精囊腺，囊泡 **vesicul**itis *n.* 精囊炎

vest – 衣服 **vest** *n.* 汗衫；背心；衬衣 *v.* 使穿衣；授予；归于 / **vest**ment *n.* 外衣；制服

vestibul(o) – 前庭 **vestibul**e *n.* 门厅；内耳腔，前庭

via –，**vey** –，**voy** – 路；经过 de**via**tion *n.* 偏差 / **via** *prep.* 经过

vibr – 振动 **vibr**ate *v.* 震动；颤动 / **vibr**ation *n.* 颤动；激动；颤动按摩法 / **vibr**ator *n.* 振动器；（按摩用）颤动器

vice – 副，次，代理；缺点，恶习；虎头钳 **vice**roy *n.* 总督

vice –，**by** –，**sub** – 次要 **sub**total *a.* 次前的，大部分的；缺点，缺陷

vid –，**vis** –，**vesti** – 看见 en**vis**age *v.* 正视；e**vid**ence *n.* 根据，证据

vill – 绒毛 **vill**us(*pl.* villi) *n.* 绒毛 / **vill**in *n.* 绒毛蛋白 / **vill**oma *n.* 绒毛瘤

violet – 紫 **violet** *n.* / *a.* 紫罗兰；紫罗兰色的 / **vio**mycin *n.* 紫霉素（抗结核病药）

virus – 病毒 **virus** *n.* 病毒 / measles – like **virus**es 麻疹样病毒 / **virus**emia *n.* 病毒血（症）

vis – 力 **vis**ion *n.* 视力

visc – 黏 **visc**id *a.* 黏质的；半流体的 / **visc**ous *a.* 黏的 / **visc**osity *n.* 黏（滞）度；黏（滞）性

viscer(o) – 内脏 **viscer**optosis *n.* 内脏下垂 / **viscer**omegaly *n.* 内脏增大（症）

vitamin – 维他命 **vitamin**ology *n.* 维生素学 / **vitan**ition *n.* 维生素缺乏性营养障碍 / water – soluble vitamin 水溶性维生素 / fat – soluble vitamin 脂溶性维生素

vit –，**viv** 生命 **vit**ality *n.* 生命力；生气；生动性 / **viv**iperception *n.* 活体研究，活体观察

vitr(o) – 玻璃体 **vitr**eum *n.* 玻璃体 / **vitr**ein；**vitr**osin *n.* 玻璃体蛋白

vitre(o) – 玻璃 **vitre**otomy *n.* 玻璃体切开

术 / **vitre**oretinopathy *n.* 家族渗出性玻璃体视网膜病变

viv(o) – 生命 **vivi**section *n.* 活体解剖（动物） / **vivo**sphere *n.* 生存空间

voc – ，**vok** – 声音；叫唤 **voc**ation *n.* 适应性，行业，职业；re**vok**e *v.* 废止，撤销

vol(o) – 滚动 **vol**ley *n.* 冲动排，一列冲动；肌肉连续抽搐

vol – 容量 **vol**ume *n.* 容积；容量；体积 / **vol**umette *n.* 重复定量滴管 / **vol**untary *a.* 随意的

volunt – 意愿 **volunt**eer *n.* 志愿者 *a.* 自愿参加的 *v.* 自愿去做 / **volunt**ary *n.* 自愿的；义务的；故意的；非官办的

volv – ，**volut** – 旋转 con**volut**ed *a.* 盘绕的 / de**volv**e *v.* 转移，被移交

vulvo – ，**vulu** – 外阴，女阴 **vulv**itis *n.* 外阴炎 / **vulvo**rectal *a.* 外阴直肠的

water – 水 **water**y *a.* 水的；充满水的；泪汪汪的 / **water**ing *n.* 洒水；供水；冲水；排水 *a.* 洒水（用）的 / **water** – borne 水传播的 / **water** – closet（冲水）厕所

with – 向后，相反 **with**draw *v.* 收回；撤销；停止服药；**with**drawal *n.* 病理性退隐（发生于精神分裂症）；脱隐性脑综合征

wr – 扭；裹 a**wr**y *a. ad.* 扭曲的（地） / en**wr**ap *v.* 包裹，包围 / **wr**y *a.* 扭歪的 *n.* 扭歪，歪斜

xanth(o) – 黄色 **xanth**elasma *n.* 黄斑瘤 / **xantho**ma *n.* 黄色瘤

xen(o) – 外；异物 **xeno**graft *n.* 异种移植物

xero – 干燥 **xero**derma *n.* 皮肤干燥病 / **xero**stomia *n.* 口腔干燥病

xiphi – ，**xipho** – 剑，剑突 **xipho**id *n.* 剑突 *a.* 剑突的

xylo – 木 **xylo**se *n.* 木糖 / **xyl**ase *n.* 木聚糖酶，木糖胶酶

zoo – 动物 **zoo**logy *n.* 动物学；**zoo**logist *n.* 动物学家

zygo – 轭，接合 **zygo**te *n.* 接合；受精卵；**zygo**maticomaxillary *a.* 颧上颌的

zymo – 酶，发酵 **zymo**cyte *n.* 发酵菌

22　后缀和词根

- **abdominal** 腹(部)的 intra - **abdominal** *a.* 腹内的

- **ablation** 消融 cryo**ablation** *n.* 冷凝消融,冷冻切除(组织)

- **able**, - **ible** 可……的 suscept**ible** 易受感动的;易感的,无免疫力的;applic**able** *a.* 可适用的

- **ablepsia** 盲 hemi**ablepsia** *n.* 偏盲

- **ac** ……的,具有……的特性 cardi**ac** *a.* 心(脏)的,贲门的 / a**cardiac** *a.* 无心的;无心畸胎

- **ache** 痛 belly**ache** *n.* 腹痛;head**ache** *n.* 头痛

- **acephalia** 无头 hemi**acephalia** *n.* 半无头(畸形)

- **acousia** 听 dys**acousia** *n.* 听觉不良;bio-**acoustics** *n.* 生物声学

- **acousis**, - **acusis** 听, 听觉 dys**acousis** *n.* 听觉不良;听音不适

- **acy** 状态性质 accur**acy** *n.* 精确; diplom**acy** *n.* 外交

- **ad** 向,至,近 tibi**ad** *a.* 向胫侧

- **adipose** 脂 granulo**adipose** *a.* 颗粒状脂变的

- **age** 加在名词后表示状态和集合名词 curett**age** *n.* 刮宫术

- **agnosia** 失认 hemi**agnosia** *n.* 偏侧空间失调症,偏侧失认

- **agogue** 催,利 dacry**agogue** *n.* 催泪剂 / lith**agogue** *a.* 排石的 *n.* 驱石剂

- **agoga** 催,利 dacry**agoga** *n.* 催泪剂;排泪管

- **agra** 痛发作 cleid**agra** *n.* 锁骨痛风

- **aire**, - **al**, - **ant**, - **ar**, - **er**, - **or**, - **ary**, - **ast**, - **ate** 一 般 人 物 million**aire** *n.* 百万富翁;billion**aire** *n.* 亿万富翁 / riv**al** *n.* 竞争对手 / crimin**al** *n.* 犯罪分子 / serv**ant** *n.* 仆人;公务员

- **al**, - **ar**, - **ial**, **ic**(**ical**), - **ve** 某种属性的 matern**al** *a.* 母的,母系的;母性的;perone**al** *a.* 小腿侧的,腓骨的

- **al** 醛 chlor**al** *n.* 氯醛,三氯乙醛

- **algia** 痛 ceph**algia** *n.* 头疼;mast**algia** *n.* 乳腺痛

- **algesia** 痛觉 cryoan**algesia** *n.* 冷止痛

- **allergen** 过敏原 photo**allergen** *n.* 光过敏原

- **alloy** 合金 dent**alloy** *n.* 牙合金

- **alveolar** 槽的;肺泡的 dento**alveolar** a. 牙槽的 / broncho**alveolar** a. 支气管肺泡的

- **amine** 胺 bio**amine** n. 生物胺

- **amnesia** 遗忘 retroantero**amnesia** n. 颠倒遗忘

- **amylase** 淀粉酶 macro**amylase** n. 巨淀粉酶

- **an**……的,具有……的特性,名词后缀 guardi**an** n. 监护人 / ovari**an** a. 卵巢的

- **anesthesia** 麻醉 crymo**anesthesia** n. 冷冻麻醉

- **ance** 状态性质 endur**ance** n. 忍耐;持久

- **analysis** 分析 macro**analysis** n. 常量分析

- **aphasia** 失语 ataxi**aphasia** n. 失调性失语症;不能组句

- **anacusia** 聋 hemi**anacusia** n. 偏侧聋

- **anesthesia** 麻木 acro**anesthesia** n. 肢端麻木;四肢麻木

- **ant** 表示……性的,名词后缀 pregn**ant** u. 怀孕的;意义深长的

- **ar**……的,具有……的特性 malleol**ar** a. 踝的 / vascul**ar** a. 血管的

- **ary**……的,具有……的特性 ov**ary** n. 卵巢;子房;secret**ary** n. 秘书

- **ary**(– ery, – ory)地点场所 pulmon**ary** a. 肺的,侵犯肺的 / mamm**ary** a. 乳房的

- **ase** 酶 acetaldehyd**ase** n. 乙醛(氧化)酶 / kin**ase** n. 激酶

- **asis**; – **sis** 状态,情况(病的)atelect**asis** n. 肺不张,肺膨胀不全 / por**osis** n. 骨痂形成 / ophi**asis** n. 匐行性脱发 / bacteriost**asis** n. 制菌作用,细菌抑制

- **asthenia** 无力的 my**asthenia** / amyo-**sthenia** n. 肌无力

- **ate** 产物;作用 male**ate** n. 顺丁烯二酸盐 / sulf**ate** n. 硫酸盐 / calibr**ate** v. 校准,校正

- **ate**, – **ish**, – **er** 动作或作用;用于外来词构成动词 malinger**er**(法 malinger sickly) n. 诈病者,装病者

- **ation** 表示动作,状态,结果,过程,行为 masturb**ation** 手淫 / malform**ation** n. 畸形,变形

- **atresia** 闭锁,无孔,不通 colp**atresia** n. 阴道闭锁 / proct**atresia** n. 肛门闭锁

- **atrophy** 萎缩 splen**atrophy** n. 脾萎缩

- **atrophia** 萎缩 gastr**atrophia** n. 胃萎缩

- **atrophic** 萎缩的 sclero**atrophic** a. 硬化萎缩的

- **atonia** 弛缓 pupill**atonia** n. 瞳孔(扩大)反应消失(多为单侧)

- **aural** 耳的 bin**aural** a. 两耳的(bin – ;bi – 双的,成对的) / binotic a. 两耳的

- **auxe** 增大,肿大 splen**auxe** n. 脾增大,脾肿大

- **bacterum** 细菌 Flavo**bacterium** n. 黄杆菌属

- **bilin** 胆素 sterco**bilin** n. 粪胆素

- **biology** 生物学 geo**biology** n. 陆地生物学

- **biotic** 抗菌素 chemo**biotic** n. 化学抗菌素(化学制剂和抗菌素的联合应用)

- **blast** 成……细胞;母细胞;原始(母)细胞 angio**blast** *n.* 成血管细胞

- **blastoma** 肿瘤细胞 angio**blastoma** *n.* 血管母细胞瘤

- **blepharon** 睑缘 pachy**blepharon** *n.* 睑缘肥厚

- **bone** 骨 breast**bone** *n.* 胸骨

- **biosis** 生活力;生命现象 necro**biosis** 渐进性坏死

- **botany** 植物学 paleo**botany** *n.* 古植物学

- **brachius** 臂 pero**brachius** *n.* 臂不全畸胎

- **capillary** 毛细管的 arterio**capillary** *a.* 动脉毛细管的

- **cal** …… 的 abapi**cal** *a.* 离尖的,尖以外的

- **calcaneal** 跟的 fibulo**calcaneal** *a.* 腓跟的

- **carpal** 腕的 cubito**carpal** *a.* 尺腕的

- **cardia** 心 amyo**cardia** *n.* 心肌无力 / meso**cardia** *n.* (正)中位心

- **cavernous** 空洞的 broncho**cavernous** *a.* 支气管空洞的

- **cele** 膨出,突出,疝;腔;瘤,肿大 appendico**cele** *n.* 阑尾疝 / myo**cele** *n.* 肌突出

- **cellular** 细胞的 hepato**cellular** *a.* 肝细胞的 / extra**cellular** *a.* 细胞外的

- **centesis** 穿刺的 pleuro**centesis** *n.* 胸腔穿刺术 / culdo**centesis** *n.* 后穹窿穿刺术

- **cephalon** 脑 mesen**cephalon** *n.* 中脑

- **cephalia** 颅骨 pachy**cephalia** *n.* 颅骨肥厚 / cymbo**cephalia** *n.* 舟状头(畸形)

- **ceptor** 感受器 barore**ceptor** *n.* 压力感受器

- **ceps** 头 quadri**ceps** *n.* 四头肌 *a.* 四头肌的

- **cheilia** 唇 brachy**cheilia** *n.* 短唇

- **cheilon** 唇 ano**cheilon** *n.* 上唇;上唇肥大者

- **chemistry** 化学 geo**chemistry** *n.* 地球化学

- **chesia**,**chezia** 困难 dys**chesia** / dys**chezia** *n.* 大便困难

- **chesia** 腹泻 blenno**chesia** *n.* 黏液性腹泻

- **chezia** 排出,净化 hemato**chezia** *n.* 便血

- **chirus** 手 pero**chirus** *n.* 手不全畸胎

- **chorea** 舞蹈病 hemi**chorea** *n.* 偏身舞蹈病

- **chromasia** 色 dys**chromasia** *n.* 皮肤变色

- **chromia** 色 dys**chromia** *n.* 皮肤变色

- **chiasia** 定位觉 dys**chiasia** *n.* 定位觉障碍(定位觉的紊乱)

- **chiria** 左右感觉 dys**chiria** *n.* 左右感觉障碍(试验触角时,难于分辨左右)

- **chromatopsia** 色觉 dys**chromatopsia** *n.* 色觉障碍

- **chrome** 色素 cyto**chrome** *n.* 细胞色素

- **chronism** 定时 dys**chronism** *n.* 定时障碍

- **cholia** 胆汁 dys**cholia** *n.* 胆汁(分泌)紊乱

- **chylia** 液,乳糜 dys**chylia** *n.* 乳糜形成障碍

- **chyma** 液 cyto**chyma** n. 胞液

- **cidal** 杀的 bacteri**cidal** a. 杀菌剂的

- **cide** 杀 bacteri**cide** n. 杀菌剂

- **clasia**, – **clasis** 破坏,折断 dia**clasis** n. 折骨术;cyto**clasis** n. 细胞破碎

- **clasia** 破坏,折断 auto**clasia** n. 自身破坏 （自身免疫反应时）

- **cleisis** 闭 procto**cleisis** n. 肛道狭窄

- **clast** 破碎,破裂 dia**clast** n. 穿颅器

- **cle**, – **cule**, – **ette**, – **ie**, – **let**, – – **ing** 小的物体 parti**cle** n. 微粒 / book**let**, pamph**let** n. 小册子 / kitch-en**ette** n. 小厨房 / pigg**ie** n. 小猪; bird**ling** n. 小鸟

- **cleisis** 闭 colpo**cleisis** n. 阴道闭合术 / procten**cleisis** n. 直肠狭窄

- **clonia** 阵挛 myo**clonia** n. 肌阵挛（症）

- **clonic** 阵挛性 myo**clonic** a. 肌阵挛的

- **clusion** 咬合 antero**clusion** n. 前咬合,下颌前突样咬合

- **clysis** 冲洗 colo**clysis** n. 结肠灌洗 / recto**clysis** n. 直肠滴注法

- **clyster** 灌洗法 cysto**clyster** n. 膀胱灌洗法

- **coagulation** 凝固 electro**coagulation** n. 电凝固术

- **coccus** 球菌 staphylo**coccus** n. 葡萄球菌

- **coele** 腔,穴,孔 **coele**ma n. 体腔

- **coelia** 腹腔 hemato**coelia** n. 腹腔积血

- **coimesis** 入睡 dys**coimesis**, dys**koimesis** n. 入睡困难

- **colpitis** 阴道炎 cervico**colpitis** n. 子宫颈阴道炎

- **conjunctival** 结膜的 sclero**conjunctival** a. 巩膜结膜的

- **colon** 结肠;冒号 mega**colon** n. 巨结肠

- **corpuscle** 小体 granulo**corpuscle** n. 颗粒小体

- **cortical** 皮质的 reno**cortical** a. 肾皮质的

- **costal** 肋骨的 cleido**costal** a. 锁骨肋骨的

- **constriction** 收缩 vaso**constriction** n. 血管收缩

- **copia** 疲劳 ophthalmo**copia** n. 眼疲劳

- **crania** 颅 hemi**crania** n. 偏头痛;半无脑（畸形）

- **crine** 泌腺 mero**crine** n. 部分分泌腺 / holo**crine** n. 全浆分泌腺

- **crypsis** 退缩 phallo**crypsis** n. 阴茎退缩

- **cule** 小的物体 caps**ule** n. 胶囊 / fasci**cule** n. 分册

- **cuspid** 尖的 bi**cuspid** n. / a. 二尖的;二尖瓣;双尖牙

- **cutaneous** 皮肤的 ocularmuco**cutaneous** a. 眼 – 黏膜 – 皮肤的

- **cyanosis** 发绀,青紫 acro**cyanosis** n. 肢端发绀症;手足发绀

- **cyst** 胞;囊,囊肿 hepato**cystic** a. 肝胆囊的

- **cyclitis** 睫状体炎 choroido**cyclitis** n. 脉络膜睫状体炎

- **cyte** 细胞 leuco**cyte** n. 白细胞

- **cytoma** 胞瘤 blasto**cytoma** n. 胚细胞瘤

- **cytosis** 细胞的状况；数量轻度增加 baso**cytosis** *n.* 嗜碱粒细胞增多症 / phago**cytosis** *n.* 吞噬作用

- **dactylia** 指（趾）macro**dactylia** / macro**dactyly** *n.* 巨指（趾）

- **damage** 损伤 cryo**damage** *n.* 冷冻损伤

- **deficiency** 缺陷 immuno**deficiency** *n.* 免疫缺陷

- **derm** 皮，皮肤；外壳 acro**derm**atitis *n.* 肢端皮炎 / leuko**derma** *n.* 白斑病

- **derma** 皮、皮肤；外壳 chromo**derma**tosis *n.* 皮肤着色症，皮肤色素沉着

- **desis** 固定，固定术 arthro**desis** *n.* 关节固定术

- **diagnosis, gnosis** 诊断 cyto**diagnosis** *n.* 细胞诊断 / cyesio**gnosis** *n.* 妊娠诊断

- **dialysis** 透析 bio**dialysis** *n.* 生物透析 / hemato**dialysis** *n.* 血液透析

- **diastalsis** 蠕动 brady**diastalsis** *n.* 肠蠕动迟缓

- **diabetes** 糖尿病 pre**diabetes** *n.* 前驱糖尿病

- **digestion** 消化，溶解 auto**digestion** *n.* 自体消化，自身溶解，自身消化

- **digital** 指（趾）的 bi**digital** *a.* 两指（趾）的

- **dilation** 扩展，伸展，扩大 cardio**dilator** *n.* 贲门扩张器 / vaso**dilation** *n.* 血管舒张

- **dilatin** 舒张素 vaso**dilatin** *n.* 血管舒张素

- **dipsia** 渴 a**dipsia**（aposia）*n.* 不渴症

- **dom** 状态、性质；身份、地位；领域 wis**dom** *n.* 智慧；学问 / wis**dom** tooth 智牙

- **drome** 传导，走，行 ortho**drome** *n.* 顺行，顺向（正常）传导的（神经纤维）

- **dontoma** 牙瘤 ameloblasto**dontoma** *n.* 造釉细胞牙瘤

- **dyctyly** 指端 sclero**dyctyly** *n.* 指端硬化

- **dynamics** 动态学，力学 bio**dynamics** *n.* 生物动态学，生物力学

- **dynia** 痛 masto**dynia** *n.* 乳房痛

- **dypsia** 饮水 dys**dipsia** *n.* 饮水困难（y→i 属音变）

- **dysopia** 视觉障碍 chromato**dysopia** *n.* 色盲

- **dysplasia** 发育不良 epidermo**dysplasia** *n.* 表皮发育不良

- **dystonia** 障碍 leio**dystonia** *n.* 平滑肌张力障碍

- **dystrophia** 营养不良，营养障碍 myo**dystrophia** *n.* 肌营养不良，肌营养障碍

- **ectasia** 伸缩，扩张，膨胀 desm**ectasia** *n.* 韧带伸展 / splen**ectasis** *n.* 脾增大，脾肿大

- **ectasis** 伸缩，扩张，膨胀 calic**ectasis** / cali**ectasis** *n.* 肾盏扩张

- **ectopia** 异位 splanchn**ectopia** *n.* 内脏异位

- **ectomy** 切除术，切除 cholecyst**ectomy** *n.* 胆囊切除术 / lymphaden**ectomy** *n.* 淋巴结清除术

- **edema** 水肿 encephal**edema** *n.* 脑水肿

- **ee**, **-er**, **-en**, **-ent**, **-ese**, **-eur**, **ian**, **-ic**, **-ist**, **-ard**, **-ster** 一般 人（物）swarm**er** *n.* 游动细胞,游动 孢子

- **electric** 电位的 iso**electric** *a.* 等电位的

- **element** 元素 bio**element** *n.* 生物元素

- **embolism** 栓塞,栓子 athero**embolism** *n.* （动脉）粥样硬化栓塞

- **emesis** 呕吐 hemat**emesis** *n.* 呕血

- **emia** 血症 keton**emia** *n.* 酮血症

- **emic** 血液病 azot**emic** *a.* 氮（质）血症的

- **empharaxis** 闭塞,阻塞 phleb**emphraxis** *n.* 静脉梗阻

- **en** 一般人物 citiz**en** *n.* 公民;ward**en** *n.* 看守人

- **en** 由……制成的 wood**en** *a.* 木制的 / lead**en** *a.* 铅制的 / gold**en** *a.* 金制的

- **en**, **-ify** 使变得 beaut**ify** *v.* 美化,装饰

- **ence** 表示性质和动作 occurr**ence** *n.* 发 生;事件;发生过程

- **ency** 状态性质 frequ**ency** *n.* 频率 / urg**ency** *n.* 紧迫;催促;紧急事

- **enne**, **-ess**, **-ine** 表女性身份 come- di**enne** *n.* 女喜剧演员 / host**ess** *n.* 女主 人 / concub**ine** *n.* 小妾 / hero**ine** *n.* 女 英雄 / waitr**ess** *n.* 女服务生

- **ent** 表示……性的 accid**ent** *n.* 事故,意 外伤害

- **enter** 肠,小肠 **enter**itis *n.* 肠炎;append- ico**enter**ostomy *n.* 阑尾小肠吻合术（注 意:enter *v.* 进入,参加;登记）

- **enzyme** 酶 flavo**enzyme** *n.* 黄素酶

- **er**, **-ier**, **-or** 人或物 aberrromet**er** *n.* 象差计 / offend**er** *n.* 冒犯人;犯规的 人 / auth**or** *n.* 作家;著作

- **ery**（**-ic**, **ics**, **-ing**, **-logy**, **-no-my**, **-ry**）科学学问 surg**ery** *n.* 外科 （学）;手术 log**ic** *n.* 逻辑（学）/ elec- tron**ics** *n.* 电子学 / account**ing** *n.* 会计 学 / bio**logy** *n.* 生物学 / bio**nomy** *n.* 生 态学 / dentist**ry** *n.* 牙科学

- **escence** 过程,状态,作用 adol**escence** *n.* 青春（期）

- **escent** ……性的 adol**escent** *a.* 青春期的 *n.* 青少年

- **esis**（病的）状态,情况 pleurocent**esis** *n.* 胸膜腔穿刺术;diaphor**esis** *n.* 出汗

- **esophageal** 食管的 broncho**esophageal** *a.* 支气管食管的

- **esthesia** 感觉 hyper**esthesia** *n.* 感觉过敏

- **cision** 切除 ex**cision** *n.* 切除术

- **facial** 面的 oculo**facial** *a.* 眼面的

- **facient** ……化的,……性的 abortifa- **cient** *a.* 堕胎的 *n.* 堕胎药

- **fast** 耐……的 acid-**fast** *n.* 抗酸（染色） *a.* 抗酸的

- **feedback** 反馈 bio**feedback** *n.* 生物反馈

- **femora** 股的 patello**femoral** *a.* 髌股的

- **ferous** 产生……的;含有……的 aqui**ferous** *a.* 蓄（含）水的,水成团的

- **fiber** 纤维 macro**fiber** *n.* 粗（视）纤维

- **fibroma** 纤维瘤 ameloblasto**fibroma** *n.* 造釉细胞纤维瘤

- **fic**，- **fy** 使成为……的，产生……的 frigori**fic** a. 发冷的，引起寒冷的

- **fication** 化 morti**fication** n. 坏疽

- **fid** 裂缝，分开 bi**fid** a. 两叉的，对裂的

- **form** 形，状 sycosi**form** 须疮样的 / liqui**form** a. 液状的

- **fragile** 脆的，易碎的 anti**fragile** 抗脆弱的 / calculi**fragous** a. 易碎的

- **fugal** 离，远；驱，逐 cerebri**fugal** a. 离大脑的，大脑传出的

- **ful**，- **ous**，- **y** 有……的；在名词后表示充满……的 beauti**ful** a. 美丽的 / power**ful** a. 强有力的；有权威的；很多的 ad. 很；非常 / poison**ous** a. 有毒的 / cloud**y** a. 多云的

- **gamy** 两性结合 meso**gamy** n.（子宫）中部受精 / mono**gamy** n. 一夫一妻制；单配

- **gastria** 胃，腹 arachno**gastria** n. 蛛状腹（肝硬化腹水腹壁上蛛状静脉网）

- **gate** 大门，闸门 congre**gate** v. 集合 a. 集合的，集体的

- **gel** 凝胶 aero**gel** n. 气凝胶

- **gen** 原 patho**gen** n. 病原体；素 / andro**gen** n. 雄激素 / estro**gen** n. 雌激素

- **gnathia** 颌 macro**gnathia** n. 巨颌

- **genesis** 生殖，形成；起源，发生 agamo**genesis** n. 无性生殖期，裂殖生殖期 / lipo**genesis** n. 脂肪形成

- **genetics** 遗传学 cyto**genetics** n. 细胞遗传学

- **genia** 颏 macro**genia** n. 巨颏

- **genic** 产生，生产；……性；……原的 pyro**genic** a. 致热的 / radio**genic** a. 放射源的

- **genin** 素 pyo**genin** n. 脓细胞素

- **gelosis** 硬结 myo**gelosis** n. 肌硬结

- **genous** 产生，被产生；发生 diabeto**genous** a. 糖尿病（源）性的

- **glia** 神经胶质，神经胶质细胞 micro**glia** n. 小神经胶质，小神经胶质细胞

- **globin** 球蛋白 myo**globin** n. 肌红蛋白

- **globule** 小球 calco**globule** n. 钙小球

- **globulin** 球蛋白 toxo**globulin** n. 毒球蛋白

- **glossia** 言语 bary**glossia** n. 言语拙笨 / brady**glossia** n. 言语徐缓（因舌肌运动障碍而致）

- **glossal** 舌 hypo**glossal** n. 舌下

- **glycemia** 血糖 hypo**glycemia** n. 低血糖 / hyper**glycemia** n. 高血糖

- **gnosis** 诊断 cyesio**gnosis** n. 妊娠诊断

- **gogue** 利，催 lympha**gogue** n. 利淋巴药，催淋巴剂

- **grade** 级；步；度 centi**grade** a. 百分度的；摄氏温度计的

- **gram** 图，像；照片 hemo**gram** n. 血象 / arthroscinti**gram** n. 关节闪烁（扫描）图

- **graph**（曲线）图，摄影法，描记图，照相，照片，描记器；记录过程 radio**graph** n. 放射照片 / diabeto**graph** n. 尿糖计

- **graphy** 照相术，描记术；摄影（法），书写，记录 broncho**graphy** n. 支气管造影术

– **gravida** 妊娠妇女 primi**gravida** n. 初
　孕妇

– **hemorrhagia** 出血 broncho**hemorrhagia**
　n. 支气管出血

– **hypertrophy** 肥大 hemi**hypertrophy** n.
　偏侧肥大

– **hypoesthesia** 感觉减退 hemi**hypoesthe-**
　sia n. 偏身感觉减退 / hemi**hyperes-**
　thesia n. 偏身感觉过敏 / hemi**hypes-**
　thesia n. 偏身感觉减退

– **ia** 状态,病(态);作病名的词尾 melano-
　derm**ia** n. 白斑病 / abrach**ia** n. 无臂(畸
　形)

– **iac** ……的,具有……的特性 apathet**ic**
　(**al**) a. 冷谈的 / hypochondr**iac** a. 忧郁
　症的 n. 疑病症患者

– **ian** 一般人物 Arab**ian** n. 阿拉伯人 a. 阿
　拉伯人的 / As**ian** n. 亚洲人 a. 亚洲的;
　亚洲人的 / optic**ian** n. 配镜师

– **iasis**; – **sis** 病,病态 ascar**iasis** n. 蛔虫病

– **iatry** 医学,医疗 ped**iatry** n. 儿科学 /
　ped**iatrics** n. 儿科学 / ped**iatric** a. 儿
　科的

– **ica**, – **icus**, – **icum** ……剂;属于…an-
　tiprurit**ica** n. 止痒剂 / med**icus** n. 内科
　(医师)

– **ics** ……学;……剂 analges**ics** n. 止痛剂

– **ic** 属于……的,具有……的特性,……
　学;离子化(化学);酸(化学) leuko-
　derm**ic** a. 白斑病的 / cleido**ic** a. 闭锁
　的 / log**ic** n. 逻辑学

– **ical** …的,具有…的特性 neurolog**ical** a.
神经学的

– **ice** 状态,性质 serv**ice** n. v. 服务;供应;
　维修

– **icle** 小,少 aur**icle** n. 耳郭;心耳;心房

– **ide** ……化物 chlor**ide** n. 氯化物

– **ie** 小的物体 dogg**ie** n. 小狗

– **igo**, – **ago** 病;痛 impet**igo** n. 脓疱病

– **ile** ……的 frag**ile** a. 易碎的 / doc**ile** a.
　易管教的

– **iliac** 髂的 femoro**iliac** a. 股髂的

– **in**, – **ine** 素,质,碱 myos**in** n. 肌球蛋白

– **ine** ……的,具有……的特性 equ**ine** a.
　马的

– **ing** 动作行为 lightn**ing** n. a. 闪电(的) /
　needl**ing** n. 针术,针刺

– **ise**, – **ize** 使成为 modern**ize** v. 使现代化

– **ish**, – **like**, – **ly**, – **some** 如……的
　blu**ish** a. 带蓝色的 / dream**like** a. 如梦
　的 / hand**some** a. 英俊的

– **ism** 状态性质 anabol**ism** n. 合成代谢,
　同化作用

– **ist** 一般人物 dent**ist** n. 牙医

– **ite** 亚……盐(或脂)nitr**ite** n. 亚硝酸盐;
　亚硝酸脂

– **ior** ……的,具有……的特性 super**ior** a.
　上方的

– **ite** 矿物质,岩石;身体或器官的一部分;
　(– ate 的变化形式)以 – ous 结尾的酸
　的盐或脂(化学)hyposulf**ite** n. 次硫
　酸盐

– **itis** 炎,炎症 cyst**itis** n. 膀胱炎 / vas-
　cul**itis** n. 血管炎

- **ium** 构造,组织;地点场所 reticulo-
  pod**ium** *n.* 网状假足 / ost**ium** *n.* 口,门
  口 / otocran**ium** *n.* 耳颅

- **kary** 核 arrheno**kary**on *n.* 雄核

- **kinesia** 运动,动力 brady**kinesia** *n.* 运动
  徐缓

- **kinesis** 运动,动作 adipo**kinesis** *n.* 脂肪
  移动 / calcio**kinesis** *n.* 激钙作用,钙移
  动(从骨中移入血液) / leuko**kinesis**
  n. 白细胞移动

- **kraurosis** 干皱 leuko**kraurosis** *n.* 外阴
  干皱

- **kyphosis** 脊柱后凸,驼背 scolio**kyphosis**
  n. 脊柱后侧凸

- **lalia** 语言 brady**lalia** *n.* 言语徐缓(因脑
  损害或精神异常而致) / rhino**lalia** *n.*
  鼻音

- **lase** 酶 alcoho**lase** *n.* 醇酶

- **lateral** 侧的 bi**lateral** *a.* 两侧的 / bil**at-
  eral**ism *n.* 两侧对称

- **lemma** 鞘、膜,覆盖物 **lemmo**blast *n.* 成
  神经膜细胞

- **lepsy** 突然发作;癫痫 orgasmo**lepsy** *n.* 性
  欲激动 / psycho**lepsy** *n.* 心境突变,抑
  郁发作

- **leptics** 致发作物 neuro**leptics** *n.* 神经松
  弛剂

- **less** 无……的 odor**less** *a.* 没有气味的 /
  blood**less** *n.* 失血的,贫血的;无血的;无
  生气的 / value**less** *a.* 无价值的,无用的

- **let** 小的物体 pamph**let** *n.* 小册子 /
  book**let** *n.* 小册子

- **lexia** 话语,短语 brady**lexia** *n.* 阅读徐缓

- **lion** 并,连 dacty**lion** *n.* 并指(趾)

- **lipid** 脂 glyco**lipid** *n.* 糖脂

- **lipin** (糖)脂 cyto**lipin** *n.* 细胞(糖)脂

- **liposis** 脂(肪)变(性) cardiomyo**liposis**
  n. 心肌脂(肪)变(性)

- **lipsis** 停 meno**lipsis** *n.* 停经

- **listhesis** 滑移 spondylo**listhesis** *n.* 脊柱前
  移,脊柱滑脱

- **lith** 石,结石 allotrio**lith** *n.* 异位结石 /
  burso**lith** *n.* 黏液囊石

- **lithiasis** (结)石病 cysto**lithiasis** *n.* 膀胱
  结石

- **lithotomy** 切开取石术 cysto**lithotomy**
  n. 膀胱石切除术

- **lordosis** 脊柱前凸 scolio**lordosis** *n.* 脊柱
  前凸

- **log**(**ue**) 表示"谈话;写作" ana**log**(**ue**)
  n. 类似物 / cata**log**(**ue**) *n.* 目录,一
  览表

- **logist** 学家 hemato**logist** *n.* 血液病学家

- **logy** ……学 cyto**logy** *n.* 细胞学

- **ly** 加在形容词后面使成副词 immedi-
  ate**ly** *ad.* 立即地

- **lysin** 溶素 leuco**lysin** *n.* 白细胞溶素;
  epidermo**lysis** *n.* 表皮松解

- **lysis** 分解,溶解 leuco**lysis** *n.* 白细胞溶
  解 / thoraco**lysis** *n.* 胸廓粘连松解术 /
  myocardio**lysis** *n.* 心肌坏死

- **lytic** 分解的,溶解的 acantho**lytic** *a.* 皮
  肤棘层松解的

- **malacia** 软化 cerebro**malasia** *n.* 脑

软化／cardio**malacia** *n.* 心肌软化

－**mania** 躁狂，狂，癖 biblio**mania** *n.* 集书狂，藏书癖

－**masesis** 咀嚼 brady**masesis** *n.* 咀嚼困难

－**mastia** 乳房 giganto**mastia** *n.* 巨乳房／gyneco**mastia** *n.* 男子女性型乳房

－**material** 材料 bio**material** *n.* 生物材料

－**matosis** 瘤形成 blasto**matosis** *n.* 胚细胞形成／carcino**matosis** *n.* 癌病（癌细胞广泛转移）

－**median** 中线 dorso**median** *a.* 背中线的

－**medullary** 脊髓的 cerebro**medullary** *a.* 脑脊髓的

－**megalia** 肥大 cardio**megalia** *n.* 心（脏）肥大

－**megaly** 巨 clitoro**megaly** 阴蒂肥大／macrocheiria *n.* 巨手／cardio**megaly** *n.* 心（脏）肥大

－**melanosis** 黑变 myo**melanosis** *n.* 肌黑变

－**meningeal** 脑膜的 cerebro**meningeal** *a.* 脑脑膜的

－**meningitis** 脑膜炎 cerebro**meningitis** *n.* 脑膜脑炎，脑与脑膜炎症

－**menorrhea** 经期 brady**menorrhea** *n.* 经期延长

－**ment** 动作行为；精神意志；咀嚼 adjust**ment** *n.* 调节，调整／bereave**ment** *n.* 哀丧（指亲人的丧失，配偶丧亡）／assess**ment** *n.* 估计，评估

－**melia** 肢 acro**melia** *n.* 肢端短小

－**meter** 计；表；量器 pyro**meter** *n.* 高温计／para**meter** *n.* 参数

－**metra** 子宫 hematocolpo**metra** *n.* 阴道子宫积血

－**metry** 度量；测量 acou**metry** *n.* 听力测验法／tympano**metry** *n.* 鼓膜测压法；bio**metry** *n.* 生物统计学；寿命预测（人寿保险）

－**metrist** ……师 opto**metrist** *n.* 配镜师

－**mimetic** 拟……的，与……相似的 para-sympatho**mimetic** *a.* 拟副交感（神经）的，类副交感神经的；拟副交感神经药

－**misson** 发射 e**misson** *n.* 发射；遗精

－**mnesia** 记忆 hypo**mnesia** *n.* 记忆减退

－**molecular** 分子的 bi**molecular** *a.* 双分子的

－**morph** 形，形态 geo**morphic** *a.* 地貌的

－**morphous** 形，形态 homo**morphous** *a.* 同形的

－**motor** 舒缩，运动 vaso**motor** *a.* 血管舒缩的／oculo**motor** *a.* 眼球运动的／bio**motor** *n.* 人工呼吸器

－**mucosal** 黏膜的 cutaneo**mucosal** *a.* 皮（肤）黏膜的

－**muscular** 肌的 cervico**muscular** *a.* 颈肌的

－**mycin** 霉素 dermato**mycin** *n.* 皮霉菌素

－**mycosis** 真菌病 rhino**mycosis** *n.* 鼻真菌病

－**myelia** 脊髓 syringo**myelia** *n.* 脊髓空洞症

－**myoma** 肌瘤 adeno**myoma** *n.* 腺肌瘤

－**myxoma** 黏液瘤 cysto**myxoma** *n.* 囊性黏液瘤

- **necrosis** 坏死 bio**necrosis** n. 渐进性坏死

- **ness** (构成抽象名词)表示"性质,状态,程度" bitter**ness** n. 苦 / conscious**ness** n. 知觉,感觉 / weak**ness** n. 虚弱,脆弱

- **neural**, – **nerval** 神经的 ad**nerval** a. 近神经的;传入的 / myo**neural** a. 肌神经的

- **neuralgia** 神经痛 cysto**neuralgia** n. 膀胱神经痛

- **neure** 神经元 sporado**neure** n. 散在神经元

- **nomy** 学科学问 bio**nomy** n. 生态学

- **nucleal** 核的 bi**nuclear** a. 双核的 / multi**nucleated** a. 多核的

- **nyxis** 穿刺术 sclero**tonyxis** n. 巩膜穿刺术

- **ocular** 眼的 bin**ocular** a. 双眼的;双目镜

- **ode** 形,极 cest**ode** n. 绦虫 a. 绦虫的 / cest**odi**asis n. 绦虫病 / cath**ode** n. 阴极,负极(注:cation n. 阳离子)

- **odynia** 痛 ot**odynia** n. 耳痛 / acr**odynia** n. 肢痛症

- **oid** ……样的;……状的 amoeb**oid** 阿米巴样的 / chyl**oid** 乳糜状的 / lip**oid** n. 类脂

- **ol** 醇;酚;剂 aeros**ol** n. 气雾剂,气溶剂

- **ology** ……学 psych**ology** n. 心理学

- **oma** 肿瘤,癌,积液 carcin**oma** 癌 / hemat**oma** n. 血肿 / steat**oma** n. 脂瘤

- **one** 激素,酮 horm**one** n. 激素

- **opia**, – **opsia** 视力 ambi**opia** n. 复视 / myodes**opsia** n. 飞蝇幻视

- **opsia** 视力 presby**opia** / presby**tia** n. 老视

- **or**, – **er** ……者,人或物 tum**or** n. 瘤 / carri**er** n. (病原)携带者 / accelerat**or** n. 加速器;加速剂;加速肌

- **ory** (构成名词)表示"…的处所;作…之用的东西" laborat**ory** n. 实验室;st**ory** n. 事迹,小说

- **ose** 充满;……的,具有……的特性;糖;水解蛋白质最初产物 adip**ose** a. 脂肪的

- **osis** 病(态),增多(症) cirrh**osis** n. 硬化;myc**osis** n. 霉菌病;leucocyt**osis** n. 白细胞增多症 / adip**osis** n. 肥胖病 / hidr**osis** n. 出汗

- **ostosis** 骨生成,骨发生 peri**ostosis** n. 骨膜骨赘形成

- **otia** 耳 crypt**otia** n. 隐耳(畸形)

- **otome** 刀 atri**otome** n. 心房刀

- **otomy** 切开术 amygdal**otomy** n. 扁桃体切开术 / thoracolapar**otomy** n. 胸腹切开术 / cardiomy**otomy** n. 贲门肌切开术

- **ous** ……的,具有……的,有…特征的 albumin**ous** a. 白蛋白的 / commodi**ous** a. 宽敞的;方便的 / odor**ous** a. 有气味的,臭味的 / cutane**ous** a. 表皮的,皮肤的 / visc**ous** a. 黏的,黏性的

- **oxia** 氧 hyp**oxia** n. 缺氧

- **pagus** (对称的孪生子)联胎 thoraco**pagus** n. 胸部联胎

– **papule** 丘疹 maculo**papule** *n.* 斑丘疹

– **para** 产,分娩 primi**para** *n.* 初产妇

– **paralysis** 麻痹 cysto**paralysis** *n.* 膀胱麻痹

– **parous** 生,产生 muci**parous** *a.* 产生黏液的

– **partal** 分娩的 pre**partal** *a.* 分娩前的

– **pass** 经过,通过,排泄 by**pass** *n.* 旁路 *v.* 绕过,忽视

– **path** 患者 gastro**pathy** *n.* 胃病

– **pathy** 病 spondylo**pathy** *n.* 脊椎病,脊柱病

– **pause** 丧失,停止 gonado**pause** *n.* 性腺功能停止,性腺功能丧失

– **pathy** 病(变),疗法,痛苦 arthro**pathy** 关节病 / homeo**pathy** *n.* 顺势疗法

– **pedal** 足的 carpo**pedal** *a.* 腕足的

– **pedesis** 渗出 leuko**pedesis** *n.* 白细胞渗出

– **penetrable** 可穿透的 im**penetrable** *a.* 不可进入的,无法穿透的

– **penia** 减少(症),缺乏(症)leuco**penia** / leuko**penia** *n.* 白细胞减少 / gluco**penia** *n.* 低血糖,血糖过少

– **pepsia** 消化 dys**pepsia** *n.* 消化不良 / brady**pepsia** *n.* 消化迟缓

– **peptide** 肽 poly**peptide** *n.* 多肽

– **perine** 会阴 episio**perine**oplasty *n.* 外阴会阴成形术

– **pexy** 固定,固定术;当在……处 masto**pexy** *n.* 乳房固定术 / patella**pexy** *n.* 髌骨固定术

– **phaga** 菌属 Sporocyto**phaga** *n.* 生孢噬细胞菌属

– **phage** 进餐,吞咽;噬(食)copro**phage** *n.* 食粪

– **phagia**;– **phagy** 异食癖,食欲倒错;噬,食 copro**phagia** *n.* 食粪癖 / crino**phagy** *n.* 胞内分泌吞噬

– **phalangeal** 指的 carpo**phalangeal** *a.* 腕指的

– **pharynx** 咽 naso**pharynx** *n.* 鼻咽

– **phasia** 言语 brady**phasia** *n.* 语言笨拙

– **phthalmos** 眼球 eno**phthalmos** *n.* 眼球内陷

– **pheresis** 去除 lymphocyta**pheresis** *n.* 淋巴细胞去除术,淋巴细胞单采

– **pherol** 酚 toco**pherol** *n.* 生育酚(维生素 E)

– **phil** 被……吸引 azuro**phil** *a.* 嗜苯胺蓝的;嗜苯胺蓝细胞,嗜苯胺蓝体 / hemo**phil**ic *a.* 嗜血的

– **philia** 被……吸引,嗜,亲 paedo**philia** *n.* 恋童癖 / hemo**philia** *n.* 血友病

– **philic** 亲,嗜 halo**philic** *a.* 嗜盐菌的

– **phagia** 吞咽 a**phagia** *n.* 吞咽不能

– **phagy** 癖 scato**phagy** *n.* 食粪癖

– **pharyngeal** 咽的 crico**pharyngeal** *a.* 环咽的

– **phasia** 语言 a**phasia** *n.* 失语(症)

– **philia** 增多,被……吸引,嗜,亲 neutro**philia** *n.* 中性白(粒)细胞增多(症)

– **phobia** 恐怖 diabeto**phobia** *n.* 糖尿病恐怖 / bactrio**phobia** *n.* 细菌恐怖(症)

- **phone** 声音 myo**phone** *n.* 肌音听诊器

- **phonia** 音，声 a**phonia** *n.* 失音 ／ rhino**phonia** *n.* 鼻音

- **phony**（语）音 brocho**phony** *n.* 支气管（语）／ ortho**phony** *n.* 发音正常

- **phoria** 感觉；声音 cata**phoria**；catatropia *n.* 下隐斜视 ／ ortho**phoria** *n.* 位置正常，正位；视轴正常，直视

- **phose** 幻视 cyano**phose** *n.* 蓝光幻视

- **photolysis** 光解 bio**photolysis** *n.* 生物光解

- **photometry** 光度测定 fluoro**photometry** *n.* 荧光光度测定法

- **phore** 带有……的，携带者 anesthesio**phore** *a.* 有麻醉作用的

- **phrenia** 膈；精神；意志 hebe**phrenia** ／ beboido**phrenia** *n.* 青春期痴呆 ／ ortho**phrenia** *n.* 精神正常

- **phthisis** 消瘦；洗去 lymphocyto**phthisis** *n.* 淋巴细胞萎缩

- **phylaxis** 预防，防御 bio**phylaxis** *n.* 生物防御 ／ calci**phylaxis** *n.* 钙化防御，钙化防卫

- **physis** 生长，发育 adenohypo**physis** *n.* 腺（性）垂体

- **physiology** 生理学 cerebro**physiology** *n.* 大脑生理学

- **phyma** 脓肿 hepato**phyma** *n.* 肝脓肿

- **piesis** 压 catacto**piesis** *n.*（白）内障针拨术

- **plakia** 盘，斑点 leuko**plakia** *n.* 黏膜白斑病 ／ malaco**plakia** *n.* 软化斑（指空腔器官的黏膜）

- **plasia** 发育；生成；生长 meta**plasia** *n.* 化生；组织变形

- **plasm** 形成物，原生质，血浆 proto**plasm** *n.* 原生质，原浆 ／ neo**plasm** *n.* 新生物

- **plasty** 成形术，整复术，整形术 mammo**plasty** *n.* 乳房成形术

- **pnea** 呼吸 apnoea, apnea *n.* 呼吸暂停，窒息 ／ apnoea foetalis *n.* 胎儿窒息

- **praxia** 动作，运用 a**praxia** *n.*（精神性）运用不能，失用症

- **plegia** 瘫痪，麻痹 ophthalmo**plegia** *n.* 眼肌麻痹 ／ cryocardio**plegia** *n.* 低温心搏停止（法）／ myelo**plegia** *n.* 脊髓麻痹，脊髓瘫痪；facio**plegia** *n.* 面神经麻痹，面瘫

- **plegic** 瘫痪的，麻痹的 ophthalmo**plegic** *a.* 眼肌麻痹的 ／ gangliono**plegic** *a.* 神经节（传导）阻滞的；神经节阻滞药

- **plication** 折术 fundo**plication** *n.* 胃底折叠术

- **pnea** 呼吸 dys**pnea** *n.* 呼吸困难 ／ ortho**pnea** *n.* 端坐呼吸

- **pneumonia** 肺炎 bronchopleuro**pneumonia** *n.* 支气管胸膜肺炎 ／ broncho**pneumonia** *n.* 支气管肺炎，小叶性肺炎，卡他尔肺炎

- **pnoea** 呼吸 brachy**pnoea** *n.* 呼吸浅短，气促

- **ploid** 倍体（指染色体组的增殖程度）di**ploid** *n.* 二倍体 ／ ha**ploid** *n.* 单倍体

- **poiesis** 产生，造，生（成）gono**poiesis** *n.*

精液生成,精液分泌 / bio**poiesis** *n.* 生物自生(生物由无机物产生) / lymphocyto**poiesis** *n.* 淋巴细胞生成

- **poietic** 生成的 erythro**poietic** *a.* 红细胞生成的

- **poietin** 素 lympho**poietin** *n.* 淋巴细胞生成素

- **polis** 地 metro**polis** *n.* 产地,生地

- **polypus** 息肉 carcino**polypus** *n.* 癌性息肉 / oto**polypus** *n.* 耳息肉

- **popliteal** 腘的 femoro**popliteal** *a.* 股腘的

- **pore** 孔 blastoneuro**pore** *n.* 胚神经孔

- **prandial** 餐,膳食 pre**prandial** *a.* 进餐之前的

- **privia** 缺失 calci**privia** *n.* 钙缺失

- **profen** 布洛芬类的一种抗炎药 ibu**profen** 布洛芬 / dexibu**profen** *n.* 右布洛芬

- **proof** 防……的 water-**proof** *a.* 防水的,不透水的

- **protective** 防护的 cryo**protective** *a.* 防冷冻的

- **protein** 蛋白 flavo**protein** *n.* 黄素蛋白 / gluco**protein** *n.* 糖蛋白

- **ptosis** 落,下垂,前移 nephro**ptosis** 肾下垂 / spondylo**ptosis** *n.* 脊柱前移 / blepharo**ptosis** *n.* 睑下垂

- **ptysis** 咯,咳 hemo**ptysis** *n.* 咯血

- **puberty** 发情期;青春期 post**puberty** / postpubescence *n.* 少壮时期,青春期后期

- **puncture** 穿刺 veni**puncture** *n.* 静脉穿刺术

- **pylephlebitis** 门静脉炎 peri**pylephlebitis** *n.* 门静脉周炎

- **pyorrhea** 脓溢 blepharo**pyorrhea** *n.* 睑脓溢,化脓性眼炎

- **pyosis** 脓 oto**pyosis** *n.* 耳化脓

- **radial** 桡的 humero**radial** *a.* 肱桡的 / cubito**radial** *a.* 尺桡的

- **reflex** 反射 chemo**reflex** *n.* 化学反射

- **regulator** 调节 thermo**regulator** *n.* 温度调节器 *a.* 温度调节的

- **rhinal** 鼻的 basi**rhinal** *a.* 脑底鼻的

- **rhea** 溢出,流出 rhino**rrhea** *n.* 鼻溢,流鼻涕

- **rrhage** 出血,流出 hemo**rrhage** *n.* 出血

- **rrhagia** 出血 masto**rrhagia** 乳腺出血 / gastro**rrhagia** 胃出血 / rhino**rrhagia** *n.* 鼻出血

- **rrhaphy** 缝合,缝;固定 celio**rrhaphy** *n.* 腹壁缝术

- **rrhea** 溢血,流出,排出 dia**rrhea** 腹泻 / oto**rrhea** *n.* 耳漏 / steato**rrhea** *n.* 脂肪痢

- **rrhexis** 破裂,裂,脆 omphalo**rrhexis** *n.* 脐破裂 / ophthalmo**rrhexis** *n.* 眼球破裂

- **rrhinia** 鼻 a**rrhinia** *n.* 无鼻 / atreto**rrhinia** *n.* 鼻孔闭锁

- **rrhythmia** 心律 a**rrhythmia** *n.* 心律失常,心律不齐

- **ry** 学科,学问 surg**ery** *n.* 外科学

- **sacral** 骶的 lumbo**sacral** *a.* 腰骶的

- **sarcoma** 肉瘤 cylindro**sarcoma** *n.* 圆柱肉瘤

- **schisis** 裂 chilo**schisis** n. 唇裂 / ra-chi**schisis** n. 脊柱裂（畸形）

- **sensibility** 敏感性 radio**sensibility** n. 放射敏感性

- **schisis** 裂,分裂 cheilognathopalato**schisis** n. 唇颌腭裂（畸形）

- **scirrhus** 硬化 bronchiadeno**scirrhus** n. 支气管淋巴结硬化

- **sclerosis** 硬化 oto**sclerosis** n. 耳硬化 / nephro**sclerosis** n. 肾硬化

- **scope** 镜（检查或观察用的）bron-cho**scope** n. 支气管镜 / laparo**scope** n. 腹腔镜

- **scopy** 检查法 gastro**scopy** 胃镜检查法 / fundu**scopy** n. 眼底镜检查

- **sensory** 感觉的 audito**sensory** a. 听觉投射区的

- **ship** 状态性质 hard**ship** n. 受苦;困苦

- **sine** 苷 adeno**sine** n. 腺苷

- **sion** 在动词后构成名词 hypoten**sion** n. 低血压

- **sis** 病,某种状态 acantho**sis** n. 棘皮病

- **skeletal** 骨骼的 musculo**skeletal** a. 肌骨骼肌的

- **skiascopy** 视网膜镜检查 retino**skiasco-py** n. 视网膜镜检查,视网膜镜影法

- **skelous** 腿的 brachy**skelous** a. 短腿的

- **smus** 痉挛 bronchi**smus** / bronchiospasm n. 支气管痉挛

- **soferric** 高铁的 ferro**soferric** a. 亚铁高铁的

- **sol** 溶解,溶液 bioaero**sol** n. 生物气溶胶

- **some** 躯体,体 preprimo**some** n. 引发前体 / euchromo**some** n. 常染色体

- **somnus** 昏迷 semi**somnus** n. 轻昏迷,半昏迷

- **sore** 痛的;疼痛发炎的 bed**sore** n. 褥疮

- **spasis** 疗法 belono**spasis** n. 针导法,针疗法

- **spasm** 痉挛 dactylo**spasm** n. 指（趾）痉挛;angio**spasm** n. 血管痉挛 / bronchis-mus n. 支气管痉挛

- **sphenoid** 蝶骨 basi**sphenoid** n. 蝶底骨

- **spherite** 球 calco**spherite** n. 钙球

- **sphincter** 括约肌 rhabdo**sphincter** n. 横纹（肌）括约肌

- **spinous** 棘状的 sacro**spinous** a. 骶棘的

- **spinalia** 脊髓 encephalo**spinalia** n. 脑脊

- **spinal** 脊髓的 cerebro**spinal** a. 脑脊髓的

- **stain** 痕迹 blood**stain** n. 血痕,血迹

- **stalsis** 蠕动 brady**stalsis** n. 蠕动徐缓

- **staphyline** 悬雍垂的 brachy**staphyline** a. 短腭的

- **stasis** 固定,停滞,淤滞,控制 haemosta-sis n. 止血 / balbo**stasis** n. 十二指肠球部停滞

- **stat** 恒定 thermo**stat** n. 恒温器

- **static** 稳定,静位;控制;抑制;抑制剂 blenno**static** a. 黏液制止的 / acata**stat-ic** a. 反常的,失规的

- **staxis** 渗血 cysti**staxis** / cysto**staxis** n. 膀胱渗血

- **stenosis** 紧固,狭窄 blepharo**stenosis** n. 睑裂狭窄 / phlebo**stenosis** n. 静脉狭

窄;re**stenosis** n. 再狭窄(尤指心瓣及血管介入治疗后的)

- **sterone** 睾酮 testo**sterone** n. 睾酮

- **sterol** 甾醇,固醇 spongo**sterol** n. 海绵甾醇,海绵固醇

- **ster** 一般指人物 mini**ster** n. 部长

- **stoma** 口腔 gingivo**stoma**titis n. 龈口炎

- **stomy** 造口术,吻合术 colo**stomy** n. 结肠吻合术

- **stone** 结石 gall**stone** n. 胆囊结石

- **supine** 卧位 semi**supine** a. 半仰卧位的

- **suria** 尿 glyco**suria** n. 糖尿

- **surgical** 外科学的 anatomico**surgical** a. 解剖外科学的,解剖学与外科学的

- **symphysis** 粘连 blepharo**symphysis** n. 眼睑粘连

- **synthesis** 合成 bio**synthesis** n. 生物合成

- **synthetic** 合成的 semi**synthetic** a. 半合成的

- **systole** 收缩 extra**systole** n. 期外收缩;eu**systole** n. 心收缩正常

- **tabes** 消耗,软化;脊髓痨 cranio**tabes** n. 颅骨软化

- **taxis**, - **taxy** 回复,整复;趋性 bio**taxis**/bio**taxy** n. 活细胞趋性

- **temporal** 颞骨的 basi**temporal** a. 颞骨底部的

- **tension** 压力,压迫 hyper**tension** n. 压力增高,高血压

- **therapy** 疗法,治疗 radio**therapy** 放射治疗 / diabeto**therapy** n. 糖尿病治疗

- **thermia** 热,温度 hypo**thermia** n. 低

(体)温,降温

- **thermy** 热 hypo**thermy** n. 低温,降温

- **thrombosis** 血栓形成 phlebo**thrombosis** n. 静脉血栓形成

- **thorax** 胸,胸膜腔 pneumo**thorax** n. 气胸 / steno**therax** n. 胸狭窄

- **thymia** 情感,心境 hypo**thymia** n. 情感减退

- **thymic** 情感,心境 hypo**thymic** a. 情感减退的

- **thyrosis** 甲状腺 hypo**thyrosis** / hypo**thyroid**ism n. 原发性甲状腺功能减退症

- **tibial** 胫的 femoro**tibial** a. 股胫的

- **tic** ……的,具有……的特性 necro**tic** a. 坏死的

- **tion**, - **ation**, - **ization** 在动词后构成名词 counterac**tion** n. 对抗作用

- **tism** 发育障碍 lympho**tism** n. 淋巴组织发育障碍

- **tome** 刀;片,节 kerato**tome** n. 角膜刀

- **tomy** 切开术;切断术 leuco**tomy** n. 脑白质切断术 / tracheo**tomy** n. 气管切开术

- **tonia** 紧张,强直 myo**tonia** n. 肌强直 / myotonoid a. 肌强直样的

- **tonus** 紧张 hypo**tonus**, hypo**tonia** n. 张力减退,压力过低

- **topograpy** 局部解剖学 cranio**topograpy** n. 颅脑局部解剖学(研究颅骨表面与其下各部分脑的结构)

- **toxin** 毒素 staphylo**toxin** n. 葡萄球菌毒素 / ecto**toxin** n. 外毒素 / bromato**toxin** n. 食物毒

- **toxic** 毒性的 geno**toxic** *a.* 遗传毒性的

- **tribe** 锉 osteo**tribe**；osteo**trite** *n.* 骨锉

trichia 毛，发 **trichia**sis *n.* 倒睫；毛尿（症）（尿中出血毛状纤丝）

- **trictor** 闭，窄 cons**trictor** *n.* 缩窄器；缩肌

- **tron** 装置，器 cyclo**tron** *n.* 回旋加速器

- **tropic** 亲…的 lympho**tropic** *a.* 嗜淋巴组织的

- **trophic** 促…的 reno**trophic** *a.* 促肾（营养）的，促肾增大的

- **trophy** 食物；营养 allo**tropy** *n.* 同素异彩（现象），同素异性（作用）；异质趋向性

- **trophy** 萎缩 amyelo**trophy** *n.* 脊髓萎缩

- **trophic** 营养 allo**trophic** *a.* 营养异常的（因消化过程而失去营养价值的）

- **trophin** 促……激素 Cortico**trophin** *n.* 促肾上腺皮质激素

- **tropia** 转变 allo**tropia** *n.* 同素异彩；异我关怀

- **tropic** 转变 allo**tropic** *a.* 同素异彩的；异我关怀

- **trophin** 促……激素 cortico**trophin** *n.* 促肾上腺皮质激素

- **trophy** 增长（作用）lipo**trophy** *n.* 脂肪增多

- **tuberculin** 结核菌素 lipo**tuberculin** *n.* 脂肪结核菌素

- **tude**（构成抽象名词）表示"性质，状态，程度"ampli**tude** *n.* 广阔，丰富 / magni**tude** *n.* 大小，重要 / alti**tude** *n.* 高度

- **ture** 动作行为 acupunc**ture** *n.* 针刺（疗法）

- **tympanic** 鼓室的；鼓响的 cranio**tympanic** *a.* 颅（鼓室）的

- **type** 型，式 brevi**type** *n.* 肥短型 / geno**type** *n.* 基因型，遗传型

- **tylus** 骨痂 osteo**tylus** *n.* 骨痂

- **um** 结构，组织，物品 epitheli**um** *n.* 上皮

- **ure** 状态性质，行为结果 cult**ure** *n.* 文化；文明；培养

- **uria** 尿 diaceticacid**uria** *n.* 乙酰乙酸尿 / diacet**uria** *n.* 乙酰乙酸尿 / albumin**uria** *n.* 蛋白尿；poly**uria** *n.* 多尿 / hemat**uria** *n.* 血尿

- **urinary** 泌尿的 genito**urinary** *a.* 泌尿生殖器的

- **urgy** 技艺 chem**urgy** *n.* 农业化学，实用化学（加工）

- **uronic** 糖醛 glyc**uronic** acid *n.* 葡萄糖醛酸

- **us** 结构，情况 prurit**us** *n.* 瘙痒

- **vaccine** 疫苗 lipo**vaccine** *n.* 类脂疫苗

- **vascular** 血管的 cardio**vascular** *a.* 心血管的

- **venter** 腹；子宫；窝 bi**venter** *n.* 二腹肌

- **valgus** 外翻 equino**valgus** *n.* 马蹄外翻足

- **varus** 内翻 equino**varus** *n.* 马蹄内翻足

- **vasation** 渗透 extra**vasation** *n.* 外渗；外渗物（如血液）

- **vascular** 血管的 cerebro**vascular** *a.* 脑血管的 / reno**vascular** *a.* 肾血管的

– **venous** 静脉 intra**venous** *a.* 静脉内的

– **vertebral** 椎（骨）的 cranio**vertebral** *a.* 颅椎（骨）的／inter**vertebral** *a.* 椎间

– **virus** 病毒 leuko**virus** *n.* 白细胞病毒（肿瘤 RNA 病毒）

– **vorous** 吃……的 carni**vorous** *a.* 食肉的

– **ward(s)**（附在名词或形容词后构成副词）表示"在……方向（位置），以……方式"back**ward** *a.* 向后的；倒着的

– **xemia** 氧血症 hypo**xemia** *n.* 低氧血症

– **xin** 毒素 lipo**xin** *n.* 脂氧素

– **xygenase** 氧合酶 lipo**xygenase** *n.* 脂氧合酶

– **xysis** 磨擦 blepharo**xysis** *n.* 睑磨擦法（用于治疗沙眼）

– **xysm** 中毒 lipo**xysm** *n.* 油酸中毒

– **wise** 加在名词或代词后面构成副词 like**wise** *ad.* 同样地

– **y** 情况 abilit**y** *n.* 能力／abnormalit**y** *n.* 反常，变态，畸形

– **yl** 物质，基 meth**yl** *n.* 甲基

– **xyl** 基 skato**xyl** *n.* 粪臭基

– **zoa** 动物 proto**zoa**（proto**zoon** 的复数）*n.* 原生动物

– **zoon** 动物 epi**zoon** *n.* 体外寄生动物（如体外寄生虫）

23 英汉对照词汇

＊本章节收集的单词或词条,90％是专科词汇,约10％为普通词汇。这些普通词汇貌似普通,却常带有专科内容含义。单词后用英文斜体字母加圆点,表示词性,如 *n.* 代表名词, *a.* 代表形容词, *v.* 代表动词, *pl.* 代表复数, *ad.* 代表副词, *prep.* 代表前置词;～代表某一单词。

A

abandoned *a.* 被弃用的

abate *v.* 减少,减轻

abdomen *n.* 腹(部)

abdominal *a.* 腹部的

abdominoplasty *n.* 腹壁整形术,腹壁成形术

abdominoscopy *n.* 腹腔镜检查

abdominal adiposity 腹壁多脂症

abdominal apron deformity 腹壁围裙状松垂(畸形)

abdominal circumference 腹围

abduction *n.* 外展(作用)

aberration *n.* 象差,畸变

abiotic *a.* 无生命的

ablation *n.* 脱离;清扫;部分切除(术)

ablepsia / ablepsy *n.* 失明,视觉缺失

a block of 一整块

abnormal *a.* 不正常的,异常的

abortion *n.* 流产

abscess *n.* 脓肿

absence of dimple 无笑靥,无酒窝

absence of vagina 阴道缺失

absorb *v.* 吸收,吸引

absorption *n.* 吸收(作用)

abstain *v.* 戒,避免

academic *a.* 学术的

acantholysis *n.* 皮肤棘层松解

acatalepsia *n.* 诊断不明

accentuate *v.* 加重;强调

accessory breast 副乳(房)

accessory ear 副耳,耳赘

accidental tattoo 外伤性文身

accidental tattoos 爆炸性粉粒沉着症

acellular dermal matrix(ADM)脱细胞真皮基质

acetyl *n.* 乙酰

achlorhydria *n.* 胃酸缺乏

achromic nevus 无色素痣

acidosis *n.* 酸中毒

acne keloidalis nuchae 颈项部瘢痕疙瘩性痤疮

acne vulgaris 寻常痤疮,青春痘

acoumetry n. 听力测验法

acquire v. 获得,得到

acquired a. 后天的,获得的

acquired syndactyly 后天性并指(趾)

acrocyanosis n. 肢端发绀症;手足发绀

actinograph n. X 线(照)片,光力计

actinography/ roentgenography n. X 线照相术

activation n. 激活,活性反应,活性化作用

acuclosure n. 针止血法

acuductor n. 导针器

acutely ad. 立即地,急性地,剧烈地

acyclovir n. 阿昔洛韦,无环鸟苷(抗病毒药)

Adam's apple 喉结

adapt v. 适应;改写

adaxial a. 向轴的,近轴的

adenitis n. 腺炎,淋巴腺炎

adduction n. 内收,引证

adenolipoma n. 腺脂瘤

adenosine n. 腺苷

adhesion n. 粘连,黏附物

adjacent skin flap 邻接皮瓣

adjunct n. a. 附属品,附属物;配件;助手

adiposity n. 肥胖(症)

ADM(Acellular dermal matrix, ADM)脱细胞真皮基质

adolescence n. 青春期

adolescent a. 青春期

advanced a. 先进的;进步的;高等的

advent n. 来临,外来

adversely ad. 不利地,相反的

advanced skin flap 推进皮瓣

advent n. 到来,出现

adventitious a. 外来的;偶然的;偶发的;异位的

aerobic a. 需氧的

aerogel n. 气凝胶

aeropleura / pneumothorax n. 气胸

aesthetic basic category 美学基本范畴

aesthetic buttock surgery 臀部美容术

aesthetic chief diagnostician(医疗)美容主诊医师

aesthetic dermatology 美容皮肤外科学

aesthetic labia surgery 阴唇美容术

aesthetic penis surgery 阴茎美容术

aesthetic perineum surgery 会阴美容术,会阴成形术

aesthetic surgeon 美容外科医师

aesthetic surgery 美容外科

aesthetic surgery 美容外科学,美容整形外科学

aesthetic thigh surgery 大腿成形术,大腿美容术

aesthetic unit of face 面部审美分区

affront n. v. 蔑视,伤害,冒犯

agalactia n. 乳汁不足

agglutinoscopy n. 凝集反应镜检查

aggregation n. 集合,集合物

albinism n. 白化病

alignment n. 成线法,排列

allele n. 等位基因,对等基因

allelotaxis n. 异源发生

alleviate *v.* 减轻，缓和

allied *a.* 同类的，类似的

alloantigen *n.* 同种抗原

Allis clamp 艾利斯钳

alveoli(单 alveolus)*n.* 小窝，肺泡

Alzheimer disease 阿尔茨海默病(早老性痴呆)

ambulant *a.* 不卧床的，可下床的

ameba / amebas *n.* 阿米巴(无脊椎)，变形虫

amino *n.* 氨基酸

aminotransferase *n.* 转氨酶

amnion *n.* 羊膜

amniocentesis *n.* 羊膜穿刺术

amphiboly *n.* 意义含糊(不明确的)，模棱两可

ample *a.* 充分的，足够的

amputation *n.* 切断术，截肢，切除术

amyotrophy *n.* 肌萎缩

anatomicophysiological *a.* 解剖生理学的

anabole *n.* 反胃，呕吐；吐物

anabolism *n.* 合成代谢

anal *a.* 肛门的

anastomosis *n.* 吻合；连通

androgen *n.* 雄激素(类)

anemic *a.* 贫血的

anergic *a.* 无反应的，无活动力的

anesthesia *n.* 麻醉；感觉缺失

angiogenesis *n.* 血管生成；血管发生

angiography *n.* 血管造影术

angiokeratoma *n.* 血管角化瘤

angulated on itself 自身折叠

anisochromasia *n.* 色素不均

aneuploidy *n.* 非整倍性

anhydrase *n.* 脱水酶

anion *n.* 负离子

ankylocheilia / ankylochilia *n.* 唇粘连，并唇

ankyloblepharon *n.* 睑缘粘连

ankyloglossia *n.* 舌系带短缩，结舌

anomaly *n.* 异常，畸形

anotia / anoty *n.* 无耳(畸形)

anoxia *n.* 缺氧(症)

anteflect *v.* 前屈

anterior armpit point 腋窝前点

anterior axillary line 腋前线

anterior median line 前正中线

anterior palpebral limbus 眼睑前缘，睑缘前唇

anterior platysma-cutaneous ligament 颈阔肌 – 皮肤前韧带

anteroinferior *a.* 前下的

anterointernal *a.* 前内侧的

anterolateral *a.* 前外侧的

anteromedial *a.* 前内侧的

anterosuperior *a.* 前上的

antero-capular implant repositioning technique 包膜前假体重新置入技术

antibiotic *n.* 抗生素

anticardium/ epigastrium *n.* 腹上部

anticonceptive *n.* 避孕药 *a.* 避孕的

antiseptic *n.* 抗菌剂 *a.* 防腐的，抗菌的

anticipate *v.* 预期，占先

anxious *a.* 忧虑的，渴望的

anteroposterior *a.* 前后的

anus *n.* 肛门

aorta(*pl.* aortae/ aortas)*n.* 主动脉

apex *n.* 尖端

apical *a.* 顶(点,上)的;尖

apocrine sweat gland 顶泌汗腺,大汗腺

aponeurosis(*pl.* aponeuroses)*n.* 腱膜

aponeurosis of obliquus externus abdominis 腹外斜肌腱膜

apparatus lacrimalis 泪器

appreciation *n.* 感谢;正确评价;赏识

apron deformity 下垂畸形

aquiline nose 鹰钩鼻

arcus superciliaris 眉弓

areflexia *n.* 无反射

areola of breast 乳晕

aristogenesis *n.* 优生,适应突变

armpit odor 腋臭,狐臭,体气

analysis of bone mineral density 骨密度分析监控

arterial skin flap 动脉皮瓣

arteriovenous malformation 动静脉畸形,蔓状血管瘤

arteriole/ arteriola *n.* 小动脉

arthrochalasis *n.* 关节松弛

arteriogram *n.* 动脉搏描记图,动脉造影片

artery *n.* 动脉

arthritic *n.* 关节炎(的)

artificial nose 人工鼻,假鼻

assort *n.* (遗传)配列

asthma *n.* 气喘病

asymmetrical breasts 不对称乳房

asymmetry *n.* 不对称,偏位

asphyxia *n.* 窒息

aspirate *v.* 吸出

aspiration *n.* 志气;渴望;吸出

asymptomatic *a.* 无症状的

atheromatosis *n.* 粉瘤病;动脉粥样硬化

atheromatosis cutis/ sebaceous cyst *n.* 皮肤粉瘤,皮肤囊肿

ateloprosopia *n.* 面发育不全

atraumatic *a.* 无创伤的

atresia of anterior naris 鼻前孔闭锁

atresia of choana 鼻后孔闭锁

atresia of external auditory canal 外耳道闭锁

atresia of vagina 阴道闭锁

atrophic scar 萎缩性瘢痕

augment *n.* 增进

augmentation mammoplasty 隆乳术

augmentation mammoplasty with dermis fat grafting 真皮脂肪游离移植隆乳术

augmentation mammoplasty with free lipo-fascia flap grafting 游离脂肪筋膜瓣移植隆乳术

augmentation rhinoplasty 隆鼻术

auscultation *n.* 听诊

auricula(*pl.* auriculae)*n.* 耳郭;心耳,心房

autoimmunity *n.* 自体免疫性

autoactivation *n.* 自体活化(作用)

auricle framework 耳郭支架

auricle *n.* 耳郭

auricular concha 耳甲

auricular defect 耳缺损

auricular lobule 耳垂

auricular tubercle 耳结节

auroplasty *n.* 耳成形术

auto-epidermal grafting 自体表皮移植术

autologous cell erugation 自体细胞除皱术

autosome *n.* 正染色体,常染色体

auxiliary *a.* 辅助的;*n.* 辅助人员

availability *n.* 可用性,有效性

AVM(Arteriovenous malformation)动静脉畸形,蔓状血管瘤

axial pattern skin flap 轴型皮瓣

axilla(*pl.* axillae)*n.* 腋,腋窝

axillary *a.* 腋的

axillary hair grafting 腋毛再植(术)

axillary incision 腋部切口

axon *n.* 轴突

B

bacillary *a.* 杆菌的,杆菌性的,杆状的

bacteremia *n.* 菌血症

bacterium *n.* 细菌

baggy eye 眼袋

balance beauty of body 人体均衡美

balanitis *n.* 龟头炎

baldness *n.* 秃发

Bartholin's gland *n.* 前庭大腺(囊肿)(Bartholin 丹麦解剖学家)

basal cell carcinoma 基底细胞癌

beauty of form and structure 形体美

Becker's nevus 贝克痣(色素性多毛性表皮痣)

bedsore *n.* 褥疮

beforehand *ad.* 预先,事先

benign *a.* 良性的

benign juvenile melanoma 良性幼年黑素瘤

benign neoplasm 良性新生物

biceps circumference 上臂围

bifid nose 鼻裂

bigonial breadth 两下颌角间宽

bilateral cleft lip 双侧唇裂

bile *n.* 胆汁

bilobed skin flap 双叶皮瓣

bimastoidal breadth 两乳突间宽

biodegradable *a.* 可生物降解的,可递降分解的

bioenergetics *n.* 生物能学

biofeedback therapy 生物反馈疗法

biofilm 生物膜

biological basis of aesthetic medicine 美容医学生物学基础

biological behavior 生物学行为

biological material 医用生物材料

biopsy *n.* 活组织检查

bipedicle *n.* 双蒂

bipedicle skin flap 双蒂皮瓣

biphase *n.* 双(二、两)相

biplane *n.* 双平面

biphasic differentiation 双向性分化

bitragion breadth 两耳屏间宽

bizygomatic breadth 面宽

blackeye 黑眼圈

black nevus 黑痣

bladder *n.* 膀胱

blastogenetic factor 胚源性因子

blast ①胚细胞,未成熟细胞;②分裂球丝(分裂球间的丝状纺锤体);③冲击波,气浪

blast injury *n.* 爆震伤

bleed *v.* 流血

bleeding *n.* 出血

blepharochalasis 眼睑皮肤松垂症,假性上
睑下垂

blepharophimosis 睑裂狭小

blepharoplasty 睑成形术

blepharoplasty of lower eyelid 下睑成形术

blepharoptosis *n.* 上睑下垂

blister *n.* 水疱

blowout fracture of orbital floor 眶底爆裂性
骨折

blue nevus 蓝痣

blunt dissection 钝剥离法

body axis line 人体中轴线

body image 体像

body mass index (BMI) 体重指数,体质
(量)指数

body vertebra line 人体脊柱线

bolus tie-over pressure dressing 缝线打包加
压法

borderline tumor 境界癌(边界癌)

botulin *n.* 肉毒毒素

botulinum toxin 肉毒毒素,肉毒杆菌毒素

Bowen's disease Bowen 病(鳞状上皮细胞
癌前病变)

brachial *a.* 臂的;肱的

brachydactyly *n.* 短指

breast atrophy 乳房萎缩

breast augmentation 隆乳术

breast beauty 乳房美

breast defect 乳房缺损

breast flap 乳房瓣

breast implant 乳房假体

breast implant capsule contracture 乳房假体
包膜挛缩

breast prosthesis 乳房假体

breast ptosis 乳房下垂

breast reconstruction 乳房再造

breast reconstruction with dorsal latissimus
myocutaneous flap 背阔肌肌皮瓣转移乳
房再造术

breast reconstruction with TRAM flap 横行
腹直肌肌皮瓣转移乳房再造术

breast reduction 乳房缩小术

breast reduction with inverted-T scar 倒 T 形
瘢痕乳房缩小术

bridged scar 桥状瘢痕

bromhidrosis / osmidrosis 腋臭;狐臭;体气

bromidrosis *n.* 臭汗症

bronchopneumonia *n.* 支气管肺炎

brow fat pad 眉脂肪垫

bruit *n.* 杂音

buccal corridor 颊廊(微笑或大笑时,牙列
颊面与口角之间形成的黑色间隙)

buccal fat hypertrophy 颊脂垫肥厚

buccal fat pad 颊脂垫

buffer *n.* 缓冲,缓冲剂

bundle *n.* 束

bulk *n.* 巨大体积;肥胖的人;胀大

bursae *n.* 滑囊

buttock *n.* 臀部(单数常指半边屁股)

C

cachectin *n.* 致恶病质素

cachexia *n.* 恶病质

CVD（Cardiovascular disease）心血管疾病

cadaver *n.* 尸体

café-au-lait-spot 咖啡（牛奶）斑

calcification *n.* 钙化,沉钙（作用）

calcium *n.* 钙

cancer death rate 癌死亡率

cancer milk 癌乳

cancer survival rate 癌生存率

cancer susceptibility 癌的易感性

candid *a.* 公正的;坦白的

Candida 念珠菌属

candidal *a.* 念珠菌属的

canthopexy *n.* 眦固定术

canthoplasty *n.* 眦成形术

canthus *n.* 眦,眼角

capillary malformations 毛细血管畸形

carbohydrate *n.* 碳水化合物

carbuncle *n.* 痈

carcinogenic agent 致癌物

carcinoma in site 原位癌

carcinomatosis *n.* 癌扩散,癌症

carcinosarcoma *n.* 癌肉瘤

cardiac *a.* 心脏的

cardiotonic *a.* 强心剂

cardiology *n.* 心脏病学

cardioplegia *n.* 心脏麻痹,心瘫痪

cardiopulmonary *a.* 心肺的

carrier *n.* 载体,媒介物,带菌者

case fatality rate 病死率

catabolism *n.* 分解代谢,异化（作用）

catheter *n.* 导管

cation *n.* 阳离子,正离子

cartilage *n.* 软骨

casual *a.* 临时的,随便的,偶然的

cat's ear 猫耳状皱襞

cataplexy *n.* 猝倒,昏倒

cataract *n.* 白内障

category *n.* 种类,类型;范畴

catgut *n.* 羊肠线

catheterize *v.* 插管

cauliflower ear 菜花状耳

caution *n.* 警告;小心,谨慎

cavernous hemangioma 海绵状血管瘤

cavity *n.* 腔

cellular *a.* 细胞的

cell-scaffold interaction 细胞－支架材料相互作用

cell-assisted lipotransfer（CAL）脂肪干细胞辅助的自体脂肪隆乳

cell enriched / enhanced lipotransfer（CEL）富脂肪干细胞辅助的脂肪隆乳

central umbilication 中央脐状凹陷

cerebellum *n.* 小脑

cerebrum *n.* 大脑

cervicale *n.* 颈点

cervicitis *n.* 子宫颈炎

cervix *n.* 子宫颈

cesarean *a.* 剖腹的,剖宫的

CH（congenital hemangioma，CH）先天性血管瘤

chalinoplasty *n.* 口角成形术

characterize *v.* 表示……的特性,成为……的特性

cheiloplasty *n.* 唇成形术

chemosurgery *n.* 化学外科

chemotherapy *n.* 化学治疗

chest circumference 胸围

childbearing *n.* 分娩，生产

chloride *n.* 氯离子

chlorophyll *n.* 叶绿素

chloroplast *n.* 叶绿体

choanae *n.* 鼻后孔；漏斗

chordee *n.* 阴茎下弯畸形

chromatid *n.* 染色单体

chromosome *n.* 染色体

cicatricial band 索状瘢痕

cicatricial contracture 瘢痕挛缩

cicatrix *n.* 瘢痕

circular excision 圆形切除术

circumference *n.* 周径，环切面

classification *n.* 分类

claustrophobia *n.* 幽闭恐怖症

cleavage *v.* 分开，分裂

cleft lip 唇裂

cleft lip repair 唇裂修复术

cleft lip repair by Millard technique Millard
　唇裂修补术

clitoridectomy *n.* 阴蒂切除术

clitoris hypertrophy 阴蒂肥大

coitus *n.* 性交，交媾

collutorium *n.* 漱口剂

CM (capillary malformation, CM) 毛细血管
　畸形

consistence *n.* 坚实；浓度

coagulator *n.* 电凝器

codon *n.* 密码子

coenzyme *n.* 辅酶

coexist *v.* 共存

coexistence *n.* 共存

cohesion *n.* 内聚力

collagenase *n.* 胶原酶

collect *v.* 收集，集中思想，集合

colloid *n.* 胶质

collagenous *a.* 胶原的

collum(*pl.* colla)*n.* 颈

collum glandis penis 阴茎颈

collum mandibulae 下颌颈

coloboma *n.* 缺损(尤指眼组织)

coloboma lobuli 耳垂裂(畸形)

coloboma palpebrale / blepharocoloboma *n.*
　睑缺损

colon *n.* 结肠

colony forming unit(CFU)菌落形成单位

colpatresia *n.* 阴道闭锁

colpocystitis *n.* 阴道膀胱炎

columnar *a.* 柱状的

coma *n.* 昏迷

combine *v.* 结合，联合，化合；*n.* 联合收割
　机；联合企业

combustion *n.* 燃烧

comedo(*pl.* comedones)*n.* 粉刺，黑头粉刺

commissurotomy *n.* 连合部切开术，口角开
　大术

common acne 寻常痤疮，青春痘

complete syndactyly 完全并指，完全并趾

complementary *a.* 互补的

complex *n.* 复合

compliment v. 向……致意;祝贺

complication n. 并发症

computer aided design(CAD)计算机辅助设计

computer aided manufacture(CAM)计算机辅助制造

composite skin flap 复合皮瓣

compound nevus 混合痣

concave n. 凹陷

concentrate n. 浓缩,浓缩物,集中

conception n. 妊娠,受孕

concomitant a. 相伴的,伴随的

condensation n. 冷凝

condensed fat 浓缩脂肪

condyloid a. 髁状的

condyloma(pl. condylomas/ condylomata) n. 湿疣

confinement n. 限制;分娩

confirm v. 确认,证实;坚定

congenital n. 先天的

congenital bat ear deformity 先天性招风耳畸形

congenital blepharoptosis 先天性上睑下垂

congenital cryptotia 先天性隐耳

congenital double lips 先天性重唇

congenital ring constriction 先天性环状缩窄

congestive a. 充血的

conoid a. 锥形的,类圆锥体的

conjugate a. 共轭的,偶合的

conjunctiva incision 眼袋结膜切口

constriction n. 压缩,收缩

contract v. 收缩,得(病)n. 合同;婚约

consume v. 用尽,消费

contiguous skin flap 邻位皮瓣(供区与缺损区之间有正常的皮肤或组织器官的皮瓣)

Connell's suture 康奈尔肠缝合术

contour of nasal bridge 鼻梁形态

contour of nasal tip 鼻尖形态,鼻尖侧貌

contraction n. 收缩

contracture n. 挛缩

contradistinction n. 区别于;对比

contributing factor 起作用的因素;促成因素

convulsion n. 痉挛,惊厥

continuous suture 连续缝合

contrast n. 对比;v. 对比,对照(n. 重音在前;v. 重音在中间)

Cooper's disease 库珀病〔Astley Paston Cooper,英外科医师(1768—1841)。库珀病:慢性囊性乳腺病〕

coracobrachialis n. 喙肱肌

corediastasis n. 瞳孔扩大

corium n. 真皮

corneum n. 角质层

coronal incision 冠状切口

corpulence n. 肥胖

corpulency n. 肥胖

corpulent a. 肥胖的

corpus(pl. corpora)n. 体,身体

corpus adiposum buccae 颊脂体,颊脂垫

corrugator n. 皱眉肌

corpus adiposum orbitae 眶脂体

correction of capsular contracture and implant malposition 包膜挛缩和假体移位的矫正

cortex *n.* 皮质,皮层

cosmetic medicine 美容医学,医学美容学

cosmetic seeking patient 美容就医者

coupling *n.* 配对,连接

countertraction *n.* 对抗牵引

covalent *a.* 共价的

crab feet swelling 蟹足肿

craniad *ad.* 向颅(拉 cranium head + ad toward)

cranial *a.* 颅的,颅侧的

cranialis *a.* 颅的,颅侧的

cranioaural *a.* 颅耳的

craniofacioplasty *n.* 颅面整形术

creatine *n.* 肌酸

cryptogenic *a.* 隐原性的,原因不明的

cryptotia *n.* 隐耳(畸形)

cranioauricular angle 颅耳角,耳郭头角

craniofacial acsthetic surgery 颅面美容外科

crater nipple 乳头内陷

crease *n.* 折缝;皱痕;皱褶

creased *a.* 皱褶的

crow's feet 鱼尾纹

crumpled *a.* 折皱的,弯曲的

crura of antihelix 对耳轮脚

crus of helix 耳轮脚

crust *n.* 痂,面包皮 *v.* 外覆,结痂

cryptogenetic / cryptogenic *a.* 隐源性的,原因不明的

cuboidal *a.* 立方的

culture *n.* 培养

culdocentesis *n.* 后穹隆穿刺术

Cupid's bow 丘比特弓,即唇弓

cure rate 治愈率,疗程,疗效,硬化,聚合

curettage / apoxesis *n.* 刮除术

cutaneous aging 皮肤老化

cutaneous hemangioma 皮肤血管瘤

cutaneous horn 皮角

cutaneous sensibility 皮肤敏感性

cutis laxa 皮肤松弛症

cyanemia *n.* 青紫症

cyanoderma / cyanosis *n.* 发绀,青紫

cyclic *a.* 循环的,轮转的

cycloduction *n.* 眼球旋转

cylindrical breast 筒状乳房

cymba of auricular concha 耳甲艇

cyphosis / kyphosis *n.* 脊柱后凸,驼背

cystadenoma *n.* 囊腺瘤

cyst 囊肿

cytochrome *n.* 细胞色素

cytopathology *n.* 细胞病理学

D

dacryoadenitis *n.* 泪腺炎

dacryoma *n.* 泪管肿大

dacryocystectomy *n.* 泪囊切(摘)除术

dactylomegaly *n.* 巨指(趾)畸形

damage *n.* 损伤,损害

dandruff *n.* 头皮屑

Darwin's tubercle 达尔文结节(耳轮后上方边缘上的小突起)

deafness *n.* 耳聋

debride *v.* 清创

decollement dissection *n.* 剥离

deep layer of deep temporal fascia 颞深筋膜深层

deciliter *n.* 分升

decimetre/ decimeter *n.* 分米

deep temporal fascia 颞深筋膜

deep temporal fat pad 颞深脂肪垫

defat(defatted / defatting)*v.* 除油,脱脂;减肥(术)

defecation *n.* 排便

defect of appearance 容貌缺陷

defect of ear lobe 耳垂缺陷(损)

definition *n.* 定义;明确性

deformity after orbital fracture 眶底骨折后遗畸形

degeneration *n.* 退化

degenerative ectropion 退行性睑外翻,老年性睑外翻

degrade *v.* 降级,堕落;退化

dehydration *n.* 脱水

delayed transfer 延迟转移

demifacet *n.* 半面(关节)

denaturation *n.* 变性(作用)

denucleated *a.* 失核的,除核的

deoxyribonucleic acid 脱氧核糖核酸

depilation *n.* 脱毛术

depressed *a.* 凹陷的;抑郁的

depressed scar 凹陷性瘢痕

derivative *n.* 衍生物

dermis *n.* 皮,真皮

dermis *n.* 皮肤,真皮

dermatoplasty *n.* 植皮术

dermabrasion 皮肤磨削术,擦皮术

dermatatrophia *n.* 皮肤萎缩

dermatofibroma *n.* 皮肤纤维瘤

dermis graft 真皮片

dermis grafting 真皮移植术

dermis-fat flap 真皮脂肪瓣

dermis-fat grafting 真皮脂肪移植术

dermojet *n.* 皮肤无针喷注器

dermolipectomy *n.* 皮肤脂肪切除术

dermomastopexy *n.* 乳房真皮固定术

desmoid *n.* 硬纤维瘤

desquamation *n.* 脱屑

deteriorate *v.* 恶化

detrusor *n.* 逼尿肌

diagnose *v.* 诊断

diagnosis(*pl.* diagnoses)*n.* 诊断

diagnosis and treatment 诊疗

diameter *n.* 直径

diaphragm *n.* 隔膜

diarrhea *n.* 腹泻

diastole *n.* 舒张(期)

diced cartilage grafting 软骨屑(碎块)移植术

dilated *a.* 扩张的,膨胀的

differ *v.* 不同,意见不一致

diffusion-exchange capacity 扩散交换能力

digitalis *n.* 洋地黄

dihybrid *n.* 二对因子杂种

dimple *n.* 笑靥,酒窝

diploid *n.* 二倍体

diplosomia *n.* 联体双胞胎

dipsotherapy *n.* 节饮疗法

direct cutaneous artery 直接皮肤动脉

direction n. 方向,指导 pl. 指示,医嘱;用法说明

direct skin flap 直接皮瓣

direct transfer 直接转移

disaccord n. v. 不一致

discord n. 不一致,不调和

discipline of holistic aesthetic medicine 美容医学整体学科

discoid breast 盘状乳房

disfiguring dermatosis 损容性皮肤病

disjunction n. 分离,分裂

disruption n. 中断

disproportionate a. 不成比例的

dissection n. 剥离,解剖

dissipate v. 驱散,消散

distomolar n. 远中磨牙

distance n. 距离,远离,远方 v. 超过

distant skin flap 远位皮瓣

distinguished a. 著名的,杰出的

distortion n. 歪斜,变形

disturbance n. 紊乱,障碍

diuresis n. 利尿,多尿

division n. 分裂

dizziness n. 头晕,头昏

dizygotic a. 二合子的,双卵的

dolor n. 痛,悲哀

donor site(donor area)供区

dorsal a. 背部的,背侧的

dorsal nasal fascia 鼻背筋膜

double chins 重颏,双下巴

double eyelid 重睑,双眼皮

double eyelid plasty 重睑(双眼皮)成形术

double opposing flap 对偶皮瓣

double pedicle skin flap 双蒂皮瓣

double transposition skin flap 双易位皮瓣

double-eyelid operation by incision method 切开法重睑成形术

double-eyelid procedure by buried suture method 埋线法重睑成形术

double-eyelid procedure by suturing and ligation method 缝扎法重睑成形术

drain v. 引流

drainage n. 引流术

dressing n. 包扎;敷料;穿衣

dry skin 干性皮肤

dual plane breast augmentation 双平面隆乳术

duct n. 导管

ductless a. 无管的

ductule n. 小管

ductile a. 易拉长的,易变形的

duodenal a. 十二指肠的

Dupuytren contracture 掌腱膜挛缩,迪皮特朗掌挛缩

dynamic support 动力悬吊

dynamic suspension 动力悬吊

dynamic wrinkle 动力性皱纹

dysgenesis n. 发育不全

dysmorphophobia n. 丑形恐惧,畸形恐惧

dysopia n. 视觉障碍

dysplasia n. 发育异常;发育不良

dyspnea n. 呼吸困难

dystonia n. (肌)张力障碍

dystrophy *n.* 营养障碍,营养不良

dysuria *n.* 排尿困难

E

ectoblast *n.* 外胚层;外膜

ectocanthion *n.* 眼外角点,外眦点

ectoderm *n.* 外胚层

ectodermal *a.* 外胚层的

ectopic *a.* 移位的;异位的

ectropion *n.* 外翻,睑外翻

egress *n.* 出口

elasticity *n.* 弹性

electron *n.* 电子

electrolyte *n.* 电解质,电解(溶)液

electromagnetism *n.* 电磁;电磁学

electrophilic *a.* 亲电子的

elastic bandage 弹性绷带

elastic compression 弹性压迫

electrocoagulation *n.* 电凝法

eligible *a.* 合格的;有资格的

eliminate *v.* 排除,清除,消灭

elliptical *a.* 椭圆形的

elliptical incision 椭圆形切口

embed *v.* 埋置,嵌入

emboli *n.* 血栓,栓塞(embolus 的复数)

embolism *n.* 栓子,栓塞

embolization *n.* 血栓形成

embryo *n.* 胚胎,胎儿

embryology *n.* 胚胎学

En (entocanthion) *n.* 眼内角点,内眦点

enamel *n.* 釉质

encatarrhaphy/ enkatarrhaphy *n.* 埋藏缝
合术

encelialgia *n.* 内脏痛

endoblast *n.* 内胚层

endocrine *a.* 内分泌的

endoderm *n.* 内胚层

endometrial *a.* 子宫内膜的

endometriosis *n.* 子宫内膜异位

endometrium *n.* 内膜

endophthalmos *n.* 眼球内陷

endoscopic face rhytidectomy 内镜(面部)
除皱术

endow *v.* 捐赠,赋予

endergonic *a.* 吸收能量的

enema *n.* 灌肠法

engage *v.* 从事于;约定;入盆

entrap *v.* 诱捕;使入圈套 / entrapped 陷入

entropion *n.* 内翻,睑内翻

enucleation *n.* 摘除术

eosin *n.* 曙红

ephelides *n.* 雀斑

epicanthoplasty *n.* 内眦赘皮矫正术

epicanthus *n.* 内眦赘皮

epidemic *n.* 流行,流行病

epidermal skin graft 表层皮片

epidermis *n.* 表皮

epiglottis *n.* 会厌

epinephrine *n.* 肾上腺素

epithelium *n.* 上皮

episiotomy *n.* 会阴切开术

episodic *a.* 发作的

equator *n.* (细胞)中纬线

equilibrium *n.* 平衡

equinovarus *n.* 马蹄内翻足

ergometer *n.* 测力计,肌力计

erythrocyte *n.* 红细胞

erythroderma *n.* 红皮病

erythropenia *n.* 红细胞减少

esophagus *n.* 食管

ester *n.* 酯

esthesiometry *n.* 触觉测量法

esthesia *n.* 感觉

ethmoid *n. a.* 筛骨(的)

estimate *v.* 估算,预算;评价

estrogen *n.* 雌性激素

estrogen receptor 雌激素受体

etiology *n.* 病因学

etiological *a.* 病因学的

eugenics *n.* 优生学

euphenics *n.* 基因优化,人种改良

evacuate *v.* 排空,排除

evaluate *v.* 评估;估价

evolution *n.* 进化,演变

Ex (ectocanthion) *n.* 眼外角点,外眦点

excitability *n.* 可激发性,兴奋性

excited *a.* 活跃的

excretion *n.* 排泄,分泌

exergonic *a.* 能量释放的,放能的

exarteritis *n.* 动脉外膜炎

exert *v.* 行使;尽力;产生(影响)

excess *a.* 过多的

excision in stages 分期(次)切除缝合术

excision of skin neoplasm 皮肤赘生物切
   除术

excoriation *n.* 爪痕;表皮脱落

exfetation *n.* 宫外孕

exfoliation *n.* 角质剥脱术

exfoliative cheilitis 剥脱性唇炎

exocrine *a.* 外分泌的 *n.* 外分泌物

exostosis *n.* 外生骨疣

expedite *v.* 加速 *a.* 迅速的,畅通的

expel *v.* 排泄;驱逐;开除

expert *n.* 专家

external ear outline 外耳轮廓

external nose 外鼻

extracelluar *a.* 细胞外的

extrapolate *v.* 推断,推知

extraction *n.* 吸出

extraordinary *a.* 非常的,特别的

extrauterine *a.* 子宫外的

extravasation *n.* 外渗(液);溢血

extrinsic factor 外源性因素

extrude *v.* 挤压出,喷出

exudation *n.* 渗出液;分泌液

ex vivo 体外,在生物体外

eye bag excision 眼袋切除术

eyeliner 眼线

eye shadow 眼影

eye socket 眼窝

eye unit 眼单位

eyebrow *n.* 眉毛

eyebrow beautifying 美眉

eyebrow defect 眉缺损

eyebrow density 眉毛密度

eyebrow displacement 眉错位

eyebrow lifting 提眉术

eyebrow ptosis 眉松垂

eyebrow tattooing 文眉

eyebrows grafting 眉毛再植术

eye-ear plane 眼耳平面

eyelid defect 睑缺损

eyelid eversion 睑外翻

F

face rhytidectomy 面部除皱术

facial blood capillary expansion 面红

facial cleft deformity 面裂畸形,先天性面裂

facial contouring surgery 面部轮廓外科

facial cutaneous ligament 面部皮肤韧带

facial flap 面瓣

facial nerve anastomosis 面神经吻合术

fascia *n.* 筋膜;绷带;饰带

facial palsy 面瘫

facial paralysis 面瘫

fascial stripper 筋膜条抽取器

facile *a.* 易做到的;敏捷的;温和的

facilitate *v.* 使容易;促进

facility *n.* 简易;熟练;(*pl.*)设备

faciocervical lifting 面颈部除皱术

faciocervical rhytidectomy 面颈部除皱术

faeces(= feces)*n.* 粪便;排泄物;糟粕

false hermaphroditism 假两性畸形

fatal *a.* 致命的,致死的

fat injection for breast augmentation 自体脂肪注射隆乳术

fat necrotic cyst / oil cyst 坏死脂肪囊肿

fat grafting 脂肪移植术

Favre-Racouchot disease 老年性光化弹力纤维病,法 – 拉综合症

female hirsutism 妇女多毛症

female pseudohermaphroditism 女性假两性畸形

femoral *a.* 股骨的,股的

femur *n.* 股骨

fertility *n.* 生育力

fetus *n.* 胎儿

fibroma *n.* 纤维瘤

fibrosarcoma *n.* 纤维肉瘤

fibrosis *n.* 纤维化,纤维变性

fibula(*pl.* fibulae 或 fibulas)*n.* 腓骨

fibular *a.* 腓骨的

figure *n.* 外观,形状;图形

filtrate *n.* 滤液 *v.* 过滤

fistula *n.* 瘘管

five fingered hand deformity 五指畸形

flat wart 扁平疣

flavin *n.* 黄素

flexibility *n.* 易变性,灵活性

flexor *n.* 屈肌

floating thumb 浮动拇指

fluoresce *v.* 发荧光

fluoroscopy *n.* 荧光屏检查,X 线透视检查

fold *n.* 皱襞

foldless eyelid 单睑,单眼皮

follicle *n.* 滤泡,小泡

folliculitis *n.* 毛囊炎,滤泡炎

force *n.* 力;精力;效力 *v.* 迫使;夺取;强奸

forearm *n.* 前臂

forecast *v. n.* 预示,预测

forehead lifting 额部除皱术

fossa jugularis point 颈窝点(胸骨端上缘的水平线与正中矢状面的交点)

fractional laser dermabrasion 点阵激光磨

削术

fractionated radiation 分次放射治疗

Frankfurt horizontal plane 法兰克福平面（眼耳平面）

fraxel laser skin rejuvenation 点阵激光嫩肤术

freckle *n.* 雀斑

free grafting by vascular anastomosis 吻合血管的组织游离移植术

free myocutaneous flap 游离肌皮瓣

free nipple compound tissue grafting 游离乳头复合组织移植术

free nipple transplantation 乳头游离移植

free oil 游离脂滴

free skin graft 游离植皮，皮片

free skin grafting 游离植皮术，皮片移植术

frontalis fascia flap suspension 额肌筋膜瓣悬吊术

frontalis muscular flap suspension 额肌瓣悬吊术

frontalis muscular flap transfer 额肌瓣移转术

frozen section 冰冻切片

fundus *n.* 底，基底

full-thickness skin graft 全厚皮片，全层皮片

full-thickness free skin grafting 全厚皮片游离移植术

fungicide *n.* 杀真菌药

functional rebuilding by muscle grafting 肌移植功能重建术

furcation *n.* 分叉，根分叉

fusiform excision 梭形切除（术）

fusiform incision 梭形切口；切开；剖腹术

futility *n.* 无益，无效

G

galactocele *n.* 乳腺囊肿，乳腺鞘膜积液

galactorrhea *n.* 溢乳

gamete *n.* 配子

gametogenesis *n.* 配子形成，配子发生

ganglion（*pl.* ganglions 或 ganglia）*n.* 神经节，腱鞘囊肿

gantry *n.* 支架

G（glabella）眉间点（左右颧骨颞嵴相距最近处作一连线与正中矢状面的交点）

gastrodynia *n.* 胃痛

gauze *n.* 纱布；薄雾 absorbable gauze 可吸收纱布

generalize *v.* 弥漫，扩散；全身化

genitalia *n.* 生殖器

genome *n.* 染色体组

germ *n.* 芽跑，胚芽

germinal *a.* 胚的

germinativum *n.* 生发层

gerontic wrinkle 老年性皱纹

giant nevus 巨痣

gill *n.* 鳃

glabella *n.* 眉间点

glabellar frown lines 眉间皱纹

glandulae tarsales 睑板腺

glans penis 阴茎头

glomerulus *n.* 肾小球

glossectomy *n.* 舌切除术

glossary *n.* 词汇表，术语汇编

glutamic *n.* 谷氨酸

glycosuria *n.* 糖尿

Gn（gnathion）*n.* 颏顶点（颏前点与颏下点的中点）

gnosis *n.* 感悟

gonad *n.* 生殖腺

gonadotropic *a.* 促性腺的

Go（gonion）*n.* 下颌角点（下颌角最向外、向下和向后突出的一点。）

golden point in body 人体黄金点

gonadotropin *n.* 促性腺激素

gonion（*pl.* gonia）*n.* 下颌角点

goniometer *n.* 测角器，角度计

granulate *v.* 肉芽形成；成粒状

granulation wound 肉芽创面

grastrocnemius hypertrophy 腓肠肌肥大

granule *n.* 粒

granulosum *n.* 粒层

gravitation wrinkle 重力性皱纹

gray line of lid margin 睑缘灰线

greater alar cartilage 鼻翼大软骨

grip *n.* 流行性感冒，流感；握，夹

growth cycle of hair 毛发生长周期

gryposis penis 阴茎下弯畸形

gummy smile 露龈笑

gynecology *n.* 妇科学

gynecomastia *n.* 男性乳房女性化，男子乳房发育

H

hair micrografting 显微毛发移植术

hair minigrafting 微株毛发移植术

half buried horizontal mattress suture 半埋入横褥式缝合法

Haller's ring（circle）乳晕静脉环

Halsted radical mastectomy 乳腺癌根治术（经典式）

hand rhytidectomy 手部除皱术

haploid *n.* 单倍体

haplotype *n.* 单倍基因型

harelip *n.* 唇裂，兔唇

harmony beauty of body 人体和谐美

HDPE（High density polyethylene）高密度聚乙烯

hectogram *n.* 百克

helix *n.* 耳轮

hemangioma *n.* 血管瘤

hematocele *n.* 血囊肿，积血

hematoma *n.* 血肿

hemicrania *n.* 偏头痛

hemispherical breast 半球形乳房

hemoglobin *n.* 血红蛋白

hemocytology *n.* 血细胞学

hemophilia *n.* 血友病

hermaphroditism *n.* 两性畸形

herniated orbital fat 眶脂肪疝

hepatitis *n.* 肝炎

heptagon *n.* 七角（边）形

hereditary *a.* 遗传的

herniation *n.* 疝形成；突出

herpes *n.* 疱疹

herpeszoster *n.* 带状疱疹

heterozygote *n.* 杂合体，异型合子

hexagon *n.* 六边形，六角形

hexokinase *n.* 已糖激酶

hidrosis *n.* 多汗,出汗

hilar *n.* 肺门的,门的

histiocyte *n.* 组织细胞

histochemistry *n.* 组织化学

hierarchy of needs 需要层次

high definition body sculpting 精细体形雕塑术

high density polyethylene(HDPE)高密度聚乙烯

high-explosive injury 爆炸伤

hip *n.* 髋(部)

hip circumference 臀围(臀部向后突出部位的水平围长)

hirsutism *n.* 多毛症(尤指局部或全身毛发异常增多)

histopathology *n.* 组织病理学,病理组织学

hollow *a.* 空的

holocrine *n.* 全浆分泌腺

hologynic *a.* 限雌遗传的,全雌遗传的

homeostasis *n.* 内环境稳定

homeothermic *a.* 温血的,恒温的

homogamy *n.* 同配生殖

homogeneous *a.* 同种的;同质的

homograft *n.* 同种移植物

homografting *n.* 同种移植术

homologous *a.* 相似的,同种的

homologue *n.* 同种组织;同系化合物

homozygote *n.* 纯合子,同型结合体

homozygous *a.* 同型的,同种的

horizontal circumference of head 头水平围(经眉间点至头后点的头水平周长)

horizontal mattress suture 水平褥式缝合

hormonal therapy 激素治疗

hormone 性激素,激素,内分泌

humerus *n.* 肱骨

humoral immune function 体液免疫功能

hump nose 驼峰鼻

hyaluronic acid 透明质酸

hybrid *n.* 杂种

hydrated *a.* 水化的

hydration *n.* 水化

hydrocephalus *n.* 脑积水

hydrolysis *n.* 水解(作用)

hydroa *a.* 水疱,水疱病

hydroblepharon *n.* 眼睑水肿

hydrogel *n.* 水凝胶

hydrophobia *n.* 恐水病,狂犬病

hydrotherapy *n.* 水疗法

hymen repair 处女膜修补(术)

hymen rupture 处女膜破裂

hyperflexion *n.* 屈曲过度

hypermastia *n.* 乳房肥大

hyperpigmentation *n.* 色素沉着

hyperacidity *n.* 胃酸过多

hyperpigmentation-polyposis syndrome 口周黑子病(色素沉着 – 息肉综合征)

hyperemia *n.* 充血

hyperglycemia *n.* 高血糖(症)

hyperphagia *n.* 过量饮食

hyperplasia *n.* 增生

hypertension *n.* 高血压;压力过高

hyperthyroidism *n.* 甲状腺功能亢进

hypertonic *a.* 高渗的,张力过强的

hypertriglyceridemia *n.* 高甘油三酯血症

hyperuricemia *n.* 血尿酸过多,高尿酸血症

hypertrichosis *n.* 多毛症

hypertrophic nose plasty 鼻头整形术

hypertrophy *n.* 肥大

hypertrophy of breast 乳房肥大

hypertrophy of orbicularis muscle 眼轮匝肌肥厚

hypodermatoclysis *n.* 皮下灌注,皮下输液法

hypodermic *a.* 皮下的

hypoglycemia *n.* 低血糖

hypogenetic micromastia 原发性乳房发育不良

hypomenorrhea *n.* 月经过少

hypophasis *n.* 眼睑闭合不全

hypophysis *n.* 垂体

hypopigmentation *n.* 色素减退

hypotonic *a.* 低渗的

hypothalamic releasing factor 下丘脑释放因子

hypoxemia *n.* 血氧过少,低氧血症

hypoxia *n.* 低氧

hysterectomy *n.* 子宫切除术

hysteria *n.* 癔症,歇斯底里

hysteroscopy *n.* 宫腔镜检查

I

I(inion) *n.* 枕外隆凸点(枕骨上项线与正中矢状面的交点)

IARC(International Agency of Research on Cancer, IARC)国际肿瘤研究所

iatrogenic *a.* 医源性的,受医师影响的

iatrogenic spread of cancer 医源性癌播散

ichthyosis *n.* (鱼)鳞癣,干皮病

identify *v.* 识别,鉴定,验明;明确

idiocrasy *n.* 特(异反)应性,特异体质

Ic(iliocristale) *n.* 髂嵴点(髂嵴向外最突出体表的投影点)

ICRDB(International Cancer Research Date Bank, ICRDB)国际肿瘤研究资料库

iliocristale(简称 Ic) *n.* 髂嵴点

iliometer *n.* 髂骨测量器

illness *n.* 疾病

illogical *a.* 不合逻辑的

illustrate *v.* 举例说明,图解

imaging center 影像中心

immaculate *a.* 纯洁的;无缺陷的

immerse *v.* 浸,使陷入

imminent *a.* 急迫的,危急的

immiscible *a.* 不(能)混合(和)的,不溶混的

immunoassay *n.* 免疫测定

immune *a.* 免疫的,有免疫力的

immunodeficiency *n.* 免疫缺乏

immunogenetics *n.* 免疫遗传学

immunosuppression *n.* 人工免疫抑制

impede *v.* 干涉,阻止

impermeable *a.* 不渗透的

implant breast reconstruction with skin expansion 皮肤扩张后假体置入乳房再造术

implantation *n.* 植入;置入(如假体用置入较好)

implantation cyst 植入性囊肿

implantation materials 植入物,内用组织代

用品

impotence *n.* 阳痿

impregnation *n.* 受孕，受精

inanimate *a.* 无生命的

incidence rate 发病率；发生率

incipient carcinoma 早期癌

incision *n.* 切开，剖腹术

incision biopsy 切取活组织检查

incisional scar 切口瘢痕

incomplete cleft lip 不完全唇裂

incomplete syndactyly 不完全并指

incontinence *n.* 失禁，无节制

incorporation *n.* 结合；掺和，混合

inebriated *a.* 醉的

incursion *n.* 袭击，入侵

indication *n.* 指示；指征，适应证

indirect skin flap 间接皮瓣

indirect transfer 间接移转

individuality *n.* 人格，个性

individual mental characteristics 个性心理特征

inferior breast fold incision 乳房下皱襞切口

infiltrative growth 浸润性生长

inflammatory *a.* 炎性的

inflatable breast prosthesis 充注式乳房假体

inframammary breast augmentation 乳房下皱襞切口隆乳术

inframammary crease ligament 乳房下皱襞韧带

infra-axillary 腋下的

inguinal *a.* 腹股沟的

inject erugation 注射除皱术

ingest *v.* 吸入，摄取

ingress *n.* 入口

injection gun 注射枪

injury *n.* 伤，损伤

in site 原位

insulin *n.* 胰岛素

insupportable *a.* 不能容忍的；无根据的

integument *n.* 覆盖物

interdigitate *n.* 并指；犬牙交错

interphase *n.* 核分裂间期

intermammary artery 乳房内动脉

intercostal *a.* 肋间的

intercostal nerve 肋间神经

intercartilagenous incision of nasal vestibule 鼻前庭软骨间切口

intermediate thickness skin graft 中厚皮片，断层皮片

internipple breadth 乳头间宽

interpupillary distance 瞳孔间距

interrupted suture 间断缝合法

intertragal notch 屏间切迹

interventional diagnosis and treatment of breast lesion 乳腺病变介入检查及治疗

intervertebral *a.* 椎间的

intraabdominal *a.* 腹内的

intravenous *a.* 静脉中的

intradermal nevus 皮内痣

intradermal suture 皮内缝合法

intraductal carcinoma 导管内癌

intralesional excision 病灶内切除（术），对偶三角皮瓣成形术

intraoperative *a.* 外科手术中的

intrinsic factor 内源性因素

introversion *n.* 内翻,性欲内向

invasion *n.* 侵略;侵害;发病

invasive *a.* 侵犯的 / invasiveness 侵袭性

inverted nipple 乳头内陷

invertebrate *n.* 无脊椎动物

iodoform *n.* 碘仿,三碘甲烷

IOD(interorbital distance)眶间距离(两眼眶内侧壁泪嵴点之间的直线距离)

ionize *v.* 电离

ipsilateral *a.* 同侧的

irradiation *n.* 放射,照射

irate *a.* 发怒的

irrigate *v.* 冲洗

irritant contact dermatitis 刺激性接触性皮炎

ischemia *n.* 局部缺血

ischesis *n.* 分泌物潴留

ischia *n.* 坐骨(ischium 的复数)

island fascial flap 岛状筋膜瓣

islet of Langerhans 胰岛

isoelectric *a.* 等电位的

isotonic *n.* 等渗的;等张的

isograft *n.* 同基因移植物

isthmus *n.* 峡部

itch *n.* 痒;疥疮;渴望 *v.* 发痒;渴望 / itching *n.* 痒

J

Jackson's safety triangle 杰克逊安全三角(颈前下部,两侧胸锁乳突肌内侧缘间的三角区。)

Jacod's syndrome 雅科德综合征(三联征)

(单侧眼失明、眼肌麻痹及面瘫或三叉神经痛。)

jaundice *n.* 黄疸

jaw *n.* 颌,颌骨,颚

JCV(JC virus)JC 病毒

jejunal *a.* 空肠的

jejunoileostomy *n.* 空肠回肠吻合术

jeopardize *v.* 危及

jerk *n.* 急跳;反射

jet *v.* 喷射,喷注

jog *v.* 慢跑;蹒跚行进

joint *n.* 关节;接头

journal *n.* 杂志

judge *v.* 判断,认为,评价

judicious *a.* 明智的,慎重的

jugomaxillary *a.* 颧颌的

jugular *a.* 颈的,颈静脉的

juice *n.* 体液;果汁

junction *n.* 结合处,接点,连接,界

junctional nevus 交界痣

justo 正;正常

justo major 大于正常;过大

justo minor 小于正常;过小

K

kalium *n.* 钾

Kaposi's sarcoma 卡波肉瘤(皮肤多发性出血性肉瘤)

karyon *n.* 细胞核

karyopyknosis *n.* 核固缩

karyokinesis *n.* 核分裂,有丝分裂

karyotype *n.* 核型

keloid *n.* 瘢痕疙瘩,蟹足肿

keloidectomy *n.* 瘢痕瘤切除术

keratitis *n.* 角膜炎

keratoacanthoma *n.* 角化棘皮瘤

keratosis *n.* 角化病

keratin *n.* 角蛋白

keratohyalin *n.* 角质透明蛋白

ketonemia *n.* 酮血症

ketosis *n.* 酮病

ketonuria *n.* 酮尿(症)

keystone *n.* 要旨,基本原理

key approximation 定位缝合

key point 关键标志

kidney *n.* 肾

kinase *n.* 激酶

kinesitherapy *n.* 运动疗法

kinesthesia *n.* 运动感觉

knee circumference 膝围(经髌骨中点的膝水平围长)

knee height 膝高(站立时,髌骨中点至地面的垂直距离)

knuckle pad 指节垫(指关节伸侧皮肤纤维性增厚所致的局部隆起)

kojic acid 曲酸

kyphosis *n.* 脊柱后凸,驼背

krypton laser 氪激光器(同时产生波长 568 nm 的黄光和波长为 521 ~ 530 nm 的绿光的激光)

L

labia hypertrophy 小阴唇肥大

labia minora 小阴唇

labial arch 唇弓

labioglossopharyngeal *a.* 唇舌咽的

labour *n.* 分娩

laceration *n.* 撕裂,划破,裂伤

lacrimal duct fracture 泪道断裂

lacrimation *n.* 流泪

lactation *n.* 哺乳

lactobacillus (*pl.* lactobacilli) *n.* 乳(酸)杆菌

lamina *n.* 板;层

Langer's lines 郎格线

laparoscopy *n.* 腹腔镜检查

laparotomy *n.* 剖腹术

laryngalgia *n.* 喉痛

laryngectomy *n.* 喉切除术

laser depilation 激光脱毛术

laser erugation 激光除皱术

lash *n.* 睫毛

latency *n.* 潜伏期,潜隐期;潜伏

latent *a.* 潜伏的,隐性的

lateral canthus 外眦

lateral thoracic artery 胸外侧动脉

lateral nasal cartilage 鼻侧软骨

lateroduction *n.* 侧转,侧展

latissimus dorsi 背阔肌

latissimus dorsi myocutaneous flap 背阔肌肌皮瓣

lavage *n.* 灌洗

lax *a.* 松弛的

laxative *a.* 轻泻的

lead *n.* 导联(心电导联)*n.* 铅 *a.* 领导的,最重要的

leak *v.* 漏,渗

lean *a.* 瘦的,贫弱的

leiomyoma *n.* 平滑肌瘤

lengthening of penis 阴茎延长术

lentigo *n.* 雀斑

leptin *n.* 瘦素

leptosomic *a.* 瘦长型的

lesion *n.* 损害,损伤

lethal *a.* 致死的 *n.* 致死因子

lethargy *n.* 嗜睡症

leucoplakia *n.* 白斑病

leucorrhea *n.* 白带

leukocyte / leucocyte *n.* 白细胞

leukocytosis *n.* 白细胞增多

leucopenia *n.* 白细胞减少

leukemia *n.* 白血病

liability *n.* 倾向,易于,易患

liberation *v.* 释放(作用)

license *v.* 许可,特许 *n.* 执照

Li (labrale inferius)下唇中点(下唇红缘弧线与正中矢状面的交点)

lidocaine (Xylocaine/ Lignocaine) *n.* 利多卡因

lifelong *a.* 毕生的,终身的

life-threatening *a.* 威胁生命的

lifting *n.* 除皱术 / lifting *n.* *a.* 举起(的),起重(的)

ligament *n.* 韧带,系带

ligate *v.* 结扎

lightheaded *a.* 头昏眼花的

limen nasi 鼻阈

limit *v.* 限制,限定

lining *n.* 内壁;衬里

lingua *n.* 舌

liquefy *v.* (使)溶化,(使)液化

linear epidermal nevus 线状表皮痣,表皮痣,疣状痣

linear scar 线状瘢痕

liomyosarcoma 平滑肌肉瘤

lip line 唇线

lipectomy *n.* 脂肪切除术

lipid *n.* 脂,脂质

lipidosis in abdominal wall 腹壁脂肪堆积

lipoblastoma *n.* 成脂细胞瘤

lipofibroma *n.* 脂肪纤维瘤

liposarcoma *n.* 脂肪肉瘤

liposuction in abdominal wall 腹壁脂肪抽吸(术)

lithotripsy *n.* 碎石术

little finger polydactyly 小指多指

liver *n.* 肝(脏)

local skin flap 局部皮瓣

local heat 局部体表温度

localized *a.* 局部的

lochia *n.* 恶露,经血

locus (*pl.* loci) *n.* 部位

longitudinally *ad.* 纵行(地);经度(地)

long-term *a.* 长期的

lobar *a.* 叶的

lobe *n.* 耳垂,(脑、肺、肝等的)叶

lordosis *n.* 脊柱前凸

low-grade fever 低热

lower eyelid bag 下睑袋

lower eyelid marginal incision 眼袋睑缘切口

Ls (Labrale superius)上唇中点(上唇红唇

缘两弧线的切线与正中矢状面的交点)

lubricative *a.* 润滑的,润滑剂的

lucidum *n.* 透明层

Lu(Lumbale)*n.* 腰点(第 5 腰椎棘突尖端的)

lumbar *a.* 腰的;*n.* 腰神经,腰椎,腰动脉

lumbago *n.* 腰痛

lumen *n.* 腔,管腔

lump *n.* 块,肿块

lutein *n.* 黄体素

Ludwig's angle 路德维格角,即胸骨角(胸骨柄与胸骨体相交处微向前突的角,与第 2 肋软骨相连,是记数肋骨的标志)

lymphadenitis *n.* 淋巴结炎

lymph node dissection 淋巴结清除术

lymph obstructive ulcer 淋巴阻塞性溃疡

lymphangiectasis *n.* 淋巴管扩张

lymphangitic spread 淋巴道播散

lymphatic metastasis 淋巴管转移

lymphedema *n.* 淋巴水肿

M

M(metopion)额中点(两侧额结节最突点的连线与正中矢状面的交点)

macrocheilia *n.* 巨唇

macrocytic *a.* 大红细胞的,巨红细胞的

macrodactyly *n.* 巨指

macrophage *n.* 巨噬细胞

macroscopic *a.* 肉眼可见的;宏观的

macromastia *n.* 巨乳房,大乳房

MAC(Monitored Anesthesia Care)监护麻醉技术

macrotia *n.* 大耳畸形,巨耳症

magnitude *n.* 重要性;大小;量

mainstay *n.* 主要依据;骨干

major histocompatibility complex(MHC)主要组织相容性(抗原)复合体

makeup *n.* 组成;体格;编排

malalignment *n.* 排列不齐,对合不齐

malaria *n.* 疟疾

maldigestion *n.* 消化不良

malar fat pad 颧脂肪垫

maldevelopment *n.* 发育不良

malformed *a.* 畸形的

malformation *n.* 形成不良,畸形

malignancy *n.* 恶性

malignant *a.* 恶性的

malleolus *n.* 踝(exteral malleolus 外踝)

malposition *n.* 错位,异位

mammography *n.* 乳房 X 线摄影

mammoplasty *n.* 乳房成形术

management of capsular contracture 包膜挛缩的治疗

mandibular protrusion 下颌前突

maneuver *n.* (处理)方法

manifold *a.* 各式各样的

manufacture *n.* 制备

mask *n.* 面罩;口鼻罩;面具

mass *n.* 质量;团,块;体

massage *n. v.* 按摩,推拿

masseter hypertrophy 咬肌肥大

mastatrophy *n.* 乳房萎缩

mastectomy *n.* 乳房切除术

mastopexy *n.* 乳房固定术

mastoptosis *n.* 乳房下垂

mattress suture 褥式缝合

maxillary *a.* 上颌骨的 *n.* 上颌骨

maximal *a.* 最大极限的

maximize *v.* 使达到最高水平

Me（menton）颏下点（在 X 线片头影测量中，下颌骨颏部下缘与正中矢状面的交点）

measurably *ad.* 适度地；显著地

mechanism *n.* 机制，机理

medial *a.* 内测的；中间的

mediastinal *a.* 纵隔的

medial canthopexy 内眦固定术

mediator *n.* 界体；介质

medical biomaterial 医用生物材料

mediofrontal *a.* 额中部的

megalodactyly *n.* 巨指，巨趾

Meibomian gland 迈博姆腺，睑板腺

melanocyte *n.* 黑素细胞

meningitis *n.* 脑膜炎

mental cervical adhesion 颏颈粘连

mesoderm *n.* 中胚层

mesosternale *n.* 胸中点（左右第4胸肋关节上缘的连线与正中矢状面的交点）

metaplasia *n.* 化生；组织变形

metabolic *a.* 新陈代谢的

metachemistry *n.* 原子结构（化）学，超化学

metastasis by blood vessel 血道转移

metastasis by contact 接触转移

metopic point ／ metopion（M）额中点

median *n.* 正中面

medulla *n.* 髓；器官的内部

meiosis *n.* 减数分裂，成熟分裂

melanin *n.* 黑色素

membrane *n.* 膜

menses *n.* 月经

menstrual *a.* 月经的

merocrine *n.* 部分分泌腺

meropia *n.* 部分盲

mesocardia *n.* 中位心

mesoderm *n.* 中胚层

mesothelium *n.* 间皮

milligram（mg）*n.* 毫克

microangiography *n.* 微血管造影

microcarcinoma *n.* 微小癌

micromastia *n.* 小乳房，小乳症

micropenis *n.* 小阴茎（畸形）

microstomia *n.* 小口畸形

microsurgery *n.* 显微外科

microtia *n.* 小耳畸形

microvascular anastomosis 微血管吻合

micturition *n.* 排尿

midaxillary line 腋中线

midclavicular line 锁骨中线

migrate *v.* 迁移

migration *n.* 移转

milium *n.* 粟丘疹

minimize *v.* 减到最少

minimally invasive surgery 微创手术

minor alar cartilages 鼻翼小软骨

minute *a.* 微小的；精密的

miscarriage *n.* 流产

mischance *n.* 不幸，灾难

misdiagnosis *n.* 误诊

mitosis *n.* 有丝分裂

mitten deformity of hand 连指手套状畸形

mixed hemangioma 混合性血管瘤

moderate *a.* 中等的；适度的；温和的

modulate *v.* 调节

molar *a.* 克分子量的

mole *n.* 克分子量，摩尔

molecule *n.* 分子

Mongolian spot 蒙古斑，胎斑

monilia *n.* 念珠菌

monocryl *n.* 可吸收缝线

mononucleotide *n.* 单核苷酸

monograph *n.* 论文，专题论文

monoploid *n.* 单倍体

monosome *n.* 单染色体；单体

monozygous *a.* 单合子的

morphology *n.* 形态学

motile *a.* 有自动力的，能动的

Mst（mesosternale）胸中点（左右第 4 胸肋
　　关节上缘的连续与正中矢状面的交点）

mucosa grafting 黏膜移植术

mucus *n.* 黏液

Müller's muscle 米勒肌（睫状肌环部）

multicellular *a.* 多细胞的

multinucleated *a.* 多核的

multifarious *a.* 各种各样的

multiple syndactyly 多指并指

multiple *a.* 多数的；多重的

mutagen *n.* 诱变剂

mutation *n.* 突变

mumps *n.* 流行性腮腺炎

muscle *n.* 肌肉

musculo-cutaneous artery 肌皮动脉

musculo-fascial flap 肌 - 筋膜瓣

mutant *n.* 突变体，突变株

mutual *a.* 相互的，共同的

mycosis（*pl.* mycoses）*n.* 真菌病；霉菌病

myelin *n.* 髓磷脂

myelopathy *n.* 脊髓病；骨髓病

myocutaneous flap 肌皮瓣

myofibrosis *n.* 肌纤维化；肌纤维变性

myogenic torticollis 肌性斜颈

myopia *n.* 近视

myositis *n.* 肌炎

myxolipoma *n.* 黏液脂瘤

N

nail *n.* 爪，甲；钉

naked *a.* 裸露的

nanotechnology *n.* 纳米技术

narcosis *n.* 麻醉

nasal ala 鼻翼

nasal columella 鼻小柱

nasal dorsum 鼻背

nasal midcolumella incision 鼻小柱正中
　　切口

nasal septal cartilage 鼻中隔软骨

nasal tip butterfly incision 鼻尖蝶形切口

nasal tip defect 鼻尖缺损

nasal vestibule 鼻前庭

nasion *n.* 鼻根点

nasobuccal *a.* 鼻颊的

nasogastric *a.* 鼻饲的

nasolabial angle 鼻唇角

nasolabial fold 鼻唇沟

nasolabial groove 鼻唇沟

nasolabial fold skin flap 鼻唇沟皮瓣

nasorostral hypertrophy 鼻尖肥大

natality n. 出生率

natural relief 自然缓解

nausea n. 恶心

necessity n. 需要;必要性

neck girth I 颈围 I(喉结下方的颈部水平面的周长)

neck girth II 颈围 II(喉结点的颈部水平周长)

necropsy n. 尸体剖检

necrosis(pl. necroses) n. 坏死

necrotic a. 坏死的

needle biopsy 针吸活检

negate v. 否定,否认

negative a. 隐性的

neglect n. / v. 忽视 / neglected a.

neogenesis n. 再生,新生

neonatal a. 新生(期)的

neoplasm of skin 皮肤赘生物,皮肤新生物

nephrectomy n. 肾切除术

nephritis n. 肾炎

nephrosclerosis n. 肾硬化

nerve block 神经阻滞术

neuralgia n. 神经痛

neurofibroma 神经纤维瘤

neurofibromatosis 神经纤维瘤病

neuron n. 神经细胞

neurovascular bundle 神经血管束

neurovascular pedicle 神经血管蒂

neurovirulent a. 神经毒性的

neutropenia n. 中性白细胞减少(症)

nevus cell 痣细胞(又称色素痣)

nevus depigmentosus 脱色素痣

nevus flammeus 鲜红斑痣

nevus flammeus neonatorum 新生儿焰红痣,"三文鱼斑","鹤啄斑"

nevus of Ota 太田痣,眼上颚部褐青色痣

newborn n. 新生儿

NICH(noninvoluting congenital hemangioma)不消退型先天性血管瘤

nocturia n. 夜尿症

nodular a. 结节状的;有结节的

nomenclature 命名法,名称,名词汇录,词汇

nonhomologous a. 非同种组织的,非同种特征基因的

nonlethal a. 不致命的

non-toxic a. 无毒性的

nonfatal a. 非致命的

non-genotoxic a. 非遗传毒性的

nonhereditary a. 非遗传的

non-suppurative a. 非化脓的

noninvoluting congenital hemangioma (NICH)不消退型先天性血管瘤

norm n. 标准,准则

nose defect 鼻缺损

nose deviation 鼻偏斜

nose reconstruction 鼻再造

nostril n. 鼻孔

notching n. 缺口,切迹

nucleic acids 核酸

nucleus(pl. nuclei) n. 细胞核;核

nucleoplasm n. 核质

nucleotide *n.* 核苷酸

nulliparous *a.* 未经产的

nulliplex *n.* 无显性组合

numb *a.* 麻木的,无感觉的

nutriceutical *n.* 营养药品;保健食品

nyctalopia *n.* 夜盲症

nylon *n.* 尼龙

nystagmus *n.* 眼球震颤

O

obesity *n.* 肥胖

obeseness *n.* 肥胖症

objective *n.* 目标,目的

objection *n.* 反对,异议;妨碍

oblique facial cleft 面斜裂,口－鼻－眼裂

obliquus internus abdominis 腹内斜肌

obscure *a.* 不清楚的

observation *n.* 观察,监视

obsession *n.* 强迫症;强迫观念

obstruct *v.* 阻塞

obviate *v.* 排除,避免

occult carcinoma 隐性癌

occult cleft lip 隐性唇裂

ocularmucocutaneous *a.* 眼－黏膜－皮肤的

oculist *n.* 眼科医生

Ohr-Augen-Ebene(德)／eye-ear plane 眼耳平面

oil embolism 脂肪栓塞

oily skin 油性皮肤

oligotrophy *n.* 营养不足

omoplate *n.* 肩胛骨

omphalocele *n.* 脐突出

oocyte *n.* 卵母细胞

oogenesis *n.* 卵发生

operating loupe 手术放大镜

one-stop chest pain triad inspection 胸痛三联征一站式检查

one-stop stroke inspection 卒中一站式检查

operating microscope 手术显微镜

operant conditioning 操作性条件作用

options *n.* 选择;选项

optional *a.* 随意的,任意的;*n.* 选科

optometry *n.* 视力测定法

oral commissuroplasty 口角成形术

organelle *n.* 细胞器

organism *n.* 生物,机体

oral *a.* 口头的,口部的;*n.* 口试

orbital septum release 眼袋眶隔释放法

oriental eyelid 单睑,单眼皮

oriental ratio(eyes in face)三停五眼

oro-ocular facial cleft 口眼裂(Tessier IV 型颅面裂)

orthodontic surgery 正颌外科

orthodox *a.* 正统的,传统的,保守的

orthodoxy *n.* 正(传)统观念

orthopnea *n.* 端坐呼吸

ortho-position skin flap, contiguous skin flap 邻位皮瓣(供区与缺损区不相连,二者之间有正常皮肤或组织器官的皮瓣)

osmometer *n.* 渗透压计

osmosis *n.* 渗透,渗透作用

osseous flap 骨瓣

ostectomy *n.* 骨切开术,截骨术

osteoarthritis *n.* 骨关节炎

otology *n.* 耳科学

otoplasty *n.* 耳成形术

outbalance *v.* 优于,胜过

outburst *n.* 爆发

outcome *n.* 结果

oval *a. n.* 卵形(的),椭圆形(的)

ovary *n.* 卵巢

overdevelopment *n.* 发育过度;显影过度

overset *v. n.* 翻倒,颠覆

oversee *v.* 俯瞰,监督,检查

oversight *n.* 忽略,监督,看管

overlapping skin grafting 重叠植皮术(多层真皮重叠移植于受区的手术)

overlapping suture 重叠缝合(在两层组织之间上下交错缝合的方法)

oviduct *n.* 输卵管

ovulation *n.* 排卵

oxidize *v.* 氧化

oxygenated *a.* 氧合的,充氧的

oxygenation *n.* 氧合(作用),充氧(作用)

P

Paget's disease of the nipple 乳头的 Paget 病

painkiller *n.* 止痛药

palatoplasty *n.* 腭成形术

pale *a.* 苍白的;暗淡的;软弱无力的 *v.* 变苍白;失色

pale-face *n.* 白人

pale-yellow *a.* 浅黄色的

palindromia *n.* 复发,再发

palpebritis/ blepharitis *n.* 睑炎

palmar aponeuroectomy 掌腱膜切除术

palmar aponeurotomy 掌腱膜切开术

palmar fascia contracture 掌腱膜挛缩

palpebra *n.* 眼睑

palpebral conjunctiva 睑结膜

palpebral fissure 睑裂

palsy *n.* 瘫痪,麻痹

pancreas *n.* 胰腺

papilla(*pl.* papillae)*n.* 乳头

papillary *a.* 乳头(状)的

papilloma *n.* 乳头状瘤

paracentesis *n.* 穿刺术

paralysis *n.* 瘫痪,麻痹

paralytic ectropion 麻痹性睑外翻,松弛型睑外翻

paranasal ala sulcus 鼻翼沟

paraplegia *n.* 截瘫,下身麻痹

parasternal line 胸骨旁线

parathyroid hormone 甲状旁腺激素

parietal *a.* 体壁的

partial ear defect 耳郭部分缺损

patellectomy *n.* 髌(骨)切除术

patent *a.* 开放的,不闭的;专利的

pathogenetic *a.* 发病的,致病的

pathology *n.* 病理学

pectoral muscle 胸大肌

pectoralis major myocutaneous flap 胸大肌肌皮瓣

pedal *a.* 足的,脚踏的;*n.* 踏板;*v.* 踩踏板,骑自行车

pelvic *a.* 骨盆的

pendent *a.* 悬垂(吊,挂)的,下垂的,悬而未决的

penetrate *v.* 进入

penis *n.* 阴茎

peptide *n.* 肽

perforator artery 动脉穿支

periareolar incision 乳晕外缘切口

perioral frown lines 口周皱纹

periorbital hyperpigmentation 眼周色素沉着,黑眼圈

periorbital wrinkle 眶周皱纹

percussion *n.* 叩诊

percutaneous *a.* 经皮的

pericardium *n.* 心包

perimeter *n.* 周长;周边;视野计

perineoplasty *n.* 会阴成形术

peripheral *a.* 外周的,周围的,末梢的

peritoneum *n.* 腹膜

peritoneal *a.* 腹膜的

permanent *a.* 永久性的;持久性的 *n.* 电烫的头发

peroneal *a.* 腓骨的,腓侧的

peroxide *n.* 过氧化物

perpendicular *a.* 垂直的;*n.* 垂直(线)

pertussis *n.* 百日咳

perusal *n.* 查阅,细读

persistent *a.* 不断的,持续的,顽固的

phagocyte *n.* 吞噬细胞

phalanges(单 phalanx)*n.* 指(趾)骨

phalli(单 phallus)*n.* 阴茎

phalloplasty *n.* 阴茎成形术

phase *n.* 相位;位相;阶段;时期;状态

phenotype *n.* 表型,显型

philtrum *n.* 人中

philtrum ridge *n.* 人中嵴

phimosis *n.* 包茎

phleboclysis *n.* 静脉输液法

phlegmon *n.* 蜂窝织炎

phosphate *n.* 磷酸盐

phosphorus *n.* 磷酸

photoaging *n.* 光老化

photon rejuvenation 光子嫩肤术,强脉冲光嫩肤术

photograph *n.* 照片 *v.* 拍照

photography *n.* 摄影术

photoperiod *n.* 光周期

phototropism *n.* 向光性

photosensitive *a.* 对光敏感的

photosynthesis *n.* 光合作用

physiologic(al)*a.* 生理的,生理学的

pigment *n.* 色素

pigmentation *n.* 色素沉着

pilus(*pl.* pili)*n.* 毛,发

pituitary *n.* (脑)垂体 *a.* 垂体的

pit of labial arch 唇弓凹(皮肤与红唇缘所形成的中央凹点)

planning of skin flap in reverse 皮瓣试样法,皮瓣逆转设计法

plasticity *n.* 可塑性;适应性

platyrrhiny *n.* 阔鼻(形似蛙鼻状的异常鼻形)

plasma *n.* 血浆,原生质

pleiotropism *n.* 基因多效性(pleio - 多 + tropism 向性)

pleural *a.* 胸膜的

pleurisy *n.* 胸膜炎

PMMA(polymethylmethacrylate)*n.* 聚甲基

丙烯酸甲酯,有机玻璃

pneumonitis *n.* 肺炎

pneumonia *n.* 肺炎

pneumorrhagia *n.* 肺出血

pocket ear 袋状耳

polydipsia *n.* 烦渴

polygene *n.* 多基因

polygenic *a.* 多基因的

polymer *n.* 聚合物,聚合体

polymorphic *a.* 多形的

polypeptide *n.* 多肽

polyploidy *n.* 多倍性

polypoid *a.* 息肉状的

polysomy *n.* 多染色体

polyuria *n.* 多尿(症),尿频

polysaccharides *n.* 多糖

polymethylmethacrylate(PMMA) *n.* 聚甲基
丙烯酸甲酯,有机玻璃

polytetrafluoroethylene(PTFE) *n.* 聚四氟
乙烯

polycythemia *n.* 红细胞增多(症)

polymorphism *n.* 多形性,多态性

posterior *a.* 后的,后面的

posterior palpebral limbus 睑后缘

postmortem *a.* 死后的

posteroanterior *a.* 后前位的

posterolaterally *ad.* 后外侧地

postgraduate *n.* 研究生

posthemorrhagic *a.* 出血后的

posture *n.* 姿势,体位

positive *a.* 确定的;积极地;阳性的

port-wine stains / nevus flammeus 葡萄

酒样痣

posterior auricular skin flap 耳后皮瓣

posterior palpebral limbus 眼睑后缘,眼睑
后唇(灰线后方)

post-operation radiotherapy 术后放射治疗

postoperative satisfaction 术后满意度

postoperative secondary deformity of cleft lip
唇裂术后继发畸形

postural symmetry 对称体态

potassium *n.* 钾

power-assisted lipoplasty(PAL)动力辅助
吸脂

precancerous lesion 癌前病变

prediction *n.* 预报

preinvasive carcinoma 浸润前期癌

pre-operation radiotherapy 术前放射治疗

presenile *a.* 早老的

present *v.* 提出;呈现;(胎)先露

pressure dressing 压力包扎,加压包扎

prevalence *n.* 流行,盛行

preventive screening program 预防性筛选
计划

prevent *v.* 防止,预防

primary invested nipple 原发性乳头内陷

primed *a.* 准备好了的

priming *n.* 情况;准备

primordial *a.* 始基的,初始的

profilometer *n.* 面型(形)测定器

prognosis *n.* 预后

proliferation *n.* 增生

proliferative *a.* 增生的,增殖的

prominent ear 先天性招风耳畸形

promoting agent 促进因素

prospective study 前瞻性研究

proband / propositus *n.* 先证者(指最早确定患某一疾病的人)

proficiency *n.* 熟练,精通

profusion *n.* 大量,过多,充沛,丰富,挥霍,奢侈,浪费

progeny *n.* 后代

progeria *n.* 早衰

progesterone *n.* 黄体酮

prophase *n.* 前期

prostate *n.* 前列腺

protopathy *n.* 原发病

protozoa *n.* 原虫

proximate *a.* 近似的

pseudohermaphroditism *n.* 假两性畸形

psychological *a.* 心理学的;精神的

PTFE(polytetrafluoroethylene)聚四氟乙烯

ptotic breast 松垂乳房

ptosis of breast 乳房下垂

ptosis of lateral canthus 外眦角下垂

puberty *n.* 青春期

pubic *a.* 耻骨的

pubis *n.* 耻骨

pulmonary *a.* 肺的

pulmotor *n.* 自动供氧人工呼吸器

purulence / purulency *n.* 化脓,脓液

puberal macromastia 青春期巨乳房

pubes grafting 阴毛再植(术)

puberty *n.* 青春期

puffiness *n.* 浮肿,肿胀

pulmonologist *n.* 呼吸科医生

punch biopsy 钻取(穿孔)活组织检查

punch *n.* 穿孔

puncture *n.* 穿刺(腰穿刺等)

purse – string suture 荷包口状缝合(法)

Q

Q-switched alexandrite laser Q 开关翠绿宝石脉冲激光

Q-switch technique Q 开关技术,调 Q 技术

quadratipronator *n.* 旋前方肌

quadriceps *n.* 四头肌

quadrant *n.* 四分体;象限

qualification *n.* 资格,条件;合格;限定

qualitative *a.* 性质的,定性的;品质的

quality *n.* 性质;品质;特性 *a.* 优质的

quantitate *v.* 测定,定量

quest *n.* 寻找,探索;调查

questionable *a.* 有问题的

quintuplets *n.* 五胎儿

quod vide(q. v.)参照,参阅

qy = query 询问

quote *v.* 引用;证;述(be quoted as 被指出;be quote from 引自)

R

rabies *n.* 狂犬病

rachianesthesia *n.* 脊髓麻醉(法)

radius(*pl.* radii 或 radiuses) *n.* 辐射光线;半径;范围;桡骨

rad *n.* 拉德(放射吸收量单位)

radiation injury 放射损伤

radical *a.* 根治的;根本的

radical axillary dissection 根治性腋窝淋巴结清除术

radial *a.* 光线的;放射的;半径的;桡骨的

radiotherapy *n.* 放射治疗,放射疗法

radix nasi 鼻根

random pattern skin flap 随意皮瓣;任意皮瓣

randomization *n.* 随机分组

range *v.* (在一定范围内)变动,变化

rapidly involuting congenital hemangioma 迅速消退型先天性血管瘤

rate *n.* 率;速度

razor graft 刃厚皮片

readjust *v.* 重做;再整理

rebuilding *n.* 重建

recipient bed 受植床

receptor *n.* 感受器

rectum *n.* 直肠

reconstruction *n.* 再造

rectangular *a.* 矩形的;成直角的

rectovaginal *a.* 直肠阴道的

rectus abdominis 腹直肌

recumbent *a.* 躺着的,斜卧的

reduction mammoplasty 乳房缩小整形术

reduction *n.* 递减

reductive mammoplasty 乳房缩小成形术

reductive rhinoplasty 鼻缩小成形术

redundant circumcision 包皮环切术

redundant prepuce 包皮过长

reestablishing *n.* 重建

reflux *n.* 反流,回流

refrigerated tissue graft 冷藏组织移植物

regression *n.* 消退,退化

regenerate *v.* 再生 *a.* 新生的

rehabilitation *n.* 复原,康复

rejection *n.* 排斥

relative risk(RR)相对危险

relaxation incision 减张切口

relaxation suture 减张缝合(法)

relaxed skin tension line 松弛皮肤张力线

release *v. n.* 松解;释放;发表

relief *n.* 缓解;减轻;救济;换班

remote skin flap 远位皮瓣

renal *a.* 肾的

replication *n.* 复制

repressor *n.* 抑制物

repair *n. v.* 修复;修理;纠正

repetition expansion 重复扩张;接力扩张

resection *n.* 切除术

residual cancer 残余癌

resurfacing *n.* 换肤术

reticular *a.* 网状的

reticulate *a.* 网状的;*v.* 成网状

retina(*pl.* retinas 或 retinae)*n.* 视网膜

retracted nipple (inverted nipple / crater nipple)乳头内陷

retraction of upper eyelid 上睑退缩

retrograde *a.* 后退的;退行性的;逆行性的;衰退的;分解代谢的 *v.* 退步;退化;恶化;堕落 *ad.* 向后地;颠倒地

retromammary space 乳房后间隙

retropectoralis muscle space 胸大肌后间隙

retrospective study 回顾性研究

return *v.* 恢复

revascularization 血管再形成,血循环重建

reversible *a.* 可逆的

rhinophyma *n.* 肥大性酒渣鼻

rhinoplasty *n.* 鼻成形术

rhinochiloplasty *n.* 鼻唇成形术

rhomboid skin flap 菱形皮瓣

rhytidectomy *n.* 除皱术

rhytidoplasty *n.* 皱纹整形术,皱纹切除术

RICH(rapidly involuting congenital hemangioma)迅速消退型先天性血管瘤

riboflavin *n.* 核黄素

ribonucleic acid 核糖核苷酸

ribosome *n.* 核糖体

ridge of Cupid's bow 唇弓嵴,唇峰

ridge of labial arch 唇弓嵴,唇峰

roentgenography *n.* X 线照相术

roentgen(R)*n.* 伦琴(X 线量单位)

rubella *n.* 风疹

running suture 连续缝合(法)

rump *n.* 臀部

rupture *n.* 破裂 *v.*(使)破裂

S

Sa(superaurale)耳上点(眼耳平面时,耳轮上缘最高的一点。)

sac *n.* 囊,液囊

saddle nose 鞍鼻

sag *v.* 下垂,陷下,倾斜;*n.* 下陷,(物价)下降

salmonellosis *n.* 沙门氏菌病

sampling *n.* 取样

sarcoblast *n.* 成肌细胞

saturation *n.* 饱和

satyr ear 尖耳轮耳;类猩猩耳

scapulothoracic *a.* 肩胛胸的

scapus(*pl.* scapi)(拉)*n.* 干,体,柄

scapus penis 阴茎干,阴茎体

scapus pili 毛干

scapha *n.* 耳舟

scar *n.* 瘢痕(精神上)创伤;痕迹 *v.* 留下伤痕;结疤

Scarpa's fascia(Antonio Scarpa 意解剖学家、外科医师 1747—1832)斯卡尔帕筋膜(腹壁浅筋膜深层)

Scarpa's foramen 斯卡尔帕孔(鼻腭神经孔)

Scarpa's triangle 斯卡尔帕三角(股三角)

scar diathesis 瘢痕体质

scar-free skin resurfacing 无瘢痕皮肤磨削术

schizophrenia *n.* 精神分裂症

screening *n.* 筛选;集体检诊,普查

seamy *a.* 有裂缝的;有伤痕的

Se(sellion)鼻梁点(侧面观,鼻梁在正中矢状面上的最凹点)

sebaceous nevus 皮脂腺痣

scborrhea *n.* 皮脂溢

segregation *n.* 分离,分割

semi-opaque *a.* 半透光的

semipermeable *a.* 半渗透的

secondary inverted nipple 继发性乳头内陷

secondary obesity 继发性肥胖;病理性肥胖

section(*pl.* sections)*n.* 切开(术);切片;节

segmental blood supply 节段性血供

selective dissection 选择性清除术

self-actualization demand 自我实现的需要

sellion *n.* 鼻梁点

semicircle *n.* 半圆;半圆形体

senescence *n.* 衰老

senile angioma *n.* 老年性血管瘤

senile blepharochalasis of upper eyelid 老年性上睑下垂

sentinel *n.* 前哨

scoliosis *n.* 脊柱侧凸

separate *v.* 使分离;区分,使离析

sepsis(*pl.* sepses)*n.* 脓毒病;败血;腐败

septicemia *n.* 败血症

septum orbitale 眶隔

sequel *n.* 后续,后果

sequela(*pl.* sequelae)*n.* 后果,后患,后遗症

sequelae of skin staining 皮肤着色后遗症

sera *n.* 血清

seroma *n.* 血清肿

serous *a.* 浆液状的,血清的

sex-linked 伴性的

Sba(subaurale)*n.* 耳下点(眼耳平面时,耳垂最下的一点。)

sharp dissection 锐性分离

sheath of rectus abdominis 腹直肌鞘

sheath *n.* 鞘,兜

shingles *n.* 带状疱疹

shiver *v.* 寒战,颤抖

shock *n.* 休克

short nose 短鼻

shortening operation of musculus levator palpebrae superioris 上睑提肌缩短术

sibship *n.* 血缘关系

sickle *a.* 镰状的

sickness *n.* 疾病;恶心,呕吐

side-effect *n.* 副作用

silent *a.* 无症状的

silicide *n.* 硅化物

silicone *n.* 硅胶

silicone gel filled breast implant 硅凝胶乳房置入体

silicone gel-filled breast prosthesis 充注硅凝胶乳房假体

silicone rubber(医用)硅橡胶;硅胶

simple corpulence 单纯性肥胖;生理性肥胖

simple syndactyly 简单并指(趾)

single pedicle flap 单蒂皮瓣

sinusitis *n.* 窦炎

skin barrier 皮肤屏障

skin flap conditioning 皮瓣训练

skin flap flattening 皮瓣舒平(术)

skin flap pedicle division 皮瓣断蒂(术)

skin flap revision 皮瓣修整(术)

skin flap thinning 皮瓣修薄(术)

skin flap transfer 皮瓣转移

skin lesion 皮损

skin line 皮纹线;皮纹

skin photoaging 皮肤光老化

skin progressive facial hemiatrophy 进行性单侧面萎缩症

skin soft tissue expansion 皮肤软组织扩张术;皮肤扩张术

skin tag 赘状瘢痕

skin tension line 皮肤张力线

skin ulcer 皮肤溃疡

SMAS(superficial musculoaponeurotic system，SMAS)浅表肌腱膜系统(位于中面部皮下脂肪组织与腮腺咬肌筋膜之间,延续于颅顶肌的筋膜和颈阔肌的肌肉腱膜组织层。)

sodium *n.* 钠

soft fibroma 软纤维瘤;皮赘

soft tissue tightening 软组织提紧术

solute *n.* 溶解物,溶质

solvent *a.* 溶解的,有溶解力的

solution *n.* 溶解;溶液

somatic *a.* 躯体的

sonority *n.* 响亮;洪亮度

sore *a.* 痛的

soreness *n.* 痛

spasticity *n.* 痉挛状态,强直状态

sperm *n.* 精子

sphincter *n.* 括约肌

spinal cord 脊髓

spindle *n.* 纺锤体

sponge *n.* 寄生虫

spontaneous *a.* 自发的,自动的

space beneath dorsal nasal fascia 鼻背筋膜后间隙 (位于鼻背筋膜与鼻骨骨膜之间的潜在间隙)

sphincter *n.* 括约肌

spine *n.* 棘,刺;脊柱

Spitz nevus 斯皮茨痣;良性幼年黑素瘤

sphenoid *a.* 楔状的,蝶骨的 *n.* 蝶骨

sphere *n.* 球形

spherical *a.* 球(形)的;天体的

spirituous *a.* 酒精的,醇的

splenomegaly *n.* 脾(肿)大

split breast flap 乳房劈裂瓣

sprain 扭伤,挫伤

squamous *a.* 鳞状的,扁平的

squeezing *n.* 压缩(指脂肪离心、压缩)

staging excision *n.* 分次切除术;分期切除术

staphylococcal *a.* 葡萄球菌的

stature *n.* 身高,身材;才干

steatolysis *n.* 脂肪分解

stellate incision *n.* 放线状切口,星状切口

stem cell 干细胞

stem cell viability 干细胞的活性

stenosis of vagina 阴道狭窄

stepping suture 阶梯状缝合(将皮肤与深层组织切口的侧缘切成阶梯状,再相反于切口对侧缘呈阶梯状的连续缝合方法)

sternal angle 胸骨角

stereography *n.* 立体 X 线照相术

sterility *n.* 消毒,无菌

sternocleidomastoid *a.* 胸锁乳突的

steroid receptor 激素受体

straight nose 直鼻

stratified *a.* 分层的

strand break of DNA DNA 链断裂

stratum basale 基底层

stratum corneum 角质层

stratum granulosum 颗粒层

stratum lucidum 透明层

stratum spinosum 棘层

strawberry hemangioma 草莓状血管瘤

streptococcal *a.* 链球菌的

stretch *v.* 伸展,伸长

strip *v.* 剥,剥夺,删除 / stripping *n.* 剥离

stroke *n.* 卒中,中风;心搏动

stylohyoid *a.* 茎突舌骨的

subdural *a.* 硬膜下的

submaxilla *n.* 下颌骨

subcutaneous cleft lip 隐性唇裂

subcutaneous mammectomy 乳房皮下切除术

subcutaneous mastectomy 皮下乳房切除术

suction lipectomy 脂肪抽吸(术)

suffocation *n.* 窒息

summary *n.* 摘要,概括

super pulsed CO_2 laser 超脉冲二氧化碳激光器

supermaxilla *n.* 上颌骨

supersecretion *n.* 分泌过多

supraorbital *a.* 眶上的

superficial layer of deep temporal fascia 颞深筋膜浅层

superficial temporal fascia 颞浅筋膜

superficial temporal fat pad 颞浅脂肪垫

superior palpebral sulcus 上睑沟;重睑沟

supernumerary digit 多指

suprasternal *a.* 胸骨上的

surmount *v.* 克服;超过;打破;覆盖

surmounted *a.* 被覆盖的

survival *n.* 存活;幸存(者);残存(物)

survival rate 生存率

survive *n.* 成活

suspension operation of orbicularis oculi muscle 眼轮匝肌悬吊术

suspensory *a.* 悬的;*n.* 悬带

suspensory ligament of breast 乳房悬韧带

suspensory platysma ligament 颈阔肌悬韧带

suspicion *n.* 怀疑

Sust(substernale)胸下点(胸骨体下缘与剑突相连处同正中矢状面的交点)

suture mark 针迹瘢痕;缝线瘢痕

swan neck deformity 鹅颈畸形

swelling *n.* 肿胀,膨胀

swollen *a.* 肿胀的

symmetry *n.* 对称

sympus *n.* 并腿畸形

symmetry beauty of body 人体对称美

sympathetic *a.* 交感(神经)的

symphysis *n.* 联合,结合处

synapsis *n.* 结合

syndrome *n.* 综合征

synthesis *n.* 合成

synthesize *v.* 合成;综合;结合

symptom *n.* 症状

symptomless *a.* 无症状的

synapsis *n.* 接合,联合(指染色体);突触,神经键

synergy *n.* 协同;增效(指药物)

synovial *a.* 滑液的

syn-carcinogenesis 综合致癌作用

syndactyly *n.* 并指(趾)

syndactyly of finger lip 指端并指

syndrome *n.* 综合征

synthetic *a.* 人工合成的

syringoma *n.* 汗腺腺瘤

systole *n.* 收缩(期)

systolic *a.* 收缩的

T

T(tragion) n. 耳屏点(耳屏软骨上缘起始部向耳轮脚移行处的一点)

tachypnea n. 呼吸急促,呼吸过速

take(took,taken) v. 拿;抓;带去;得到;成活

target cell 靶细胞

tarsal gland 睑板腺

tarsal plate 睑板

tattoo n. 文身

technique of micro-invasive aesthetic 微创美容技术

technique of non-invasive aesthetic 无创美容技术

telangiectasis n. 毛细血管扩张(症)

telecanthus n. 内眦间距过宽

temperament beauty 气质美

template n. 模板

temporal rhytidectomy 颞部除皱术

tender a. 触痛的,敏感的

tenderness n. 触痛

tendinitis n. 腱炎

tendon n. 腱

tenesmus n. 下坠;里急后重

testicle n. 睾丸

testis n. 睾丸

tetanus n. 破伤风

tetany n. 手足抽搐,(肌)强直

theater / theatre n. (医院的)手术室;教室;剧院

tetrad n. 四个;四分体;撕裂体;四联症;四价元素

thalassemia n. 地中海贫血

thermodynamic a. 热力的

thermolabile a. 不耐热的,受热即分解的

theory n. 理论;学说;见解

theorist n. 理论家

theca(pl. thecae) n. 膜;鞘

thelitis n. 乳头炎

thermal diffusion time 热扩散时间(受热靶组织的温度降低一半所需时间)

thoraco-dorsal free myocutaneous flap 胸背游离肌皮瓣

three-aperture 三孔

thrombosis n. 血栓

thrombectomy n. 血栓切除术

thromboembolism n. 血栓栓塞

through and through suture 贯穿缝合(法)

thumb lengthening 拇指延长术

thyrocele n. 甲状腺肿

tibia n. 胫骨

tightening operation of orbicularis oculi muscle 眼轮匝肌紧缩术

tinnitus n. 耳鸣

tissue typing 组织分型

TNM 恶性肿瘤的 TNM 分类(T:肿瘤,N:结节、淋巴结,M:转移情况)

tomogram n. X 线体层(断层)照片

tomograph n. X 线体层摄影机(仪)

tomography n. X 线体层摄影(术),X 线体层摄影术

tonogram n. 张力(描)记图

tone n. 身体健康状况;音调

tonguetie n. 舌系带短缩;结舌

topography n. 地志;地形(学);局部解剖学

torticollis n. (先天性)斜颈

total ear reconstruction 全耳郭再造术

toxemia n. 毒血症

toxin n. 毒素

toxoid n. 类毒素

transection n. 横切,横断

translocation n. 染色体易位

transpiration n. 发散,排出

transverse a. 横的

tracheotomy n. 气管切开术

trachitis / tracheitis n. 气管炎

traction n. 牵引(术)

trauma 外伤,创伤

transaxillary subpectoral breast augmentation 腋窝切口胸大肌下隆乳术

transaxillary subfascial breast augmentation 腋窝切口筋膜下隆乳术

transareolar-perinipple(areolar Omega)breast augmentation 乳头乳晕横切口(乳晕的钟形)隆乳术

transumbilical breast augmentation(TUBA) 脐部切口隆乳术

transfix mattress suture 贯穿褥式缝合结扎法

transfixation n. 贯穿固定

transfuse v. 输血

transitional epithelium 移行上皮

transplantation n. 移植,移植法

transposition skin flap 易位皮瓣

transverse mattress suture 水平褥式缝合

treatise n. 论文,论著,专题

trihybrid n. 三对基因杂种

trisomy n. 三体性

triangularis n. 三角肌

trilateral a. 三边的 n. 三角形

tropism n. 向性;趋性

tumescent liposuction 肿胀技术吸脂术

tumor n. 肿瘤

tumor screening and evaluation 肿瘤筛查及综合影像评估

tunica conjunctiva palpebrarum / palpebral conjunctiva 睑结膜

type O of facial cleft O 型面裂(主要表现为面部前正中线的面裂,可伴随组织的缺少或多余)

type Ⅰ of facial cleft Ⅰ型面裂(始于唇弓嵴的面裂,可通过鼻孔向上延伸。常见的唇裂即为此类型)

type Ⅱ of facial cleft Ⅱ型面裂(始于唇弓嵴的面裂,表现为鼻翼的中央部发育不良并向上牵拉)

type Ⅲ of facial cleft Ⅲ型面裂(起于唇弓嵴从鼻翼基部向头部延伸,止于下睑的下泪点的面裂,骨性破坏广泛)

type Ⅳ of facial cleft Ⅳ型面裂(始于唇弓侧面,绕鼻部向上止于下睑内侧泪点的面裂,鼻部基本完整)

type Ⅴ of facial cleft Ⅴ型面裂(起始于口角的内侧,横贯面颊至下睑的中 1/3 处,上唇与下睑距离缩短)

type Ⅵ of facial cleft Ⅵ型面裂(巨型颅面裂,下颌面骨发育不全,轻微的眼睑外侧缺损,向下颌角延伸,口角通常不受波及。)

type Ⅶ of facial cleft Ⅶ型面裂(第1、第2腮弓发育障碍,半侧颜面发育不良,患侧颌骨短小,偏颌无耳或小耳畸形)

type Ⅷ of facial cleft Ⅷ型面裂(从外眦延伸至颞区的面裂,单发者少,多伴其他型面裂同时出现)

type Ⅸ of facial cleft Ⅸ型面裂(罕见,颅的上半球开始受累,上眼睑外1/3眶和下面的外上眶缘和眶顶皆受累)

type Ⅹ of facial cleft Ⅹ型面裂(定位于中1/3眼睑和眉毛的面裂,相当于Ⅳ型面裂的延伸,可有额眶脑膜膨出)

type Ⅺ of facial cleft Ⅺ型面裂(多与Ⅲ型面裂同时发生,从上睑内侧及眉毛内1/3延伸至发际)

type Ⅻ of facial cleft Ⅻ型面裂(颅面裂向颅部的延伸,内侧眉受累,眶距增宽)

type ⅩⅢ of facial cleft ⅩⅢ型面裂(为Ⅰ型面裂向颅部延伸的面裂。眉毛内侧端受累,并延伸至前额发际内,常有眶距过宽。)

type ⅩⅣ of facial cleft ⅩⅣ型面裂(最后返回中线的面裂。与0号裂不同的是有脑膨出,眦距宽。)

type A botulinum toxin A型肉毒毒素

typing n. 分型,定型

typify v. 作为……的典型,具有……的特征

U

ulcer n. 溃疡

ulcerate v. 溃烂,形成溃疡

ulectomy n. 龈切除术

ulotomy n. 瘢痕切开术

ultimate a. 最远的;最后的;基本的

ultrasound n. 超声波

ultrasound – assisted lipoplasty (UAL)超声辅助吸脂

ultrasonic liposuction 超声吸脂(术)

ultraviolet a. 紫外的

umbilication n. 脐状凹陷

umbilicus n. 脐孔

unable a. 不能的;无能为力的

unanimity n. 无异议;一致意见

unconscious a. 人事不省的;意识丧失的

underbelly n. 下腹部

underlying a. 根本的,基础的;潜在的

undue a. 过度的,不适当的

unguis(pl. ungues) n. 指(趾)甲;眼前房积脓

unhindered a. 无阻碍的

unicellular a. 单细胞的

unilateral cleft lip 单侧唇裂

unique a. 唯一的,独一无二的

universally ad. 全世界地,普遍地

unsaturated a. 不饱和的

unstriated a. 无横纹的

unstable scar 不稳定瘢痕

unusual a. 非常的;稀有的

unwarrantable a. 难保证的;不正当的

uptake n. 吸收;摄入,摄取

urea n. 尿素

ureter n. 输尿管

urethroplasty n. 尿道成形术

urethrovaginal fistula 尿道阴道瘘

uremia n. 尿毒症

urine n. 尿

uric acid erugation 玻尿酸除皱术

urticaria n. 荨麻疹

uterine a. 子宫的

uterus *n.* 子宫

V

V(vertex)颅顶点(直立平视时,颅骨在正中矢状面上的最高点)

vaccinate *v.* 接种疫苗,预防接种

vagal *a.* 迷走神经的

vagina *n.* 阴道

vagina construction by pedicled skin flap grafting 带蒂皮瓣转移阴道成形术

vaginal agenesis 阴道发育不全

vaginal reconstruction 阴道再造术

vaginal relaxation 阴道松弛

vaginal tightening surgery 阴道紧缩术

valine *n.* 缬氨酸

value *n.* 量,程度

valvular *a.* 瓣膜的

variant *a.* 变异的,不同的

varicosis *n.* 静脉曲张病

vascular *n.* 血管的

vascularity *n.* 血管供应;多血管(状态)

vascular malformation(VM)血管畸形

vascular pattern 血管模式

vaseline *n.* 凡士林

vasodilation *n.* 血管舒张

venous *n.* 静脉

venerable *a.* 可尊敬的;历史悠久的

venipuncture *n.* 静脉穿刺术

ventriflexion *n.* 前屈

venula(*pl.* venulae)*n.* 小静脉

venous thrombosis 静脉血栓形成

venous malformation 静脉畸形

venous stasis ulcer 静脉淤积性溃疡

vermilion *n.* 朱红色

vermilionectomy *n.* 红唇切除术

verruca plana 扁平疣

verruca vulgaris 寻常疣

vertebrate *n.* 脊椎动物,a. 有脊椎的

vertical mattress suture 纵褥式缝合(法)

vertical reduction mammaplasty 垂直短瘢痕乳房缩小术

vesicotomy *n.* 膀胱切开术

vestibule *n.* 前庭

visual treatment objective 术后面型预测分析

viability *n.* 生存能力

viscera *n.* 内脏

visceral *a.* 内脏的

viscous *a.* 粘的

vital *a.* 活着的,生命所需的

vice versa 或 vice-versa(拉)*ad.* 反过来也是一样,反之亦然

virus *n.* 病毒

vitiligo *n.* 白癜风

vital *a.* 生命的;生气勃勃的;致命的;重要的

vitals *n.* (人体的)重要器官;要害

vitality *n.* 活力,精力

vitrine *n.* 半透明的;玻璃样物质

visus *n.* 视觉;视力

vivisect *v.* 活体解剖

viva *n.* 口试

VM(vascular malformation, VM)血管畸形[以血管异常扩张为特征的一种血管畸形。其基本特征是内皮细胞正

常,不会自然消退,多为缓慢进行性扩张增大。一般分为低流量型(毛细血管、静脉、淋巴或混合型)和高流量型(动静脉型畸形)两种亚型]

VM(venous malformation,VM)静脉畸形(旧称海绵状血管瘤,是静脉异常发育产生的静脉异常扩张畸形)

volvulus *n.* 肠扭转

vomitus *a.* 呕吐物;呕吐

volley *n.* *v.* 齐射;迸发 / ~ball *n.* 排球

voluminous *a.* 大体积的

von Recklinghausen's disease(neurofibromatosis)神经纤维瘤病

vulgaris *a.* 寻常的,普通的

vulnerability *n.* 脆弱性;易患病性

vulvitis *n.* 外阴炎

vulvovaginal *a.* 外阴阴道的

V-Y plasty V-Y 成形术

W

waist-to-hip ratio(WHR)腰臀比

waist circumference 腰围

walking *n.* 步行

ward *n.* 病房,病室

warn *v.* 警告,预告

warrant *v.* 使……有理由;保证

washout *n.* 洗脱,消退

wasting *n.* 消瘦

water *n.* 水

water-proof 防水的,不透水的

weight *n.* 重量;体重

webbed neck 蹼(状)颈

wedge excision 楔形切除(术)

wheeze *v.* 喘息,喘鸣

white lip 白唇

whooping cough *n.* 百日咳

withdraw(withdrew / withdrawn)*v.* 收回;撤销;停止服药

wither *v.* 枯萎;凋谢;衰弱

within *prep.* 在……里面;不超过;*ad.* 在内;*n.* 内部

without prep 没有;*ad.* 在外;*n.* 外部

wide excision 广泛切除

Wolfe-Krause free skin graft 全厚皮片

womb *n.* 子宫;孕育处(womb 是正规术语;uterus 是通俗术语)

World Health Organization(WHO)世界卫生组织

wound 创伤,伤口

wrinkle *n.* 皱纹,折子,妙计;*v.* 使起皱皱纹

wrinkle dispelling 祛除皱纹

wrinkle of forehead 额横纹;抬头纹

wrist *n.* 腕

wrong *a.* 错误的,有毛病的

wry neck 先天性斜颈

wry nose deformity 歪鼻畸形

X

xanthoma *n.* 黄色瘤

xanthelasma *n.* 睑黄瘤;睑黄疣

xenical *n.* 赛尼可(治疗肥胖的药物)

xenobiotic *n.* 外源化合物(异生物),异生质

xenograft *n.* 异种移植物

xeric *a.* 干旱的;耐干性的

xeroderma *n.* 皮肤干燥病,干皮病

xerosis *n.* 干燥病

xeroradiography *n.* 干板 X 线照相术

xiphoid *n.* 剑突

xiphocostal *a.* 剑突肋骨的

X-ray cephalometrics X 线头影测量

X-ray crystallography X 线晶体照相术

X-ray therapy X 线疗法

Y

yaws *n.* 雅司病

y-bend *n.* y 形弯头;y 形管;y 形接合

y-branch *n.* y 形(分叉)支管

y-connection *n.* y(叉)形接头;y 形接法(线);星形连接

Yeo's treatment(method)(Isaac Bureney 英医师 1835—1914)伊奥疗法(治疗肥胖病)

yield *v.* 生产;产生(效果,收益等),带来

yield *v.* 产生;屈从

yoke *n.* 隆突;轭;alveolar yokes of mandible 下颌骨牙槽轭;alveolar yokes of maxilla 上颌骨牙槽轭

youngster *n.* 年轻人

Young's operation(Hugh H. Young 美泌尿外科学家 1870—1945)杨氏手术①阴茎尿道上裂的尿道成形术;②会阴部前列腺切除术

Ypsiliform / upsiloid *a.* 倒人字形的;V 字形的

Y-V plasty Y-V 成形术

Z

Z-plasty Z 成形术

zoological *a.* 动物学的

zone *n.* 区,区域,带

zonula *n.* 小带,小环,小区域

zooplasty / zoografting *n.* 动物组织成形术;动物组织移植术

zoster *n.* 带状疱疹

Zy(zygion)颧点;颧弓点(颧弓上最向外突出的一点)

zygomatic arch hypertrophy 颧弓肥大

zygomatic hypertrophy 颧骨肥大

zygomatic ligament 颧弓韧带

zygote *n.* 合子,受精卵

zymogen *n.* 酶原

zymolysis *n.* 发酵;酶解(作用)

β-lymphocyte β - 淋巴细胞

24 汉英对照词汇

A

阿佩尔综合征 Apert's syndrome

埃勒斯－当洛斯综合征（又称弹力过度性
皮肤）Ehlers－Danlos syndrome

癌 carcinoma

癌变 carcinomatous change

癌基因 oncogene

癌胚抗原 carcinoembryonic antigen（CEA）

癌前病变 precancerous lesion

癌肉瘤 carcinosarcoma

癌症 cancer

安全性 safety

安全范围 safety range

安全界限 margin of safety

安全评价 safety evaluation

安全因素 safety factors

安全用药 safe medication

安慰剂 placebo

鞍背 dorsum sellae

鞍（状）鼻 saddle nose

按摩 massage

暗点 scotoma

暗示 suggestion

暗示疗法 suggestive treatment

凹陷 depression

凹陷性瘢痕 depressed scar

B

八旬（代）老人 octogenarian

靶器官 target organ

靶细胞 target cell

白癜风 vitiligo

白化病 albinism

白色水肿 leukoedema

白色萎缩 white atrophy / atrophic blanche

白细胞 leukocyte / white blood cell（WBC）

白（细胞）介素 interleukin

白脂肪组织 white adipose tissue /（黄脂肪
组织 yellow adipose tissue）

斑 patch

斑块 plaque

瘢痕 scar / cicatrix

瘢痕癌／马乔林溃疡 Marjolin ulcer

瘢痕疙瘩 keloid

瘢痕疙瘩性痤疮 acne keloidalis

瘢痕挛缩 cicatricial contracture

瘢痕切除术 cicatrectomy

瘢痕上皮 cicatricial epithelium

瘢痕松解植皮术 lysis of cicatricial contracture and skin grafting

瘢痕体质 scar diathesis

瘢痕形成 cicatrization (scar formation)

瘢痕性睑内翻 cicatricial entropion

瘢痕性睑外翻 cicatricial ectropion

瘢痕性脱发 cicatricial alopecia

瘢痕组织填充法 scar tissue buttressing method

板障静脉 diploic vein (diploe 板障)

半鼻再造术 hemirhinoplasty

半球形乳房 hemispherical breast

半衰期 half-life

包茎 phimosis

包埋 embedding

包模植皮术／内嵌植皮术 stent skin grafting (inlay skin grafting)

包皮过长 redundant prepuce

包皮环切 (术) circumcision

包皮系带 frenulum of prepuce

包扎 dressing

包扎疗法 occlusive dressing

保持 retention

鲍恩病 Bowen's disease

暴露性角膜炎 exposure keratitis

爆裂骨折 bursting fracture

爆裂性骨折 blow-out fracture

贝尔现象 Bell's phenomenon

贝克三体征 Beck's triad

贝克痣 Becker's nevus

背阔肌 latissimus dorsi

被覆黏膜 lining mucosa

被覆上皮 covering epithelium / lining epi-

thelium

被盖 tegmentum

被膜 capsule

本能 instinct

本我 id

绷带卷 bandage roller

绷线缝合 basting suture

鼻 nose

鼻长 nasal length

鼻唇成形术 nasolabioplasty

鼻唇沟 nasolabial fold

鼻肥大 hypertrophic nose

鼻高 nasal height

鼻根 root of nose

鼻根部脑膨出 nasofrontal encephalocele

鼻根点 nasion (简称 N)

鼻根点陷凹 nasion excavation

鼻骨 nasal bone

鼻骨骨折复位钳 nasal bone fracture reduction forceps (Asch forceps)

鼻骨孔 nasal foramina

鼻后棘 posterior nasal spine (PNS)

鼻后孔闭锁 choanal atresia

鼻肌 nasalis

鼻 (基) 板 nasal placode

鼻嵴 nasal crest

鼻颊裂 nasobuccal cleft

鼻尖 apex of nose

鼻尖侧貌 nasal tip profile

鼻尖蝶形切口 nasal tip butterfly incision

鼻尖肥大 nasorostral hypertrophy

鼻尖下垂鼻 drooping nose

鼻尖形态 contour of nasal tip

鼻孔 naris (*pl.* nares) or nostril (*pl.* nostrils)

鼻孔闭锁 atretorrhinia

鼻孔美容术 narial cosmesis

鼻孔外翻 ectropion of nostril

鼻孔狭窄 stricture of nostril

鼻宽 nasal breadth

鼻泪沟 nasolacrimal groove

鼻泪管 nasolacrimal canal

鼻美容术 aesthetic rhinoplasty

鼻囊软骨 nasal capsule cartilage

鼻黏膜 nasal mucosa / mucous membrane of nose

鼻偏斜 nasal deviation

鼻前棘 anterior nasal spine(ANS)

鼻前孔 anterior nares

鼻前庭 nasal vestibule

(鼻前庭)软骨间切口 intercartilaginous incision

鼻腔 nasal cavity

鼻腔闭锁 nasal atresia

鼻切开术 rhinotomy

鼻软骨 nasal cartilages

鼻深 nasal depth

鼻缩小成形术 reductive rhinoplasty

鼻填塞术 nasal tamponade / nasal packing

鼻(小)柱正中切口 nasal midcolumella incision

鼻咽血管纤维瘤 nasopharyngeal angiofibroma

鼻翼 alae nasi

鼻翼耳屏线 ala-tragus line

鼻翼切开术 alatomy

鼻翼缺损 defect of nasal ala

鼻阈 limen nasi

鼻粘连 nasal-synechia

鼻指数 nasal index

鼻中隔 nasal septum

鼻中隔穿孔 perforation of nasal septum

鼻中隔骨棘 spur of nasal septum

鼻中隔骨嵴 ridge of nasal septum

鼻中隔黏膜软骨复合组织游离移植术 nasal septal muco-cartilaginous compound tissue free grafting

鼻中隔黏膜下切除术 submucous resection of nasal septum

鼻赘, 肥大性酒渣鼻 rhinophyma

比目鱼肌 soleus

闭合皮瓣 closed skin flap

闭合引流(术)closed drainage

闭式引流灌洗 closed suction-irrigation

壁腹膜 parietal peritoneum

壁胸膜 parietal pleura

臂丛麻痹 brachial plexus paralysis

编程性细胞死亡,程序性细胞死亡,(细胞)凋亡 programmed cell death / cell death clock / apoptosis

编码 encode / code for / coding

标本 specimen

标准操作规程 standard operating procedure (SOP)

标准差 standard deviation

标准误(差)standard error

表层结构 surface structure

表面上皮 superficial epithelium / germinal epithelium

表皮囊肿 epidermal cyst

表皮样囊肿 epidermoid cyst

表皮痣综合征 epidermal nevus syndrome

波伦综合征 Poland syndrome

剥离 dissection

薄唇 thin lip

不对称 asymmetry

不发育 aplasia

不分离 nondisjunction

不复位瓣 unpositioned flap

不可预报不良反应 non-predictable ADR (Adverse Drug Reaction，ADR)

不全并指(趾)incomplete syndactyly

C

草莓状血管瘤 strawberry hemangioma

侧腹，腹外侧区 lateral region of abdomen

侧貌分析 profile analysis

侧支循环 collateral circulation

测量误差 measurement error

拆分 resolution

长期毒性 long-term toxicity

肠线 catgut suture

常染色体 autosome

常染色体隐性 autosomal recessive

常染色质 euchromatin

超声吸脂(术)ultrasonic liposuction

超声振荡器 ultrasonator

超速离心机 ultracentrifuge

超微结构 ultrastructure

超我 superego

潮红 flush

衬里皮瓣 lining skin flap

成活 take / survival

成肌细胞 / 肌原细胞 myogenic cell / myo-blast

成肌纤维细胞 myofibroblast

成软骨细胞 chondroblast

成纤维细胞 fibroblast

成细胞生长因子 fibroblast growth factor (FGF)

成脂肪细胞 lipoblast

迟发型超敏反应 delayed hypersensitivity

迟发型皮肤反应 delayed cutaneous reaction

持续低流量给氧 continuous administration of low flow oxygen

尺神经 ulnar nerve

重唇 double lip

重叠缝合 overlapping suture

重叠植皮术 overlapping skin grafting

重睑 double eyelid

重睑成形术 construction of double eyelid

重睫，双行睫 distichiasis

重颏 double chin

抽吸器 aspirator

抽样分布 sampling distribution

臭汗症 bromidrosis / bromhidrosis

臭腺 odoriferous gland

除颤器 defibrillator

除皱术 rhytidectomy / lifting

处女膜 hymen

处女膜闭锁 atresia of hymen / imperforate

hymen

处女膜痕 hymenal carunculae

处女膜修复(术)hymen repair

传导阻滞 conduction block

床上运动 bed exercise

创面 wound surface

创伤性休克 traumatic shock

吹口哨状唇畸形 whistling lip deformity

垂直截骨术 vertical osteotomy

垂直向松弛切口翻瓣术 flap with vertical releasing incision

唇瓣 lip flap

唇侧翼缘 labial flange

唇成形术 cheiloplasty

唇档 lip bumper(应结合文章内容理解该词:唇的"丰满度"或其他含意——编者注)

唇低线 lip low line

唇读／读唇 lip-reading

唇高线 lip high line

唇弓 labial arch

唇弓嵴 ridge of labial arch

唇红缘 vermilion border

唇厚度 lip thickness

唇颈嵴 labiocervical ridge

唇裂／兔唇 cleft lip／harelip

唇裂矩形(唇)瓣修复术 cleft lip repair by quadrilateral lip flap technique

唇裂三角(唇)瓣修复术 cleft lip repair by triangular lip flap technique

唇裂手术减张弓 Logan bow

唇裂术后畸形／继发性唇裂 secondary cleft lip

唇裂术后继发畸形 postoperative(secondary)deformity of cleft lip

唇裂修复术 cheilorrhaphy

唇裂序列征 cleft lip sequence

唇裂旋转推进瓣修复术 cleft lip repair by Millard rotation-advancement flap technique

唇系带 labial frenum

唇缘 labial margin

唇珠 vermilion tubercle

雌三醇 estriol

次全鼻再造术 subtotal nose reconstruction

促黑(色)素激素细胞 melanotroph

促黑素 melanotropin(MSH)

促甲状腺素 thyrotropin(TSH)

痤疮 acne

痤疮样痣 nevus acneiformis

D

大汗腺／顶泌汗腺 apocrine sweat gland

大腿美容术 aesthetic thigh surgery

大唾液腺 major salivary glands

大阴唇 greater lip of pudendum

大隐静脉 great saphenous vein

大隐静脉瓣功能试验 Brodie-Trendelenburg test

大张皮移植术 large sheet skin grafting

代偿 compensation

代偿性肥大 compensatory hypertrophy

带蒂皮瓣 pedicled skin flap

带蒂皮瓣移植阴道成形术／带蒂皮瓣转移阴道成形术 vagina construction by

pedicled skin flap grafting

带蒂皮瓣转移阴道成形术 construction of vagina by pedicled skin grafting

带蒂皮肤移植术 pedicled skin grafting

带蒂组织移植术 pedicled tissue grafting

带发皮片 hair-bearing free skin graft

带发皮片簇植术 punched hair-bearing free skin grafting

带发皮片移植术 hair-bearing free skin grafting

带感觉神经皮瓣 neuro-sensory skin flap

袋形缝术 marsupialization

袋状瓣 envelope flap

袋状皮瓣 marsupial skin flap

单鼻孔 single nostril

单侧唇裂 unilateral cleft lip

单侧肥大畸形 unilateral hypertrophy

单侧痣 nevus unius lateris

单侧痣样毛细血管扩张 unilateral nevoid telangiectasia

单极电凝(术) monopolar electrocoagulation

单睑 foldless eyelid / oriental eyelid

岛状筋膜瓣 island fascial flap

岛状皮瓣 island skin flap

倒睫 trichiasis

迪皮特朗挛缩(掌腱膜挛缩) Dupuytren contracture(palmar aponeurosis)

涤纶缝线 dacron suture

第一、二鳃弓综合征 first and second branchial arch syndrome

第一鳃弓综合征 first arch syndrome

顶浆分泌 / 顶质分泌 apocrine

定位缝合 key approximation suture

定向 orientation

动力悬吊 dynamic suspension / dynamic support

读唇(耳) lip-reading

动脉出血 arterial hemorrhage

动眼神经(Ⅲ) oculomotor nerve(Ⅲ)

窦道 sinus tract

断指再植 replantation of amputated finger

对称 symmetry

对偶皮瓣 double transposition skin flap

对位缝合 apposition suture

对掌成形术 opponensplasty

多耳畸形 polyotia

多功能美容机 multifunction cosmetic instrument

多极电凝(术) multipolar electrocoagulation

多毛(症) hypertrichosis

多器官功能衰竭 multiple organ failure

多乳房畸形 multimammas(polymastia)

多乳头 supernumerary nipples

E

鹅颈畸形 swan neck deformity

额部入路 frontal approach

额顶入路 frontoparietal approach

额肌瓣悬吊术 frontalis muscle flap suspension operation

额颞入路 frontotemporal approach

额区 frontal region

额突 frontal process

恶性 malignancy

恶性变 malignant change

恶性高热 malignant hyperthermia

恶性雀斑样痣 lentigo maligna

腭裂修复术 palatorrhaphy

耳垂缺损 defect of ear lobe

耳道成形术 meatoplasty

耳点 porion（Po）

耳郭 auricle（pinna）

耳郭成形术 pinnaplasty

耳郭附件 auricular appendage

耳郭复合组织游离移植 auricular compound tissue free grafting

耳郭缩小成形术 reductive otoplasty

耳郭再造术 reconstruction of auricle

耳后肌 auricularis posterior

耳后淤血斑 Battle sign

耳郭附件 auricular appendage

耳丘 auricular hillock / auricular tubercle

耳软骨膜炎 auricular perichondritis

耳上肌 auricularis superior

二腹肌 digastric

二腹肌三角（下颌下三角）digastric triangle（submandibular triangle）

二期缝合 secondary suture

二期愈合 secondary healing

二氧化碳激光器 carbon dioxide laser

二重感染 superinfection

F

发病机制 pathogenesis

发育不全 hypoplasia

发育异常 dysplasia

法兰克福平面（眼 - 耳平面）Frankfort horizontal plane（eye-ear plane）

翻转 flip-flop

肥大 hypertrophy

肥大性酒槽鼻 rhinophyma

肥胖症 obesity

腓肠神经 sural nerve

肺尖 apex of lung

分离指 separated finger

分离趾 separated toe

分泌物 discharge / secretion

分叶皮瓣 lobulated skin flap

酚妥拉明试验 phentolamine test

粉刺 comedo

缝线包压法 bolus tie-over dressing

缝间骨 sutural bone

缝合 suture

缝扎 transfixion

缝扎法重睑成形术 doubling eyelid procedare by suture and ligation method

复合皮瓣 compound skin flap

复拇畸形 thumb duplication

复拇指 duplication of the thumb

复视 diplopia

复位术 reduction

复杂并指 complicated syndactyly

复杂并趾 complicated syndactyly

副耳 accessory ear

副耳郭 accessory auricle

腹壁成形术 abdominoplasty

腹壁多脂症 abdominal adiposity

腹壁坏死性筋膜炎 necrotizing fasciitis of abdominal wall

腹壁皮肤松垂 abdominal chalastodermia

腹壁皮肤脂肪切除术 abdominal dermoli-pectomy

腹股沟部瘢痕挛缩 scar contracture of in-guinal region

腹股沟区 inguinal region / iliac region

腹肌发育缺陷综合征 abdominal muscula-ture deficiency syndrome (Prun ebelly syndrome)

腹裂(畸形)gastroschisis

腹内斜肌 obliquus internus abdominis

腹前壁腹膜 peritoneum of anterior abdomi-nal wall

腹外侧区 lateral region of abdomen

腹外斜肌 obliquus externus abdominis

腹围 abdominal circumference

腹直肌 rectus abdominis

腹直肌鞘 sheath of rectus abdominis

G

改良威德曼翻瓣术 modified Widman flap surgery

干性皮肤 dry skin

感觉迟钝 dysesthesia

感觉缺失 anesthesia

感觉神经末梢 sensory nerve ending

肛门 anus

肛门闭锁 imperforate anus

高频电疗美容术 high frequency electrother-apy cosmesis

个案研究 case study

工作评价 job evaluation

功能障碍 dysfunction

供(皮)区 donor site

供体,供者 donor

肱骨 humerus

肱肌 brachialis

股动脉 femoral artery

股内侧区 medial region of thigh

股前区 anterior region of thigh

股三角 femoral triangle

股深动脉 deep femoral artery

股神经 femoral nerve

股四头肌 quadriceps femoris

股外侧皮神经 lateral femoral cutaneous nerve

股直肌 rectus femoris

骨鼻中隔 bony septum of nose

(骨)不连接 nonunion

骨成形瓣 osteoplastic flap

骨成形术 osteoplasty

骨坏死 osteonecrosis

骨-肌皮瓣 osseous myocutaneous flap

骨松质 spongy bone / cancellous bone

骨膜／骨外膜 periosteum

刮除术 curettage

冠状缝 coronal suture

冠状沟 coronary sulcus

冠状切口 coronal incision

管状鼻 proboscis-like nose

管状皮瓣 tubular skin flap(皮管 skin tube)

灌洗 lavage

硅胶 silica gel

硅凝胶乳房(假体)植入术 silicone gel filled breast prosthetic implantation

硅橡胶 silicone rubber

硅橡胶肉芽肿 silicone gel granuloma

过敏反应 anaphylaxis / anaphylactic response

H

汗腺，外泌汗腺 eccrine sweat gland

荷包缝合 purse-string suture

（核）磁共振 nuclear magnetic resonance (NMR)

（核）磁共振成像 NMR-imaging / zeugmatography

颌动瞬目综合征 jaw-winking syndrome

颌间瘢痕挛缩 intermaxillary cicatricial contracture

颌间固定 intermaxillary fixation

颌间挛缩 intermaxillary contracture

颌面美容外科学 maxillofacial cosmetic surgery

黑(色)素瘤 melanoma

红唇切除术 vermilionectomy

后遗畸形 sequel deformity

厚唇 thick lip

呼气末正压通气 positive end expiratory pressure(PEEP)

呼吸窘迫综合征 respiratory distress syndrome(RDS)

滑车上动脉 supratrochlear artery

滑车神经(Ⅳ) trochlear nerve(Ⅳ)

滑行皮瓣 sliding skin flap

化脓 suppuration

会阴 perineum

喙状鼻(管状鼻) proboscis-like nose

毁容 disfigurement of face

混合感染 mixed infection

混合性皮肤 mixed skin

混合痣 compound nevus

霍纳综合征 Horner's syndrome

J

肌瓣 muscle flap

肌成纤维细胞 myofibroblast

肌肥大 muscular hypertrophy

肌腱皮瓣 teno-cutaneous flap

肌－筋膜瓣 myo-fascial flap

肌皮瓣 myocutaneous flap / musculocutaneous flap

肌(肉)发育不良 amyoplasia

肌(肉)萎缩 amyotrophy

肌性斜颈 myogenic torticollis

肌原细胞 myogenous cell / myoblast

基础麻醉 basal anesthesia

畸形 deformity / malformation

畸形发生 teratogenesis

畸形愈合 malunion

激光皮肤磨削术 laser skin resurfacing

激光切割手术 incisional laser surgery

记忆细胞 memory cell

继发畸形 secondary deformity

加压包扎法 pressure dressing

颊系带 buccal frenum

颊脂垫 buccal pad

甲床 nail bed

甲基丙烯酸甲酯树脂 polymethyl methacrylate resin

假鼻／人工鼻 artificial nose

假两性畸形(假两性同体) false hermaphroditism（pseudohermaphroditism）

假两性同体 false hermaphroditism

假蹼形成 interdigital web formation

假体 prosthetic appliance / prosthesis

假体置换 prosthetic replacement

假性上睑下垂 pseudoptosis

尖耳轮耳 satyr ear

尖头并指（趾）畸形（阿佩尔综合征）acro-
cephalosyndactyly（Aport's syndrome）

尖头（畸形）acrocephaly / oxycephaly

间断缝合 interrupted suture

肩胛上动脉 suprascapular artery

肩胛舌骨肌 omohyoid

减张缝合 tension suture / relaxation suture

减张切口 relaxation incision

减脂（术）defatting

睑板腺 tarsal gland（Meibomian gland）

睑缘缝合术 blepharorrhaphy / tarsorrhaphy

睑眉成形术 blepharophryplasty

睑内翻 entropion

睑皮松垂成形术 blepharochalasis plasty

睑外翻 ectropion

睑下垂（上睑下垂）ptosis

睑缘成形术 marginoplasty / tarsocheiloplasty

睑缘缝合术 tarsorrhaphy

睑缘腺 zeis gland

睑赘皮 epiblepharon

简单并指（趾）simple syndactyly

剑突 xiphoid process

降眉肌 depressor supercilia

降眉间肌 procerus

交叉睑瓣 eyelid switch flap

交腿皮瓣 cross leg skin flap

阶梯状缝合 stepping suture

睫毛 eyelash

睫毛腺 Moll's gland

解剖无效腔 anatomical dead space

筋膜蒂皮瓣 fascial pedicle skin flap

筋膜间隔综合征 fascial compartment syn-
drome

筋膜间隙综合征，筋膜间隔综合征 fascial
compartment syndrome

筋膜皮瓣 fascio-cutaneous flap

筋膜条抽取器 fascia stripper

筋膜悬吊术 fascial sling suspension

进行性单侧面萎缩症 progressive facial
hemiatrophy（Romberg's disease）

禁忌证 contraindication

经鼻气管内插管 nasotracheal intubation

经口入路 transoral approach

颈瘢痕挛缩 cervical cicatricial contracture

颈丛 cervical plexus

颈动脉三角 carotid triangle

颈静脉切迹 jugular notch / suprasternal notch

颈前区 anterior region of neck / anterior tri-
angle of neck

颈前三角（颈前区）anterior region of neck
（anterior triangle of neck）

胫骨 tibia

痉挛性睑内翻 spastic entropion

痉挛性睑外翻 spastic ectropion

静脉动脉化皮瓣 venous arterialized skin
flap

静脉麻醉 intravenous anesthesia

静脉曲张 varicosis / varix / varicose vein

静止型白点状眼底 fundus albipunctatus cum nyctalopia congenita

酒窝（笑靥）dimple

酒渣鼻 rosacea

酒渣鼻切割术 rosacea cutting

局部浸润麻醉 local infiltration anesthesia

局部麻醉 local anesthesia

局部麻醉药 local anesthetic

局部推进皮瓣移植术 local advancement skin flap grafting

局部旋转皮瓣移植术 local rotation skin flap grafting

橘皮征 orange-peel sign

咀嚼肌 masticatory muscles

巨鼻 macrorhinia

巨耳畸形 macrotia

巨颌（症）macrognathia

巨颏畸形 macrogenia

巨乳房（乳房过大）macromastia

巨指畸形 macrodactylia

巨痣 giant nevus

聚丙烯 polypropylene

聚丙烯酰胺凝胶 polyacrylamide gel

嚼肌肥大 masseteric hypertrophy

K

卡波西肉瘤 Kaposi's sarcoma

卡方检验 Chi-square test（2检验）

抗生素 antibiotic

抗雄激素类药 anti-androgens

抗真菌药 antifungal drug

颏部美学 chin aesthetics

颏成形术 genioplasty

颏顶点 gnathion（简称 Gn）

颏兜 chincap

颏颈挛缩 mental cervical contracture

颏颈粘连 mental cervical adhesion

颏联合 mental symphysis

颏隆凸 mental protuberance

颏缩小成形术 reductive genioplasty

颏胸挛缩 mental sternal contracture

颏胸粘连 mental sternal adhesion

颗粒层 granular layer（stratum granulosum）

口角成形术 commissuroplasty

口角开大术 commissurotomy

口裂宽 breadth of oral fissure

口轮匝肌 orbicularis oris

口－面－指综合征 oral-facial-digital syndrome（OFD syndrome）

口腔颌面外科学 oral and maxillofacial surgery

口腔医学美学 stomatological medical aesthetics

口周瘢痕挛缩 perioral cicatricial contracture

库欣综合征（皮质醇增多症）Cushing's syndrome（hypercortisolism）

髋骨 hip bone

眶底爆裂性骨折 blowout fracture of orbital floor

眶底综合征 orbital floor syndrome（Dejean syndrome）

眶点 orbitale（简称 Or）

眶脂肪突出 protrusion of intraorbital fat

眶距过宽症 orbital hypertelorism

阔筋膜张肌 tensor fasciae latae

L

来访者 client

蓝痣 blue nevus

郎格汉斯氏细胞（朗氏细胞）Langerhans cell

朗汉斯巨细胞 Langhans giant cell

老化皮肤 aging skin

老龄化 aging / ageing

老龄化指数 index of aging/ aged-child ratio

老年斑 senile plaque

老年化 senescence

老年性睑外翻 senile ectropion

老年性上睑松垂 senile blepharochalasis of upper eyelid

老年性萎缩 senile atrophy

勒福Ⅰ型骨折 Le Fort Ⅰ fracture（horizontal fracture of maxilla）

勒福Ⅱ型骨折 Le Fort Ⅱ fracture（pyramidal fracture of maxilla）

勒福Ⅲ型骨折 Le Fort Ⅲ fracture（transverse fracture of maxilla）

勒福Ⅰ型截骨术 Le Fort Ⅰ osteotomy（horizontal maxillary osteotomy）

勒福Ⅱ型截骨术 Le Fort Ⅱ osteotomy（pyramidal maxillary osteotomy）

勒福Ⅲ型截骨术 Le Fort Ⅲ osteotomy（transverse maxillary osteotomy）

雷诺现象 Raynaud's phenomenon

肋骨分叉 - 基底细胞痣 - 颌骨囊肿综合征 bifid rib-basal cell nevus-jaw cyst syndrome

肋骨劈裂移植术 split-rib grafting

肋颈干 costocervical trunk

泪腺 lacrimal gland

泪腺脱垂 dislocation of lacrimal gland

泪腺脱位，泪腺脱垂 dislocation of lacrimal gland

类癌 carcinoid

类固醇 steroid

冷冻保存 cryopreservation

冷敷（法）cold compress

粒层 stratum granulosum

连续缝合 continuous suture / running suture

连续气道正压通气 continuous positive airway pressure（CPAP）

连续全层内翻缝合 continuous full-layer inverting suture（Connell suture）

联合游离皮瓣 combined free skin flap / combined microvascular free skin flap

两性畸形（两性同体）hermaphroditism

两指并指（两趾并趾）single syndactyly

量鼻器 rhinometer

疗养美容 recuperating aesthetics

邻位皮瓣 adjacent skin flap（contiguous skin flap）

邻指皮瓣 cross finger skin flap

临床试验 clinical trial

临床验证 clinical verification

临界值 critical value

淋巴管瘤 lymphangioma

鳞状细胞癌 squamous cell carcinoma（epidermoid carcinoma）

鳞状细胞乳头状瘤 squamous cell papilloma

龙虾钳状手 lobster hand

隆鼻术 augmentation rhinoplasty

隆颏术 chin augmentation

隆乳术，乳房增大术 augmentation mammoplasty

隆凸成形术 carinoplasty

隆凸切除术 carina resection

瘘管切除术 fistulectomy

瘘管切开术 fistulotomy

漏斗胸 funnel chest / pectus excavatum

颅 cranium / skull

颅底点 basion(简称 Ba)

颅顶腱膜(帽状腱膜)galea aponeurotica (epicranial aponeurosis)

颅骨牵引术 skull traction

颅骨切除术 craniectomy

颅骨锁骨发育不良 cleidocranial dysostosis

颅颌面外科 craniomaxillofacial surgery

颅面骨发育不全 craniofacial dysostosis

颅面裂 craniofacial cleft

孪生 twins

挛缩 contracture

卵圆孔 foramen ovale

轮廓 contour

轮匝肌 orbicular muscle

络合作用 complexation

M

麻痹性睑外翻 paralytic ectropion

麻痹性上睑下垂 paralytic ptosis

麻醉 anesthesia

马卡斯·格恩氏现象(上睑与下颌的联合运动)Marcus-Gunn phenomenon

马蹄外翻足 talipes equinovalgus(拉)

埋线法重睑成形术 doubling eyelid operation by buried suture method

迈博姆腺(睑板腺)Meibomian gland(tarsal gland)

慢性排斥反应 chronic rejection

毛发移植(术)hair grafting

帽状腱膜 galea aponeurotica / epicranial aponeurosis

眉毛移植(术)eyebrows grafting

眉缺损 defect of eyebrow

眉提升术 eyebrow lifting

眉下垂 ptosis of eyebrow

眉再造术 eyebrow reconstruction

美容外科学 aesthetic surgery / cosmetic surgery

美容心理学 cosmetic psychology

美容医学 aesthetic medicine / cosmetic medicine

美学参数 aesthetic parameter

美学评价 aesthetic evaluation

蒙格马利腺(乳晕腺)Montgomery's glands (areolar gland)

蒙古斑 Mongolian spot

迷走神经(X)vagus nerve(X)

糜烂 erosion

免疫放射分析法 immunoradiometric assay (IRMA)

面部侧貌 facial profile

面部除皱术 face rhytidectomy(face lifting)

面部老化 aging face

面部美容分区 aesthetic unit of face

面部皮肤韧带 facial cutaneous ligament

面部偏侧萎缩 facial hemiatrophy

面部平面 facial plane

面部三等份比例 facial three equal division

面部烧伤 facial burn

面高 face height

面弓 face bow

面孔识别 facial recognition

面膜 face pack / facemask

面神经（Ⅶ）facial nerve / intermediofacial nerve（Ⅶ）

面瘫 facial palsy / facial paralysis

面斜裂 oblique facial cleft

面形测量器 profilometer

面形美 beauty of face form

面型 face type

面罩 face mask

面罩给氧 mask oxygen inhalation

灭菌 sterilization

模具持续压迫阴道成形术 construction of vagina by continuous pressure with stent

模型外科 model surgery

末次月经 last menstrual period（LMP）

默比乌斯综合征 Möbius syndrome（先天性颅神经运动核发育不全）

拇指 thumb

踇趾 great toe

N

男子乳腺发育 gynecomastia

脑面血管瘤病（斯德奇-韦伯综合征，斯－韦综合征）encephalofacial angiomatosis（Surge-Weber syndrome）

脑膜脑膨出 meningoencephalocele

脑三叉神经血管瘤病 encephalotrigeminal angiomatosis

内翻 inversion

内翻缝合 inverting suture

内翻足 pes varus / talipes varus

内镜 endoscope

内卷 involution

内窥镜（内镜）面部除皱术 endoscopic face rhytidectomy

内嵌植皮术 inlay skin grafting

内陷 invagination

内向 introversion

内眦 medial angle of eye

内眦间距 inner canthic diameter

内眦距过宽 telecanthus

内眦赘皮 epicanthus

内眦赘皮矫正术 epicanthal plasty

逆行岛状皮瓣 reverse island skin flap

黏膜骨膜 mucoperiosteum

黏膜骨膜瓣 mucoperiosteal flap

黏膜骨膜皮瓣 mucoperiosteum flap

黏膜移植 mucosa transplantation

黏膜移植术 mucosa grafting

念珠菌病 candidiasis / candidosis

尿道口前移阴茎头成形术 meatal advancement and glandular plasty

颞深筋膜 deep temporal fascia

颞深筋膜浅层 superficial layer of deep temporal fascia

颞深筋膜深层 deep layer of deep temporal fascia

颞深脂肪垫 deep temporal fat pad

凝胶 gel

扭曲鼻 crooked nose

脓肿 abscess

女假两性畸形（女性假两性同体）female pseudohermaphroditism（androgynism）

女性化 feminization

女阴 female pudendum（vulva）

钕：钇－铝石榴子激光器 Neodymium：Yttrium Aluminum Garnet（Nd：YAG）laser

O

呕吐反射 vomiting reflex

偶联反应 coupling reaction

P

排斥（反应）rejection

排尿 micturition / urination / uresis

排尿困难 dysuria

盘状乳房 discoid breast

旁正中切口 paramedian incision

胚斑 germinal spot

胚（胎）embryo

佩吉特病（乳头乳晕湿疹样癌）Paget's disease

膨胀 expansion

皮瓣断蒂（术）skin flap pedicle division

皮瓣逆转设计法 planning of skin flap in reverse

皮瓣舒平（术）skin flap flattening

皮瓣形成 formation of skin flap

皮瓣修薄（术）thinning of skin flap

皮瓣修整（术）revision of skin flap

皮瓣训练 conditioning of skin flap

皮瓣移植 skin flap transplantation

皮瓣移植术 skin flap grafting

皮瓣转移 transfer of skin flap

皮肤保存 skin preservation

皮肤弹性过度综合征（埃勒斯－当洛斯综合征）Ehlers-Danlos syndrome

皮肤附属器 cutaneous appendages

皮肤毛细血管瘤 capillary hemangioma of skin

皮肤磨削术 dermabrasion

皮肤松弛症 cutis laxa

皮肤松垂 dermatolysis / cutis laxa

皮肤无针喷注器 dermojet

皮肤移植 skin transplantation

皮肤移植术（植皮术）skin grafting

皮肤脂肪切除术 dermolipectomy

皮肤皱襞 skin fold

皮管 skin tube

皮浆植皮术 skin pulp grafting

皮角 cutaneous horn

皮内缝合 intradermic suture（subcuticular suture）

皮片成网器 skin graft mesher

皮片移植术 skin grafting

皮神经营养血管蒂岛状皮瓣 cutaneous nerve nutritional vessel pedicle island skin flap

皮纹学 dermatoglyphics

皮下蒂皮瓣 subcutaneous pedicle skin flap

皮下筋膜 superficial fascia

皮下乳腺切除术 subcutaneous mastectomy

皮下脂肪肉芽肿病 lipogranulomatosis subcutanea（Rothman-Makai panniculitis）

皮下组织 subcutaneous tissue(hypodermis)

皮样囊肿 dermoid cyst

皮脂腺 sebaceous gland

皮脂腺囊肿 sebaceous cyst(wen)

皮脂腺痣 sebaceous nevus

皮质醇增多症(库欣综合征) hypercortisolism(Cushing's syndrome)

皮赘 skin tag

皮赘状多指(趾) rudimentary accessory digit

偏侧肥大 hemihypertrophy

偏侧面肌痉挛 hemifacial spasm

偏侧凸颌 hemi-prognathism / hemi protrusion

偏侧萎缩 hemiatrophy

偏斜 deviation

偏移 deflection

拼合软骨支架 open spaced cartilage frame

平滑肌 smooth muscle

评估 assessment

普通外科学 general surgery

蹼状瘢痕 webbed scar

蹼状颈 webbed neck

蹼状阴茎 webbed penis

蹼状趾 webbed toe

Q

七旬(代)老人 septuagenarian

期望 expectancy

气管 trachea

气管切开术 tracheotomy

气胸 pneumothorax

起搏 pacing

器官 organ

髂腹股沟神经 ilioinguinal nerve

髂腹下神经 iliohypogastric nerve

髂股韧带 iliofemoral ligament

髂骨 ilium

髂嵴 iliac crest

髂前上棘 anterior superior iliac spine

髂前下棘 anterior inferior iliac spine

迁移皮瓣 jump skin flap

牵引(术) traction

前鼻孔闭锁 atresia of anterior naris

前臂 forearm

前胸壁浅表血栓静脉炎 superficial thrombophlebitis of anterior chest wall (Mondor's disease)

嵌插缝合 tongue-groove suture

嵌顿包茎 paraphimosis

翘鼻 pug nose

切补修复 excision repair

切除(术) excision / resection

切迹状畸形 notch deformity

切开法重睑成形术 doubling eyelid operation by incision method

切口瘢痕 incisional scar

青春期 puberty

青春期前乳房发育 premature thelarche

青少年期 adolescence

清创(术) debridement

球形乳房 spherical breast / globular breast

曲张静脉切除术 varicectomy

躯干 trunk

躯体变形障碍 body dysmorphic disorder

躯体感觉 somatic sensation

取皮术 harvesting of skin grafts

去除文身 removing tattoo / tattoo removal

去上皮 de-epithelization

去上皮皮瓣 de-epithelized skin flap

去神经 denervation

全鼻再造术 total nose reconstruction

全层皮片（全厚皮片）full thickness free skin graft（Wolfe-Krause skin graft）

全厚瓣 full thickness flap（mucoperiosteal flap）

全厚皮肤移植 full-thickness skin transplantation

全身麻醉 general anesthesia

全身炎症反应综合征 systemic inflammatory response syndrome

颧骨 zygomatic bone

颧突 zygomatic process

颧突度 zygomatic projection

缺氧 hypoxia

雀斑 ephelides / freckles

雀斑痣 lentigo

R

染色 staining

染色体 chromosome

染色体畸变 chromosome aberration

桡骨 radius

桡神经 radial nerve

热敷（法）hot compress

热烧伤 thermal burn

人格 personality

人工鼻 artificial nose

人体对称美 symmetric beauty of body

人体和谐美 harmony beauty of body

人体黄金点 golden point of body

人体黄金分割 golden section of body

人体黄金律 golden rule of body

人体均衡美 balance beauty of body

人体形式美 formal beauty of body / beauty of body form

人体整体美 ensemble beauty of body

人中 philtrum

人中嵴 philtrum ridge

刃厚皮片 razor-thin graft

韧带 ligament

妊娠纹 striae gravidarum

肉毒杆菌毒素 botulinus toxin / botulinum toxin

肉瘤 sarcoma

肉芽形成 granulation

肉芽肿性酒糟鼻 granulomatous rosacea

乳房 mamma / breast

乳房初发育 thelarche

乳房肥大 hypermastia

乳房根治术 radical mastectomy

乳房固定术 mastopexy

乳房过大 macromastia

乳房过小 micromastia

乳房过早发育 premature thelarche

乳房假体 breast prosthesis

乳房假体包膜挛缩 breast implant capsule contracture

乳房缩小成形术 reductive mammoplasty

乳房外佩吉特病 extramammary Paget's disease

乳房下垂 mastoptosis

乳房下区 inframammary region

乳房 X 线照相术 mammography

乳房再造术 breast reconstruction

乳房增大成形术 augmentation mammoplasty

乳房植入体 breast prosthetic implant

乳房肿块切除术 lumpectomy of breast

乳头内陷 retracted nipple / nipple retraction / crater nipple

乳头乳晕复合组织游离移植术 nipple-areola compound tissue free grafting

乳头乳晕再造术 nipple-areola reconstruction

乳头线 mamillary line

乳头移位 nipple transposition

乳腺小叶 lobules of mammary gland

乳晕腺 areolar gland / Montgomery's glands

乳晕缘切口 periareolar incision

软骨移植 cartilage transplantation

软骨移植术 cartilage grafting

软疣（皮赘）soft wart（skin tag）

软组织扩张器 soft tissue expender

软组织扩张术 soft tissue expansion

软组织提紧术 soft tissue tightening

锐痛 sharp pain

S

腮腺筋膜 parotid fascia

腮腺咬肌区 parotideomasseteric region

腮弓 bronchial arch

鳃裂囊肿 bronchial cyst（bronchial cleft cyst）

三叉神经（V）trigeminal nerve（V）

三蒂皮瓣 tripedicle skin flap

三角肌 deltoid

三体综合征 trisomy syndrome

三叶皮瓣 trilobed skin flap

色素减退 hypopigmentation

色素（结缔）组织 pigment（connective）tissue

色素脱失 depigmentation

上颌横行截骨术 见 P381"勒福Ⅲ型截骨术"

上颌前部截骨术 anterior maxillary osteotomy

上颌骨水平截骨术 见 P381"勒福Ⅰ型截骨术"

上颌骨锥形截骨术 见 P381"勒福Ⅱ型截骨术"

上睑 upper eyelid

上睑提肌 levator palpebrae superioris

上睑下垂 ptosis

上睑皱褶 fold upper eyelid

上皮片移植术 epithelial sheet transplantation

上皮移植 epithelial transplantation

上皮组织 epithelial tissue / epithelium

上市许可证 free sale certificate

（烧伤）半数致死面积 lethal area 50（LA50）

舌 tongue

舌动脉 lingual artery

舌骨 hyoid bone

舌后坠 glossoptosis

舌下神经（Ⅻ）hypoglossal nerve（Ⅻ）

射频手术消融（术）radiofrequency surgical ablation

伸肌 extensor

伸展 unfolding / extension

深Ⅱ度烧伤 deep second degree burn

深支 deep branch / dorsal scapular artery

神经缝合术 neurorrhaphy

神经切除术 neurectomy

神经切断术 neurotomy

神经松解术 neurolysis

神经损伤 injury of nerve

神经吻合（术）neural anastomosis

神经纤维瘤 neurofibroma

神经纤维瘤病 neurofibromatosis / von Recklinghausen disease

神经血管束 neurovascular bundle

神经支配 innervation

审美平面 aesthetic plane

渗出 exudation / transudation

渗出物 exudate

渗出液 transudate

渗量 osmolarity

渗透（作用）osmosis

生发上皮 见 P373"表面上皮"

生理生化特征 physiological and biochemical property

生物敷料 biological dressing

生物高分子 biopolymer

生物测（鉴）定 bioassay

生物黏弹性 bioviscoelasticity

生物陶瓷 bioceramic

生物相容性 biocompatibility

生物制品 biological product

生长因子 growth factor(GF)

尸体皮 cadaver skin

失效期 expiration date

失血性休克 hemorrhagic shock

湿敷 wet compress

实验组 experimental group(EG)

实质 parenchyma

矢面 sagittal plane

矢状参考线 sagittal reference line

矢状劈开截骨术 sagittal split osteotomy

视神经（Ⅱ）optic nerve(Ⅱ)

视神经胶质瘤 optic glioma

视神经脑膜瘤 meningioma of optic nerve

视网膜动脉分支阻塞 branch retinal artery occlusion

适应反应 adjustment reaction

适应证 indication

室温硫化型硅橡胶 room temperature vulcanized silicone rubber

收肌 adductor

手背 dorsum of hand / back of hand

手段-目的分析 means-end analysis

手术入路 operative approach / operative route

手掌瘢痕挛缩 scar contracture of palm

手指 fingers

受（皮）区 recipient site

受体 receptor

术中内镜检查（术）intraoperative endoscopy

束带畸形 constriction band deformity

漱口 gargle

双鼻 birhinia

双侧唇裂 bilateral cleft lip

双层绒型假体 double velour prosthesis

双重睑术 double eyelid operation

双唇(症) double lip

双蒂皮瓣 bipedicle skin flap / double pedicle skin flap

双盲(法) double blind

双盲实验 double blind experiment

双行睫 distichiasis

双叶皮瓣 bilobed skin flap

水凝胶 hydrogel

水平参考线 horizontal reference line

水平对称 horizontal symmetry

水平复位瓣 horizontally repositioned flap

水平截骨术 horizontal osteotomy

水压扩张器 hydrostatic dilator

斯皮茨痣 Spitz nevus

斯特里特发育分期 Streeter developmental horizons(Carnegie stages)

撕裂伤 lacerated wound / laceration

撕脱伤 avulsion / avulsed wound

死腔,无效腔 dead space

四瓣 Z 成形术 four-flap Z-plasty / double opposing Z-plasty

松弛 chalasis

松弛性 lusitropic

松弛性睑外翻 flaccid ectropion

松质骨 见 P377"骨松质"

苏木精-伊红染色 hematoxylin-eosin staining(H-E staining)

粟丘疹 milium

随机抽样 random sampling

随意型皮瓣 random pattern skin flap

隧道植皮术 tunnel skin grafting

梭形切口 fusiform incision

缩鼻术 rhinomiosis

锁骨中线 midclavicular line

T

胎斑 mongolian spot

太田痣(眼颧部褐蓝痣) nevus of Ota (nevus fuscoceruleus ophthalmomaxillaris)

弹力牵引 elastic traction

弹性绷带 elastic bandage

唐氏综合征 Down's syndrome

特异反应 specific reaction

特异质 idiosyncrasy

特征 feature

提口角肌 levator anguli oris

提上唇肌 levator labii superioris

体内 in vivo

体外 in vitro

体位保持 positioning

调节 modulation / accommodation

调节范围 range of accommodation

调节幅度 amplitude of accommodation

头皮挫伤 scalp contusion

头皮夹 scalp clip

头皮裂伤 scalp laceration

头皮撕脱(伤) scalp avulsion / scalp avulsion injury

推进皮瓣 advancement skin flap

推切剥离 cleavage dissection

腿象皮肿 elephantiasis of leg

退行性睑外翻 degenerative ectropion

臀部美容术 aesthetic buttock surgery

臀大肌 gluteus maximus

臀小肌 gluteus minimus

臀中肌 gluteus medius

驼峰鼻 hump nose

W

瓦合皮瓣 over and out skin flap

歪鼻 wry nose

外耳畸形 deformity of external ear

外翻 eversion

外翻足 pes valgus / talipes valgus

外泌汗腺 eccrine sweat gland

外嵌植皮 onlay skin grafting

外形 outline form

外眦 lateral angle of eye

外眦间距 outer canthic diameter

完全并指(趾)complete syndactyly

腕部瘢痕挛缩 scar contracture of wrist

腕下垂 wristdrop / carpoptosis

腕携带转移 using wrist as a carrier to transfer skin flap indirectly

网状植皮术 mesh grafting

微晶皮肤磨削术 dermabrasion by microcrystal

萎缩性瘢痕 atrophic scar

文身 tattoo

文身术 tattooing

文眼线 tattooing lid margin

吻合血管的游离皮瓣移植 revascularized free skin flap grafting

无创(伤)缝合针 atraumatic suture needle

无创(伤)技术 atraumatic technique

无创性方法 non-invasive method

无耳畸形 anotia

无睑(畸形)ablepharon

无菌操作 aseptic processing

无色素痣 amelanotic nevus

无效腔(呼)dead space

五瓣成形术 five-flap plasty

物理美容学 physical cosmetology

误差 error

误差均方 error mean square

X

吸收 absorption

吸引(术)suction / aspiration

希腊鼻 Greece nose / straight nose

膝屈曲畸形 flexion deformity of knee

(细胞)凋亡(编程性细胞死亡,程序性细胞死亡)apoptosis(programmed cell death)

细胞死亡钟 cell death clock

下颌骨颜面发育不全 mandibulofacial dysostosis

下颌后缩 mandibular retrusion / mandibular retrognathism

下颌联合 mandibular symphysis / mental symphysis

下颌隆起(下颌突)mandibular prominence (mandibular process)

下颌前突 mandibular protrusion(mandibular prognathism)

下颌突 mandibular prominence(mandibular process)

下颌下三角(二腹肌三角)submandibular

triangle（digastric triangle）

下睑 lower eyelid

下睑袋 baggy deformity of lower eyelid

下睑袋修复术 prosthesis of baggy deformity

下睑紧缩术 lower eyelid tightening（Kuhnt-Szymanowski operation）

下肢带骨 pelvic girdle

先天性畸形 congenital deformity

先天性并指 congenital syndactyly

先天性并趾 congenital syndactyly

先天性耳前窦道 congenital preauricular sinus

先天性耳前瘘,先天性耳前瘘管 congenital preauricular fistula

先天（性）畸形 congenital malformation

先天性缺指（趾）ectrodactyly

先天性上睑下垂 congenital ptosis

先天性双侧面瘫 congenital facial diplegia 见默比乌斯综合征

先天愚型见唐氏综合征

显微技术 microtechnique

显微美容外科 aesthetic microsurgery

小耳畸形 microtia

小颌 micrognathia

小颌畸形,小颌（症）micrognathia

小口畸形 microstomia

小口氏病（静止型白点状眼底）Oguchi disease / fundus albipunctatus cum nyctalopia congenita

笑靥 dimple

笑靥成形术 dimple formation / dimple-plasty

胸大肌 pectoralis major

胸骨 sternum

胸骨柄 manubrium sterni

胸骨角 sternal angle

胸骨旁线 parasternal line

胸骨上切迹 见 P379"颈静脉切迹"

胸锁乳突肌 sternocleidomastoid

胸围 chest circumference

胸小肌 pectoralis minor

血供 blood supply

血管瘤 hemangioma / angioma

血管痣 vascular nevus

血清肿 seroma

Y

压力包扎 pressure dressing

亚单元 subunit

延迟缝合 delayed suture

炎症 inflammation

眼成形术 ophthalmoplasty

眼 – 耳平面 eye-ear plane

眼睑 eyelid / palpebra

眼睑闭合不全 hypophasis

眼睑成形术 blepharoplasty

眼睑垫板 eyelid plate

眼睑分裂痣 divided nevus of eyelid

眼睑黄色瘤 eyelid xanthoma

眼睑基底细胞癌 basal cell carcinoma of eyelid

眼睑皮肤松弛症 / 眼睑皮肤松垂症 blepharochalasis

眼睑皮下淤血 ecchymosis of eyelid

眼睑缺损 blepharocoloboma

眼睑色素痣 pigment nevus of eyelid

眼睑水肿 blepharoedema

（眼睑）秃睫 alopecia palpebralis

（眼睑）退缩 lid retraction

眼睑再造术 reconstruction of eyelid

眼距过宽 ocular hypertelorism

眼距过窄 ocular hypotelorism

眼轮匝肌 orbicularis oculi

眼轮匝肌睑部(里奥郎氏肌) Riolan muscle

眼轮匝肌紧缩术 tightening operation of orbicularis

眼轮匝肌切除术 blepharosphincterectomy

眼轮匝肌悬吊术 suspension operation of orbicularis

眼整形术 见 P391"眼睑成形术"

眼眦部瘢痕畸形 scar deformity of canthus

腰围 waist circumference

咬肌皮肤韧带 masseteric cutaneous ligament

药物过敏反应 drug anaphylaxis

药物过敏性休克 shock caused by drug hyper-sensitiveness

液化性坏死 liquefaction necrosis

液化性脂膜炎 liqucfying panniculitis

腋臭 见 P373"臭汗症"

腋后线 posterior axillary line

腋挛缩 axillary contracture

腋前线 anterior axillary line

腋中线 midaxillary line

一侧颜面短小综合征 hemifacial microsomia syndrome 见第一、二鳃弓综合征

一期缝合 primary suture

一期修复 one stage repair

一期愈合 primary healing

医疗处理 medical care

医学科学美 medical scientific beauty / beauty of medical sciences

医学美容 medical beauty

医学美容学 medical cosmetology

医学美学 medical aesthetics

医学人体美 medical body beauty / medical beauty of human body

医学审美范畴 medical aesthetic category

医学审美范围 medical aesthetic scope

移植物排斥(反应) graft rejection

异常 abnormality

溢泪 epiphora

因子 V 缺乏(症) factor V deficiency

阴道成形术 vaginoplasty / colpoplasty

阴道皮瓣移植成形术 construction of vagina by skin flap grafting

阴道皮片移植成形术 construction of vagina by inlay split-thickness skin grafting

阴道穹 fornix of vagina

阴道穹隆 见阴道穹

阴道缺如 absence of vagina /vaginal agenisis

阴道形成术 construction of vagina

阴道再造术 reconstruction of vagina

阴茎 penis

阴茎包皮 prepuce of penis

阴茎成形术 phalloplasty

阴茎缺失 absence of penis

阴茎延长术 lengthening of penis

阴茎再造(术) reconstruction of penis

阴毛移植(术) pubic hair grafting

阴囊 scrotum

音乐疗法 musical therapy

隐匿阴茎 concealed penis

鹰钩鼻 hooknose

鹰钩鼻 aquiline nose / hawk nose

犹太鼻 Jew nose 见驼峰鼻(P390)

游离皮瓣 free skin flap / microvascular free skin flap

游离皮肤移植 free skin transplantation

游离皮肤移植术　见皮片移植术

瘀斑 ecchymosis

瘀点 petechia

预构皮瓣 prefabricated skin flap

愈合 healing

愈伤组织 callus

原位癌 carcinoma in situ

原位移植 orthotopic transplantation

圆形鼻孔 circular nostril

远部皮瓣 remote skin flap

月经 menstruation / menses

月经初潮 menarche

Z

杂质 foreign matter

再次移植 secondary transplantation / re-transplantation

掌 palm

掌腱膜切除术 palmar aponeuroectomy

掌腱膜切开术 palmar aponeurotomy

招风耳 lop ear / bat ear / prominent ear

折叠缝合 plicating suture

针迹瘢痕 suture mark

枕额肌 occipitofrontalis

枕乳突缝 occipitomastoid suture

真菌 fungus

真菌病 mycosis

真皮片 dermis graft

真皮下血管网薄皮瓣 subdermal vascular plexus thin skin flap

真皮移植术 dermis grafting

镇静 sedation

镇静药 sedative

镇痛 analgesia

镇痛药 analgesic

镇吐药 anti-emetic drug

整体框架(整形)general frame

整体软骨支架 solid block cartilage frame

整形美容外科学 见 P382"美容外科学"

整形外科 plastic surgery / plastic and reconstructive surgery

正颌外科学 orthognathic surgery

正中唇裂 median cleft lip

脂肪变性 fatty degeneration

脂肪颗粒移植术 fat granule grafting

脂肪颗粒注射移植(术)fat granule injection grafting

脂肪瘤 lipoma

脂肪生成 lipogenesis

脂肪栓塞 fat embolism

脂肪水肿 lipedema

脂肪萎缩 lipoatrophy

直鼻 straight nose

直接测量 direct measurement

直接皮瓣 direct skin flap

直接皮动脉 direct cutaneous artery

直线切口 linear incision

植皮术(皮肤移植术)skin grafting

跖骨 metatarsal bones

跖内收内翻畸形 metatarsus adductovarus

止血带 tourniquet

止血法 hemostasis

止血药 hemostatic

指骨 phalanges of fingers / bones of fingers

趾甲移植术 toe nail grafting

致癌物,致癌原 carcinogen

致畸因子,致畸原 teratogen / teratogenic agent

致密结缔组织 dense connective tissue

痣 nevus

置换 substitution / replacement

置换术 replacement

中厚皮片 split-thickness skin graft / intermediate thickness free skin graft

中间面神经 见 面神经(Ⅶ)

中心皮肤 neutral skin

肿瘤 tumor

肿胀 swelling

肿胀技术吸脂术 tumescent liposuction

重症监护治疗病房 intensive care unit (ICU)

舟状头畸形 scaphocephaly

轴型皮瓣 axial skin flap / axial pattern skin flap

轴型血管 axial pattern blood vessel

肘 elbow

皱眉肌 corrugator supercilii

皱纹 wrinkle

皱褶 line of dependency

注册 registration

爪形手 clawhand(claw hand deformity)

爪形足 clawfoot

赘生物 vegetation

赘生指 supernumerary finger

赘状瘢痕 pedunculated scar / skin tag

自身移植 autografting

自体皮肤移植术 autologous skin grafting

自体移植 autotransplantation

自由基 free radical

眦成形术 canthoplasty

眦错位 dystopia canthi

眦缝合术 canthorrhaphy

眦固定术 canthopexy

足 foot

足背 dorsum of foot

足底 sole of foot

组合皮瓣 combined skin flap

组织代用品 tissue substitute

组织工程学 tissue engineering

组织化学 histochemistry

组织培养 tissue culture

组织相容性复合体 histocompatibility complex

最适比例 optimal proportion

坐骨 ischium

坐骨神经 sciatic nerve

APUD 瘤 apudoma

B 类药品不良反应 ADR type B(Adverse drug reaction,ADR)

HE 染色,苏木精 – 伊红染色 hematoxylin-eosin

QX 与 QT 之比 QX / QT rate

SMAS 颧颊部韧带(咬肌皮肤韧带)SMAS-malar ligament(masseteric cutaneous ligament)

T 形切口 T-shaped incision

V – Y 成形术 V – Y plasty

W 成形术 W-plasty

X 理论 theory X

X 染色体 X chromosome

X 线(片)头影测量学 roentgenographic cephalometry

X 线头影测量片 cephalometric roentgenogram

Y 染色体 Y chromosome

Z 成形术 Z-plasty

8 字形绷带 figure-of-eight bandage

8 字形缝合 figure-of-eight suture

90％最低抑菌浓度 90％ minimum inhibitory concentration(MIC90)

25 常用医学缩略语

A₁ aortic first heart sound 主动脉瓣(区)第一心音

A₂ aortic second heart sound 主动脉瓣(区)第二心音

AFP alpha fetoprotein (alpha-fetoprotein) 甲胎蛋白

A Ⅰ first auditory area 第一听区

A Ⅱ second auditory area 第二听区

AAL anterior axillary line 腋前线

AB abdominal 腹部

AB abnormal 异常的

Abd abdomen 腹部

Abn abnormal 异常的

ABR absolute bedrest 绝对卧床

AC abdominal circumference 腹围

AC acute cholecystitis 急性胆囊炎

AC acute cystitis 急性膀胱炎

AC adenocarcinoma 腺癌

ACC acute care center 急症监护中心

ACE acute coronary event 急性冠状动脉意外,冠心病急性发作

ACG angiocardiography 心血管造影(术)

ACU acute care unit 急性监护病房

ADA adenosine deaminase 腺苷脱氨酶

AD admitting diagnosis 入院诊断

ad us ext ad usum externum(拉)外用

ad us int ad usum internum(拉)内用,内服

αFUC alpha-L-fucosidase α-L 岩藻糖苷酶

A / G albumin / globulin 白蛋白 / 球蛋白

AGE acute gastroenteritis 急性胃肠炎

AHD acute heart disease 急性心脏病

AHF acute heart failure 急性心力衰竭

AID acute infectious disease 急性传染病

ALB, Alb, alb. albumin 白蛋白

ALP alkaline phosphatase 碱性磷酸酶

ALT alanine aminotransferase 丙氨酸转氨酶

ALT aminoleucine transferase 氨基亮氨酸转氨酶

AMI acute myocardial infarction 急性心肌梗死

aPoA apolipoprotein A 脱辅基脂蛋白(载脂蛋白 A)

aPoB apoprotein B 脱辅基蛋白 B(载脂蛋白 B)

ARF acute respiratory failure 急性呼吸衰竭

ARI acute renal insufficiency 急性肾功能

不全

ASIS anterior superior iliac spine 髂前上棘

AST aspartate aminotransferase 天冬氨酸转氨酶

AST aspartate transaminase 天冬氨酸转氨酶

ATP adenosine triphosphate 三磷酸腺苷，腺苷三磷酸

AVB atrioventricular block 房室传导阻滞

bas basophils 嗜碱粒细胞，嗜碱性（白）细胞

BAT blunt abdominal trauma 腹部钝器伤

BAT botulism antitoxin 肉毒抗毒素

BB breast biopsy 乳腺活组织检查

BBB blood-brain barrier 血脑屏障

BBT basal body temperature 基础体温（测定排卵期）

BC blood count 血细胞计数

BC blood culture 血培养

BC breast cancer 乳腺癌

BCA basal cell adenoma 基底细胞腺瘤

BCC basal cell carcinoma 基底细胞癌

BCF basophil chemotactic factor 嗜碱粒细胞趋化因子

BE breast examination 乳房检查

BFS blood-fasting sugar 空腹血糖

BG blood glucose 血糖

BG blood group 血型

BG－A blood group A 血型 A，A 血型

BlS blood sugar 血糖

BLT／BIT blood type 血型

B.P. blood pressure 血压

BMR basal metabolic rate 基础代谢率

BP blood pressure 血压

BPC blood platelet count 血小板计数

BP&P blood pressure and pulse 血压和脉搏

BSR blood sedimentation rate 红细胞沉降率，血沉

BT bleeding time 出血时间

BUN blood urea nitrogen 血尿素氮

BW body weight 体重

C1，C2，C3… cervical nerves or cervical vertebrae 第一、第二、第三颈神经或颈椎

CA cardiac arrhythmia 心律失常

CA carbohydrate antigen 糖抗原

Ca calcium（拉）钙

Ca cancer／carcinoma 癌

CAG cardio-angiography 心血管造影术

CAG coronary angiography 冠状动脉造影术

CBC complete blood count 全血细胞计数

CC.（C.C.） chief complaint 主诉

CC common cold 伤风，感冒

CC congenital cardiopathy 先天性心脏病

CCBV central circulating blood volume 中心循环血量

CCU coronary care unit 冠心病监护病房

CD contagious disease 接触传染性疾病

CEA carcinoembryonic antigen 癌胚抗原

CE cardiac enlargement 心脏扩大

CF cardiac failure 心力衰竭

CH clinical history 病历

CH cholesterol 胆固醇,胆甾醇

CHE（**ChE**）cholinesterase 胆碱酯酶

ChFL chemotactic factor for lymphocytes 淋巴细胞趋化因子

CHRS cerebrohepatorenal syndrome 脑肝肾综合征

CI cerebral infarction 脑梗塞,脑梗死

CICU cardiac intensive care unit 心脏病加强监护病房

CM causa mortis(拉) 死因

CM costal margin 肋骨缘

CMI cell-mediated immunity 细胞免疫,细胞介导免疫

CMI chronic myocardial infarction 慢性心肌梗死

CMVS congenital mitral valvular stenosis 先天性二尖瓣狭窄

CO₂ carbon dioxide 二氧化碳

COA coarctation of aorta 主动脉狭窄

CO₂CP carbon dioxide combining power 二氧化碳结合力

CP cleft palate 腭裂

CPCR cardiopulmonary-cerebral resuscitation 心肺脑复苏

Cr creatine 肌酸

Crea creatinine 肌酸酐,肌酐

Cs case 病例

CT coagulation time 凝血时间

CT computed tomography 计算机体层摄影术

CT computerized tomography 计算机体层摄影术

CT（**Ct**）cycle threshold 循环数阈值,代表人体内病毒的多少

CTa catamenia 月经

CV contrast venography 静脉造影术

CVA cerebral vascular accident 脑血管意外

CYS cysteine 半胱氨酸

CysA cysteic acid 磺基丙氨酸

CysC Cystatin C 血清胱抑素 C

DBIL direct bilirubin 直接胆红素

DC death certificate 死亡证明书

DC diagnostic center 诊断中心

DCH delayed cutaneous hypersensitivity 迟发型皮肤过敏

DD differential diagnosis 鉴别诊断

DE diagnostic error 诊断错误

DEX dexamethasone 地塞米松

Dia diabetes 糖尿病

diff. diag. differential diagnosis 鉴别诊断

DM dexamethasone 氟美松,地塞米松

DM diabetes mellitus(拉) 糖尿病

DOB date of birth 出生日期

DOB doctor's order book 医嘱簿,医嘱本

D／S dextrose and(in) saline 葡萄糖盐水

DSO dermal sutures out 拆线

d. t. d. detur talis dosis(拉) 给此剂量,须给予同剂量

DTR deep tendon reflex 深部腱反射

DU diagnosis undetermined 诊断未定,诊断不明

D／W dextrose in water 葡萄糖水溶液

D5W 5% dextrose in water　5% 葡萄糖水

溶液

DZP diazepam 安定

E edema 浮肿,水肿

E₂ estradiol 雌二醇,雌(甾)二醇

EC entering complaint 入院陈述

EC esophageal carcinoma 食道癌

ECC emergency cardiac care 急症心脏监护

ECG echocardiogram 超声心动图

ECG electrocardiogram 心电图

ECI extracorporeal irradiation 体外照射法

ECM external cardiac massage 胸外心脏挤压法,胸外心脏按摩术

ECS elective cosmetic surgery 选择性整容外科手术

E-diol estradiol 雌二醇

EEG echoencephalography 脑超声(波)描记术

EEG electroencephalogram 脑电图

EGC early gastric cancer 早期胃癌

EH early healed 早期愈合

EKG electrokardiogram(德)心电图

emer emergency 急症

EMG electromyogram 肌电图

EMS electron microscope 电子显微镜

EMS Emergency Medical service 急救医疗处(英国)

ENA epidural narcotic analgesia 硬膜外麻醉性镇痛

ENT ears, nose and throat 耳鼻喉

EOB emergency observation bed 急症观察床

eod every other day 隔日

EOS(**Eos**,**eos.**) eosinophils 嗜酸性细胞,嗜酸粒细胞

EP eau potable(法)饮用水

ER emergency room 急诊室

ER epigastric region 上腹部

ER erythrocyte 红细胞

ESG electronic sweep generator 电子扫描发生器

ESR erythrocyte sedimentation rate 红细胞沉降率,血沉

exp expired 过期的,失效的(药品)

EXP date expiration date 失效期

Ext externus(拉)外用的

Ext extension 牵伸术;伸展,伸;扩散,蔓延(病变)

F facies (颜)面, 面容

F fascia(拉)筋膜;绷带

F female 女性,女子,雌性;女性的,雌性的

FAP first aid post 急救站

FBD functional bowel disorder 功能性肠紊乱

FBS fasting blood sugar 空腹血糖

FCS fibrocolonoscope 纤维结肠镜

FDA U. S. Food and Drug Administration (美国)食品及药物管理局

fem female 女性,雌性;女性的,雌性的

FGS fibrogastroscope 纤维胃镜

FH family history 家族史

FHA fatal heart attack 致死性心脏病发作

Flu influenza 流感,流行性感冒

FM feuille de maladie(法)病历

FN facial nerve 面神经

FPSA free prostate-specific antigen 游离前列腺特异性抗原

FTSG full-thickness skin graft 全层皮肤移植

Fx fracture 骨折

G globulin 球蛋白

GA general anesthetic 全身麻醉剂

GA general anesthesia 全身麻醉

GDU gastroduodenal ulcer 胃十二指肠溃疡

GE general examination 全身检查

GIF growth inhibiting factor 生长抑制因子

GLOB(Glob, glob.) globulin 球蛋白

GLU(glu) glucose 葡萄糖

GM&S general medicine and surgery 普通内外科

GOK God only knows 诊断不明

GOR gastroesophageal reflux 胃食管反流

GOR general operating room 普通手术室

GP general practitioner 普通医师,开业医师

GRF growth hormone releasing factor 生长激素释放因子

GRIF growth hormone release inhibitory factor 生长激素释放抑制因子

GSH gonad-stimulating hormone 促性腺激素

GT galactosyltransferase 半乳糖转氨酶

GTH gonadotrophic hormone 促性腺激素

gtt guttae(拉)滴;滴剂

GU gastric ulcer 胃溃疡

GUS genitourinary system 生殖泌尿系统

GYN gynecologic 妇科的

GYN gynecologist 妇科学家

GYN gynecology 妇科学

HD heart disease 心脏病

H&A health and accident insurance 健康与灾害保险

H&E hematoxylin and eosin(stain) 苏木精和伊红(染剂)

HB heart block 心传导阻滞

Hb hemoglobin 血红蛋白

HBAb hepatitis B antibody 乙型肝炎抗体

HBAg hepatitis B antigen 乙型肝炎抗原

HB(Hb, Hb., hb) hemoglobin 血红蛋白

HBC hepatitis B core(antigen) 乙型肝炎核心(抗原)

HbC hemoglobin C 血红蛋白 C

HBcAb hepatitis B core antibody 乙型肝炎核心抗体

HBcAg hepatitis B core antigen 乙型肝炎核心抗原

HBP high blood pressure 高血压

HBsAb hepatitis B surface antibody 乙型肝炎表面抗体

HBsAg hepatitis B surface antigen 乙型肝炎表面抗原

HCAg hepatitis C antigen 丙型肝炎抗原

HCC hepatic cellular cancer 肝细胞癌

HCT haematocrit 血细胞比容,红细胞压积,血细胞容量计(比容管)

Hcy homocysteine 高半胱氨酸

Hcys homocystine 高胱氨酸

Hd / hd hora decubitus(拉)就寝时

HDF hemodiafiltration 血液透析

HDL high density lipoprotein 高密度脂蛋白

HDL-C high-density lipoprotein cholesterol 高密度脂蛋白胆固醇

HEENT head, ears, eyes, nose, throat 头、耳、眼、鼻、喉

HG hypoglycemia 低血糖

HH hard of hearing 听力减退,重听

HHD hypertensive heart disease 高血压性心脏病

HID headache, insomnia, depression syndrome 头痛、失眠、抑郁综合征

HIg human immunoglobulin 人免疫球蛋白

H inf hypodermoclysis infusion 皮下输注

Hist history 病历

HJR hepatojugular reflux 肝颈静脉回流

HL half-life 半衰期

HLD half lethal dose 半数致死量

HLD herniated lumbar disc 腰椎间盘突出

H&P history and physical examination 病史和体格检查

HPI History of Present illness 现病史

HPN hypertension 高血压

hs / h. s. hora somni(拉)就寝时

HSV herpes simplex virus 单纯疱疹病毒

H&T hospitalization and treatment 入院治疗

HTHD hypertensive heart disease 高血压性心脏病

HVD hypertensive vascular disease 高血压性血管疾病

Hy history 病历

Hypn hypertension 高血压

Hypo hypodermic injection 皮下注射

I internal medicine 内科学

I internist 内科医生

I-131 radioactive iodine 碘－131,放射性碘

IBIL indirect bilirubin 间接胆红素

ICCU intensive coronary care unit 重症冠心病监护病房

ICD International Classification of Diseases 国际疾病分类法(世界卫生组织)

ICU intensive care unit(重症)监护室

I&D incision and drain 切开排脓

If interferon 干扰素

IFN-α interferon α 干扰素

IG immunoglobulin 免疫球蛋白

Ig immunoglobulin 免疫球蛋白

IGF insulin-like growth factor 胰岛素样生长因子

IgF immunoglobulin F 免疫球蛋白 F

IM Index medicus(拉)医学图书索引

IM intramuscular 肌内(注射)

IMI intramuscular injection 肌肉注射

Impr impransus(拉)空腹时

incur incurable 不治的,不能医治的

Inf infirmary 诊疗所,医务室,小医院

inj inject 注射

inj injection 注射;注射液

ins inspection 检查;望诊

inspn inspection 检查;望诊

Int intern 实习医生

Int internist 内科医生

Int Med internal medicine 内科学

I&O intake and output 摄入和排除；摄取量和排出量

IP International pharmacopoeia 国际药典

IPPA inspection, palpation, percussion, auscultation 视诊、触诊(扪诊)、叩诊、听诊

IRC International Red Cross 国际红十字会

IV influenza virus 流感病毒

IV intravenous 静脉内的

IV intravenously 静脉注射

iv gtt intravenously guttae 静脉滴注

IVT intravenous transfusion 静脉输液

JD juvenile diabetes 青少年糖尿病

Jej jejune(拉)空腹

K kalium 钾(第19号元素)

K cell killer cell K细胞,杀伤细胞

KJ knee jerk 膝反射

KK knee kick 膝反射

KT Kahn test 康氏试验(检梅毒)

KT kidney transplant 肾移植

KVO keep vein open 保持静脉通畅

L laparotomy 剖腹术

LAP laparotomy 剖腹术

lap laparoscopy 腹腔镜检查

LBP low back pain 腰痛

LBP low blood pressure 低血压

LBT low back tenderness 腰背触痛

LD lethal dose 致死量

LD50 median lethal dose 半数致死量

LDL low-density lipoprotein 低密度脂蛋白

LDL-C low-density lipoprotein cholesterol 低密度脂蛋白胆固醇

LE left eye 左眼

LE local excision 局部切除术

LID lidocaine 利多卡因

LKS liver, kidney, spleen 肝、肾、脾

LVD left ventricular dysfunction 左心室功能紊乱

LVF left ventricular failure 左心衰竭

LVH left ventricular hypertrophy 左心室肥大

LVI left ventricular impairment 左心室劳损

LVI left ventricular insufficiency 左心室功能不全

LVI left ventricular ischemia 左心室缺血

lym lymphocyte 淋巴细胞

mAST mitochondrial aspartate aminotransferase 线粒体天(门)冬氨酸转氨酶

M male 雄性,男性

M murmur(心)杂音

MA macroangiopathy 大血管病

MA microangiopathy 微血管病

M-C medico-chirurgical 内外科的

McB McBurney point 麦克伯氏点,阑尾炎压痛点

MCH mean cell hemoglobin (quantum) 红细胞平均血红蛋白量

MCH mean corpuscular hemoglobin (quantum) 红细胞平均血红蛋白量

MCHC mean corpuscular hemoglobin concentration 红细胞平均血红蛋白浓度

MCL midclavicular line 锁骨中线

MCV mean corpuscular volume 红细胞平均容(体)积

md modo dictu(拉)依口授,遵医嘱

MIS mitral insufficiency 二尖瓣闭锁不全

Mono monocyte 单核细胞

MPV mean platelet volume 平均血小板体积,血小板平均体积

MRI magnetic resonance imaging 磁共振成象,磁共振显像

MS mitral stenosis 二尖瓣狭窄,左房室狭窄

MSL midsternal line 胸骨中线

MTR Meinicke turbidity reaction 迈尼克氏混浊反应(检梅毒用)

NA nucleic acid 核酸

Na natrium 钠(第11号元素)

N lymphnode 淋巴结

Neut neuter 中性的;无性的

N nerve 神经

NM non-malignant 良性的,非恶性的(肿瘤)

N nucleocapsid 核壳(病毒结构的单位),简称 N 蛋白。冠状病毒的 N 蛋白,通常被用作诊断检测的标志物。

NAD no appreciable disease 无明显疾病

NAD nothing abnormal detected 检查无异常

Nad noradrenaline 去甲肾上腺素

NAP nasion, point A, pogonion 鼻根点,A点,颏点

NARC narcotic 麻醉药;麻醉的,昏迷的

NCPR new cardiopulmonary resuscitation 新的心肺复苏术

NDA New Drug Application 新药应用

n. et m. nocte et mane(拉)早晚

ne. tr. s. num. ne tradas sine nummo (拉)交款取药;不交款则不交付

NK natural killer 天然杀伤细胞

NLA neuroleptanalgesia 安定镇痛(法)

NLA neuroleptanesthesia 安定麻醉(法)

NMR nuclear magnetic resonance 核磁共振

nn. nervi nerves 神经

no pl no perception of light 失明

NPO non per os(拉)禁食

NS nervous system 神经系统

NS normal saline 生理盐水

ns no sequelae(拉)无后遗症

NSAP non specific abdominal pain 非特异性腹痛

NSE normal saline enema 生理盐水灌肠

NSE neuron-specific enolase 神经元特异性烯醇酶

NSS normal saline solution 生理盐水

NT nasotracheal 鼻气管的

N&T nose and throat 鼻与喉

NUMAR nuclear magnetic resonance 核磁共振

NYD not yet diagnosed 尚未诊断的

O oculus(拉)眼

O / Or operator 手术者

O orally 经口,口服

OA obstructive apnea 阻塞性呼吸暂停

OAD obstructive airway disease 呼吸道梗阻性疾病

ob obiit(拉)死亡

o bid omni biduo(拉)每两天

o bih omni bihora（拉）每两小时

O&C onset and course（of a disease）开始
与经过（疾病的）

OCMH military hospital officer commanding
军医院院长

OCPD occult constrictive pericardial disease
隐性狭窄性心包疾病

O. D. oculus dexter（拉）右眼

OFD oral-facial-digital 口-面-指（趾）（综
合征）

OGTT oral glucose tolerance test 口服葡萄
糖耐量试验

OH，o. h. omni hora cochleare（拉）每小时
一匙

O. L. oculus laevus（拉）左眼

OOLR Ophthalmology，Otology，Laryngolo-
gy，Rhinology 眼耳鼻喉学

OP／Op operation 手术

OPH ophthalmia 眼炎

OPH ophthalmology 眼科学

OPT outpatient treatment 门诊治疗

OR open reduction 切开复位术

OR operating room 手术室

OS oculus sinister（拉）左眼

OT old tuberculin 旧结核菌素

OU oculi unitas（拉）两眼一起

OU oculus uterque 双眼

P percussion 叩诊

P₁ pulmonary first sound 肺动脉第一音

P₂ pulmonary second sound 肺动脉第二音

Pa parti affectae（拉）于患处

Pa per abdomen（拉）经腹部（望诊或叩诊）

P&A percussion and auscultation 叩诊和
听诊

Paa parti affectae applicandus（拉）使用于
患处

PA&F percussion，auscultation and fremitus
叩诊，听诊和震颤（触诊）

PAR postanesthetic recovery 麻醉后恢复

PD peritoneal dialysis 腹膜透析

PCT platelet hematocrit 血小板比容
（比积）

PDE pulsed Doppler echocardiography 脉冲
多普勒心脏超声波检查法

PDF peritoneal dialysis fluid 腹膜透析液

PDW platelet distribution width 血小板分
布宽度

PE physical examination 体格检查

p edent post edentem（拉）食后

Perc percussion 叩诊（法）

PERRLA pupils equal，round，react to
light and accommodation 瞳孔等大，等
圆，对光和调节的反应存在

PH past history 既往史

PH patient history 病历，病史

Phar pharmacopoeia 药典

PHC primary hepatic cancer 原发性肝癌

PHD pulmonary heart disease 肺心病

Ph Gal Pharmacopoeia Galisa（拉）法国
药典

Ph S physiological saline solution 生理盐水

PhyS physiological saline 生理盐水

Phys physical 身体的，体格的

PI present illness 现有病，现病史

PLT platelet 血小板

PMH past medical history 既往史

PMI past（previous）medical illness 既往病症

PN percussion note 叩（诊）音

POp postoperative 手术后的

PP post prandial 食后的

pp&a palpation，percussion and auscultation 触诊，叩诊和听诊

pre-op preoperative 手术前的

PS physiological saline 生理盐水

P&S paracentesis and suction 穿刺及吸引术

P Surg plastic surgery 成形外科，整形外科，整复外科

Pt patient 病人，患者

PTA prior to admission 入院前

PTR patellar tendon reflex 膝腱反射

PWA person with AIDS 艾滋病患者

PX physical examination 体格检查

PyC pyogenic culture 化脓菌培养

QCT quantitative computed tomography 定量计算机体层摄影术

QT interval QT 间期（心电图）

R radiology 放射学，X 线学

R recovery 恢复；痊愈

R right eye 右眼

Rad radiogram 射线照相图

Rad radiotherapy 放射疗法，放射治疗

RAF rheumatoid arthritis factor 类风湿性关节炎因子

RAG radioautogram 自动放射照相图

RBC red blood cell count 红细胞计数

Rc recipe（拉）取

RCC red cell count 红细胞计数

RDS respiratory disease syndrome 呼吸系统疾病综合征

RDS respiratory distress syndrome 呼吸窘迫综合征

RE reflux esophagitis 反流性食管炎

RF radiofrequency 射频，高频，无线电频率

RL coarse rales 粗啰音

RI medium rales 中等啰音

RI$_1$ few fine rales 少量细啰音

RI$_2$ moderate number of medium rale 中量中啰音

RL$_3$ many coarse rales 大量粗啰音

RM radical mastectomy 根治性乳房切除术

RO routine order 常规医嘱

Rp recipe（拉）取（处方开头用）

RS respiratory system 呼吸系统

RS Ringer solution 林格液

rs right side 右侧

RTA road traffic accident 交通事故

Rx prescription 处方，药方

Rx recipe（拉）取（处方开头用）

Rx therapy 疗法，治疗

S section 切面；切开术；切断面

S suture 缝，骨缝

S$_1$，**S$_2$** first hear sound，second heart sound 第一心音，第二心音

SA secundum arterm（拉）按常规

SAD surgical abscess drainage 手术脓肿

引流

SAE selective arterial embolization 选择性动脉栓塞术

SAH subacute hepatitis 亚急性肝炎

SAL secundum artis legis(拉)按技术常规

SC skin cancer 皮肤癌

SCB strictly confined to bed 绝对卧床

SCC squamous cell carcinoma 鳞状细胞癌

SCCA squamous cell carcinoma antigen 鳞状细胞癌相关抗原

S cell stem cell 干细胞

SCh serum cholesterol 血清胆固醇

SCI spinal cord injury 脊髓损伤

SCU Special Care Unit 特别护理病房

SD senile dementia 老年性痴呆

SE saline enema 盐水灌肠

SECPR standard external CPR 标准胸外心肺复苏

seq luce sequenti luce(拉)次日晨

SGOT serum glutamic oxaloacetic transaminase 血清谷(氨酸)草(醋酸)转氨酶

SGPT serum glutamic pyruvic transaminase 血清谷(氨酸)丙(酮酸)转氨酶

SIC surgical intensive care 外科加强护理

SID sid semel in die(拉)一天一次

s. i. d. semel in die(拉)一天一次

si dol urg si dolor urgeat(拉)苦痛剧烈时

sig. n. pro. signa nomine proprio(拉)须标记药名

SIJ sacroiliac joint 骶髂关节

SM systolic murmur 收缩期杂音

SMWDSep single 未婚的, married 已婚的, widowed 丧偶的, divorced 离婚的, separated 分居的

SNDO Standard Nomenclature of Disease and Operations 疾病和手术标准名称

SNS sympathetic nervous system 交感神经系统

SOB see order blank 看医嘱牌

SOS si opus sit(拉)必要时

SRT sedimentation rate test 血沉试验

SD standard deviation 标准差

STD sexually transmitted disease 性病,性传染病

Surg Gen surgeon general 外科主任

SWI sterile water for injection 无菌注射用水

SWI surgical wound infection 手术伤口感染

symp sympathetic 交感神经的;交感的,同感的

syph syphilis 梅毒

T time 时间

T tumor 肿瘤

TAB tetanus antibody 破伤风抗体

Tab / D tablets daily 每日片剂量

TAEA tumor associated embryo antigen 肿瘤胚胎抗原

TAS tetanus antitoxic serum 破伤风抗毒血清

Tb body temperature 体温

TBA total bile acid 总胆汁酸

TBIL total bilirubin 总胆红素,总胆红质

TCA terminal cancer 晚期癌症

TCa terminal cancer 晚期癌症

TCMI T cell-mediated immunity T 细胞(介导)免疫

TCR T cell antigen receptor T 细胞抗原受体

TD ter die(拉)一天三次

tds ter die sumendum(拉)一日服三次

TG triglycerides 甘油三酯,三酸甘油酯

TGF transforming growth factor 转化生长因子

TGx total gastrectomy 全胃切除术

Tomog tomography X 线断层照相术

TP total protein 总蛋白(量),蛋白总量

TPSA total prostate-specific antigen 总前列腺特异性抗原

tqd ter quaterve die(拉)一天三次或四次

T-R tuberculin reaction 结核菌素反应

TT thrombin time 凝血酶时间

tt test tube 试管

TTT thymol turbidity test 麝香草酚浊度试验(检肝功能)

TTT tuberculin tine test 结核菌素叉刺试验

U acidum uricum(拉)尿酸

ud ut dictum(拉)遵医嘱

UGB upper gastrointestinal bleeding 上消化道出血

ur anal urine analysis 尿分析

ut dict ut dictum(拉)按医嘱

V vein 静脉

V virus 病毒

V vitamin 维生素

VACTERL vertebral, anal, cardiac, tracheal, esophageal, renal and limb 脊椎的,肛门的,心脏的,气管的,食管的,肾的和肢体的

vag vagina(拉)阴道

VO verbal order 口述,口头遗嘱

VOD right eye vision 右眼视力

VOS left eye vision 左眼视力

VR right vision 右眼视力

VS vaginal smear 阴道涂片

VS visus sinister(拉)左眼视力

V-Z varicella-zoster immune globulin 水痘－带状疱疹免疫球蛋白

VZV varicella zoster virus 水痘带状疱疹病毒

WB whole blood 全血

WBC white blood(cell)count 白细胞计数

WBS whole body scan 全身检查,全身扫描

w / d well developed 发育良好

WO written order 书面医嘱

W-R Wassermann reaction 瓦瑟曼反应(检梅毒)

x-gram radiogram 放射照片

X-P x-ray photography X 线照相(摄影)

XRT x-ray technique X 线技术

Y Y-chromosome Y 染色体

Z-DNA Z-脱氧核糖核酸(一种 DNA)

ZVK zentraler Venenkatheter(德)中心静脉导管

血常规

RBC 红细胞

WBC 白细胞

HCT 红细胞压积,红细胞比容

LY 淋巴细胞

GR 中性粒细胞计数

PCT 血小板压积

MO% 单核细胞百分比

EO% 嗜酸性粒细胞百分比

BA% 嗜碱性粒细胞百分比

MO 单核细胞

P‑LCR 大型血小板比率

MCH 平均红细胞血红蛋白含量

CV 红细胞分布宽度(单位:%)

MCV 红细胞平均容积(单位:fL)

HGB 血红蛋白浓度

PLT 血小板

GR% 中性粒细胞百分比

LY% 淋巴细胞百分比

EO 嗜酸性粒细胞

BA 嗜碱性粒细胞

MCHC 平均红细胞血红蛋白浓度

PDW 血小板分布宽度

尿常规

BIL 胆红素

Bld (blood) 尿潜血

OB(occult blood)隐血,潜血

MYO 尿肌红蛋白

BIL 尿胆红素

KET 尿酮体

LEU 白细胞

LEU 白细胞脂酶

Vit‑C 维生素 C

CRE 尿肌酐

Colour 颜色

GLU 尿葡萄糖

SG 比重

PH 酸碱度

PRO 尿蛋白质

URO uroporphyrin 尿卟啉

UBG urobilinogen 尿胆啉原

NIT 亚硝酸盐

肝 功

T PROT 总蛋白

ALB 白蛋白

GLB 球蛋白

ALB／GLB 白蛋白／球蛋白

TBIL 总胆红素

DBIL 直接胆红素

IBIL 间接胆红素

ALT 谷丙转氨酶

AST 谷草转氨酶

血 脂

CHOL 总胆固醇

TG 甘油三酯

LDL 低密度脂蛋白

HDL 高密度脂蛋白

心肌酶系列

LDH 乳酸脱氢酶

AST 谷草转氨酶

CK 血清肌酸激酶

MB 血清肌酸激酶,MB 同工酶

肾 功

CRE, CREA 肌酐

UA 血清尿酸,尿素测定

CO_2 血清二氧化碳

UA 血清尿酸

MA 尿微量白蛋白

血　糖

Glu 葡萄糖

GHB，HbAlc 糖化血红蛋白

肿瘤相关抗原测定

CEA 癌胚抗原

AFP 甲胎蛋白

AFP-L1-3 甲胎蛋白异质体

TPSA 总前列腺特异性抗原

FPSA 游离前列腺特异性抗原

CA19-9 糖类抗原测定

SCC 鳞状细胞癌相关抗原测定

Hp 触珠蛋白,接合珠蛋白

AAG 酸性糖蛋白

26 不规则名词变化

alveolus(*pl.* alveoli)*n.* 牙槽;肺泡

ameba(*pl.* amebae)*n.* 阿米巴,变形虫

analysis (*pl.* analyses)*n.* 分析;检验

angulus(*pl.* anguli)*n.* 角

annulus (*pl.* annuli)*n.* 环,环状结构

antibiosis(*pl.* antibioses)*n.* 抗生(现象)

angina (*pl.* anginae)咽峡炎

ansa(*pl.* ansae)*n.* 袢

aorta(*pl.* aortae)*n.* 主动脉

apophysis(*pl.* apophyses)*n.* 骨突

articulatio(*pl.* articulationes)*n.* 关节

articulus(*pl.* articuli)*n.* 关节

arthritis(*pl.* arthritides)*n.* 关节炎

arteria(*pl.* arteriae)*n.* 动脉

ascaris(*pl.* ascarides)*n.* 蛔虫

aspergillus (*pl.* aspergilli)*n.* 曲霉(旧称佛状菌)

atrium(*pl.* atria)*n.* 房,前房

axis(*pl.* axes)*n.* 轴,枢椎

bacillus(*pl.* bacilli)*n.* (芽胞)杆菌

basis(*pl.* bases)*n.* 基础;基地;根据;主要成分

blastoma(*pl.* blastomata)*n.* 胚细胞瘤

blastula(*pl.* blastulae)*n.* 囊胚

brachium(*pl.* brachia)*n.* 臂

bronchus(*pl.* bronchi)*n.* 支气管

bronchiolus(*pl.* bronchioli)*n.* 细支气管

bursa(*pl.* bursae)*n.* 囊,黏液囊

calcaneus(*pl.* calcanei)*n.* 跟骨

calculus(*pl.* calculi)*n.* 结石,石

cancellus(*pl.* cancelli)*n.* 网状骨质

capillus(*pl.* capilli)*n.* 毛,发

capitulum(*pl.* capitula)*n.* 小头

capsule (*pl.* capsules)*n.* 囊,被囊;胶囊(剂);荚膜

carcinoma (*pl.* carcinomas / carcinomata)*n.* 癌

carpus(*pl.* carpi)*n.* 腕

cauda(*pl.* caudae)*n.* 尾;尾片(昆)

cavum(*pl.* cava)*n.* 腔,洞

cecum(*pl.* ceca)*n.* 盲肠,盲端

cerebellum(*pl.* cerebellums / cerebella)*n.* 小脑

cerebrum(*pl.* cerebra / cerebrums)*n.* 大脑

cervix(*pl.* cervices / cervixes)*n.* 颈;子宫颈

child(*pl.* children)*n.* 小孩

coccobacillus(*pl.* coccobacilli)*n.* 球杆菌

coccus(*pl.* cocci)*n.* 球菌

codex(*pl.* codices)*n.* 药方集

colon(*pl.* cola / colons)*n.* 结肠;冒号(即:)

contagium(*pl.* contagia)*n.* 接触传染物

corpus(*pl.* corpora)体

corrigendum(*pl.* corrigenda)*n.* 勘误表

cortex(*pl.* cortices/cortexes)*n.* 外皮;皮质;
皮层

costa(*pl.* costae)*n.* 肋

cervix(*pl.* cervices)*n.* 颈

cicatrix(*pl.* cicatrices)*n.* 瘢痕

cirrus(*pl.* cirri)*n.* 棘毛;雄茎;刚毛;蔓足;
腕丝;触须

circulus(*pl.* circuli)*n.* 环,圈

cingulum(*pl.* cingula)*n.* 扣带;带;舌面
隆突

cilium(*pl.* cilia)*n.* 睫毛;纤毛

cimex(*pl.* cimices)*n.* 臭虫

claustrum(*pl.* claustra)*n.* 屏状核

claviculus(*pl.* claviculi)钉合纤维(将骨的
各层固定在一起的胶原纤维)

coccus 球菌(*pl.* cocci)*n.* 球菌

condyloma(*pl.* condylomata)*n.* 湿疣

corynebacterium(*pl.* corynebacteria)*n.* 棒状
(杆)菌;棒状细菌(人工培养基上在发
育某个阶段呈棒状的细菌)

condylus(*pl.* condyli)髁

cornu(*pl.* cornua)角 cornu cutaneum 皮角

cortex(*pl.* cortices)*n.* 皮质,皮层

cranium(*pl.* crania)*n.* 颅

crux(*pl.* cruces/cruxes)*n.* 十字,十字形

crypt(*pl.* crypts)*n.* 隐窝;滤泡,腺管

cuneus(*pl.* cunei)*n.* 楔叶(大脑)

curriculum(*pl.* curricula)*n.* 课程,学程

delirium(*pl.* deliriums / deliria)*n.* 谵语;
发狂

dens(*pl.* dentes)*n.* 牙,齿;齿突

desideratum(*pl.* desiderata)*n.* 迫切需要的
东西

diapedesis(*pl.* diapedeses)*n.* 血细胞渗出

diaphragma(*pl.* diaphragmata)*n.* 膈;隔膜

digitation(*pl.* digitationes)*n.* 指状突

digitus(*pl.* digiti)*n.* 指(趾)digiti manus
指 / digiti pedis 趾

diverticulum(*pl.* diverticula)*n.* 憩室,膨部,
支囊

diagnosis(*pl.* diagnoses)*n.* 诊断

dilettante(*pl.* dilettantes / dilettanti)*n.* 文艺
爱好者

diplobacillus(*pl.* diplobacilli)*n.* 双杆菌

diplococcus(*pl.* diplococci)*n.* 双球菌

diploma(*pl.* diplomas / diplomata)*n.* 公文;
执照;文凭;奖状

dolor(*pl.* dolores)*n.* (疼)痛(炎性疼痛),
伤心 / dolor capitis 头痛

dorsum(*pl.* dorsa)*n.* 背,背部

ductulus(*pl.* ductuli)*n.* 小管

ecchymosis(*pl.* ecchymses)*n.* 瘀斑

echo(*pl.* echoes)*n.* 回声,回波;重复,模仿

ellipsis(*pl.* ellipses)*n.* 省略号(即—,…
等);省略法

embolus(*pl.* emboli)*n.* 栓子

emissarium(*pl.* emissaria)*n.* 导血管

emulsion(*pl.* emulsions)*n.* 乳剂

encephalitis(*pl.* encephalitides)*n.* 脑炎

ephelis(*pl.* ephelides)*n.* 雀斑

epidermis(*pl.* epidermides)*n.* 表皮

epididymis(*pl.* epididymides)*n.* 附睾

epiphysis(*pl.* epiphyses)*n.* 骨骺,松果体

epithelium(*pl.* epithelia)*n.* 上皮

epizoon(*pl.* epizoa)*n.* 体表寄生虫

equilibrium(*pl.* equilibria ∕ equilibriums)*n.*
平衡;均势;平静

erratum(*pl.* errata)*n.* 错误;勘误表

exitus(单复数同)死亡;出口

exostosis(*pl.* exostoses)*n.* 外生骨疣

extractum(*pl.* extracta;所有格 extracti)*n.*
浸膏,浸出物

extremitas(*pl.* extremitates)*n.* 肢;端

falx(*pl.* falces)*n.* 镰,镰刀状结构 ∕ falcular
a. 镰形的,镰状的

fascia(*pl.* fasciae)*n.* 筋膜

fasciculus(*pl.* fasciculi)*n.* 束(小的成束或
成丛的纤维;神经、肌肉、腱索束;束支传
导以下的通路)

faveolus(*pl.* faveoli)*n.* (小)凹

fibula(*pl.* fibulae ∕ fibulas)*n.* 腓骨

fibrocartilage (*pl.* fibrocartilagines) *n.* 纤维
软骨

fibroma(*pl.* fibromata)*n.* 纤维瘤.

filamentum(*pl.* filamenta)*n.* 丝,丝极

filopodium(*pl.* filopodia)*n.* 丝状伪足

filum(*pl.* fila)*n.* 丝

fistula(*pl.* fistulas ∕ fistulae)*n.* 瘘,瘘管

flagellum(*pl.* flagella)*n.* 鞭毛(原虫),鞭节
(昆虫)

flocculus(*pl.* flocculi)*n.* 絮片,絮状物;绒球

flumen(*pl.* flumina)*n.* 流,波

focus(*pl.* foci ∕ focuses)*n.* 焦点,聚光点;
(病)灶

folium(*pl.* folia)*n.* 叶 ∕ foliole *n.* 小叶

folliculus(*pl.* folliculi)*n.* 滤泡,小囊;卵泡

fonticulus(*pl.* fonticuli)*n.* 囟,囟门

foot(*pl.* feet)*n.* 脚;步;英尺;步兵

foramen(*pl.* foramina)*n.* 孔

formatio(*pl.* formationes)*n.* 结构,形成物

formula(*pl.* formulas ∕ formulae)*n.* 处方;公
式,式

fornix(*pl.* fornices)*n.* 穹,穹窿

fovea(*pl.* foveae ∕ foveas)*n.* 凹

frenulum(*pl.* frenula)*n.* 系带

frenum(*pl.* frena)*n.* 系带

funiculus(*pl.* funiculi)*n.* 索,精索;脐带

fundus(*pl.* fundi)*n.* 底,基底

fungus(*pl.* fungi)*n.* 真菌,霉菌;蕈;海绵肿

funis(*pl.* funises)*n.* 索;精索;脐带

furunculus(*pl.* furunculi)*n.* 疖

fusus(*pl.* fusi)*n.* 梭;梭形物

ganglion(*pl.* ganglions ∕ ganglia)*n.* 神经节;
腱鞘囊肿

glioma(*pl.* gliomata)*n.* 神经胶质瘤

gelosis(*pl.* geloses)*n.* 凝块;硬块

genesis(*pl.* geneses)*n.* 起源;发生

geniculum(*pl.* genicula)*n.* 膝,小膝

genius(*pl.* geniuses ∕ genii)*n.* 天才;特征

gentleman(*pl.* gentlemen)*n.* 绅士;先生

gestosis(*pl.* gestoses)*n.* 妊娠中毒

genus(*pl.* genera)*n.* 类;属

genu(*pl.* genua)*n.* 膝

globus(*pl.* globi)*n.* 球

globulus(*pl.* globuli)*n.* 小体;球剂

glomus(*pl.* glomera)*n.* 球;脉络球;血管球

glottis(*pl.* glottides / glottises)*n.* 声门

glutaeus(*pl.* glutei)*n.* 臀肌

gonion(*pl.* gonia)*n.* 下颌角点

gonococcus(*pl.* gonococci)*n.* 淋球菌

goose (*pl.* geese)*n.* 鹅 gooseflesh *n.* 鸡皮
疙瘩

gyrus(*pl.* gyri)*n.* 脑回,回

hallux(*pl.* halluces)*n.* 踇趾

halobacterium(*pl.* halobacteria)*n.* 嗜盐菌

hematoma(*pl.* hematomata)*n.* 血肿

hemolysis(*pl.* hemolyses)*n.* 溶血

hamulus(*pl.* hamuli)*n.* 钩

hepatitis(*pl.* hepatitides)*n.* 肝炎

herbarium(*pl.* herbariums / herbaria)*n.* 植
物标本

honey(*pl.* honeys / honies)*n.* 蜜蜂;甜蜜 *a.*
亲爱的

humerus(*pl.* humeri)*n.* 肱骨

hypophysis(*pl.* hypophyses)*n.* 垂体

hypnosis(*pl.* hypnoses)*n.* 催眠(状态);催
眠术

hypochondrium(*pl.* hypochondria)*n.* 季肋部

hypothesis(*pl.* hypotheses)*n.* 假说

insula(*pl.* insulae)*n.* 岛;脑岛

intestine(*pl.* intestines)*n.* 肠

ischium(*pl.* ischia)*n.* 坐骨

isthmus(*pl.* isthmi)*n.* 峡;峡部

jugum(*pl.* juga)*n.* 轭,隆突

keratosis(*pl.* keratoses)*n.* 角化病

labellum(*pl.* labella)*n.* 唇瓣

labium(*pl.* labia)*n.* 唇

labrum(*pl.* labra)*n.* 唇,缘

lacuna(*pl.* lacunas / lacunae)*n.* 空隙;腔
隙;陷窝

lamina(*pl.* laminae)*n.* 板,层

landsman(*pl.* landsmen)*n.* 同胞;陆地人;
新水手

larva(*pl.* larvae / larvas)*n.* 幼虫

leukosis (*pl.* leukoses)*n.* 造白细胞组织
增生

ligamentum(*pl.* ligamenta)*n.* 韧带

limbus(*pl.* limbi)*n.* 缘,边缘

limen(*pl.* limina)*n.* 阈

lingua(*pl.* linguae)*n.* 舌

liquor(*pl.* liquores / ~s)*n.* 溶液剂

lobulus(*pl.* lobuli)*n.* 小叶

lobus(*pl.* lobi)*n.* 叶

louse(*pl.* lice)*n.* 虱;寄生虫

lumen(*pl.* lumina / ~s)*n.* 腔;流明(光通
量单位)

macula(*pl.* maculae)*n.* 斑(点),斑疹

mamma(*pl.* mammae)*n.* 乳房

mamilla(*pl.* mamillae)*n.* 乳头,乳头状物

mammilla(*pl.* mammillae)*n.* 乳头

man(*pl.* men)*n.* 男人;人类;丈夫;仆人

mandible(*pl.* mandibles)*n.* 下颌骨

marksman(*pl.* marksmen)*n.* 神枪手

matrix(*pl.* matrices / matrixes)*n.* 子宫;基
层,基质,母质;床;型片(牙)

maximum (*pl.* maxima / maximums)*n.* 最
大,最高,极大;顶点;最大量

meatus(*pl.* meatuses / meatus)*n.* 道,口

medicus(*pl.* medici)*n.* (内科)医师

medium(*pl.* media / mediums)*n.* 培养基;媒质,介质;中间

medulla(*pl.* medullae / ~s)髓(质)

meningitis(*pl.* meningitides)*n.* 脑(脊)膜炎

meninx(*pl.* meninges)*n.* 脑(脊)膜

meniscus(*pl.* menisci)*n.* 半月板;弯月面,新月面

mensis(*pl.* menses)*n.* 月经

meridian(*pl.* meridians)*n.* 子午线,经线

metacarpus(*pl.* metacarpi)*n.* 掌

metanephros(*pl.* metanephroi)*n.* 后肾

metaphysis(*pl.* metaphyses)*n.* 干骺端

minimum(*pl.* minima / minimums)*n.* 最小量;最低限度 *a.* 最小的;最低的

miracidium(*pl.* miracidia)*n.* 纤毛蚴虫

mitochondrion(*pl.* mitochondria)*n.* 线粒体

mycobacterium(*pl.* mycobacteria)*n.* 分支杆菌

medulla(*pl.* medullac)*n.* 髓质

microvillus(*pl.* microvilli)*n.* 微绒毛

mitosis(*pl.* mitoses)*n.* 有丝分裂

monococcus(*pl.* monococci)*n.* 单球菌

morbus(*pl.* morbi)*n.* (疾)病

mouse(*pl.* mice)*n.* 鼠

muscle(*pl.* muscles)*n.* 肌

musculus(*pl.* musculi)*n.* 肌

mycelium(*pl.* mycelia)*n.* 菌丝体

mycoplasma(*pl.* mycoplasmas)*n.* 支原体

myeloma(*pl.* myelomata)*n.* 骨髓瘤

myoma(*pl.* myomas / myomata)*n.* 肌瘤

myxoma(*pl.* myxomas / myxomata)*n.* 黏液瘤

nebula(*pl.* nebulae / nebulas)*n.* 星云;角膜翳;(小便的)混浊

necrosis(*pl.* necroses)*n.* 坏死

nephritis(*pl.* nephritides)*n.* 肾炎

nephrosis(*pl.* nephroses)*n.* 肾变病

neuroma(*pl.* neuromata)*n.* 神经瘤

neurosis(*pl.* neuroses)*n.* 神经症

nexus(单复同)*n.* 结合,接合

nevus(*pl.* nevi)*n.* 痣

nidus(*pl.* nidi)*n.* 巢,核;病灶

nimbus(*pl.* nimbi / nimbuses)*n.* 雨云;(人和物产生的)灵气

nitrosobacterium(*pl.* nitrosobacteria)*n.* 亚硝化菌

nodulus(*pl.* noduli)*n.* 结,小结

nodus(*pl.* nodi)*n.* 结,结节

nomen(*pl.* nomina)*n.* 名称,名词

nucleus(*pl.* nuclei / nucleuses)*n.* 细胞核;神经核;核(有机化学中指一组化合物分子的基本构架);核,原子核

nympha(*pl.* nymphae)*n.* 小阴唇

ocellus(*pl.* ocelli)*n.* 单眼(昆虫的复眼成分之一);小单眼(无脊椎动物);眼样(色)斑

oculus(*pl.* oculi)*n.* 眼

oleum(*pl.* olea)*n.* 油

omentum(*pl.* omenta / omentums)*n.* 网膜

oogonium(*pl.* oogonia)*n.* 卵原细胞

ootheca(*pl.* oothecae)*n.* 卵巢,卵鞘

operculum(*pl.* opercula)*n.* 盖,囊盖,孔盖;

盖(昆虫)

optimum(*pl.* optima ∕ optimums) *n.* 最适条件 *a.* 最好的

orbiculus(*pl.* orbiculi) *n.* 小环,盘

organ(*pl.* organs) *n.* 器官,器

orificium(*pl.* orificia) *n.* 口,管口

orthosis(*pl.* orthoses) *n.* 矫正装置,支具

os(*pl.* ora) *n.* 口(尤指子宫颈的两头之一)

os(*pl.* ossa) *n.* 骨

osculum(*pl.* oscula) *n.* 小口,细孔

osteoma(*pl.* osteomata) *n.* 骨瘤

ossiculum(*pl.* ossicula) *n.* 小骨

ostium(*pl.* ostia) *n.* 口,门口

otoconium(*pl.* otoconia) *n.* 耳石

ovarium(*pl.* ovaria) *n.* 卵巢

ovum(*pl.* ova) *n.* 卵,卵细胞

ox(*pl.* oxen) *n.* 牛;公牛

pachymeninx(*pl.* pachymeninges) *n.* 硬脑(脊)膜

palatum(*pl.* palata) *n.* 腭

pancreas(*pl.* pancreata) *n.* 胰(腺)

panniculus(*pl.* panniculi) *n.* 膜

papilla(*pl.* papillae) *n.* 乳头,乳头状突起

paraganglion(*pl.* paraganglia) *n.* 副神经节;嗜铬体

paralysis(*pl.* paralyses) *n.* 麻痹,瘫痪

paries(*pl.* parietes) *n.* 壁 paries anterior 前壁

pars(*pl.* partes) *n.* 部,部分

penny(*pl.* pennies ∕ pence) *n.* 便士(英国铜币)

papilla(*pl.* papillae) *n.* 乳头

pericranium(*pl.* pericrania) *n.* 颅骨膜

peristalsis(*pl.* peristalses) *n.* (肠壁的)蠕动

pes(*pl.* pedes;所有格 pedis) *n.* 足,脚

petechia(*pl.* petechiae) *n.* 瘀点,瘀斑

pharynx(*pl.* pharynxes ∕ pharynges) *n.* 咽

phenomenon(*pl.* phenomena) *n.* 现象;非凡的人

phlyctena(*pl.* phlyctenae) *n.* 水疱,小疱

phthisis(*pl.* phthises) *n.* 肺结核;痨病

phylum(*pl.* phyla) *n.* 门(生物分类)

phyma(*pl.* phymata) *n.* (皮肤)肿块,(皮肤)结节,肿瘤

pilus(*pl.* pili) *n.* 毛,发;菌毛

placenta(*pl.* placentas ∕ placentae) *n.* 胎盘

pneumococcus(*pl.* pneumococci) *n.* 肺炎(双)球菌

pelvis(*pl.* pelves) *n.* 肾盂;骨盆

plexus(*pl.* plexus ∕ plexuses) *n.* 丛

plica(*pl.* plicae) *n.* 襞

pollex(*pl.* pollices) *n.* 拇指,拇(踇)

polus(*pl.* poli) *n.* 极

polypus(*pl.* polypi) *n.* 息肉

pollex(*pl.* pollices) *n.* 拇指

porta(*pl.* portae) *n.* 门;室间孔

porus(*pl.* pori) *n.* 孔,门

prodroma(*pl.* prodromata) *n.* 前驱症状

prognosis(*pl.* prognoses) *n.* 预后;预测

pronephros(*pl.* pronephroi) *n.* 前肾

proscolex(*pl.* proscolices) *n.* 绦虫蚴

proteus(*pl.* protei) *n.* 变形杆菌

protozoon(*pl.* protozoa) *n.* 原生动物,原虫

pseudopodium(*pl.* pseudopodia) *n.* 伪足,

假足

psychosis(*pl.* psychoses)*n.* 精神病

pubis(*pl.* pubes)*n.* 阴毛;耻骨;阴阜

pudendum(*pl.* pudenda)*n.* 阴部 / female pudendum 女阴

pulsus(单复同)*n.* 脉搏

pulvis(*pl.* pulveres)*n.* 散剂,粉剂

punctum(*pl.* puncta)*n.* 点,尖

pylorus(*pl.* pylori)*n.* 幽门

pyramis(*pl.* pyramides)*n.* 锥体;锥部,岩部(颞骨)

quantum(*pl.* quanta)*n.* 量;定量

quiz(*pl.* quizzes)*n.* 恶作剧;嘲笑;测验 ;提问 *v.* 挖苦;测验

radiation(*pl.* radiationes)*n.* 辐射线

radix(*pl.* radices)*n.* 根

ramulus(*pl.* ramuli)*n.* 小支,枝

ramus(*pl.* rami)*n.* 支

ren(*pl.* renes)*n.* 肾

rectum(*pl.* recta)*n.* 直肠

region(*pl.* regiones)*n.* 区,部(位)

residuum(*pl.* residua)*n.* 残余,残渣

rete(*pl.* retia)*n.* 网

reticulosis(*pl.* reticuloses)*n* 网状细胞增多(症).

reticulum(*pl.* reticula)*n.* 网;网状组织;蜂窝胃(反刍动物第二胃)

retina(*pl.* retinas / retinae)*n.* 视网膜

rima(*pl.* rimae)*n.* 裂缝

saccharomyces(*pl.* saccharomycetes)*n.* 酵母

sacculus(*pl.* sacculi)*n.* 小囊;球囊

saccus(*pl.* sacci)*n.* 囊

radius(*pl.* radii)*n.* 范围;桡骨

sacrum(*pl.* sacra)*n.* 骶骨

sarcoma(*pl.* sarcomata / ～s)*n.* 肉瘤

sanatorium(*pl.* sanatoria / sanatoriums)*n.* 疗养院;休养地

scarf(*pl.* scarfs / scarves)*n.* 围巾;领带;切口

scapus(*pl.* scapi)*n.* 干,体,柄

sclerosis(*pl.* scleroses)*n.* 硬化

scolex(*pl.* scolices)*n.* 头节(绦虫)

scotoma(*pl.* scotomata)*n.* 暗点,盲点;精神盲点

scybalum(*pl.* scybala)*n.* 硬粪块

seaman(*pl.* seamen)*n.* 海员

section(*pl.* sections)*n.* 切开(术);切片;节

secundina(*pl.* secundinae)*n.* 产后物,胞衣;陪伴

segmentum(*pl.* segmenta)*n.* 节,段

self(*pl.* selves)*n.* 自己;本人;本性;本质 *a.* 同一性质的;单色的 *v.* 近亲繁殖

sella(*pl.* sellae)*n.* 鞍

semen(*pl.* semina)*n.* 精液,种子

semicanalis(*pl.* semicanales)*n.* 半管

sequela(*pl.* sequelae)*n.* 后遗症

sequestrum(*pl.* sequestra)*n.* 死骨(片)

series(单复同)*n.* 连续;系列;丛书

serum(*pl.* serums / sera)*n.* 浆液;血清;免疫血清

sepsis(*pl.* sepses)*n.* 脓毒病;败血;腐败

septum(*pl.* septa)*n.* 中隔,间隔,隔(膜)

sinus(*pl.* sinuses / sinus)*n.* 窦(解剖);窦道,窦(脓液流出的管道)

solarium (*pl.* solaria / solariums) *n.* 日光
浴室

solatium (*pl.* solatia) *n.* 赔偿费;抚慰金

spatium (*pl.* spatia) *n.* 隙,间隙,腔

sparganum (*pl.* spargana) *n.* 裂头蚴

species (单复同) *n.* 种类;形式

spectrum (*pl.* spectra / spectrums) *n.* 系列;
范围;光谱

speculum (*pl.* specula / speculums) *n.* 反射
镜;窥视镜;开张器

spermatozoon (*pl.* spermatozoa) *n.* 精子

sputum (*pl.* sputa) *n.* 痰,唾沫

squama (*pl.* squamae) *n.* 鳞;鳞屑

stadium (*pl.* stadiums / stadia) *n.* 体育场;
病期

statesman (*pl.* statesmen) *n.* 政治家;小自
耕农

steatoma (*pl.* steatomata / ~s) *n.* 脂瘤,粉瘤

stenion (*pl.* stenia) *n.* 横狭点

stenosis (*pl.* stenoses) *n.* 狭窄

sternum (*pl.* sterna / sternums) *n.* 胸骨;(甲
壳类的) 腹甲

sternebra (*pl.* sternebrae) *n.* 胸骨节

stilus (*pl.* stili) *n.* 通管丝;细探子;药笔剂

stimulus (*pl.* stimuli) *n.* 刺激 (物);促进
因素

stratum (*pl.* strata) *n.* 层;地层;阶层

subman (*pl.* submen) *n.* 发育 (或理解力) 极
差的人;残暴的人

substratum (*pl.* substrata) *n.* 基础;根据;下
层;基质;培养基;酶解物;酶化作用

sudamen (*pl.* sudamina) *n.* 粟疹;痱子;汗疹

supercilium (*pl.* supercilia) *n.* 眉

syllabus (*pl.* syllabi / syllabuses) *n.* 摘要;提
纲;教学大纲

symphysis (*pl.* symphyses) *n.* 骨联合

symposium (*pl.* symposia) *n.* 座谈会;专题论
文集

synarthrosis (*pl.* synarthroses) *n.* 不动关节

synchondrosis (*pl.* synchondroses) *n.* 软骨
结合

syndesmosis (*pl.* syndesmoses) *n.* 韧带联合

syzygie (*pl.* syzygies) *n.* 对点,合冲 (线),

tabella (*pl.* tabellae) *n.* 片剂

tabula (*pl.* tabulae) *n.* (骨) 板

taenia (*pl.* taeniae) *n.* 带;绦虫

talus (*pl.* tali) *n.* 距骨

tarsus (*pl.* tarsi) *n.* 跗骨;睑板

tectorium (*pl.* tectoria) *n.* 耳蜗覆膜,科尔
蒂膜

tegmen (*pl.* tegmina) *n.* 盖

tegmentum (*pl.* tegmenta) *n.* 盖,被盖;大脑
脚盖;中脑盖

tela (*pl.* telae) *n.* 组织;纱布;网

telangiectasis (*pl.* telangiectases) *n.* 毛细血
管扩张症

telodendrion (*pl.* telodendria) *n.* 终树突

tempus (*pl.* tempora) *n.* 颞颥,颞部

tendo (*pl.* tendines) *n.* 腱

tenia (*pl.* teniae) *n.* 绦虫;带

tentorium (*pl.* tentoria) *n.* 小脑幕

teras (*pl.* terata) *n.* 畸胎

teratoma (*pl.* teratomata / ~s) *n.* 畸胎瘤

terminus (*pl.* termini) *n.* 末端;名词,术语

terra(*pl.* terrae)*n.* 土,土地

testis(*pl.* testes)*n.* 睾丸

thrombus(*pl.* thrombi)*n.* 血栓

tonsilla(*pl.* tonsillae)*n.* 扁桃体

tooth(*pl.* teeth)*n.* 牙齿;嗜好;胃口 / tooth-some *a.* 美味的

tophus(*pl.* tophi)*n.* 痛风石;牙石

toxitabella(*pl.* toxitabellae)*n.* 毒(药)片剂

trachoma(*pl.* trachomata)*n.* 沙眼

tractellum(*pl.* tractella)*n.* 前鞭毛

trachea(*pl.* tracheae / tracheas)*n.* 气管

tragus(*pl.* tragi)*n.* 耳屏,耳毛

travail(*pl.* travails / travaux)*n.* 辛苦;剧痛;分娩

travel(*pl.* travels)*n.* 行;游记;移动

trigonum(*pl.* trigona)*n.* 三角(区)

trochiscus(*pl.* trochisci)*n.* 锭剂,糖锭(剂)

truncus(*pl.* trunci)*n.* 躯干;干

tuber(*pl.* tubers / tubera)*n.* 结节(①解剖学上的隆起或小阜结构;②指结节性脑硬化的特定病损)

tuberculum(*pl.* tubercula)*n.* 结节

tubulus(*pl.* tubuli)*n.* 小管,细管

tunica(*pl.* tunicae)*n.* 膜,被膜

tutamen(*pl.* tutamina)*n.* 保护器,防御物

tympanum(*pl.* tympana / tympanums)*n.* 鼓膜;中耳

ulcus(*pl.* ulcera)*n.* 溃疡

ulna(*pl.* ulnae / ulnas)*n.* 尺骨

unguis(*pl.* ungues)*n.* 指(趾)甲;眼前房积脓

uterus(*pl.* uteri)*n.* 子宫

urethra(*pl.* urethrae)*n.* 尿道

uvula(*pl.* uvulae)*n.* 悬雍垂

vacuum(*pl.* vacuums / vacua)*n.* 真空(度);空虚;吸尘器

vagina(*pl.* vaginae)*n.* 鞘;阴道

vagus(*pl.* vagi)*n.* 迷走神经(第 10 对颅神经)

valva(*pl.* vulvae)*n.* 瓣,瓣膜(valva, valvula, valve 3 词均为瓣,瓣膜)

valvula(*pl.* valvulae)*n.* 瓣,瓣膜

varix(*pl.* varices)*n.* 血管曲张

vas(*pl.* vasa)*n.* 管;脉管

velum(*pl.* vela)*n.* 帆 artificial velum 人造腭帆

vena(*pl.* venae)*n.* 静脉

venter(*pl.* venters)*n.* 肌腹;腹,胃;空(凹)腔 venter anterior 前腹(指肌的);子宫;窝

veto(*pl.* vetoes)*n.* 否决(权);禁止

ventriculus(*pl.* ventriculi)*n.* 室;胃;中肠(指无脊椎动物)

vertex(*pl.* vertexes / vertices)*n.* 顶点;头顶

vesica(*pl.* vesicae)*n.* 膀胱;囊,泡;

vestibulum(*pl.* vestibula)*n.* 前庭

vestigium(*pl.* vestigia)*n.* 遗迹;剩余;剩件

via(*pl.* viae)*n.* 道,通道

vis(*pl.* vires)*n.* 力

viscus(*pl.* viscera)*n.* 内脏

vitiligo(*pl.* vitiligines)*n.* 白斑(皮肤脱色斑,如白癜风或白纹)

vitium(*pl.* vitia)*n.* 缺陷;缺损;错误;病;异常

villus(*pl.* villi)*n.* 绒毛

vomica(*pl.* vomicae)*n.* 脓腔(肺);咳脓痰

vortex(*pl.* vortices / vortexes)*n.* 旋涡;旋风;涡流

zona(*pl.* zonae)*n.* 带,区;带状疱疹

zygion(*pl.* zygia)*n.* 颧点(测颅点)

27 医学词根

*按汉字笔画查询词根，以首字笔画为准。

一至二画

乙基（1 画）ethyl / acet— ethylene n. 乙烯，次乙基 / acetaldehyde n. 乙醛

乙酰基（1 画）acetyl— acetylcholine n. 乙酰胆碱

十二指肠（2 画）duodeno— duodenitis n. 十二指肠炎

十二对脑神经（2 画）见 P151

二（2 画）deuter / ambi / amph / dipl— deuteranopia n. 第二型色盲，绿色盲 / ambisexual a. 两性的 / Amphotericin n. 两性霉素 / diplacusis n. 复听

儿童（2 画）ped— pediatrics n. 儿科学

八（辛）（2 画）oct— octane n. 辛烷 / octose n. 辛糖

七（庚）（2 画）hept— heptaploid a. 七倍的 n. 七倍体 / heptose n. 庚糖

力（2 画）forc / fort / sthen— forced a. 被迫的，勉强的 / discomfort n. 不适，不安 / asthenia n. 无力，虚弱

人（2 画）dem / anthrop / person— demography n. 人口学，人口统计学 / anthro-pometry n. 人体测量学 / personality n. 人格，人性

人种（2 画）ethn— ethnology n. 人种学

三画

叉（3 画）furc— furcation n. 分叉；分叉部

卫生（3 画）hygien— hygiene n. 卫生，保健

大脑（3 画）cerebr— cerebrosis n. 脑病

干燥（3 画）xero— xeroderma n. 干皮病 / xeroma n. 干眼病，结膜干燥

口（3 画）stomat / or / os— stomatology n. 口腔医学 / stomatoschisis n. 口裂 / oralogist n. 口腔学家 / os（pl. ora；所有格 oris）n. 口；骨 / osculum（pl. oscula）n. 小口，细孔 / ossa carpi 腕骨

马（3 画）hipp— hippocampus n. 海马（解剖名）/ hippuric acid 马尿酸

三（3 画）tri / tert— triad n. 三联征 / tertian a. 每三日复发的 n. 间日热

山梨醇（3 画）sorb— sorbitol n. 山梨醇 / isosorbide n. 异山梨糖醇

勺（杓）（3 画）aryten— arytenoid a. 勺状的

小阴唇（3 画）nymph— nymphoncus n. 小阴唇肿

下疳（3 画）chancr— chancre n. 下疳，初

疮 / chancroid n. 软下疳

子宫（3 画）hyster / metr / uter— hysteropexy n. 子宫固定术 / metroptosis n. 子宫脱垂 / uterogestation n. 子宫妊娠

子宫颈（3 画）cerv / trachel— cervimeter n. 子宫颈测量器 / trachelitis n. 子宫颈炎

（生物）门（3 画）phylet— phyletic a. （生物）门的,种类的,系统发育的

上颌骨（3 画）maxill— maxilla n. 上颌骨

云雾；浑浊（3 画）nephel— nephelometry n. 散射浊度法,比浊法

门（3 画）portal 门的（尤指肝门的）；门户；口 hepatic portal 肝门 / portal of entry （细菌）侵入门户 / phylum（pl. phyla）n. 门（生物分类）

四画

手术（4 画）surgery 另见 P84

手术（4 画）operation 另见 P85

巴比妥（4 画）barbit— Barbital n. 巴比妥

不育（4 画）steril— sterile n. 不生育的；无菌的

尺骨（4 画）uln— ulna（pl. ulnae）n. 尺骨

丹毒（4 画）erysipel— erysipelas n. 丹毒 / erysipeloid n. 类丹毒

风湿（4 画）rheumat— rheumatism n. 风湿病

分泌（4 画）crin / secret— endocrine n. 内分泌 / eccrine a. 外分泌的 / secretor n. 分泌管；分泌腺

分娩（4 画）par / puerper / part / oxytoc / toc / nat— primipara n. 初产妇 / puerperal n. 产妇 / partal a. 分娩的 / oxytocia n. 分娩急速 / tocopherol n. 生育酚 / natal a. 分娩的,生产的

分解（4 画）lys / solv / solut— analysis n. 分析,分解 / dissolve n. 分解,溶解 / solution n. 解决;溶液;溶解

六（己）（4 画）hexyl— hexamine n. 环六亚甲基四胺 / hexose n. 己糖 / hexylresorcinol n. 己基间苯二酚（抗寄生虫药）

计算（4 画）calcul— calculus n. 结石；微积分

毛（4 画）pilo / trich / capill— pilomotor n. 毛发运动 / trichology n. 毛发学 / capillus（pl. capilli）n. 毛,发

毛细胆管（4 画）cholangiol— cholangiolitis n. 毛细胆管炎

内脏（4 画）viscer / splanchn— visceroptosis n. 内脏下垂 / splanchnology n. 内脏学

双（4 画）gem— geminate a. 成双的,叠音的

牙（4 画）dent / odont— dentin n. 牙质 / odontalgia n. 牙痛

牙骨质（4 画）cement— cementoma n. 牙骨质瘤

牙周膜（4 画）pericement— pericementitis n. 牙周膜炎

牙槽（4 画）alveol— alveolus（pl. alveoli）n. 牙槽；肺泡

幻觉（4 画）hullucin— hallucination n. 幻觉

幻想（4 画）phant— phantasm n. 幻象,幻觉

化学（4 画）chem— biochemistry n. 生物化学

孔（4 画）for— perforate v. 穿孔

气管（4 画）trache— trachea（pl. tracheae）n. 气管

气味（4 画）odor— odor n. 气味；臭味；香味 / malodorous a. 恶臭味

支气管（4 画）bronch— bronchus（pl. bronchi）n. 支气管 / bronchioli（pl.）n. 细支气管

心（4 画）cardi / cardio / cor— cardiomalacia n. 心肌软化 / bradycardia n. 心动过缓 / core n. 心，核心 / cordiform a. 心形的

心房（4 画）atri— atrium（pl. atria）n. 房，前房

手（4 画）manu / chir / cheir— manual a. 手的，手工的 n. 手册，指南 / chiropractic n. 脊柱按摩疗法 / cheirospasm n. 手（肌）痉挛

水（4 画）hydr / water / sicc— hydrolysis n. 水解作用 / waters n. 羊水 / desiccation n. 干燥法

水杨酸（4 画）salicyl— salicylism n. 水杨酸中毒

水痘（4 画）varicell— varicella n. 水痘

水肿（4 画）edem— edema n. 水肿，浮肿

天花（4 画）variol— variola n. 天花

天疱疮（4 画）pemphig— pemphigus n. 天疱疮

天冬氨基（4 画）aspar— asparaginase n. 天冬酰胺酶

气体（4 画）flat / pneum / phys / aer— flatulence n. 气胀 / pneumatic a. 气体的，呼吸的 / physometra n. 子宫积气 / aerial a. 空气的，航空的

五（戊）（4 画）pent— pentalogy n. 五联症 / pentosuria n. 戊糖尿

月经（4 画）men / menstru / meno— mensis（pl. menses）n. 月经 / menstruation n. 月经，行经 / menopause n. 绝经

中，中心（4 画）medi / centr— median a. 正中的，中央的 / central a. 中央的，中心的 中间，中性（4 画）neutr / mes— neutropenia n. 中性粒细胞减少 / neutrophilic a. 嗜中性的 / mesosome n. 间体

爪（4 画）claw— clawhand n. 爪形手

五画

外伤（各种外伤）（5 画）见 P81

卡他，黏膜炎（5 画）见 P96

凹（5 画）cav / fove— cavity n. 腔，洞，盂，窝 / fovea 凹

电（5 画）electr / galvan— electrocautery n. 电灼器 / galvanocautery n. 电烙器

包皮（5 画）posth— posthetomy n. 包皮环切术

白（5 画）alb / leuc / leuk / pall— albumin n. 白蛋白，清蛋白 / leukemia n. 白血病 / leukemid n. 白血病疹 / pallidum n. 苍白球

白喉（5 画）diphther— diphtheria n. 白喉 / diphtheroid n. 类白喉

卟啉（5 画）porphyr— porphyrin n. 卟啉

丙烯基（5 画）acryl— acrylic acid 丙烯酸

丙酮基（5 画）aceton— acetonuria *n.* 丙酮尿

丙酮酸（5 画）pyruv— pyruvic acid 丙酮酸

甘露糖（5 画）mann— mannitol *n.* 甘露醇

甘油（5 画）glycer— glycerin *n.* 甘油，丙三醇

发育（5 画）plas— metaplasia *n.* （组织）化生 / hyperplasia *n.* 增生

发育不全（5 画）atel— atelia *n.* 发育不全

发作（5 画）leps / lept— epilepsy *n.* 癫痫 epileptiform *a.* 癫痫样的

呼吸（5 画）pnea / spir / hal / breath— eupnea *n.* 正常呼吸 / apnea *n.* 呼吸暂停，窒息 / inspiration *n.* 吸气；灵感 / inhale *v.* 吸入，吸气 / exhalation *n.* 呼出；蒸发 / breathing *n.* 呼吸，呼吸音

记忆（5 画）mnes— amnesia *n.* 记忆缺失，遗忘症 / anamnesis *n.* 记忆

叩诊（5 画）pless / plex— plessor *n.* 叩诊槌 / pleximeter *n.* 叩诊板

皮质，皮层（5 画）cortic— cortex（*pl.* cortices）*n.* 皮质，皮层

皮肤（5 画）cutane / dermal / theli— cutaneous *a.* 皮肤的 / derma *n.* 皮 / dermal *a.* 皮肤的 / endothelioma *n.* 内皮瘤

气味（5 画）odor— odor *n.* 气味；臭味；香味 / malodorous *a.* 恶臭味

丘脑（5 画）thalam— thalamus（*pl.* thalami）*n.* 丘脑

丝（5 画）byss / fil— byssoid *a.* 伞丝状的 / filum（*pl.* fila）*n.* 丝

生长，促进（5 画）aux / phyt— auxin *n.* 生长素 / auxoamylase n 促淀粉酶 / exophytic *a.* 外部生长的 / osteophyte *n.* 骨赘

生殖（5 画）genit / gon / breed— gene *n.* 基因 / gonosome *n.* 性染色体 / in（out）breeding *n.* 近（远）亲繁殖

生育（5 画）fert— fertilization *n.* 受精，授精 / infertile *a.* 不生育的，不结果的

头（5 画）head / capit / cipit / ceps / cephal— headache *n.* 头痛 / capitate *a.* 头状的 / bicipital *a.* 二头的，二头肌的 / triceps *n.* 三头肌 / cephalad *a.* 向头侧的

头部的主要动脉（5 画）见 P154

凸（5 画）vex— convex *a.* 凸，凸面的

戊基（5 画）amyl— amylobarbitone *n.* 异戊巴比妥

主动脉（5 画）aort— aorta（*pl.* aortae）*n.* 主动脉

左（5 画）lev / sinistr— levodopa *n.* 左旋多巴 / sinistrocerebral *a.* 左大脑半球的

右（5 画）dex— dextran *n.* 右旋糖酐，葡聚糖

外伤（5 画）injury / sprain / trauma / wound 另见 P81

外科（5 画）surg— surgery *n.* 外科，外科学；外科手术

外阴（5 画）episio— episiotomy *n.* 外阴切开术

处女膜（5 画）hymen— hymenorrhaphy *n.* 处女膜缝术

节律（5 画）rhythm— rhythmicity *n.* 节律

性 / arrhythmia n. 心律不齐

甲（5 画）onych— onychomycosis n. 甲癣

甲基（5 画）meth / methyl— methane n. 甲
烷;沼气 / methylate v. 甲基化,加甲基

甲状腺（5 画）thyroid— thyroid n. 甲状腺 /
thyroglobulin n. 甲状腺球蛋白

甲状旁腺（5 画）parathyroid— parathyroid-
ectomy n. 甲状旁腺切除术

甲醛（5 画）formal— formalin n. 甲醛,福尔
马林

鸟嘌呤（5 画）guan— guanosine n. 鸟苷

鸟（5 画）ornith— ornithosis n. 鸟疫

闪烁（5 画）scintill— scintiscan n. 闪烁
扫描

四（丁）（5 画）quadr / quat / tetr— quad-
rangle n. 四角器（牙科） / quaternary a.
第四的 / tetrad n.（细菌）四裂体;（染
色体）四分体 / tetracaine n. 丁卡因

四环素（5 画）cycline— Tetracycline n. 四
环素

生理（5 画）physi— ncurophysiology n. 神经
生理学

生物,生命（5 画）bio— biology n. 生物学 /
bionics n. 仿生学

生命（5 画）vit / vivi— vitals n. 重要器官 /
vivisect v. 活体解剖

正常（5 画）norm— normalization n. 正常
化,标准化

正（5 画）orth— orthophoria n. 正位

六画

全身骨骼（6 画）见 P152

冲（6 画）blast— ①冲击波,气浪 ②胚细

胞,未成熟细胞 ③分裂球丝

有关心脏的血管（6 画）见 P154

闭锁（6 画）atret— atretopsia n. 瞳孔闭锁

创伤（6 画）traumat— traumatism n. 创伤
病 / wound— 创伤,伤口

地方（6 画）loc / place— locum n. 地点;部
位 / displace v. 置换;移位

耳（6 画）ear / aur / trag / ot / oto— ear-
wax n. 耳垢,耵聍 / auricle n. 耳郭;心
耳 / tragus（pl. tragi）n. 耳屏,耳毛 / otic
a. 耳的 / otoconium（pl. otoconia） n.
耳石

导管（6 画）catheter— catheterization n. 导
管插入术

光（6 画）phot / lus / lumin— photoderma-
titis n. 光照性皮炎 / illusion n. 错觉,幻
觉 / transillumination n. 透照

成熟（6 画）matur— maturation n. 成熟;化
脓 / premature n. 早熟儿 a. 早熟的

回（6 画）echo— echography n. 回波描记术

回肠（6 画）ile— ileum n. 回肠

后（6 画）poster— posterity n. 子孙,后代 /
posteroanterior a. 后前位的

会厌（6 画）epiglott— epiglottis n. 会厌

灰质（6 画）poli— polioencephalopathy n.
脑灰质病

汗（6 画）sudor / hidr— sudoresis n. 多汗 /
hidrosis n. 多汗,出汗

机械（6 画）mechan— mechanoreceptor n.
机械（刺激性）感受器

死（6 画）mort / necr— mortality n. 死亡
率 / necrosis（pl. necroses）n. 坏死

死骨（6 画）sequestr— sequestrum（*pl.* sequestra）*n.* 死骨

交感神经（6 画）sympath— sympathetic *a.* 同情的；交感的；共振的 *n.* 交感神经

巩膜（6 画）scler— sclera *n.* 巩膜

休息（6 画）rest— restlessness *n.* 坐立不安，不宁

网膜（6 画）oment— omentum（*pl.* omenta / ~s）*n.* 网膜

网状（6 画）reticul— reticulum（*pl.* reticula）*n.* 网状组织

扣带（6 画）cingul— cingulum（*pl.* cingula）*n.* 带；扣带（脑）；舌面隆突（牙）

扩张（6 画）ectas— ectasia *n.* 扩张，膨胀

囟（6 画）font— fontanel（le）*n.* 囟门

伦琴射线（6 画）roentgen— roentgen *n.* 伦琴射线（X 线量单位）

老人（6 画）presby— presbycardia *n.* 老年心脏病

妇女（6 画）gynec— gynecotokology *n.* 妇产科学

米（6 画）meter— micrometer *n.* 微米

纤维（6 画）fibr / cellul— fibroepithelioma *n.* 纤维上皮瘤 / cellulose *n.* 纤维素

纤维蛋白（6 画）fibrin— fibrinuria *n.* 纤维蛋白尿

舌（6 画）gloss / glott / lingu— glossocoma *n.* 舌退缩 / glottic *a.* 舌的；声门的 / lingual *a.* 舌的

血（6 画）sanguin / hemat— consanguinity *n.* 同血缘；同宗 / hematoma *n.* 血肿 / hemolysis（*pl.* hemolyses）*n.* 溶血

血清（6 画）ser— serum（*pl.* sera）*n.* 血清；浆液

血小板（6 画）thromb— thrombocyte *n.* 血小板 / thrombocytopenia *n.* 血小板减少症

血管（6 画）angi / vas / vascul— angiography *n.* 血管造影术 / vas（*pl.* vasa）*n.* 管，脉管 / vasospasm *n.* 血管痉挛 / vasculitis *n.* 脉管炎，血管炎

血栓（6 画）thromb— thrombus（*pl.* thrombi）*n.* 血栓

血症（6 画）emia— anemia *n.* 贫血 / anoxemia *n.* 缺氧血症

血红蛋白（6 画）hemoglobin— hemoglobinopathy *n.* 血红蛋白病

动脉（6 画）arteri— arteria（*pl.* arteriae）*n.* 动脉 / arteriosclerosis *n.* 动脉硬化

动脉瘤（6 画）aneurysm— aneurysmorrhaphy *n.* 动脉瘤缝术

动力（6 画）dynam— hyperdynamia *n.* 肌力过度

动物（6 画）zoo— zoonosis *n.* 动物传染病

红（6 画）rub / erythr / rhod— rubor *n.* 红，发红 / erythrogenesis *n.* 红细胞发生 / rhodopsin *n.* 视紫质，视紫红质

肋骨（6 画）cost— costa *n.* 肋骨

吗啡（6 画）morphine— apomorphine *n.* 阿朴吗啡

伤寒（6 画）typh— typhoid *n.* 伤寒 / typhus *n.* 斑疹伤寒 / paratyphoid *n.* 副伤寒

色（6 画）chromat— chromatin *n.* 染色质 / euchromatin *n.* 常染色体

阴部（6 画）pud— pudendum *n.* 阴部

阴蒂（6 画）clitor— clitorism *n.* 阴蒂肥大

阴道（6 画）colp / vagin— colpalgia *n.* 阴道痛 / vaginoplasty *n.* 阴道成形术

阴囊（6 画）osch— oscheocele *n.* 阴囊瘤

阴茎（6 画）phall— phallus *n.* 阴茎

会阴（6 画）perine— perineum *n.* 会阴

关节（6 画）articul / arthr— articulatio（*pl.* articulationes）*n.* 关节 / arthritis（*pl.* arthritides）*n.* 关节炎

过敏（6 画）anaphyl— anaphylaxis *n.* 过敏性,过敏反应

过氧化氢（6 画）catal— catalase *n.* 过氧化氢酶

肉芽（6 画）granul— granuloma *n.* 肉芽肿

羊膜（6 画）amni— amnion *n.* 羊膜 / amniocentesis *n.* 羊膜穿刺术

肌（6 画）my / mys / muscul / creat / carn / ino / sarc— myoma（*pl.* myomata）*n.* 肌瘤 / endomysium *n.* 肌内膜 / musculus（*pl.* musculi）*n.* 肌 / creatorrhea *n.* 肉质下泄 / carneous *n.* 肉的,肉性的 / inosine *n.* 肌苷,次黄苷 / sarcoma（*pl.* sarcomata）*n.* 肉瘤

肌（6 画）my – 另见 P94

肌酸（6 画）creat— phosphocreatine *n.* 磷酸肌酸

曲张（6 画）cirs / varic— cirsoid *a.* 曲张的 / cirsectomy *n.* 曲张静脉切除术

曲（6 画）curv / flex / scoli— curve *n.* 曲线,弯曲 / flexor *n.* 屈肌 / scoliosis *n.* 脊柱侧凸

吸收（6 画）sorb / sorpt— absorption *n.* 吸收 / absorbent *n.* 吸收剂 / resorption *n.* 吸收 / reabsorption *n.* 重吸收

压力（6 画）bar / press / stress— baroreceptor *n.* 压力感受器 / depression *n.* 抑郁（症） / distress *v.* 使痛苦

伊红（6 画）eosin— eosinopenia *n.* 嗜伊红细胞减少；嗜酸性细胞减少

阵挛（6 画）clon— clonus *n.* 阵挛 / clonism *n.* 连续阵挛

七画

扭（7 画）sprain— 揿伤,扭伤

吡啶（7 画）pyridin— pyridine *n.* 吡啶

吡哆（7 画）pyridox— pyridoxal *n.* 吡哆醛,维生素 B6

吡嗪（7 画）pyrazin— pyrazinamide *n.* 吡嗪酰胺

层（7 画）strat— stratum *n.* 层,地层

附件（7 画）adnex— adnexa *n.* 附件,附器 / adnexitis *n.*（子宫）附件炎

汞（7 画）mercur / hydragyr— mercury *n.* 汞,水银 / hydrargyria *n.* 汞中毒

疖（7 画）furunc— furuncle *n.* 疖 / furunculosis *n.* 疖病

呕吐（7 画）emes / emet— emesis *n.* 呕吐 / antiemetic *a.* 止吐的 *n.* 止吐药

韧带（7 画）ligament / desm / — ligament hepatis 肝韧带 / desmology *n.* 绷带学；韧带学

声带（7 画）cord— cordotomy *n.* 声带切开术

声门（7 画）glott— glottis *n.* 声门

系带（7 画）fren— lingual frenum 舌系带

系膜（7 画）mes— mesoappendix *n.* 阑尾系膜

体（7 画）som / corp— soma *n.* 体，躯体 / corpse *n.* 尸体

体液（7 画）humor— humoral *a.* 体液的

体质（7 画）cras— dyscrasia *n.* 体液不调；恶液质 / idiosyncrasy *n.* 特异性，特异体质

纵隔（7 画）mediastin— mediastinitis *n.* 纵隔炎

肝（7 画）hepat— hepatitis *n.* 肝炎

肝管（7 画）hepatic— hepaticostomy *n.* 肝管造口术

肛门（7 画）proct / an / arch— proctalgia *n.* 肛部痛 / anus *n.* 肛门 / archocystosyrinx *n.* 肛门膀胱瘘

坏疽（7 画）gangren— gangrene *n.* 坏疽

角膜（7 画）kerat / corne— keratalgia *n.* 角膜痛 / cornea *n.* 角膜

极（7 画）polar— polarization *n.* 极化

局部（7 画）top— topography *n.* 局部解剖

克（7 画）gram— Kilogram *n.* 公斤，千克

冷（7 画）cry / frig— cryoprobe *n.* 冷冻探子，冷刀 / refrigeration *n.* 冷却

卵巢（7 画）ovar / oophor— ovarium（*pl.* ovaria）*n.* 卵巢 / oophoritis *n.* 卵巢炎

卵（7 画）ov / oo— ovulation *n.* 排卵 / oogenesis *n.* 卵子

卵磷脂（7 画）lecithin— lecithinase *n.* 卵磷脂酶

免疫（7 画）immun— immune *a.* 有免疫力的

龟头（7 画）balan— balanitis *n.* 龟头炎

位置（7 画）pos / posit— position *n.* 位置；姿势；胎位 / repositor *n.* 复位器

角（7 画）kerat / gon / corn / angal— keratin *n.* 角蛋白 / trigone *n.* 三角，三角区 / corna *n.* 角 / triangle *n.* 三角形

位（7 画）metr— ametropia *n.* 屈光不正

卤（7 画）hal— halide *n.* 卤化物 / halothane *n.* 卤烷，氟烷

尾（7 画）caud— cauda *n.* 尾 / caudatum *n.* 尾状核

尿道（7 画）urethr— urethra（*pl.* urethrae）*n.* 尿道

尿酸（7 画）uric / lith— uricacidemia *n.* 尿酸血症 / lithate *n.* 尿酸盐

尿囊（7 画）allanto— allantois *n.* 尿囊 / allantoin *n.* 尿囊素

尿（7 画）urin— urination *n.* 排尿 / uremia *n.* 尿毒症 / nocturia *n.* 夜尿症

尿黑酸（7 画）alcapton— alcaptonuria *n.* 尿黑酸尿症

尿蓝母（7 画）indican— indicanuria *n.* 尿蓝母尿

尿嘧啶（7 画）uracil— fluorouracil *n.* 氟尿嘧啶

尿苷（7 画）uridine— floxuridine *n.* 氟脱氧尿苷

妊娠（7 画）gest / cyes / pregn / gravid— gestation *n.* 妊娠，怀孕 / eccyesis *n.* 异位妊娠 / pregnancy *n.* 妊娠，怀孕 / unigravida *n.* 初孕妇

声（7 画）phon / son / sound— aphonia *n.*

失声症 / ultrasonic *a.* 超声的 / ultrasound *n.* 超声

时间（7 画）chron— chronaxy *n.* 时值 / chronic *a.* 慢性的

吞咽（7 画）glut / phag— deglutition *n.* 吞咽 / dysphagia *n.* 咽下困难

听觉（7 画）acus— diplacusia *n.* 复听 / hyperacusis *n.* 听觉过敏

形状（7 画）plast / form / morph— protoplast *n.* 原生质体 / form *n.* 形状,形态 / heteromorphosis *n.* 异形化

肘（7 画）cubit— antecubital *a.* 肘前的

足（7 画）ped / pod— peduncle *n.* 脚,蒂,茎 / pseudopodium（*pl.* pseudopodia）*n.* 伪足

运动（7 画）kines / prax / phor / puls— kinesitherapy *n.* 运动疗法 / dyspraxia *n.* 运用障碍 / dysphoria *n.* 烦躁不安 / pulsus *n.* 脉搏

吲哚（7 画）indo— indomethacin *n.* 消炎痛 / indoxyl *n.* 吲哚酚

麦角（7 画）erg— ergot *n.* 麦角 / ergometrine *n.* 麦角新碱

医疗（7 画）iatr— iatrogenic *a.* 医原性的

医药（7 画）medic— medicine *n.* 药品;医学;内科学

坐骨（7 画）ischi / sciat— ischium（*pl.* ischia）*n.* 坐骨 / sciatic *a.* 坐骨的

张力（7 画）ton— tonic *a.* 强直的,紧张的

变,异,异常（8 画）poikil / all / anomal— poikiloderma *n.* 皮肤异色病 / allergen *n.* 变态反应原,过敏原 / anomalous *a.* 异常的,不规则的

八画

呼吸系统（8 画）见 P153

苯基（8 画）phen / phenyl— phenytoin *n.* 苯妥英 / phenylephrine *n.* 苯肾上腺素,新福林

苯甲基,苄基（8 画）benz（yl）— benzene *n.* 苯

波（8 画）kym— kymograph *n.* 记波器

侧（8 画）later— bilateral *a.* 两侧的,双边的

垂体（8 画）pituitar— pituitarium *n.* 垂体 / pituitrin *n.* 垂体后叶素

顶点（8 画）vertic— vertical *a.* 顶点的;垂直的

底（8 画）found / fund / bas— fundus *n.* 底,基底 / profundus *a.* 深的 / basial *a.* 底的;颅底点的

果糖（8 画）levul / fruct— levulose *n.* 果糖,左旋糖 / fructosuria *n.* 果糖尿

金（8 画）chrys / aur— chrysoderma *n.* 金沉着性皮变色 / aureomycin *n.* 金霉素

空洞（8 画）cavern— cavern *n.* 腔,空洞,盂 / cavernoma（*pl.* ~s）海绵状（血管）瘤

空肠（8 画）jejun / nesteo— jejunocolostomy *n.* 空肠结肠吻合术 / nesteostomy *n.* 空肠造口术

盲肠（8 画）cec— cecum（*pl.* ceca）*n.* 盲肠

固体（8 画）solid— solidification *n.* 固化

疝（8 画）herni— herniorrhaphy *n.* 疝缝术

直肠（8 画）rect / proct— rectum（*pl.* recta）*n.* 直肠 / proctitis *n.* 直肠炎

刺激（8 画）stimul / irrit— stimulus n. 刺激，刺激物 / irritability n. 应激性，兴奋性

杵（8 画）club— clubbed a. 杵状的

顶盖（8 画）tect— tectospinal a. 顶盖脊髓的

顶（8 画）apic— apicolysis 肺尖萎陷术

股（8 画）mer / fem(or)— meralgia n. 股痛

泪（8 画）dacry / lacrim— dacryops n. 泪眼，泪管积液 / lacrimation n. 流泪

环（8 画）annul / perit— annulus n. 环 / peritomy n. 包皮环切术

阜（8 画）carunc— caruncle n. 小阜，肉阜 / hymenal caruncles 处女膜痕

放射，光线（8 画）radi / actin— radioautography n. 放射自显影术 actinomycin n. 放线菌素

肺（8 画）pneum / pulmon— pneumococcus（pl. pneumococci）n. 肺炎球菌 / pneumocyte n. 肺细胞 / pneumonia n. 肺炎

肺泡（8 画）alveol— alveolus（pl. alveoli）n. 肺泡；牙槽

肩胛骨（8 画）scapul— scapula n. 肩胛骨

肱骨（8 画）humer— humerus（pl. humeri）n. 肱骨

茎突，针（8 画）styl— styloid a. 茎状的；细长的 / stylus n. 管心针

苦味（8 画）picr— picric acid 苦味酸 / picrate n. 苦味酸盐

盲（8 画）typhl— typhlosis n. 盲，视觉缺乏 / typhlolexia n. 词盲，视性失读

青（8 画）glauc— glaucoma n. 青光眼

肾（8 画）nephr / ren— nephritis n. 肾炎 / ren（pl. renes）n. 肾

肾小球（8 画）glomerul— glomus（pl. glomera）n. 球 / glomerulus（pl. glomeruli）n. 小球，肾小球

肾上腺（8 画）adren— adrenaline n. 肾上腺素

肾盂（8 画）pyel / pelvi— pyelocystitis n. 肾盂膀胱炎 / pelvis（pl. pelves）n. 肾盂；骨盆

实质（8 画）parenchym— parenchyma n. 实质，主质

实体，立体（8 画）stere— stereognosis n. 实体觉，立体觉

松弛（8 画）lax— laxation n. 松弛，轻泻

肽（8 画）pept— polypeptide n. 多肽

细支气管（8 画）bronchiol— bronchiolus（pl. bronchioli）细支气管

细胞（8 画）cyt / cell / cellul— cytogenetics n. 细胞遗传学 / cytokinesis n. 细胞分裂 / cell— cell n. 细胞，室，小房 / cellulitis n. 蜂窝织炎

细菌（8 画）另见 P95

乳（8 画）lact / galact / emuls— lactic acid 乳酸 / galactocele n. 乳腺囊肿 / emulsification n. 乳化

乳糜（8 画）chyl— chylothorax n. 乳糜胸 / chyluria n. 乳糜尿

乳房（8 画）mamm / mast— mamma（pl. mammae）n. 乳房 / mastatrophy n. 乳腺萎缩

乳头（8 画）mamill / mammill— mamilla

(*pl.* mamillae) *n.* 乳头;乳头状物 / mammillitis *n.* 乳头炎

乳头(8 画)papill / thel— papilla(*pl.* papillae) *n.* 乳头 / thelium *n.* 乳头

软(8 画)moll / malac— molluscum *n.* 软疣 / malacosteon *n.* 骨软化

软骨(8 画)chondr / cartilag— chondroclast *n.* 破软骨细胞 / cartilagin *n.* 软骨素

视网膜(8 画)retin— retina(*pl.* retinae) *n.* 视网膜

视觉(8 画)leps— ablepsia *n.* 视觉缺失

味觉(8 画)geus / gust— parageusia *n.* 味觉异常,味觉倒错 / hypogeusia *n.* 味觉减退 / gustation *n.* 味觉,尝味

物理(8 画)physi— physiotherapy *n.* 物理治疗

性腺(8 画)gonad— gonadotrophin 促性腺激素

性(8 画)venere / sex— venereal *a.* 性交的,性病的 / transsexualism *n.* 易性癖,易性转化欲(性心理变态)

泻(8 画)cathar— cathartic *n.* 泻药

线(8 画)ten / ordin / mit— leptotene *n.* 细线期 / coordination *n.* 协调,配位 / mitogen *n.* 有丝分裂原 / amitosis *n.* 无丝分裂

夜(8 画)noct / nyct— noctambulism *n.* 夜游症 / nyctalopia *n.* 夜盲症

鱼(8 画)ichthy— ichthyol *n.* 鱼石脂 / ichthyosis *n.* 鱼鳞癣

油(8 画)ole— oleothorax *n.* (人工)油胸

肢(8 画)mel— amelia *n.* 无肢(畸形) /

macromelia *n.* 巨肢

肢端(8 画)acr— acrocyanosis *n.* 手足发绀

枕骨(8 画)occipit— occipitalization *n.* 枕骨化

组织(8 画)hist— histiocyte *n.* 组织细胞

肿瘤(8 画)onc / tum— oncogene *n.* 致癌基因 / tumefaction *n.* 肿胀,肿大 / tumescence *n.* 肿胀,肿大

九画

冠(9 画)coron— Coronavirus 冠状病毒

胞苷(9 画)cyt— cytarabine *n.* 阿糖胞苷

钡(9 画)bar— baritosis *n.* 钡尘肺

测量(9 画)meter / metr— diameter *n.* 径,直径 / biometry *n.* 生物统计学

穿刺(9 画)cente— centesis *n.* 穿刺术

茶碱(9 画)phylline— aminophylline *n.* 氨茶碱

草酸(9 画)oxal— oxalosis *n.* 草酸盐沉积症

枸橼酸(9 画)citr— citrate *n.* 枸橼酸盐

点(9 画)punct— punctum *n.* 点,尖 / puncture *n.* 穿刺,刺伤

疯狂(9 画)man— mania *n.* 躁狂,躁 / monomania *n.* 单狂,偏狂

钙(9 画)calc— calcemia *n.* 钙血症

便秘(9 画)stip— constipation *n.* 便秘 / obstipation *n.* 顽固型便秘

氟(9 画)fluor— fluoridation *n.* 氟化作用

胡椒(9 画)piper— piperazine *n.* 胡椒嗪(驱蛔灵)

染(9 画)stain— stain *v.* 沾污;染色 / staining *n.* 染色法,染色

结节（9 画）nod / tuber— node *n.* 结,结节;霉菌的根样膨大(为根茎发生处) / tuberosis *n.* 结节形成(状态)

结膜（9 画）conjunctiv— conjunctiva *n.* 结膜

结核（9 画）tubercul(o)— tubercle *n.* 结核;结节 / tuberculoma *n.* 结核瘤

结肠（9 画）colon— colon(*pl.* cola) *n.* 结肠 / colonalgia *n.* 结肠痛

氢（9 画）hydr— hydrocortisone *n.* 氢化可的松

骨（9 画）skelet / phys— skeleton *n.* 骨骼 / apophysis(*pl.* apophyses) *n.* 骨突(解) / apophysitis *n.* 骨突炎(外)

骨（9 画）ost— enostosis *n.* 内生骨疣 / exostosis *n.* 外生骨疣

骨髓（9 画）medull— medulla(*pl.* medullae) *n.* 髓质

骨髓;脊髓（9 画）myel— myeloma(*pl.* myelomata) *n.* 骨髓瘤 / myeleterosis *n.* 脊髓病变

骨髓（9 画）pulp— pulp *n.* 髓 / pulpitis *n.* 牙髓炎

骨盆（9 画）pelv— pelvis(*pl.* pelves) *n.* 骨盆 / pelvic *a.* 骨盆的

钩（9 画）ham / unc— hamate *a.* 钩状的 / unciform *a.* 钩状的

咳（9 画）tuss— tussis *n.* 咳嗽 / pertussis *n.* 百日咳

临床（9 画）clinic— clinician *n.* 临床医师 / polyclinic *n.* 综合门诊

蚂蚁（9 画）form— formication *n.* 蚁走感

脉络膜（9 画）choroid— choroidea *n.* 脉络膜

脉搏（9 画）sphygm— sphygmomanometer *n.* 血压计

钠（9 画）natr— hyponatremia *n.* 血钠过低

神（9 画）nerv / neur— nervus *n.* 神经 / neur— neurilemmoma *n.* 神经鞘瘤

神经鞘（9 画）neu / neurilemm— neurilemma *n.* 神经鞘,神经膜

神经节（9 画）gangli— ganglion(*pl.* ganglia) *n.* 神经节;腱鞘囊肿

迷（9 画）vag— vagus(*pl.* vagi) *n.* 迷走神经 / vagal *a.* 迷走神经的

迷路（9 画）labyrinth— labyrinthitis *n.* 迷路炎,内耳炎

峡（9 画）isthm— isthmus(*pl.* isthmi) *n.* 峡,峡部

食管（9 画）esophag— esophagus *n.* 食管

室（9 画）ventricul— ventriculopuncture *n.* 脑室穿刺术;心包穿刺术

室管膜（9 画）ependym— ependymoma *n.* 室管膜瘤

面（9 画）prosop— prosopalgia *n.* 三叉神经痛

咽（9 画）pharyng— pharyngismus *n.* 咽痉挛

咽峡（9 画）angin— angina *n.* 咽峡炎,眼痛;绞痛

扁桃体（9 画）tonsill— tonsillectomy *n.* 扁桃体切除术

狭窄（9 画）sten— stenosis(*pl.* stenoses) *n.* 狭窄

背（9 画）dors— dorsalgia *n.* 背痛

剑突（9 画）xiph— xiphoid *n.* 剑突

胫骨（9 画）tib— tibia *n.* 胫骨 / tibialis *a.* 胫骨的

树突（9 画）dendr— dendrite *n.* 树突 / telodendrion（*pl.* telodendria）*n.* 终树突

胃（9 画）gastr / stomach— gastritis *n.* 胃炎 / stomachache *n.* 胃痛

贲门（9 画）cardi— cardia *n.* 贲门

幽门（9 画）pylor— pylorus *n.* 幽门

肠（9 画）enter / intestine / gut— enterocele *n.* 肠疝 / intestinum *n.* 肠 / catgut *n.* 肠线

肠系膜（9 画）mesenter— mesenterium *n.* 肠系膜

绒毛（9 画）vill— villus（*pl.* villi）*n.* 绒毛

绒毛膜（9 画）chor— chorion *n.* 绒毛膜；卵壳

轴索（9 画）ax— axis（*pl.* axes）*n.* 轴 / axiation *n.* 轴（心）化

胆（9 画）chol— cholelithiasis *n.* 胆石病

胆汁（9 画）bil— bilirubin *n.* 胆红素

胆管（9 画）cholang— cholangitis *n.* 胆管炎

胆囊（9 画）cholecyst— cholecystitis *n.* 胆囊炎

胆总管（9 画）choledoch— choledochus *n.* 胆总管

毒物，中毒（9 画）另见 P96

毒，毒素（9 画）tox / poison / toxin— toxemia *n.* 毒血症 / poisonous *a.* 有毒的，有害的 / anatoxin *n.* 类毒素

虹膜（9 画）irid— iris *n.* 虹膜 / iridokerati-tis *n.* 虹膜角膜炎

括约肌（9 画）sphincter— sphincterectomy *n.* 括约肌切除术

胚胎（9 画）embry— embryo *n.* 胚胎 / embryotomy *n.* 碎胎术

胚细胞，母细胞（9 画）blast— blastema *n.* 胚基，芽基

胎盘（9 画）placent— placenta（*pl.* placentae）*n.* 胎盘

胎儿（9 画）fet— fetus *n.* 胎儿

前列腺（9 画）prostat— prostate *n.* 前列腺 / prostaglandin *n.* 前列腺素

前庭（9 画）vestibul— vestibulum *n.* 前庭

前臂前区的肌（9 画）见 P153

炭（9 画）anthrac— anthracosis *n.* 炭肺

弯曲（9 画）ancyl / ankyl— ankylosis（*pl.* ankyloses）*n.* 关节强直 / ancylostoma *n.* 钩（口线）虫属 / ancylostomiasis *n.* 钩虫病（c— k 可互换）

洋地黄（9 画）digital— digitalization *n.* 洋地黄化

疣（9 画）verruc— verruca *n.* 疣 / verrucous *a.* 疣的，有疣的

荧光（9 画）fluor— fluorescein *n.* 荧光素

药（9 画）pharmac— pharmaceutics *n.* 药剂学

疫苗（9 画）vaccin— vaccine *n.* 疫苗，菌苗

指 / 趾（9 画）dactyl— dactylus *n.* 指；趾

指甲 / 趾甲（9 画）ungu— unguis（*pl.* ungues）*n.* 指甲；趾甲

指骨 / 趾骨（9 画）phalang— phalangitis *n.* 指骨炎；趾骨炎

重氮（9 画）diaz— sulfadiazine *n.* 磺胺嘧啶

十画

损害(10 画)lesion 另见 P83

氮,硝基(10 画)nitr— nitrogen n. 氮 / nitrazepam n. 硝基安定

氨(10 画)amin / ammon— amino acid 氨基酸 / ammonemia n. 氨血症

唇(10 画)cheil / labi— cheilocarcinoma n. 唇癌 / labiogingival a. 唇龈的

耻骨(10 画)pub— pubis(pl. pubes)n. 耻骨

臭(10 画)fet / hal / brom / oz— fetor n. 臭气,恶臭 / halitosis n. 口臭 / bromidrosis n. 腋臭 / ozena n. 臭鼻症

粉瘤(10 画)ather— atheroma n. 粉瘤;动脉粥样化

钾(10 画)kal— hyperkalemia n. 高钾血症

酒精(10 画)alcohol— alcoholism n. 酒精中毒

痉挛(10 画)spasm / spast— spasmus n. 痉挛 / spasticity n. 痉挛状态,强直状态

胶质(10 画)gli— glia n. 神经胶质 / glioma n. 神经胶质瘤

胶体(10 画)coll— collodion n. 火棉胶

胶原(10 画)collagen— collagenosis n. 胶原性疾病

浆质(10 画)plasm— plasma n. 血浆;原生质

流行病(10 画)epidem— epidemiology n. 流行病学

流产(10 画)abort— abortion n. 流产,小产 / abortifacient n. 堕胎药

离子(10 画)ion— ionize v. 电离,离子化

脓(10 画)py / pur / pus / putre— pyemia n. 脓血症 / purulent a. 脓性的,化脓的 / pustule n. 脓疮 / putrefaction n. 腐败

索,带(10 画)chord— chorda n. 索,带;腱 / chordectomy n. 声带切除术

调理素(10 画)opson— opsonin n. 调理素

核(10 画)nucle / kary— nucleus(pl. nuclei)n. 核 / nucleic acid 核酸 / karyolysis n. 核溶解

核糖(10 画)rib— ribosome n. 核糖体

胸(10 画)pect(or) / thorac / steth— pectoral a. 胸的,祛痰的 / thoracocentesis n. 胸腔穿刺术 / stethoscope n. 听诊器

胸腺(10 画)thym— thymus n. 胸腺 / thymine n. 胸腺嘧啶

胸骨(10 画)stern— sternum(pl. sterna)n. 胸骨

胸膜(10 画)pleur— pleuralgia n. 胸膜痛

息肉(10 画)polyp— polypus n. 息肉 / polypoid a. 息肉状的

脑(10 画)phren— phrenopathy n. 精神病

脑回(10 画)gyr— gyrus(pl. gyri)n. 脑回,回

脑(脊)膜 meninx— meninx(pl. meninges)n. 脑(脊)膜

脊柱(10 画)rachi / spin / kyph— rachis n. 脊柱,脊椎 / spina n. 脊柱;棘,刺 / kyphosis n. 脊柱后凸,驼背

脊椎(10 画)spondyl— spondylitis n. 脊椎炎

破伤风(10 画)tetan— tetanus n. 破伤风,强直

铍(10 画)berylli— berylliosis n. 铍中毒

脐(10 画)omphal / umbilic— omphalectomy n. 脐切除术 / umbilicated a. 脐形的,凹陷的

热,灼,焦(10 画)calor / therm / febr / ferv / pyr— caloric a. 热的,卡的 / thermocoagulation n. 热凝固术 / febrile a. 发热的,热性的 / fervescence n. 发热,体温升高 / pyrexia n. 发热 / pyrosis n. 胃灼热 / pyrophosphatase n. 焦磷酸酶

祥(10 画)ans— ansate a. 祥状的;有柄的

衰弱(10 画)asthen— asthenia n. 无力,虚弱 / psychasthenia n. 精神衰弱 / neurasthenia n. 神经衰弱

砷(10 画)arsen— arseniasis n.(慢性)砷中毒

疼痛(10 画)alg / odyn— analgia n. 痛觉缺失 / algophobia n. 疼痛恐怖 / odynophagia n. 吞咽痛

铁(10 画)sider / ferr / ferro / ferri— hemosiderin n. 含铁血红素 / transferrin n. 转铁蛋白 / ferrous a. 亚铁的,二价铁的 / ferric a. 高铁的,正铁的,三价铁的

消化(10 画)digest— digestion n. 消化 / in(mal)digestion n. 消化不良

消化酶(10 画)psin— pepsin n. 胃蛋白酶

胰(10 画)pancreat— pancreas(pl. pancreata)n. 胰,胰腺

胰岛(10 画)insul— insulin n. 胰岛素

盐酸(10 画)chlorhydr / hydrochlor— chlorhydria n. 胃酸过多 / achlorhydria n. 胃酸缺乏 / hydrochloride n. 氢氧化物,盐酸盐

脂肪(10 画)steat / lip / seb / adip— steatoma n. 脂瘤,粉瘤 / lipidosis n. 脂沉积症 / sebaceous a. 皮脂的,脂肪的 / adiposis n. 肥胖症

脂(10 画)ester— esterase n. 脂酶

脒(10 画)amidin— amidine n. 脒

原(10 画)gen— autoantigen n. 自体抗原,自身抗原 / isoantigen n. 同种抗原,同族抗原

原始(10 画)arch— menarche n. 月经初期

烟酸(10 画 nicot— nicotine n. 烟碱,尼古丁

氧(10 画)oxy / oxid— oxygenation n. 氧合作用 / oxidant n. 氧化剂

圆(10 画)circul / circum / cycl / orb / viron— circulatory a. 循环的 / circumduction n. 环行 / cyclopentamine n. 环戊烯胺 / orbicular a. 环状的,圆的 / environment n. 环境,周围

容量(10 画)vol— hypovolemia n. 血容量过少

砧骨(10 画)incud— incus n. 砧骨 / incudectomy n. 砧骨切除术

症状(10 画)semei / symptom— semeiology n. 症状学 / symptomatology n. 症状学

振动(10 画)vibr / oscill / cuss— vibration n. 振动,颤动 / oscillograph n. 示波器 / concussion n. 震荡,震动

唑酮(10 画)pyrazon— sulfinpyrazone n. 苯磺唑酮

病(10 画)path / nos / morb— pathogen n.

病原体,致病菌 / nosonomy n. 疾病分类法 / morbidity n. 病态;发病率

病菌(10 画)germ— germ n. 病菌,芽胞 / germicide n. 杀菌剂

（为了查阅方便,将近似一组的词汇按笔画归纳如下,括号内数字为该组首字的笔画）

【布鲁菌】(5) brucell— Brucella n. 布鲁菌属 / brucella n. 布鲁菌

【曲霉】(6) aspergill— aspergillosis n. 曲霉病

【杆菌】(7) bacill— bacillus(pl. bacilli) n. 杆菌

【细菌】(8) bacteri— bacterium n. 细菌

【青霉】(8) penicill— penicillin n. 青霉素

【念珠菌】(8) cand / monil— candicidin n. 杀念珠菌素 / moniliasis n. 念珠菌病

【真菌,霉菌】(10) fung— fungus(pl. fungi) n. 真菌,霉菌

【球菌】(11) coccus— Coccus n. 球菌属 / coccus(pl. cocci) n. 球菌

【球孢子菌】(11) coccidioid— coccidioidomycosis n. 球孢子菌病

【链球菌】(12) strept— streptobacillus n. 链球杆菌

【葡萄球菌】(12) staphyl— staphyloderma n. 葡萄球菌性皮肤化脓

【鞭毛】(18) flagell— flagellum(pl. flagella) n. 鞭毛

【病毒】(10) virus— COVID–19 新型冠状病毒肺炎（世界卫生组织命名,即Corona Virus Disease 2019 之意）/ Delta 德尔塔（新冠肺炎病毒的一个变异）

病毒(10 画)virus 另见 P94

十一画

绷带(11 画)bandage 另见 P86

萨斯 SARS(Severe Acute Respiratory Syndromes)重症急性呼吸道综合征,传染性非典型性肺炎（属于冠状病毒属,Coronavirus / 冠状病毒科 Coronaviridae）

断层解剖（头部）（经眶前缘的冠状断面的解剖所见）(11 画)见 P153

颅(11 画)crani— cranium(pl. crania) n. 颅 / craniocele n. 脑膨出

胼胝(11 画)call— callous a. 硬结的;起老茧的;无情的;无感觉的 / callus n. 胼胝;骨痂

酚基(11 画)phen(ol)— phentolamine n. 酚妥拉明

铬(11 画)chrom— chromaffinoma n. 嗜铬细胞瘤

硅(11 画)silic— silica n. 硅石

淋巴(11 画)lymph— lymphadenitis n. 淋巴结炎

淋巴结核(11 画)scroful— scrofula n. 淋巴结核

淋巴管(11 画)lymphangi— lymphangiosarcoma n. 淋巴管肉瘤

颈(11 画)cerv / trachel— cervix n. 颈;子宫颈 / trachelocyllosis n. 斜颈

黄疸(11 画)icter— icterus n. 黄疸 / icteroanemia n. 溶血性黄疸贫血病

黄(11 画)flav / xanth / lute / ochr— flavin

n. 黄素 / xanthurenic acid 黄尿酸 / luteal *a.* 黄体的 / ochronosis *n.* 褐黄病

接种(11 画)inocul— inoculum *n.* 接种物

理论(11 画)dox— paradoxical *a.* 反论的，逆理的

躯干(11 画)trunc— truncus (*pl.* trunci) *n.* 躯干，干

斜角肌(11 画)scalen— scalenus *n.* 斜角肌

斜视(11 画)trop / esotropia *n.* 内斜视 / exotropia *n.* 外斜视

斜方形(11 画)trapez— trapezium *n.* 斜方形；大多角骨

隐斜视(11 画)phor— heterophoria *n.* 隐斜视

隐(11 画)crypt— cryptitis *n.* 隐窝炎

粒(11 画)chondri / granul— chondriosome *n.* 线粒体 / granular *a.* 有颗粒的，颗粒状的

菱(11 画)rhomb— rhomboid *n.* 菱形

能,功,力(11 画)erg— endergic *a.* 吸能的 / anergy *n.* 无反应性 / synergy *n.* 协同作用

绿(11 画)chlor— chloroma *n.* 绿色瘤，绿色癌 / chlorophyll *n.* 叶绿素

麻痹(11 画)pleg— diplegia *n.* 双侧瘫，两侧瘫 / monoplegia *n.* 单侧瘫

麻疹(11 画)morbill— morbilli *n.* 麻疹

麻风(11 画)lepr— lepra *n.* 麻风 / lepriasis *n.* 麻风病

麻黄(11 画)ephedr— ephedrine *n.* 麻黄碱

梅毒(11 画)syphil— syphilid *n.* 梅毒疹

维生素(11 画)vitamin— avitaminosis *n.* 维生素缺乏病

疱(11 画)phlycten— phlyctenule *n.* 水疱,小疱

球(11 画)bulb / glob / spher— bulbar *a.* 球的,延髓的 / globulus *n.* 小体,球剂 / spherocyte *n.* 球形红细胞

球蛋白(11 画)globulin— hyperglobulinemia *n.* 高球蛋白血症

羟基(11 画)hydroxy— hydroxychloroquine *n.* 羟氯喹

蛋白质(11 画)prote— protease *n.* 蛋白酶

淀粉(11 画)diast / amyl— diastase *n.* 淀粉酶 / amyloid *a.* 淀粉样的

情感(11 画)path / thym— apathy *n.* 情感淡漠 / apathic *a.* 无感情的 / empathy *n.* 移情,神人 / hypothymia *n.* 情感减退

渗透(11 画)osm / filtr— osmosis *n.* 渗透（作用）/ infiltration *n.* 渗入,浸润

脱氧(11 画)deoxy / desoxy— deoxycytidylic acid 脱氧胞苷酸 / desoxymorphine *n.* 脱氧吗啡

烷基(11 画)alkyl— alkylation *n.* 烷化

悬雍垂(11 画)staphyl / uvul— staphylorrhaphy *n.* 悬雍垂缝术 / uvala (*pl.* uvulae) *n.* 悬雍垂

移植(11 画)graft— autograft *n.* 自体移植

液体(11 画)liqu— liquid *n.* 液体

银(11 画)arg— argentaffinoma *n.* 嗜银细胞瘤

趾;指(11 画)dactyl— dactylus *n.* 指;趾

趾骨;指骨(11 画)phalang— phalangitis *n.* 指骨炎;趾骨炎

跖骨(11 画)metatars— metatarsus *n.* 跖骨

趾甲;指甲(11画)ungu— unguis(*pl.* ungues)*n.* 指甲;趾甲

距骨(11画)astragal— astragalus *n.* 距骨

眼(11画)eye / ocul / ops / opt / ophthalm— eyeball *n.* 眼球 / oculomotorius *n.* 动眼神经 / opsin *n.* 视蛋白 / optometer *n.* 视力计 / ophthalmia *n.* 眼炎

眼球及其周围结构(11画)见 P155

眼眶(11画)orbit— supraorbital *a.* 眶上的

眼色素层(11画)uve— uvea *n.* 眼色素层,葡萄膜

眦(11画)canth— canthus *n.* 眦,眼角

淋病(11画)gon— gonoblennorrhea *n.* 淋病性结膜炎

营养(11画)nutr / trophy— nutrition *n.* 营养;营养品 / amyotrophy *n.* 肌萎缩

唾液(11画)ptyal / saliv / sial— ptyalin *n.* 唾液淀粉酶 / saliva *n.* 涎,唾液 / sialolith *n.* 涎石

弹性(11画)elast— elastosis *n.* 弹性组织变性

婴儿(11画)infant— infancy *n.* 婴儿期

寄生虫(11画)parasit— parasite *n.* 寄生虫,寄生物

(为了查阅方便,将近似一组的词汇按笔画归纳如下,括号内数字为该组首字的笔画)

【弓蛔虫】(3)toxocar— toxocariasis *n.* 弓蛔虫病

【小袋虫】(3)balantid— balantidiasis *n.* 小袋虫病

【片吸虫】(4)fasciol— fascioliasis *n.* 片吸虫病

【丝虫】(5)fil— filariasis *n.* 丝虫病

【血吸虫】(6)bilharzi— Bilharzia *n.* 血吸虫属

【阴虱】(6)phthir— phthiriasis *n.* 阴虱

【尖尾线虫】(6)oxyur— Oxyuris *n.* 尖尾线虫属 / oxyuria *n.* 蛲虫病

【阿米巴】(7)ameb— entamoebiasis *n.* 内阿米巴病

【利什曼原虫】(7)leishaman— Leishmania *n.* 利什曼虫属

【虱】(8)pedicul— pediculicide *a.* 灭虱的 *n.* 灭虱药

【线虫】(8)nematod— nematodiasis *n.* 线虫病

【板口线虫】(8)necator— necatoriasis *n.* 板口线虫病

【类圆线虫】(9)strongyloid— strongylosis *n.* 类圆线虫病

【疥螨】(9)scabi— scabies *n.* 疥疮,疥螨病

【钩端螺旋体】(9)leptospir— leptospira *n.* 钩端螺旋体

【绦虫】(10)taen— Taeniae *n.* 绦虫属

【盘尾丝虫】(11)onchocerc— onchocerciasis *n.* 盘尾丝虫病

【密螺旋体】(11)treponem— treponematosis *n.* 密螺旋体病

【裂头绦虫】(12)diphyllobothr— Diphyllobothrium *n.* 裂头绦虫属

【裂头蚴】(12)spargan— sparganosis *n.* 裂头蚴病

【棘球蚴】(12)hydatid— hydatidosis *n.* 棘

球幼病

【硬蜱】(12)ixod— ixodidae *n.* 硬蜱科

【蛔虫】(12)ascar— ascariasis *n.* 蛔虫病

【蛲虫】(12)enterobi— enterobius *n.* 蛲虫病

【锥虫】(13)trypan— trypanosoma *n.* 锥虫属

【蜘蛛】(14)arachn— arachnidism *n.* 蛛毒中毒

【睾吸虫】(14)clonorch— clonorchis sinensis 华支睾吸虫

【螨虫】(16)acar— acariasis *n.* 螨病

【螺旋体】(17)spirochet— spirochete *n.* 螺旋体

【鞭虫】(18)trichur— Trichuridae *n.* 鞭虫属

【蠕虫】(20)verm / helminth— vermis *n.* 蠕虫,肠虫 / platyhelminth *n.* 扁虫,扁形动物

十二画

腋窝的血管和神经(浅层)(12画)见 P152

斑(12画)macul— macula(*pl.* maculae) *n.* 斑

棘(12画)acanth— acantholysis *n.* 皮肤棘层松解

道(12画)meat— meatus(*pl.* meatuses / meatus)*n.* 道,口

锇(12画)osm— osmium *n.* 锇 / osmic *a.* 锇的

腔(12画)coel— coeloma / coelom *n.* 体腔

窗(12画)fenestr— fenestra *n.* 窗;膜孔 / fenestration *n.* 开窗(术)

氮(12画)azot— azide *n.* 叠氮化合物 / azotemia *n.* 氮血症

粪(12画)copr / scat / skat / fec / sterc— coprolith *n.* 粪石 / scatemia *n.* 肠性毒血症 / skatole *n.* 粪臭素,甲基吲哚 / feces *n.* 粪便 / stercobilin *n.* 粪胆素,尿胆素

跗骨(12画)tars— tarsus(*pl.* tarsi)*n.* 跗骨;睑版

滑,滑液(12画)synovi— synovitis *n.* 滑膜炎

隔膜(12画)diaphragm— diaphragmodynia *n.* 膈痛

隔(12画)sept— septum *n.* 中隔,间隔,隔(膜)

腱(12画)ten / tend— tendon *n.* 腱 / peritendinitis *n.* 腱鞘炎

腱膜(12画)aponeuros— aponeurosis *n.* 腱膜

睑(12画)blephar— blepharal *a.* 眼睑的

睑板(12画)tars— tarsus(*pl.* tarsi)*n.* 睑板;跗骨

筋膜(12画)fasci— fasciaplasty *n.* 筋膜成形术 / fascicle *n.* 束

颌(12画)gnath— gnathoplasty *n.* 颌成形术

黑(12画)melan— melanin *n.* 黑色素 / melanosis *n.* 黑变病;黑色素沉着病

晶状体(12画)phac— phacitis *n.* 晶状体炎

焦点(12画)foc— focus(*pl.* foci)*n.* 焦点;病灶

喹啉(12画)quin— quininism *n.* 奎宁中毒

颏(12画)geni(o)／ment— genioglossus n. 颏舌肌／mentum n. 颏

颊(12画)bucc— buccal a. 颊的

喉(12画)laryng— larynx n. 喉／laryngoscopy n. 喉镜检查

溃疡(12画)ulcer— ulcer n. 溃疡／ulcerate v. 形成溃疡

氯(12画)chlor— chlorine n. 氯／hydrochlorothiazide n. 双氢克尿噻

裂(12画)schist／schiz／clas／clast／rupt／fiss／spad— schistosomiasis n. 血吸虫病／schizont n. 裂殖体／diaclasis n. 折骨体／rupture n. 破裂,疝／fissula n. 小裂／epispadias n. 尿道上裂

葡萄糖(12画)gluc— glucosuria n. 葡糖尿

硫(12画)thi／sulf／mercapt— thiaminase n. 硫胺素酶／sulfide n. 硫化物／mercaptan n. 硫醇;6－mercaptopurine n. 6－巯基嘌呤

巯基(12画)sulfhydr— desulfhydrase n. 脱巯基酶

氰(12画)cyan— cyanocobalamin n. 氰钴铵,维生素 B$_{12}$

期(12画)phase— prophase n. 前期／anaphase n. 后期

散光(12画)astigmat— astigmatism n. 散光

楔叶(12画)cune— cuneus(pl. cunei)n. 楔叶(大脑枕叶的一小部分)

硬脑(脊)膜(12画)dur— dura n. 硬脑(脊)膜／epidural, extradural a. 硬膜外的

硬(12画)scler／rig／scirrh— sclerema n.

硬化病／rigidity n. 僵硬;刚度／scirrhoma n. 硬癌

硬脂(12画)stear— stearate n. 硬脂酸盐

阑尾(12画)append— appendicitis n. 阑尾炎

脾(12画)lien／splen— lienorenal a. 脾肾的／splenomegaly n. 脾肿大

腕(12画)carp— carpus(pl. carpi)n. 腕

遗传(12画)hered— heredity n. 遗传／hereditary a. 遗传的

掌(12画)metacarp— metacarpus(pl. metacarpi)n. 掌

筛骨(12画)ethmoid— ethmoidal a. 筛骨的

椎板(12画)lamin— lamina(pl. laminae)n. 板,层

椎骨(12画)vertebr— intravertebral a. 脊柱内的

紫(12画)violet— ultraviolet n. 紫外线

紫,蓝,绿(12画)cyan— cyanosis n. 发绀,青紫／cyanopsia n. 蓝视症／pyocyanin n. 绿脓菌素

植物(12画)phyt— phytosterol n. 植物固醇

(为了查阅方便,将近似一组的词汇按笔画归纳如下,括号为数字为该组首字的笔画)

【木】(4)xyl— xylose n. 木糖

【叶】(5)foli／phyll／lob— folium(pl. folia)n.(脑)叶／xanthophylls n. 叶黄素／lobe n. 叶

【石棉】(5)asbest— asbestosis n. 石棉肺

【发酵】(5)ferm／zym— ferment n. 酶,酵

素;发酵 / zymosis *n.* 发酵;传染病

【合子】(6) zyg— zygote *n.* 合子

【花生】(7) arachid— arachidonic acid 花生四烯酸

【麦芽】(7) malt— maltase *n.* 麦芽糖酶

【芽】(7) gemm— gemmule *n.* 胚芽,芽球

【谷】(7) glut— glutamic acid 谷氨酸

【克隆】(7) clone / cloning— clonal variation 克隆变异 / cloning efficiency 克隆率

【金鸡纳】(8) cinchon— cinchonism *n.* 金鸡纳中毒

【苔癣】(8) lichen— lichenoid *a.* 苔癣样的

【孢子】(8) spor— spore *n.* 孢子,芽胞

【胚芽】(9) germ— germinal *a.* 胚的,原始的

【胡萝卜】(9) carot— carotene *n.* 胡萝卜素

【根】(10) rhiz / tirp / radic— rhizotomy *n.* 脊神经根切断术 / extirpation *n.* 根除,消灭 / radix (*pl.* radices) *n.* 根

【配子】(10) gamet— gamete *n.* 配子

【粟粒】(12) mili— milium *n.* 粟粒疹

【雄】(12) masc / arrheno / andr— masculation *n.* 男征发生,男性发育 / arrhenoblastoma *n.* 男性细胞瘤 / androgen *n.* 雄激素

【雌】(14) estr / fem— estradiol *n.* 雌二醇 / estriol *n.* 雌三醇 / estrogen *n.* 雌激素 / femal *a.* 女性的,雌性的

【槟榔】(14) arec— Areca *n.* 槟榔属 / arecoline *n.* 槟榔碱

【樟脑】(15) camphor— camphorism *n.* 樟脑中毒

【糠】(17) furfur— furfuraceous *n.* 糠状的 / furfurol *n.* 糠醛

十三画

新型冠状病毒肺炎 COVID (Corona Virus Disease 2019)(世界卫生组织命名)

新冠病毒治疗药 Paxlovd(中国医药与美国辉瑞公司研制,2022)

腹部的内脏(13 画)见 P155

碘 iod(13 画) iod— iodide *n.* 碘化物

蜕膜(13 画) decidu— deciduous *a.* 蜕落性的;暂时的 / ~ teeth 乳牙

睫(13 画) cili— cilium (*pl.* cilia) *n.* 睫;纤毛

睫状体(13 画) cycl— cyclitis *n.* 睫状体炎

腰(13 画) lumb— lumbodynia *n.* 腰痛

腹(13 画) abdomin / celi / gastr / lapar(o) / ventr— abdomen *n.* 腰部 / celiocentesis *n.* 腹腔穿刺术 / epigastrium *n.* 上腹部 / laparoscope *n.* 腹腔镜

腹膜(13 画) periton— peritonitis *n.* 腹膜炎

窦(13 画) antr / sin— antronasal *a.* 鼻上颌窦的 / pericardial sinuses 心包窦

鼓室(13 画) tympan— tympanum *n.* 鼓室,中耳

鼓膜(13 画) myring— myringa *n.* 鼓膜

感受器(13 画) ceptor— acceptor / receptor *n.* 受体,受器

感觉(13 画) sens / esthes / esthet— sensation *n.* 感觉,知觉 / esthesia *n.* 感觉 / anesthetist *n.* 麻醉师

硼(13 画) bor— borax *n.* 硼砂,硼酸钠

锥体(13 画)pyramid— pyramid *n.* 锥体;角锥;金字塔

锥(13 画)con / lent— conus *n.* 圆锥,锥体 / lenticonus *a.* 圆锥形晶状体

腮(13 画)parotid— parotiditis *n.* 腮腺炎

腭(13 画)palat— palatoplegia *n.* 腭麻痹

跟骨(13 画)calcane— calcaneum (*pl.* calcanei) *n.* 跟骨

畸形,畸胎(13 画)terat— teratogen *n.* 致畸胎物 / teratoma (*pl.* teratomata) *n.* 畸胎瘤

滤泡(13 画)follic— follicle *n.* 滤泡,小囊;卵泡

输卵管(13 画)salping— salpingitis *n.* 输卵管炎;咽鼓管炎

输尿管(13 画)ureter— ureterocele *n.* 输尿管疝

输精管(13 画)vas— vasoligation *n.* 输精管结扎术

睡眠(13 画)somn / sopor / hypn / nacr— somnolent *a.* 睡眠的 / sopor *n.* 迷睡,甜睡 / hypnagogic *a.* 催眠的 / narcolepsy *n.* 发作性睡眠病 / narcosis (*pl.* narcoses) *n.* 麻醉

痰(13 画)pector— expectorant *n.* 祛痰药

腺(13 画)aden / gland— adenohypophysis *n.* 腺垂体(前叶) / glandula *n.* 小腺,腺

嗅觉(13 画)osm— osmoreceptor *n.* 嗅觉感受器;渗压感受器 / anosmia *n.* 嗅觉丧失

酮基(13 画)ket— ketogenesis *n.* 酮生成

酰基(13 画)acyl— acylase *n.* 酰基酶

酰胺(13 画)amid— transamidase *n.* 转酰胺酶

羧基(13 画)carboxyl— carboxylase *n.* 羧化酶

酪(13 画)tyr / case— tyrosinase *n.* 酪氨酸酶 / casein *n.* 酪蛋白

溴(13 画)brom— brominism *n.* 溴中毒

意志(13 画)bul— abulia *n.* 意志缺乏 / dysbulia *n.* 意志障碍

意思(13 画)ide— ideation *n.* 意思作用 / ideomotor *a.* 意识作用的

蒸汽(13 画)vapor— vaporizer *n.* 汽化器,喷雾器

十四画

腐烂(14 画)sapr / seps / sept— sapremia *n.* 腐血症,脓毒中毒 / septicemia *n.* 败血症 / sepsis *n.* 脓毒症

管(14 画)tub(ul) / canal / syring— tubule *n.* 小管,细管 / metanephric tubules 后肾小管 / perforating canals 穿通管 / syringectomy *n.* 瘘管切除术 / syringe *n.* 注射器, air ~气枪,空气注射器

膜(14 画)membr / steum— membrane *n.* 膜 / periosteum *n.* 骨膜

膈(14 画)phren— phrenicectomy *n.* 膈神经切除术

龈(14 画)gingiv / ulo— gingivitis *n.* 龈炎 / ulotomy *n.* 龈切开术

鼻(14 画)nas / rhin— nasus *n.* 鼻 / nasosinusitis *n.* 鼻窦炎 / rhinolith *n.* 鼻石

鼻甲(14 画)turbin— turbinectomy *n.* 鼻甲切除术

骶骨（14 画）sacr— sacrum（*pl.* sacra）*n.*
　骶骨

静脉（14 画）phleb／ven— phlebitis *n.* 静
　脉炎／vena（*pl.* venae）*n.* 静脉

精索（14 画）funicul— funiculus（*pl.* funicu-
　li）*n.* 索,精索;脐带

精子（14 画）spermat— spermatozoon（*pl.*
　spermatozoa）*n.* 精子

精神（14 画）phren／psych／ment— oligo-
　phrenia *n.* 智力发育不全,精神幼稚病／
　psychoanalysis *n.* 精神分析,心理分析／
　amentia *n.* 白痴,精神错乱

精液（14 画）gon／semin— gonecyst *n.* 精
　囊／semen（*pl.* semina）*n.* 精液,种子

精氨基（14 画）argin— arginine *n.* 精氨酸

睾丸（14 画）orchid／test／didym— orchi-
　dectomy *n.* 睾丸切除术／testis（*pl.*
　testes）*n.* 睾丸／epididymis *n.* 附睾

碱（14 画）bas／alkal— basophil *n.* 嗜碱细
　胞／alkalosis *n.* 碱中毒

漏斗,动脉圆锥（14 画）infundibul— infun-
　dibulum *n.* 漏斗,动脉圆锥

嘧啶（14 画）pyrim— pyrimidine *n.* 嘧啶

酶（14 画）zym— cozymase *n.* 辅酶

蔗糖（14 画）sucr— sucrase *n.* 蔗糖酶

镁（14 画）magnes— magnesium *n.* 镁

膀胱（14 画）cyst／vesic— cystolith *n.* 膀胱
　结石／vesicofixation *n.* 膀胱固定术

碳（14 画）carb— carbonate *n.* 碳酸盐

碳酸（14 画）capn— hypercapnia *n.* 高碳酸
　血症

舞蹈病（14 画）chore— chorea *n.* 舞蹈病／

hemichorea *n.* 偏身舞蹈病

十五至十六画

德尔塔（15 画）Delta virus（新冠肺炎病毒
　的一个变异）

额（15 画）front— frontal *a.* 前面的,前额
　的;正面的 *n.* 额骨

蝶骨（15 画）sphen— sphenoid *n.* 蝶骨

醌（15 画）quinon— ubiquinone *n.* 泛醌,辅
　酶 Q

霉素（15 画）mycin— erythromycin *n.* 红
　霉素

膝（15 画）gon／genicul— gonagra *n.* 膝关
　节痛风／geniculate *a.* 膝状的

凝胶（16 画）gel— gelatinous *a.* 凝胶的

鞘（16 画）vagin／thec— vagina（*pl.* vagi-
　nae）鞘;阴道／vagina tendinis 腱鞘／
　theca（*pl.* thecae）膜,鞘／thecostegnosis
　n. 腱鞘狭窄

霍乱（16 画）choler— cholera *n.* 霍乱

器官（16 画）organ— organogenesis *n.* 器官
　发生

颞（16 画）tempor— temporalis *n.* 颞肌

壁（16 画）mur／pari（et）／pleur— mural
　a. 壁的／parietes（单 paries）壁／pleu-
　ralgia *n.* 胸膜痛

磺胺（16 画）sulf— sulfadoxine *n.* 周效磺胺

糖尿病（16 画）diabet— diabetes *n.* 糖尿病

糖（16 画）glyc／sacchar／carbohydr— gly-
　cogen *n.* 糖原／monosaccharide *n.* 单
　糖／carbohydraturia *n.* 糖尿

醛（16 画）aldo— aldosterone *n.* 醛固酮

憩室（16 画）diverticul— diverticulum *n.*

憨室

激素（16 画）hormon— hormone *n.* 激素 /
neurohormone *n.* 神经激素

激肽（16 画）kall— kallidin *n.* 胰激肽

十七至二十三画

癌（17 画）carcin / cancer— carcinoma（*pl.*
carcinomata）*n.* 癌 / cancerphobia *n.* 恐
癌症

黏（17 画）visc— viscosity *n.* 黏性,黏滞度

黏膜炎,卡他（17 画）另见 P96

黏液囊（17 画）burs— bursa *n.* 囊,黏液囊;
伞（昆虫）/ cystic bursa 囊肿性囊

黏液（17 画）blenn / myx / muc— blennoid
a. 黏液样的 / myxoma（*pl.* myxomata）
n. 黏液瘤 / mucus *n.* 黏液

粘连（17 画）ankyl— ankyloblepharon *n.* 睑
缘粘连

臀（17 画）glut— gluteus *n.* 臀肌

臂（17 画）brachi— brachium（*pl.* brachia）
n. 臂

髁（17 画）condyl— condylus（*pl.* condyli）
n. 髁 / condyloma（*pl.* condylomata）*n.*
湿疣

镫骨（17 画）stap— stapes *n.* 镫骨

磷酸（17 画）phosph— phosphatase *n.* 磷酸
酯酶

瞳孔（17 画）mydr / cor— mydriasis *n.* 瞳
孔散大 / corectopia *n.* 瞳孔异位

龋齿（17 画）cari— caries *n.* 龋;骨疡,骨疽

螺旋（17 画）helix / spir— helix *n.* 螺旋

形 / spirillum *n.* 螺菌

糙皮（17 画）pellagr— pellagra *n.* 糙皮病 /
pellagrosis *n.* 糙皮病

鳃（17 画）branchi— branchia *n.* 鳃

翼（17 画）pteryg— pterion *n.* 翼点 / pte-
rygium *n.* 翼状胬肉

髂骨（18 画）ili— ilium（*pl.* ilia）*n.* 髂骨

癔病（18 画）hyster— hysteria *n.* 癔病,歇
斯底里

瓣膜（19 画）valvul— valvula（*pl.* valvulae）
n. 瓣,瓣膜

髌骨（19 画）patell— patella *n.* 髌骨

爆（19 画）explosive— 爆炸的,爆发的 /
high-explosive injury 爆炸伤 / blast inju-
ry 爆震性损伤

鳞（20 画）squam— squama（*pl.* squamae）
n. 鳞 / papulosquamous *a.* 丘疹鳞屑性的

髓（21 画）myelin— myelination *n.* 髓鞘
形成

囊（22 画）capsul / vesic / cyst— capsule
n. 囊,被摸;胶囊（剂）;荚膜 / capsulae
ossium 骨囊 / vesiculae *n.* 囊,泡;（小）
水疱 / facial cleft cyst 面裂囊肿

颧骨（23 画）zygom— zygomaticofacial *a.* 颧
面的

（本章节是根据《英汉医学词汇》第二
版、王晓鹰主编《一万医学英语单词速
通》、《现代汉语词典》（第 5 版）和王宁
主编《通用规范汉字字典》编辑,特向原
作者致谢!）

28 通用词根

*按汉字笔画查询词根，以首字笔画为准。

二至五画

刀(2)

【tome】microtome *n.* 切片刀

个体(3)

【ont】ontogeny *n.* 个体发生,个体发育

门(3)

【port】portacaval *a.* 门腔静脉的

习惯(3)

【habit】habitual *a.* 习惯性的 / habituation *n.* 成瘾

不等,不同(4)

【anis】anisopia *n.* 两眼视力不等

巨,大(4)

【gigant】gigantomastia *n.* 巨乳房

少(4)

【olig】oligemia *n.* 血量减少

区,带(4)

【zon】zona *n.* 区,带;带状疱疹 / zonula *n.* 小带

引导(4)

【drain】drainage *n.* 排水,引流

【tract】traction *n.* 牵引 / contracture *n.* 挛缩

引导,导管(4)

【duc】abducent *a.* 外展的,展的

【duct】aqueduct *n.* 水管

切(4)

【cid】excide *v.* 切开,割掉

【cis】circumcision *n.* 包皮环切术

【seg】segment *n.* 部分;切片;节

【sciss】scissor *n.* 剪;删除 / scissors *n.* 剪刀

【sect】dissection *n.* 解剖,分析

【vid】divide *v.* 划分;隔开

【vis】division *n.* 分裂;切断

升(4)

【lev】levator *n.* 提肌

太阳(4)

【heli】heliosis *n.* 日射病,中暑

【sol】solarium *n.* 太阳浴 / insolation *n.* 日光浴;中暑

扎(4)

【lig】ligature *n.* 结扎线

节制(5)

【temper】temperament *n.* 气质,禀赋 / intemperance *n.* 无节制,酗酒

石蜡(5)

　　【paraffin】paraffinoma *n.* 石蜡瘤

石(5)

　　【lith】lithiasis *n.* 结石病

　　【petr】petrositis *n.* 颞骨岩部炎

写(5)

　　【gistr】registrar *n.* 登记员,挂号员;专科住院医师

　　【scrib】prescribe *v.* 开处方

写画(5)

　　【graph】dysgraphia *n.* 书写困难

(刻)画(5)

　　【gram】engram *n.* 记忆印迹

印(5)

　　【print】fingerprint *n.* 指印,指纹

召唤(5)

　　【cit】excitation *n.* 刺激,兴奋

六画

保护(6)

　　【serv】observer *n.* 监测者

安静(6)

　　【tranquill】tranquillizer *n.* 安定药

冲击(6)

　　【ball】ballotterment *n.* 冲击触诊法 / hemiballismus *n.* 偏身颤搐

动(6画)

　　【mat】automatism *n.* 自动症;自动性

　　【mot】motion *n.* 运动,大便

存在(6)

　　【sen】essence *n.* 本质,实质

　　【sent】presentation *n.* 先露,产位

吃(6)

【munic】communicable *a.* 有传染性的,传播的

色素(6)

　　【pigment】pigmentation *n.* 色素沉着,着色

衣服(6)

　　【vest】vestment *n.* 外衣,制服

关闭(6)

　　【clud】include *n.* 包括,包涵

　　【clus】inclusion *n.* 包含,包涵

尖(6)

　　【acr】acromion *n.* 肩峰

　　【cusp】cuspis *n.* 尖 / bicuspid *a.* 二尖的 *n.* 前磨牙

价值(6)

　　【val】validate *v.* 使有效;证实

扩张(6)

　　【dilat】dilator *n.* 扩张器;扩张肌

名(6)

　　【nomin】innominate *a.* 无名的,匿名的

　　【onomat】onomatopoiesis *n.* 新语症

伞(6)

　　【fimbr】fimbria *n.* 伞,伞毛,纤毛 / fimbriate *a.* 伞状的

收缩(6)

　　【systol】asystole *n.* 心搏停止 / extrasystole *n.* 期外收缩,过早收缩

七画

扯(7)

　　【vuls】avulsion *n.* 撕脱,抽出术

饮食(7)

　　【diet】dietary *n.* 饮食 *a.* 饮食的

迟(7)

【tard】tardive *a.* 迟发的,延迟的 / retardation *n.* 阻滞,迟缓

床(7)

【bed】bedsore *n.* 褥疮 / bed-wetting *n.* 遗尿,溺褥

连接(7)

【joint】joint *n.* 接合;关节 / conjoint *a.* 结合的,联合的

【jug】conjugate *a.* 结合的,偶合的

【junct】disjunction *n.* 分离,离开 / non-disjunction *n.* 不离开,不分离

【nect】connective *a.* 连接的 *n.* 连接物

【soci】dissociation *n.* 分离,分裂;变异

【tach】attachment *n.* 附着,接合

忍(7)

【pass】passivity *n.* 被动性

【pat】incompatibility *n.* 不相容性,配伍禁忌

【toler】toleration *n.* 忍受,耐受性

走(7)

【bas】abasia *n.* 步行不能

【berr】aberrant *a.* 迷行的,畸变的

【cess】abscess *n.* 脓肿

【drom】syndrome *n.* 综合征

【gress】progressive *a.* 进行性的,渐进的

【grad】retrograde *a.* 退行性的;逆行的

【grad】graduation *n.* 刻度,分度(此词根与其上词"走"的词根相同)/ plantigrade *a.* 退行性的

【habil】rehabilitation *n.* 恢复,康复

【miss】emissary *n.* 导血管 / emission *n.*

散发,遗精

【mit】emit *n.* 散发,发射 / transmit *n.* 传播,传染,传递

来(7)

【trins】extrinsic *a.* 体外的;外源的 / intrinsic *a.* 体内的,内在的

抛(7)

【bol】catabolism *n.* 分解代谢 / metabolism *n.* 新陈代谢

坐(7)

【sed】sedation *n.* 镇静作用 / sedative *n.* 镇静药

【sess】sessile *a.* 固定的 / obsession *n.* 强迫症

沙(7)

【psamm】psammoma *n.* 沙样瘤

投射(7)

【ject】introjection *n.* 内向投射 / projection *n.* 投影,规划

听(7)

【audit】audiometer *n.* 听力计

找(7)

【plor】exploration *n.* 探查

扼(7)

【strangul】strangulation *n.* 窒息;绞窄

伸(7)

【trus】protrusion *n.* 伸出,突出

体育(7)

【gymnas】gymnastics *n.* 体育,体操

灼烧(7)

【burn】heartburn *n.* 心口灼热,胃灼热

折(7)

【fract】fracture n. 骨折,破裂

【frag】fragile a. 易碎的,虚弱的

【plex】apoplexy n. 卒中,中风

【plic】complication n. 复杂,并发症

八画

刺(8)

【tinct】instinct n. 本能,天性 / extinction n. 绝种,消失

单(8)

【hapl】haploid a. 单倍的 n. 单倍体 / haplodont n. 单形牙

放(8)

【cre】excrescence n. 赘生物,赘疣

【cret】excreta n. 排泄物

固定(8)

【fix】fixation n. 固定,固定术 / fixative a. 固定的 n. 定影液

【pact】impact n. 冲击,碰撞,影响

刮(8)

【cur】curette n. 刮器,刮匙

规律(8)

【regul】irregular a. 不规则的

降(8)

【cata】cataplexy n. 猝倒,昏倒

空(8)

【vac】vacuole n. 空泡,液泡 / evacuation n. 排空

拉,压(8)

【strict】stricture n. 狭窄

【strain】overstrain v. 过度紧张,过度劳累

【tens】tension n. 拉紧,张力 / hypertension n. 高血压

【tent】intention n. 愈合 / attention n. 注意力,关心

爬(8)

【scend】ascend v. 上升,追溯 / descending a. 下行的,下降的

【scens】descensus n. 下垂,下降

知道(8)

【gn】diagnosis(pl. diagnoses)n. 诊断

【sci】consciousness n. 清醒,知觉

转(8)

【pron】pronation n. 旋前,俯卧

【rot】rotator n. 转子;回旋肌

【troch】trochlear a. 滑车的,滑车神经的

【turb】disturbance n. 紊乱,失调

【vers】version n. 译本;(胎位)倒转术

【vert】invert v. 使内翻,转换;性欲反向者

【verg】convergence n. 会聚,趋向

【volut】involution n. 复旧,退化

卧(8)

【cub】decubitus n. 褥疮

变(8)

【mut】mutation n. 突变 / mutant n. 突变型

直(8)

【rect】rectus n. 直肌 / erection n. 勃起,竖立

九画

玻璃(9)

【hyal】hyalitis n. 玻璃体炎

【vitr】vitreous n. 玻璃状的

带(9)

【fer】afferent *a.* 传入的,输入的 / efferent *a.* 传出的,离心的

【gest】congestion *n.* 充血 / suggestion *n.* 建议,暗示

钝,弱(9)

【ambly】amblyopia *n.* 弱视 / amblyoscope *n.* 弱视镜

给(9)

【hibit】inhibition *n.* 抑制

看(9)

【ops】biopsy *n.* 活组织检查 / autopsy *n.* 尸体解剖,尸检

【scop】endoscope *n.* 内窥镜 / microscope *n.* 显微镜

【spect】inspection *n.* 检查;望诊

结构(9)

【mer】isomer *n.* 异构体 / isomerase *n.* 异构酶

界线(9)

【limin】liminal *a.* 阈的,阈限的

【term】terminal *a.* 末端的,晚期的

浓密(9)

【dens】condensation *n.* 冷凝;缩合物

轻(9)

【lev】alleviate *v.* 减轻

说(9)

【dic】contraindication *n.* 禁忌证

【dict】dictionary *n.* 词典

【fab】confabulation *n.* 虚构症;交谈,闲谈

【lal】lalorrhea *n.* 多言癖 / dyslalia *n.* 口吃

【phas】aphasia *n.* 言语不能,失语症

【phra】dysphrasia *n.* 口吃

【phras】palinphrasia *n.* 重复语言

相等(9)

【all】allograft *n.* 同种异体移植

【hom】homeostasis *n.* 体内平衡,自身稳定

【par】reparation *n.* 修复,弥补

相似(9)

【simil】assimilation *n.* 吸收,同化 / dissimilation *n.* 异化

种植(9)

【plant】explant *v.* 移植,移出 / replant *v.* 再植

重(9)

【grav】gravity *n.* 重力,引力,重要性

十画

倍(10)

【ploid】diploid *a.* 二倍的,二倍体的

读(10)

【lex】alexia *n.* 读字不能;失读症

恶(10)

【cac】cachexia *n.* 恶病质 / cacosmia *n.* 恶臭

高(10)

【hyps】hypsonosus *n.* 高山病,高空病

海绵(10)

【spong】sponge *n.* 海绵,纱布 / spongioplasm *n.* 海绵质

浸(10)

【merg】submerge *v.* 浸没

【mers】immersion n. 沉浸,专心

拿(10)

【lat】ablation n. 脱离,摘除 / isolation n. 隔离,绝缘

【let】deletion n. 缺失 / inlet n. 嵌入,插入,引进

【tain】retainer n. 固位体,(牙)保持器

能力(10)

【pot】impotence n. 阳痿,无能力的

流(10)

【flu】fluid a. 流动的,液体的

【flux】reflux n. 回流,反流

【fus】diffuse a. 扩散的,弥散的 / infusion n. 灌输,注入

【gurg】regurgitation n. 反流

起源(10)

【ori】origin n. 起源,起因 / orientation n. 定位,定向

缺,闭(10)

【isch】ischemia n. 局部缺血 / ischuria n. 尿闭

特别(10)

【spec】specificity n. 特异性,特征

通气(10)

【ventil】overventilation n. 换气过度

烟(10)

【fum】fumigation n. 熏烟消毒法

原始(10)

【prot】protozoan n. 原生动物

站(10)

【stit】institution n. 建立,制定,机构

【stice】interstice n. 小间隙

【stas】stasis n. 停滞,郁积

【stat】status n. 状态,体质

调节(10)

【just】maladjustment n. 失调

准备(10)

【parat】apparatus n. 仪器;器官

栓子(10)

【embol】embolism n. 栓塞

十一画至十三画

接触(11)

【hapt】haptical a. 触觉的

【palp】palpation n. 触诊,扣诊

【tact】contact n. 接触,联系

【tag】contagious a. 触染的

【tegr】integration n. 结合,同化

接受(11)

【cept】conception n. 妊娠;受精

【cip】recipient n. 受者,受体

毫,微,小(11)

【nano】nanometer n. 毫微米,纳,诺(10^{-9}) / nanogram n. 毫微克,纤克,纳克

堆(11)

【struct】obstruction n. 堵塞,梗塞

悬挂(11)

【pend】dependence n. 依靠,依赖

【pens】suspensible a. 可悬吊的

斜坡(11)

【cliv】clivus n. 斜坡 / declive n. 小脑山坡

做(11)

【act】action n. 行动;作用;情节

【fac】facilitation n. 推进;强化

【fact】factor n. 因子,因素

【fect】affection n. 病变;影响

【fic】insufficiency n. 不足,不全

【funct】functional a. 机能的;工作的

【manipul】manipulation n. 处理;操作;推拿

【mat】automatism n. 自动症;自动性

【oper】operation n. 操作,手术

【plic】applicator n. 涂药器

【pract】chiropractic n. 按摩疗法

移走(11)

【migr】migration n. 移行,游走 / migraine n. 偏头痛

短(12)

【brachy】brachycheilia n. 短唇

【short】ultrashort a. 超短的

落(12)

【cid】incidence n. 发生,发生率 / deciduous a. 脱落的;暂时的

【laps】prolapse n. 脱垂,脱出

满(12)

【plet】depletion n. 排空,减液

【satur】saturation n. 饱和

跑(12)

【curr】intercurrent a. 间发的;介入的

【curs】precursor n. 先兆,预兆

湿(12)

【hum】humidity n. 湿气;湿度

【hygr】hygroma n. 水囊瘤

絮(12)

【floccul】flocculus n. 絮状物

暗(13)

【scot】scotoma(pl. scotomata) n. 暗点,盲点

塞(13)

【farct】infarct n. 梗塞,梗死 / infarction n. 梗塞形成

跳(13)

【sult】subsultus n. 跳动 / consultant n. 会诊医师

新(13)

【neo】neoplasm n. 新生物,赘生物

意志(13)

【volunt】voluntary a. 自愿的,随意的

十四画至十九画

滴(14)

【still】distillation n. 蒸馏 / instillation n. 滴注法

模仿(14)

【echo】echolalia n. 模仿言语 / echopraxia n. 模仿动作

慢(14)

【brady】bradyglossia n. 语速过漫 / bradykinin n. 缓激肽

影(15)

【skia】skiascopy n. 检影法

激(16)

【kin】kinase n. 激酶

磨(16)

【bras】abrasion n. 擦破,磨损

【broc】embrocation n. 擦剂

【frict】friction n. 摩擦

【trit】attrition n. 摩擦,磨损 / detrition n. 磨耗,耗损

【tus】contuse *v.* 挫伤 / obtusion *n.* 感觉迟钝

凝集,凝固(16)

【glutin】agglutination *n.* 凝集作用;凝集反应

【greg】aggregen *n.* (细胞)集合体

【coagul】coagulation *n.* 凝结,凝固 / coagulum *n.* 凝块,血块

燃烧(16)

【flam】flame *v.* 燃烧,激起 / inflammation *n.* 炎症

藏(17)

【stor】restoration *n.* 复位,修复

翻(18)

【strophy】ecstrophy *n.* 外翻 / exstrophy *n.* 外翻

爆炸(19)

【plos】explosive *a.* 爆炸性的,突发的 / implosion *n.* 内向爆炸

(本章节是根据《英汉医学词汇》(第 2 版)、王晓鹰主编《一万医学英语单词速通》、《现代汉语词典》(第 5 版)和王宁主编《通用规范汉字字典》编辑,特向原作者致谢!)

参考文献

1. 陆再英,唐锦治,梁扩寰,等. 英汉医学词汇:第 2 版. 北京:人民卫生出版社,2000.

2. 胡渝生,郭日典. 英汉医学略语大辞典. 北京:天津科技翻译出版公司,1994.

3. 清华大学《英汉技术词典》编写组. 英汉技术词典. 北京:清华大学出版社,2013.

4. 沈文宝,李嘉思,毕维铭. 袖珍英汉医学词典. 广州:广东科技出版社,1984.

5. 医学美学与美容医学名词审定分委员会. 医学美学与美容医学名词. 北京:科学出版社,2015.

6. 中国科技期刊编辑学会医学委员会. 汉英医学规范名词. 北京:人民军医出版社,2010.

7. 王中祥,王凤元. 解密词源——真正理解单词. 北京:机械工业出版社,2013.

8. 王文秀,冯永平. 医务英语应用文集. 北京:人民卫生出版社,2005.

9. 王晓鹰. 一万医学英语单词速通. 广州:广州出版社,1996.

10. 高鹏. 医学语言速解:第 2 版. 北京:人民卫生出版社,2005.

11. 孙蓓,孙书华. 医疗英语. 北京:外语教学与研究出版社,1997.

12. 郑放. 临床解剖图谱. 北京:中国科学技术出版社,1994.

13. 袁继龙. 隆乳整形术——原则及实践. 辽宁:辽宁科学技术出版社,2014.

14. 金光逸,张晨. 现代韩国乳房整形术. 辽宁:辽宁科学技术出版社,2016.

15. 朱国章,罗盛康. 面部临床外形解剖学——望浅表标志 知深面结构. 北京:人民卫生出版社,2016.

16. 李发成,韩雪峰. 精细体形雕塑术——艺术与高级脂肪整形技术. 北京:北京大学医学出版社,2016.

17. 郑家伟. 口腔医学解剖图谱:第 2 版. 上海:上海科学技术出版社,2017.

18. 陈策,赵世光. 整形外科学. 北京:人民卫生出版社,2011.

19. 李瑞祥. 实用人体解剖彩色图谱. 北京:人民卫生出版社,2001.

20. 蔡长馪. 医学常用英汉缩略语词典. 四川:四川科学技术出版社,2002.

21. 洪班信. 医学英语常用辞典(第 3 版). 北京:人民卫生出版社,2016.

22.《汉英儿科常用医学词汇》编写组.汉英儿科常用医学词汇.陕西:陕西人民出版社,1985.

23.初国良,汪华桥.人体解剖学标本彩色图谱——局部解剖学.北京:科学技术出版社,2006.

24.英国柯林斯出版公司.外研社·柯林斯:英汉汉英词典.北京:外语教学与研究出版社,2006.

25.中国社会科学院语言研究所词典编辑室.现代汉语词典:第5版.北京:商务印书馆,2005.

26.王宁.通用规范汉字字典.北京:商务印书馆,2014.